心电图从入门到精通

ECG for Beginners

原　著　Antoni Bayés de Luna

主　译　刘　刚

译　者　（按姓名汉语拼音排序）

陈　琪　（中国人民解放军总医院）

侯爱军　（邯郸市中心医院）

纪　征　（唐山工人医院）

刘　超　（河北医科大学第一医院）

刘　刚　（河北医科大学第一医院）

刘红彬　（石家庄市第三医院）

马芳芳　（河北医科大学第一医院）

马国平　（河北医科大学第一医院）

齐书英　（白求恩国际和平医院）

田　立　（河北医科大学第一医院）

王　军　（辛集市第一医院）

战吟戈　（泰达国际心血管病医院）

郑明奇　（河北医科大学第一医院）

北京大学医学出版社

XINDIANTU CONG RUMEN DAO JINGTONG
图书在版编目（CIP）数据

心电图从入门到精通/(西）安东尼·卢纳原著；
刘刚主译. —北京：北京大学医学出版社，2016.9（2018.9 重印）
书名原文：ECG for Beginners
ISBN 978-7-5659-1458-4

Ⅰ. ①心… Ⅱ. ①安… ②刘… Ⅲ. ①心电图—基本
知识 Ⅳ. ①R540.4

中国版本图书馆 CIP 数据核字（2016）第 211981 号

北京市版权局著作权合同登记号：图字：01-2016-3656

心电图从入门到精通

主　　译：刘　刚
出版发行：北京大学医学出版社
地　　址：（100191）北京市海淀区学院路 38 号　北京大学医学部院内
电　　话：发行部 010-82802230；图书邮购 010-82802495
网　　址：http://www.pumpress.com.cn
E - mail：booksale@bjmu.edu.cn
印　　刷：中煤（北京）印务有限公司
经　　销：新华书店
责任编辑：高　瑾　**责任校对**：金彤文　**责任印制**：李　啸
开　　本：787 mm×1092 mm　1/16　**印张**：16.25　**插页**：8　**字数**：419 千字
版　　次：2016 年 9 月第 1 版　2018 年 9 月第 2 次印刷
书　　号：ISBN 978-7-5659-1458-4
定　　价：88.00 元

中文版序

转眼又到了秋日胜春潮的八月时节，俗话说：春种、夏长、秋实，这是指春天播下的种子，经过勤劳汗水的浇灌与耕耘，才能换来金秋的收获，换来丰收的硕果和喜悦。而此时摆在案头的《心电图从入门到精通》一书的译稿，正是刘刚教授及团队历经八个月的苦战，最终用汗水变成入秋后最早的丰收硕果。

顾名思义，《心电图从入门到精通》一书是世界著名的心脏病和心电学大师 Antoni Bayés de Luna 专为心电图初学者设计与撰写的，将其 40 余年的临床经验凝聚于此。

与其他心电图入门的专著不同，本书有着诸多鲜明的亮点：

1. 理念水平超前：作为心电图初学者的入门书籍，本书内容虽简明扼要但学术水平却不失前沿性，如阐述心脏解剖特点时，书中已将最现代的磁共振成像技术与心电图的相关概念紧密融合，尚属首创。

2. 文字言简意赅：纵观全书，本书图文比例已成倒置，全书以容易理解和掌握的示意图、心电图典型图例为主，去分析和解释心电图枯燥和难以理解的机制，再配合准确而简要的文字做进一步说明，使本书简明易读、利于理解和记忆。

3. 每章均附试题：为使读者能对每章内容的掌握程度做出自我评估，书中每章之末都附有自测试题，利于自我考核，了解对知识的吸收与掌握情况。

上述诸多亮点，使本书既适合初学者应用，也适宜有一定基础读者的提高。这些亮点也使本书被译为几十种文字而在全球广泛发行。凭借这些亮点，使本书成为心电图领域的圣经（Bible）。

本书主编 Antoni Bayés de Luna 是一位国际驰名的心脏病学家和心电学家，其 1936 年生于西班牙巴塞罗那附近的维克（Vic）小城，而现已耄耋之年的 Bayés de Luna 至今还活跃在心血管领域的第一线。他毕业于巴塞罗那大学，后在英国 Hammersmith 医院完成了心脏病专科医师的培训，并于 1964 年成为心脏病专科医师，随后成为巴塞罗那 Antonomous 大学的全职教授。他曾任西班牙 Catalan 心脏病学会主席，世界心脏联盟的首任主席，他还是世界心脏日组委会主席，为推动世界心脏病学及心电学的发展做出了卓越贡献。

在心电学领域，Antoni Bayés de Luna 著作颇丰。他的《临床心电图学》已出到第 4 版，他的另两本专著已有中文版在国内发行，一本是《缺血性心脏病的体表心电图》，另一本是《基础心电图：正常与异常心电图》，这些中译本使中国心电学者对其并不陌生。本次由刘刚教授主译的《心电图从入门到精通》是我国引进翻译他的第三本专著。Antoni Bayés de Luna 的心电学专著在世界广泛流传，并被欧洲心脏病协会（ESC）主席 Günter Breithardt 教授誉为心电图学的“圣经”。我坚信，由北京大学医学出版社出版发行的这本新译著一定会在中国心电学领域引起巨大反响。

本书主译刘刚教授是我的一位高足，他在北大医学部做博士后期间，学习刻苦，勤奋敬业，敏而好学，不耻下问。他来北大求学之前，其冠状动脉介入治疗技术已很娴熟，而在北大医学部就读的两年专攻心脏电生理介入治疗技术。石家庄市距北京很近，即便如此上学期间他也很少周末回家，节省下的时间全部用于读书、思考、实践和提高。应当说，两年的寒窗苦读使他心脏电生理专业水平迅速提升，还撰写发表了几篇学术价值颇高的论文。

博士后毕业、修成正果返回石家庄的刘刚已是双剑在握，成为冠状动脉与心律失常介入治疗水平堪称双佳的年轻专家，使其毕业后不久就成为河北省心血管学科的带头人。回到石家庄，他很快就把几项心律失常介入治疗的前沿技术移植到当地：生根、开花、结果。此外，刘刚教授对心电图专业酷爱有加，虽有副院长职务的重任在肩，但仍坚持每周都操刀做介入治疗手术。几年来，他带领自己的团队利用周末，开展了“心律失常诊治百县巡讲”的公益活动，现已走遍河北省的30多个县，为广大基层医院心律失常诊治水平的提高做出了突出贡献。同时，他麾帐下年轻团队的学术水平也在迅速提高，仅在两年中，本书已是其团队的第二本译著了。目前，他与他的团队仍勇猛地驰骋沙场，拼搏在心血管病领域的第一线，并朝着更高巅峰不断攀登。

最后，我想用著名诗人泰戈尔的一句话结束序言：“仰望长空，尽管那里没能留下任何痕迹，但我仍要高傲地呼喊，在那万里苍穹中我们展翅搏击过。”我向往着去苍空展翅搏击，也渴望更多的年轻者去比翼拼搏。

郭继鸿

2016年8月1日

译者前言

《心电图从入门到精通》原著由西班牙著名心电学家 Luna 教授主编。Luna 教授 50 年来在心电学方面的专著出版过 8 种语言 20 多个版本，在该领域有很深的造诣。在此，感谢北京大学医学出版社的信任，将 Luna 教授的此本针对心电图初始学习的专著交托于我来进行翻译。

《心电图从入门到精通》一书，主要针对广大基层医生、全科医生、初涉心电图的医学生或者对心电图有兴趣的人们进行学习和培训。书中从心电图的基本理论到临床心电图的表现进行详细列述，将心电图波形和电流在心脏中传导和中断的机制很好地结合起来，由浅入深地阐述了心脏病学和心脏电生理学的知识，并配有大量彩图，以方便学习和理解。在每一章的结尾部分，也有同步自我检测试题便于所学知识点的掌握和巩固。同时，本书对于有经验的临床医生，也可以作为一本口袋书，方便随时翻阅和查找。

在翻译本书的过程中，很荣幸得到我的恩师著名心电学专家郭继鸿教授的鼓励和指正，并欣然为之作序，鼓励我要坚持学习，不忘初心。感谢 Roberto Faias Rebola 在翻译过程中对我语言的指导，感谢朱培泽对本书翻译的支持！也对翻译过程中所有参与和帮助我们的老师、同事、学生及朋友予以衷心的感谢！

鉴于我们翻译经验有限，专业理论水平不足，对原著理解有误之处在所难免，请广大读者给予批评指正。

刘刚

二〇一六年八月

原著序

能为初学者呈现这本心电图书籍是我的荣幸，这是一本在我初学心电图时梦寐以求的书。这本书构思之初便是为初学者编写的，因此本书十分适合那些想要快速入门，并对此毫无头绪的读者，本书并未包含那些看似复杂或难解的内容，因为实际上本书所包含的内容是一位专业人士的基本工作。书中的大部分图片和表格在我之前出版的书中已经发表过，为了使正文更为简洁我们再次重新进行编排。

对于读者，如果能使他们学习心电图的过程变得更为简单，我会为此感到很骄傲。作为一名大学教授，这正是我 50 年来一直想要努力完成的事，也是我的学生们经常建议的一件事。在最近的 40 年中，我曾用英语、加泰罗尼亚语和西班牙语编写了大量心电图书，这些图书被翻译成了 8 种语言和多于 20 种版本。但是，这本新书有其独到之处，因为书中呈现了心电图最本质的特征——最便宜、最快捷和最有效的检查方法，在医学界已存在上百年。

书中正文所包含的加粗黑体字代表的是我认为至关重要的内容。在每一章节末，都有涉及这些重点的一个小测验用于读者自评。这样，任何医学专业的住院医师，不仅心内科医师，还包括其他的全科医师、重症监护医师、麻醉科医师、儿科医师、医学生和护士也能理解正常的和病理性的心电图波形，判别心律失常类型和明白它们的起源。

我的目的是将心电图曲线转化成简单易懂的能代表电激动的序列，从窦房结初始刺激到心室肌这样一步步展开。我在书中说明了 P 波、QRS 波和 T 波形态是如何形成的，以及正常的和病理性传导过程是如何产生的。我不建议去记忆心电图模型，因为与其这样，不如去理解和推断这些图形是如何产生的。抱着这样的想法，我在正文中应用了大量图片而不是用文字去描述。

本书由 4 部分组成，分为 18 章。第 1 部分大概描述了基础的正常心电图；第 2 部分描述了不同病理性心电图的典型形态；第 3 部分描述了各种心律失常心电图类型；第 4 部分重点描述了在临床实践中如何正确地使用心电图去诊断患者，这部分是现代临床心电图学最主要的目的。

如果读者不能完全理解某一概念，不应对自己丧失信心。此时所需要的恰恰是第二次阅读。我也很乐意通过网络通信去给予帮助。读者同样可参阅书中列出的参考资源，包括我们最新版本的《Clinical Arrhythmology（临床心律失常学）》和《Clinical Electrocardiography（临床心电生理学）》（Wiley-Blackwell，分别为 2011 年和 2012 年出版）。这两本书涉及的内容更为广泛以及内容十分全面，与之相较本书所呈现的仅是较为基础的内容。

最后，我想补充一些重要的建议。心电图的解读与临床情况关联十分密切，并且在诊断一个病例时临床情况经常是决定性的因素。通常如果患者呈现的是一份正常的心电图，我们也不能断定就能排除心脏疾病，正如我们不必对某一单独出现的病理性心电图图形过于担心一样，因为它可能只代表某些非特异性改变。

我要感谢每一位对本书感兴趣的读者。我同样要对那些在我的成长中曾给予我帮助的书籍的作者们表达敬意和钦佩之情：美国的 Drs. Grant 和 Dr. Marriot，英国的 Dr. Stock，墨西哥的 Drs. Sodi 和 Cabrera，巴西的 Dr. Tranchesi，以及阿根廷的 Drs. Rosenbaum 和 Elizari 和其他我曾咨询过的学者，还有参考文献中所列出的作者。我十分感谢我亲密的合作伙伴：Drs. J. Riba，M. Fiol，A. Bayés-Genís 和 J. Guindo，D. Goldwasser，A. Baranchuk，J. García Niebla 和 D. Conde，同样还有我之前的同伴 W. Zareba，R. Brugada，I. Cygankiewicz，P. Iturralde，R. Baranowski 和 X. Viñolas 以及其他许多人，正是所有这些人给予了我最大的启发和支持。我同样要感谢 Montserrat Saurí 和 Joan Crespo 以及在最后时期参与的 Esther Gregoris——我的秘书团队，他们十分辛劳并总能保持愉快气氛。在此我也要感谢 Menarini，特别是 Dr. M. Ballarin 在后勤方面的支持。我由衷地感谢我的妻子 Maria Clara，她一直以来包容我忙乱的生活，同样还要感谢我的 5 个孩子和 13 个孙子（女），他们知道我将会一直伴其左右……虽然我现在正在为此书编写序言。

Antoni Bayés de Luna
2014 年圣诞节于维多利亚大教堂广场
abayes@csic-iccc. org

之前著作的序言摘选

Textbook of Clinical Electrocardiography（临床心电图教学手册）

Martinus Nijhoff 出版社，1993

Dr. Antoni Bayés de Luna 不仅仅是将心电图作为诊断工具的专家，同时正如本书中所描述的，他还是合理精湛运用心电图技艺的学家。本书以十分清晰的形式为读者提供了心电图的相关知识，适用于各水平的学者。

Hein J.J. Wellens，马斯特里赫特，1993

Basic Electrocardiography（基础心电图学）

Futura Blackwell，2007

Antoni Bayés de Luna 教授，本书的作者，是一位国际知名的心电图学家和临床心脏病学家，多年来致力于帮助读者认识和理解心电图知识。对于每一位心脏病医生、内科医生、初级护理人员以及那些积极拓展提升自身心电图技艺的医学生而言，本书是一份不可或缺的“宝藏”。

Yochai Birnbaum，德克萨斯州，2007

Clinical Arrhythmology（临床心律失常学）

Wiley Blackwell，2011

我觉得本书充分展示了作者的权威性以及作者在临床心律失常学和心电图学领域极高的造诣、非凡的教学能力和多年来在该领域丰富的经验。我相信本书将使读者受益匪浅。

Valentí Fuster，纽约，2011

Clinical Arrhythmology（临床心律失常学）

Wiley Blackwell，2011

作者有关心电图的各种书籍，以多种语言出版，深受每一位心脏电活动爱好者的欢迎。之前从未有心脏病学家像本书作者一样对心电图进行了如此详细的描述。在如此详尽的成果中包含了一项几乎不可能完成的工作，就是对心脏电活动的详尽剖析。

Pere Brugada，布鲁塞尔，2011

Clinical Electrocardiography: A Textbook（临床心电图学：教科书）

Wiley Blackwell，2012

Antoni Bayés de Luna 教授作为当今世界最杰出的心电图学家之一是一名技艺精湛的心脏病学家。作为一名临床医生，阅读心电图是达到诊断目的的一种手段，用来评估患者身上已知的或未知的心脏疾病，而不是简单地判读心电图本身。在多人共同编著教材的年代常出现内容脱节以及呈现出重复甚至相互矛盾的内容，这时就非常需要一本由一个权威并且受人敬仰的人独立编著的图书。《临床心电图学：教科书》恰恰就是这样的一本书。

Eugene Braunwald，波士顿，2011

原著前言

本书是 Antoni Bayés de Luna 教授的第 12 部著作。Antoni Bayés de Luna 教授有关临床心电图学的经典书籍，对“初学者”十分有意义并且强调了体表心电图的临床应用。很显然如果未对心电图有清晰临床理解的话是不可能记住各种心电图类型的。本书在心电图的讲授方面与其他书籍不同。特别体现在 A. Bayés de Luna 教授为我们呈现了最新、最全面的概念诠释以及能解释某些心电图类型病理生理机制的最新证据。

Bayés 教授一直不知疲倦地致力于探索能解释心电改变的电生理机制，并且已经系统性地总结了自己的观点。在心电图中见到的任意异常表现，读者都能找到与其相对应的解释和相关的临床诊断与治疗效果。作为他的学生以及多年的合作伙伴，我们十分珍惜他的教导，并且他所讲授的知识已经传播到了全世界许多国家；自从 1977 年第一本著作问世以来，其已被翻译成了多种语言。

Bayés 教授的心电图书籍已经在全世界成为经典的心电图阅读教材，这本新的专著能脱颖而出源于其采用了大量的图片，远远多于之前的著作，同时还因为本书重点强调了心电图表现与相应心脏磁共振成像结果之间的相关性。与此同时，针对初次学习心电图解读方法或无法获取最新的心电图信息的读者，本书新增了表格用来总结重点内容和典型的易犯错误。

本书代表了作者 40 多年来一丝不苟、与时俱进以及甚至可以说是痴迷般的钻研。作为他的同事，我们十分自豪地为大家呈现这一成果并且极力向那些渴望明白心电图复杂性的读者推荐本书。A. Bayés de Luna 教授多年来一直投身于心电图学研究第一线，他将继续以对复杂心电图的新的思维和新的解说惊艳世人。在心电图这一领域 A. Bayés de Luna 教授是一位非常有天赋的专家。他在独自完成本书编写过程中的毅力与条理性使本书从头至尾读起来生动有趣并简单流畅。同《Braunwald 心脏病学》或《Hurst 心脏病学》一样，Bayés de Luna 这部作品也是一本经典的读物。

本书中这四部分可使读者逐渐熟悉正常心电图和各种各样的病理性心电图，包括心室肥大、室内传导阻滞和心律失常。

Antoni Bayés de Luna 是巴塞罗那自治大学心脏病学系教授。从 2006 年起他的研究小组已经出版了 59 篇文章以及 9 部专著，而教授的许多同事在这一时期都选择了退休。他现已在全世界 20 个地方进行了讲座，并且最近视察了第 51 个每年举办的临床心电图课程。祝贺教授并且请您不要放慢在心电图学上探索的脚步！

Miquel Fiol Sala
Cap de l'Unitat Coronària i
Director de l'Institut de Biomedicina
Hospital Son Espases，Palma

Antoni Bayés Genis
Cap Servei de Cardiologia
H. Germans Trias i Pujol. Badalona
Professor Titular de Cardiologia，UAB

目　录

Contents

第 1 部分 正常心电图

The Normal Electrocardiogram

本部分包括 4 个章节。第 1 章主要概述人体心电图的解剖学和电生理学基础。第 2 章解释心电图如何记录心脏电激动从窦房结传导到心室肌（心房和心室的除极和复极，即 P 波与 QRS-T 波）。第 3 章介绍心电图机和记录技术。最后一章，即第 4 章详细介绍正常和异常心电图结果的分析步骤，包括各项参数的正常值及特点。

应当透彻理解这些概念之后再学习本书的其他章节。如有必要，建议反复学习此部分的内容。

第 1 章
解剖学和电生理学基础
Anatomical and Electrophysiological Bases

1.1. 心脏的壁

心脏有 4 个腔——两个心房和两个心室，主要由可收缩的细胞组成，即心肌细胞。起源于窦房结（SN）的电激动沿特殊传导系统（SCS）扩布于整个心脏。

左心室（LV）有 4 个壁：前壁、间隔、下壁和侧壁。图 1.1 示前壁和下壁的 3 个部分，间隔和外侧壁的各 5 个部分，和心尖部（即第 17 区）。磁共振成像显示以往称为“后壁”的部分对应于左心室分区的下壁基底部（图 1.1 中第 4 部分）（Bayés de Luna et al.，2006a；Bayés de Luna A and Fiol-Sala，2008）。

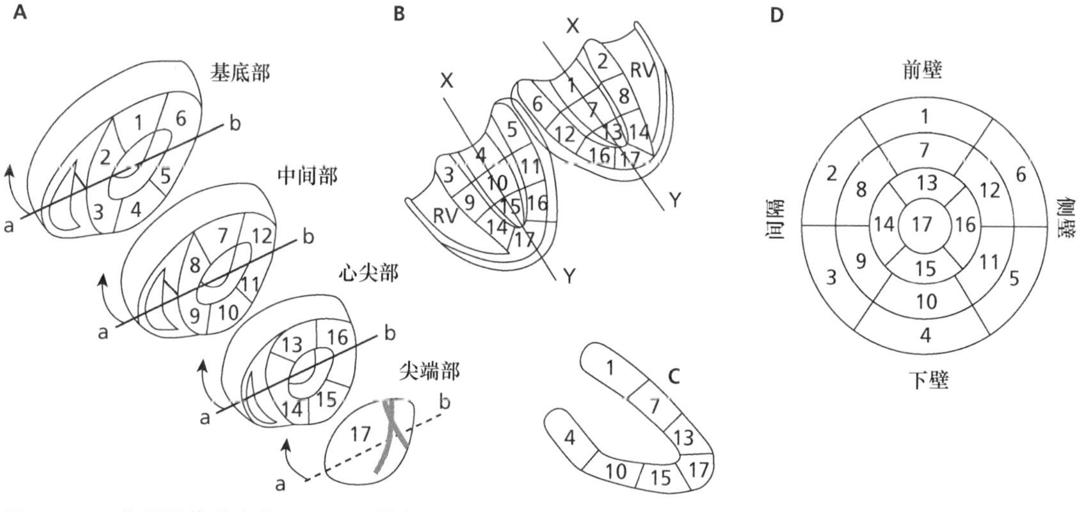

图 1.1 **A.** 美国影像学会将左心室以横断面（短轴）分为基底部、中间部和心尖部三个水平。基底部和中间部的水平面又各分为 6 部分，心尖部分为 4 部分。再加上心尖，共分为 17 区（Cerqueira et al，2002）。图中 **B** 为在水平面沿长轴切开左心室所见的 17 区，**C** 为沿长轴矢状切面所见。**D** 为左心室的 4 个壁及其 17 区所组成的“靶心图”或“牛眼图”。RV：右心室

1.2. 冠状动脉循环（图 1.2）

根据冠状动脉（冠脉）灌注情况，心脏分为两个区域：由左前降支供血的前间壁（图 1.2A）和由右冠脉和回旋支供血的下侧壁（图 1.2C 和 1.2D）。有一部分（图 1.2A 中灰色的部分）是由上述两者之一优势支配。比如说，如果在前降支较长，则第 17 区（心尖）由左前降支供血，否则，其由右冠脉甚至部分由回旋支供血。

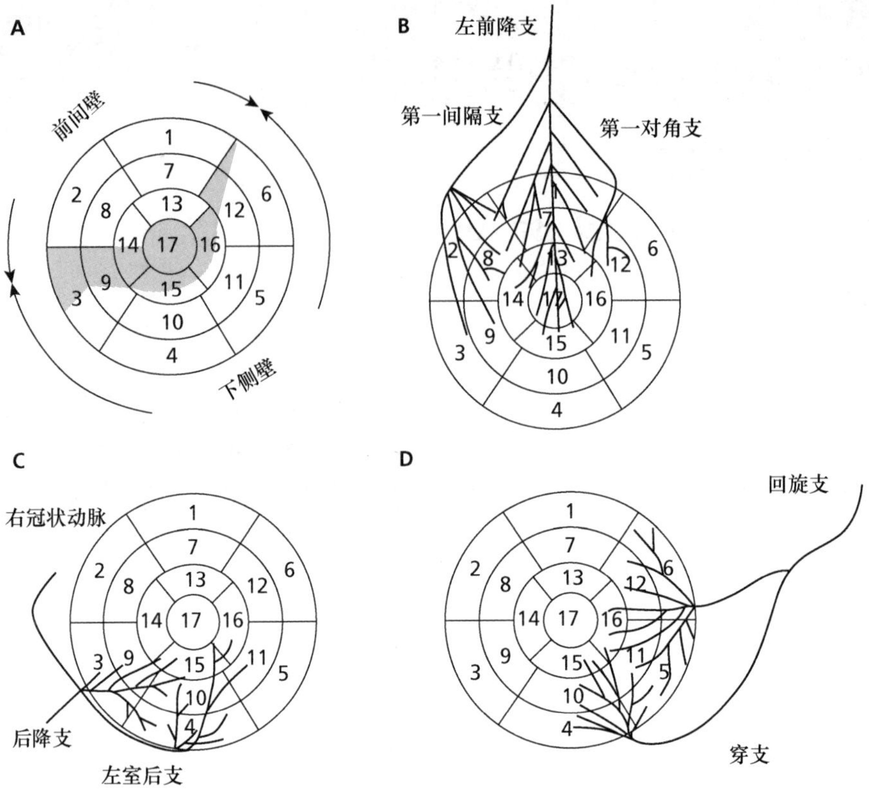

图 1.2 **A.** 示灰色区域为冠脉循环的解剖变异造成的优势血管支配区。**B** 至 **D** 示靶心图中上述区域由相应的冠脉分支供血。比如，心尖（第1区）通常由左前降支供血，有时由右冠脉供血，甚至由回旋支供血。第3区和第9区由左前降支和右冠脉共同供血，另外，中下侧壁的小部分区域由左前降支和回旋支共同供血。第4、10和15区由右冠脉或回旋支供血，这取决于哪个是优势冠脉（80%的人为右冠脉优势型）。第15区通常由前降支供血

1.3. 特殊传导系统（图 1.3）

电激动沿结间束（包括 Bachmann 束、Wenckebach 束和 Thorel 束）传导，从窦房结到房室结以及希氏束传到心室，然后通过心室传导系统：右束支（RB）和左束支（LB）的主干及其分支（左前分支、左后分支及二者之间的中间纤维）传导至心室各部分（图 1.3A 和图 1.3B）。

图 1.3 C 中灰色的部分是环绕房室交界区的结构。图 1.3D 显示左心室的三个激动入口（Durrer et al.，1970）。

1.4. 心肌细胞的超微结构

心脏由两种细胞构成。

- **收缩细胞**：即心肌细胞，负责心脏泵血的功能。正常情况下这种细胞没有自律性，不能产生激动。
- **特殊细胞**：即构成特殊传导系统的细胞，负责激动形成（自律性）和将激动传导至收缩性心肌。

收缩细胞（图 1.4）由以下几部分构成。

- 肌纤维构成的收缩系统，由收缩性和舒张性的肌节构成（1.4A、1.4B2 和

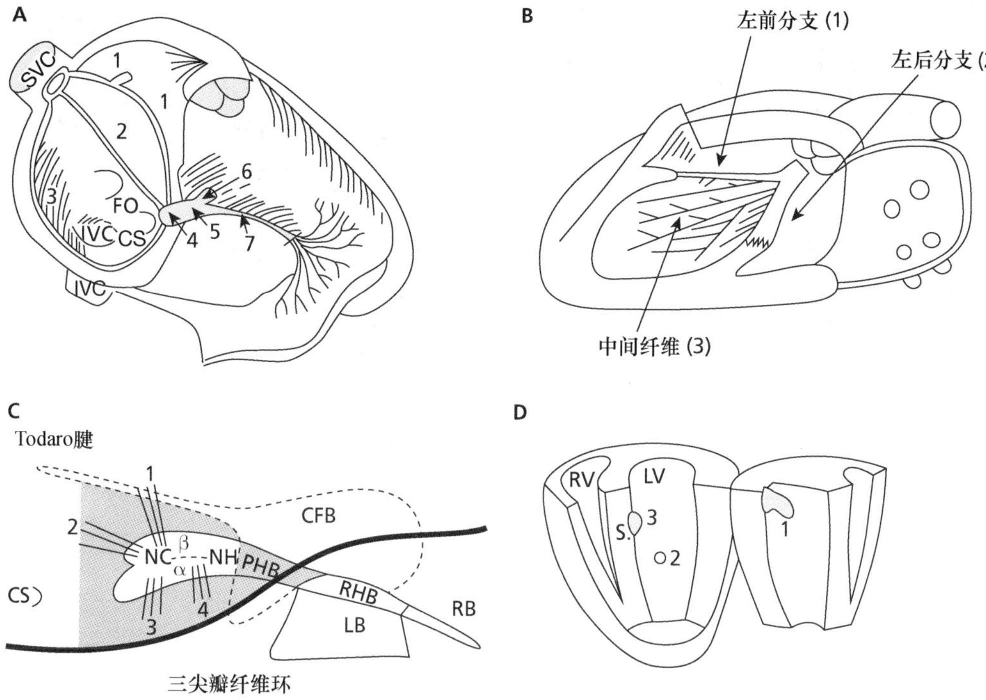

图 1.3　**A.** 特殊传导系统的右侧面观，1、2 和 3：结间束；4：房室结；5：希氏束；6：左束支；7：右束支及其分支；CS：冠状窦；FO：卵圆窝；IVC：下腔静脉；SVC：上腔静脉。**B.** 左心室左侧面观：（1）左前分支，（2）左后分支，（3）中间纤维（四束支理论）或心室四点激动学说。**C.** 房室交界区，包括整个房室结在内的扩展延续部分。房室交界区的灰色阴影部分内可能包含其独特的折返环路。CFB：中心纤维体；NC：完整的房室结；PHB：希氏束贯穿部分；RHB：希氏束分支部分；LB：左束支；RB：右束支。并显示慢传导径路（α）和快传导径路（β）；1～4：结间束进入房室结的入口纤维；NH：结希过渡区；CS：冠状窦。**D.** 左心室剖面图显示左心室激动的三个入口点（见正文）。LV：左心室；RV：右心室；S：室间隔

1.4B3）。活动所需的能量由线粒体提供。

- 细胞激动-静息系统，由脂质双分子层形成的细胞膜（肌膜）构成（图 1.4B1 和 1.4B2）。离子（Na^+、K^+，尤其是 Ca^{2+}）通过细胞膜上的通道流动，从而使细胞激动，除极和复极，心肌收缩以及细胞静息（心肌舒张）。
- 横管（T 管）系统（图 1.4B2），可使电刺激进入细胞和肌质网（图 1.4B2）。肌质网包含细胞收缩所必需的钙离子。
- **特殊细胞**，不具有收缩性，有 3 种类型：①**P 细胞**：自律性较高，特别是窦房结；②**浦肯野细胞**：自律性较低，位于希氏束、希氏束的分支以及浦肯野纤维网；③移行细胞。

1.5. 心肌细胞的电生理特性

1.5.1. 自律细胞和收缩细胞的跨膜舒张电位（TDP）和跨膜动作电位（TAP）

所有的收缩心肌细胞在静息时，细胞膜外的正电荷和细胞膜内的负电荷都处于平衡状态（图 1.5A）。如果将一个微电极置于静息状态的心肌细胞膜内侧，另外一个微电极置于膜外侧（图 1.5B）。跨膜的电位差就产生了，被称为跨膜舒张电位（TDP）。正常情况下电压是－90mV（图 1.5B）。

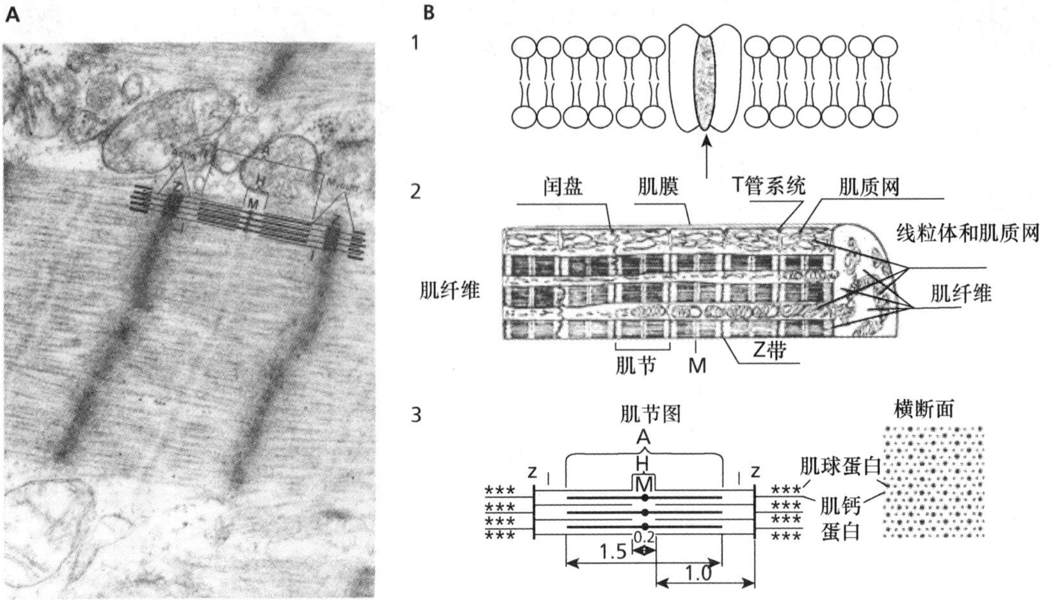

图 1.4　**A.** 肌节的显微结构，可以看到肌动蛋白和肌球蛋白的细丝（**B3**）。**B1** 为细胞膜（肌膜）离子通道的示意图。**B2** 为心肌收缩细胞的各种构成部分。**B3** 为肌节构造的放大图

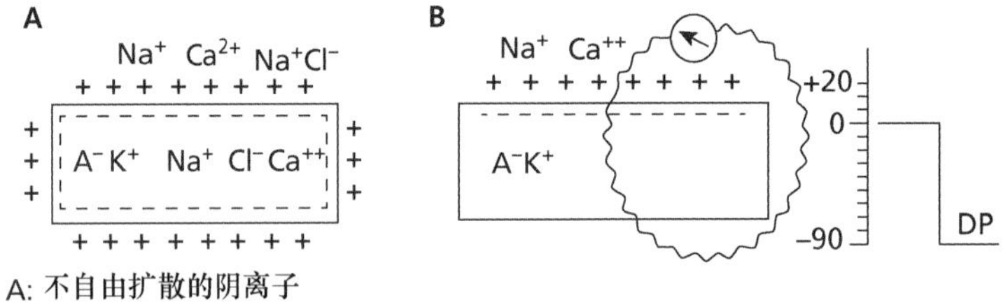

图 1.5　**A.** 细胞内主要的负电荷取决于细胞内不可自由扩散的阴离子，这些阴离子的量显著多于带正电荷的阳离子，尤其是 K^+。**B.** 将两个微电极置于心肌纤维的表面，在静息期（0 线）记录到平坦的基线，说明细胞表面没有电位差。当其中一个微电极置于细胞内膜时，基线下降至 -90mV。收缩细胞的基线（DP）比较平坦（图 1.6），而特殊传导系统细胞的基线缓慢上升（图 1.7）

由于收缩细胞不具有自律性，所以静息电位是水平的（图 1.6）。这意味着在舒张期，钾离子外流和钠离子、钙离子内流处于平衡状态。

来自相邻细胞的电激动传导至收缩细胞时，钠离子迅速流入细胞内，这使细胞内电位达到阈电位，产生跨膜动作电位（TAP）（图 1.6）。

因此，收缩细胞激活（除极和复极）的基础是动作电位的形成（图 1.6）。电刺激（a）从一个细胞传导至相邻细胞后，后者快钠通道开放，钠离子快速内流使细胞内电位达到阈电位（TP）进而产生动作电位（b 和 c 是阈下刺激）（图 1.8B）。动作电位分为 4 期，0 期是除极期，细胞外电荷内流；1～3 期是复极期，上述电荷改变迅速复原。

特殊传导系统（SCS）的细胞 TDP 逐渐上升，因为存在外向钾电流快速失活而产生舒张期除极。特殊传导系统中窦房结（SN）有最快的 TDP 上升，故其自律性最高，并

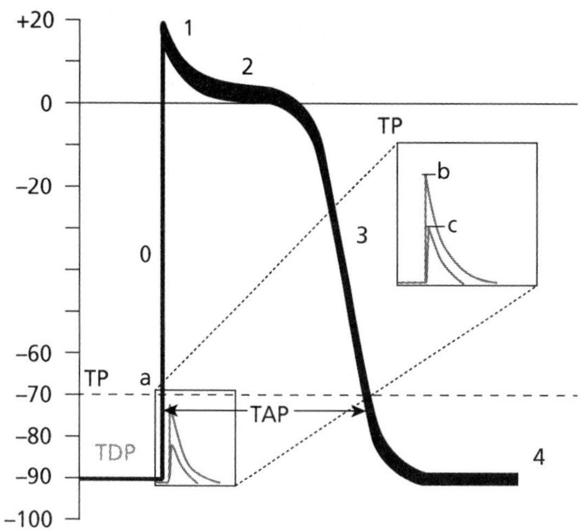

图 1.6　收缩细胞的舒张期电位或称跨膜静息电位（TDP）和跨膜动作电位（TAP）。TP：阈电位；b 和 c 是阈下刺激

且是心脏的生理起搏点。

自律性细胞的舒张期电位达到阈电位时就会产生动作电位（图 1.7）。钠离子曲线（上升段）与钾离子曲线（下降段）相交时发生动作电位（图 1.8），致使钠离子进入细胞。在窦房结自律性细胞，这个过程更迅速，因为其舒张期电位曲线更加陡峭。

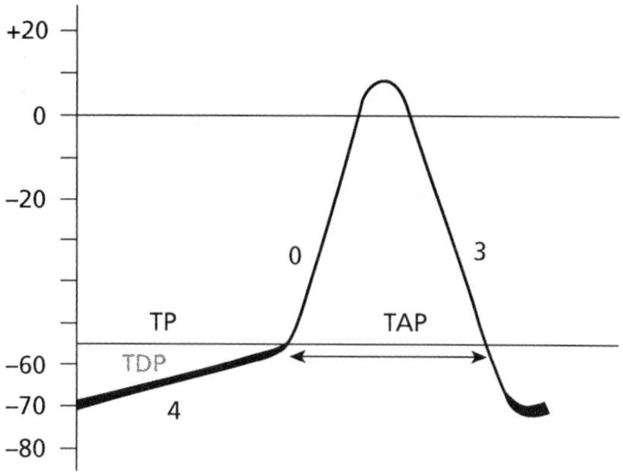

图 1.7　自律性细胞的跨膜静息电位（TDP）和跨膜动作电位（TAP）。TP：阈电位

特殊传导系统中的收缩性细胞，动作电位之后除极（0 期）缓慢，其复极相（2 期、3 期）相对较短。

1.5.2. 动作电位形成中离子的相互关系（图 1.8 和图 1.9）

收缩细胞（图 1.6）和自律细胞（图 1.7）的跨膜动作电位曲线都是首先由钠离子快速内流引发的，然后钠离子和钙离子

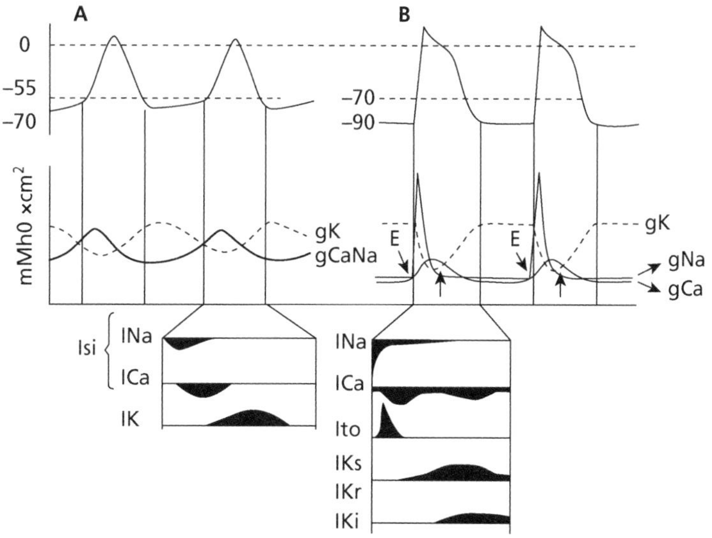

图 1.8　收缩期自律细胞（**A**）和收缩细胞（**B**）的相关离子流。收缩性细胞的特点为早、陡峭的 Na^{+} 内流，和早期短暂的 K^{+} 外流（Ito）。自律性细胞没有这些特点

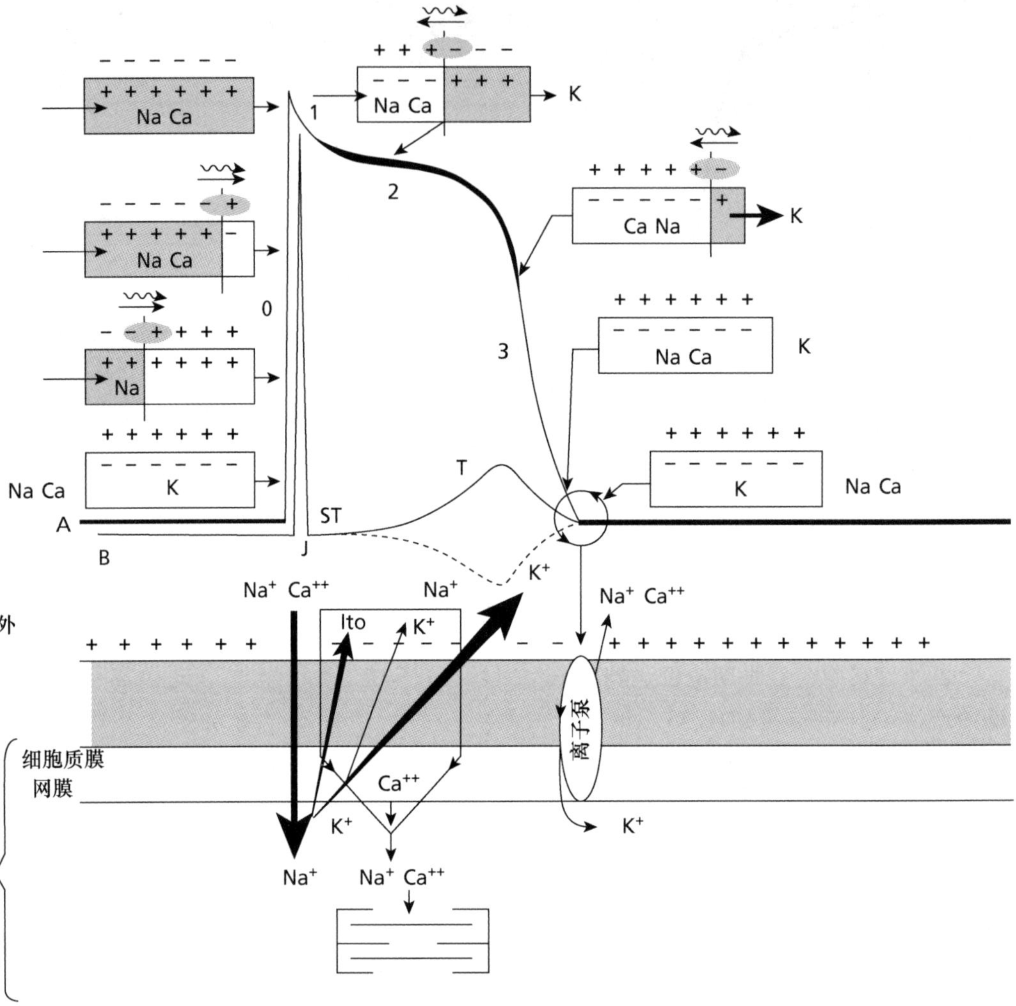

图 1.9 心肌收缩细胞在除极和复极时离子变化示意图。0 期，Na^+ 内流形成除极的向量（一＋）。2 期，有重要意义的 K^+ 持续外流，形成复极向量（＋一）。当监测单个细胞或整个左心室时，能分别记录到负向的复极波（虚线）或者正向的复极波（实线），详见第 2 章 2.1.2 小节

内流，即 0 期或除极化期。然后钾离子缓慢外流，产生复极化过程（2 期和 3 期）。图 1.8 显示收缩细胞除极和复极过程中电偶的形成过程，这将于下一章介绍（Bayés de Luna，2012a）。图 1.9 显示收缩期时自律细胞（A）和收缩细胞（B）相关的离子流。

1.5.3. 电激动从窦房结到收缩细胞的传导

图 1.10 显示激动从窦房结（自律性最高）产生，传导至房室结、束支和心室浦肯野纤维（自律性逐渐降低），最终传导至心室肌细胞（非自律性细胞）。这个过程将在下一章心脏激动和多米诺理论部分讲解。

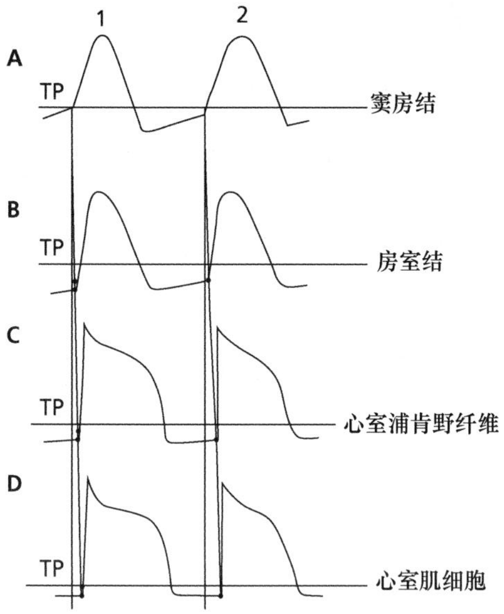

图 1.10　窦房结动作电位（**A**）传导至房室交界区（**B**）、心室浦肯野纤维（**C**）以及心室肌（**D**）。TP：阈电位

自测题

A. 以往被称为左心室后壁相对应的是左心室哪个部分？

B. 左心室心尖供血有哪些动脉？

C. 左心室有几个激动入口？

D. 心脏细胞分为几型？

E. 什么是 TDP？

F. 什么是 TAP？

G. 离子在 TAP 形成中起什么作用？

第 2 章
心电图图形：它是什么？又是如何产生的？
The ECG Curve：What Is It and How Does It Originate?

2.1. 心肌细胞跨膜动作电位如何转化为细胞电图曲线？

当电极放置在一个收缩细胞（或楔形心肌标本）的内部与外部记录其电活动（除极化或复极化）时，会记录到一个起初陡峭正向随后平稳最后降低回落的图形，这称之为跨膜动作电位（TAP）（图 2.1A 和图 1.6）。

然而，当电极放置在细胞（或楔形心肌标本）的两侧时，此时记录到的电活动信号产生一个新的图形——细胞电图。首先是一个尖的高电压的正向波形（QRS 波）（⋀），接着是等电位线，最后是舒缓、宽大、低电压的负向波（T 波）（⌣）（图 2.1）。

以下内容介绍心电图波形的形成过程（图 2.1B 和 C）（见 Bayés de Luna，2012a；Macfarlane et al.，2011）。

2.1.1. 细胞电图的形成过程（图 2.1）

2.1.1.1. **细胞除极化**（图 2.1B）

当一个细胞（或楔形标本）被激动时，意味着其受到一个电刺激并发生除极。此时，在细胞开始受到刺激的位点，布满细胞表面的正电荷转变为负电荷，形成**除极化电偶**，即一对负正电荷组成（表示为−+）。电偶沿细胞表面扩展，直到记录电极的位置，其位于细胞的对侧。**除极化电偶以向量表达**，向量头部位于电偶的正电荷侧。

随着电偶扩展，将出现一个越来越正向的偏移，一直到最后全部为正向（⋀）（相当于 QRS 波）。如果将一个电极放置于细胞的中间，会记录到起始为正向后为负向的波形（⋀⋁），这是因为电极首先面向向量头部（记录为正向），后来面向向量的尾部（记录为负向）。

2.1.1.2. 细胞复极化（图 2.1C）

细胞（或者楔形标本）除极结束后，复极随即开始。这一过程通过**复极化电偶**的方式进行（表示为＋−），开始的位置与除极化电偶起始位置相同。复极化电偶沿细胞表面扩展，将逐步恢复所有损失的正电荷，并最终慢慢到达电极的位置（细胞对侧），在此过程中产生一个平缓的负向波形（T 波）。

细胞的激动或许可以比作一个在黑暗中驶向记录电极的汽车。当汽车驶向电极时，汽车的灯光朝向电极，电极记录为正向（除极化）。然后，汽车再次由起始位点以倒车的方式向电极移动。虽然汽车再次靠近电极，但由于光线朝向相反的方向，所以记录为负向（复极化）（图 2.1B、C）。

> 两种电偶均为向量表达。即便这两种电偶的具体表现并不一致，但向量的头部（−+）均位于正电荷部分（图 2.1）。

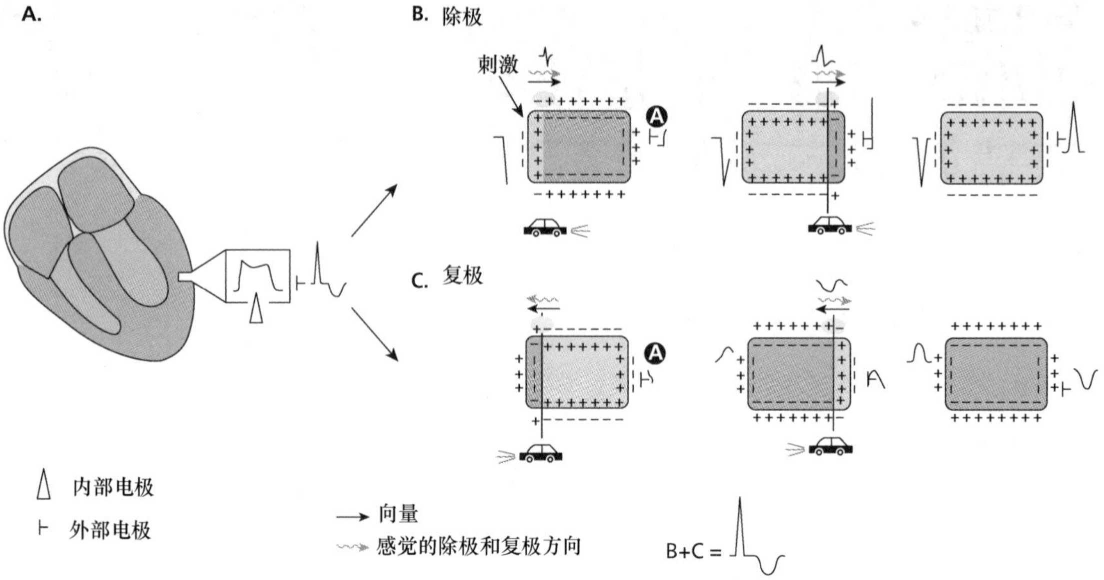

图 2.1 **A.** 一个位于心肌组织楔形切片的电极所记录的 TAP 波形与位于细胞内部的微电极所记录的 TAP 波形相同（图 1.6）。当一个电极位于细胞外侧时，则记录另外一种波形——“细胞电图”。**B** 与 **C** 示基于电偶理论，细胞电图的形成过程（**B** 为除极，**C** 为复极）（见彩图 2.1）

2.1.2. 为什么 T 波在人类心电图中为正向而在细胞电图中为负向？

这也许可以通过以下两个理论加以解释。

2.1.2.1. 除极和复极的电偶理论（图 2.2）

左心室在人类心电图记录中占主要部分，如果把它当作一个巨大的细胞，这或许能帮助我们理解来自浦肯野细胞的电激动如何使心内膜开始除极。将一个电极（A）置于对侧的心外膜，会探测到除极化电偶正在接近，由于除极向量的头部指向记录电极，所以会记录到一个正向的波形。

然而，心脏复极化的起始位置与分离的细胞不同。心脏的复极位置开始于血流灌注最多的部位——心外膜下心肌，心内膜下心肌是灌流的终末部位，在生理上其血液灌流少于心外膜下心肌，心内膜下心肌可以认为具有轻微的生理性缺血。因此，复极化电偶由心外膜下心肌向内膜下心肌进展，就像一个开着前灯倒行的汽车，其灯光（电偶的正电荷部分，向量头部）朝向心外膜下心肌，此时会记录到一个正向的波形。

小结：人类心脏左心室的电活动由上述的除极化和复极化电偶决定。这些电偶均为向量表达，向量头部指向电偶正电荷部分。

图 2.3 描述占心脏活动主要部分的左心室除极和复极现象（⇝）以及电偶及其向量的表达（⇌）。

2.1.2.2. 心内膜下心肌和心外膜下心肌跨膜动作电位叠加理论

这是另一种解释心电图形成的学说。人类左心室心外膜的电极记录下来的心电图曲线占整个心电图大部分，按照 Ashman 定律（Bayés de Luna，2012a），人类心电图是由左心室壁的心内膜下心肌以及内外膜心肌跨膜动作电位复合而成的。心外膜下心肌 TAP 记录为负向，而心内膜下心肌的起始和结束 TAP 记录为正向，且早于心外膜下心肌，所以二者叠加形成了正向的 QRS 波和等电位线（ST 段），以及最后的正向 T 波（图 2.4）。

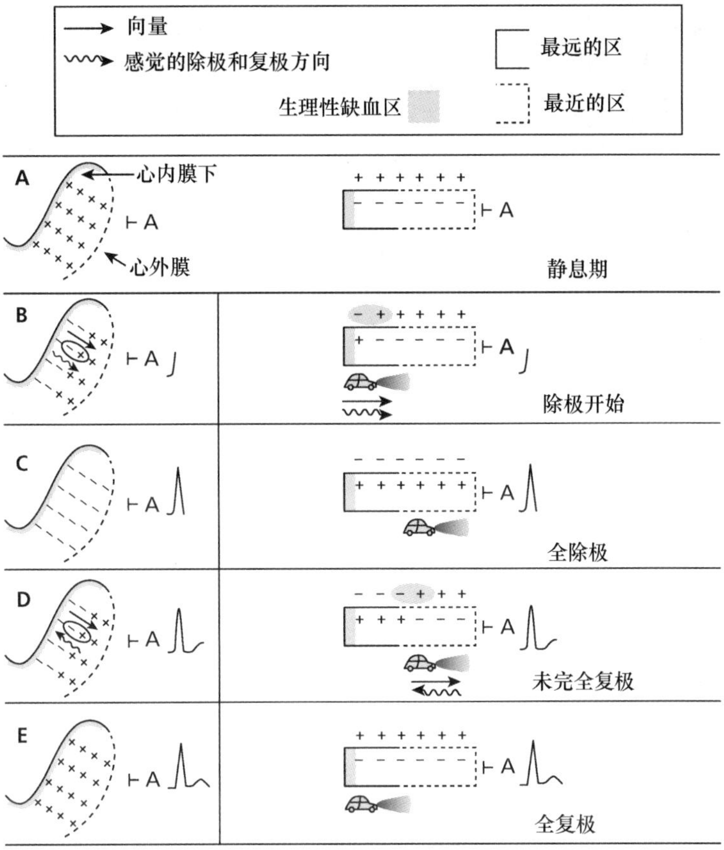

图 2.2　正常人类心肌组织的除极（QRS）以及复极（T）的形态图，左图展示了左心室游离壁作为一个“巨大左心室细胞”的表面电荷分布。右图为电荷改变的侧面观。电极 A 位于心外膜，并可记录到一个正常的心电图波形

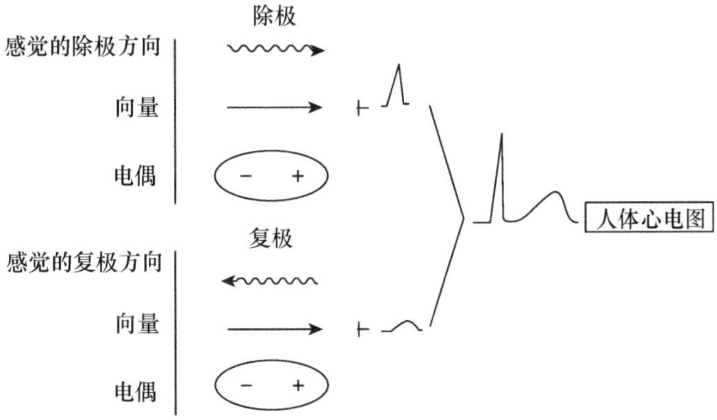

图 2.3　心室除极和复极示意图，除极和复极过程中：电偶、电偶向量、扩布方向，以及最终复合而成的心电图波形（QRS-T 波）

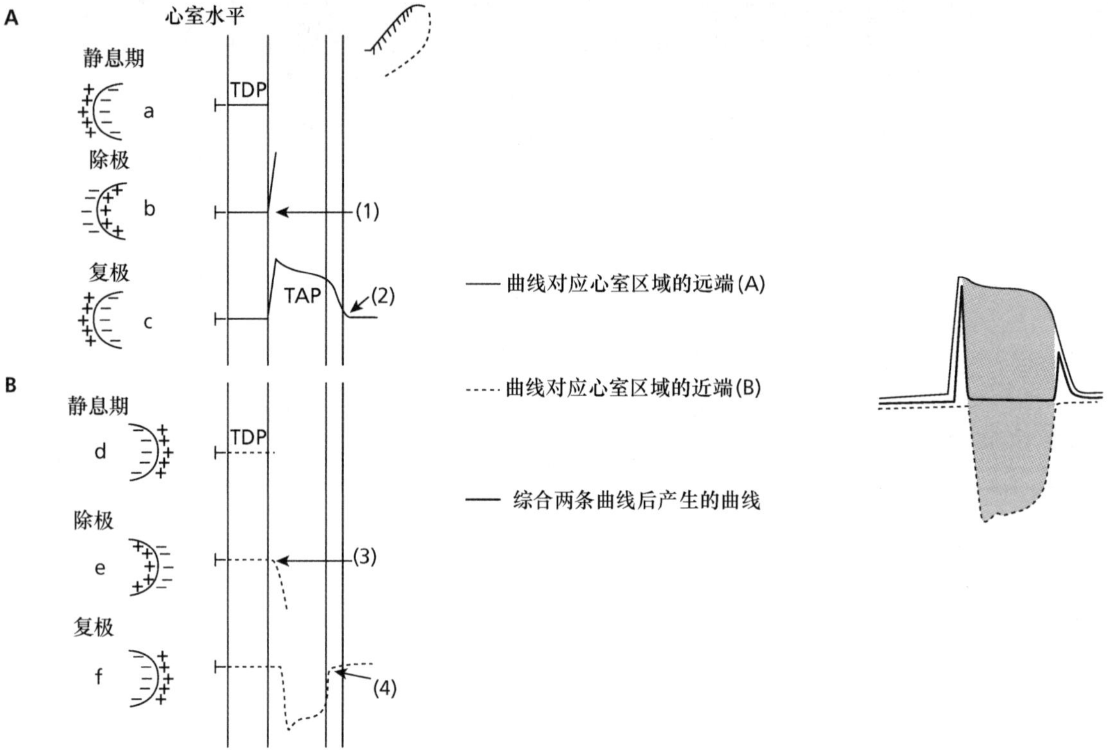

图 2.4 心内膜下心肌区域离电极较远（电极记录心室区域的远端部分），且较心外膜下心肌（Be、Bf、4）除极化更早（Ab-1）复极化更晚（Ac-2）。除极化时，位于 Ab 的电极面向正电荷部分，将记录到正性的 TAP 波形。随后由于复极化时面对负电荷（Ac），波形逐步回落至等电位线。心外膜下心肌（电极记录心室区域的近端部分）除极化较晚，电极面向心外膜下心肌外面的负电荷所以记录为负向。人类的复极化开始于心外膜下心肌（见 2.1.2 部分），由此心外膜下心肌的 TAP 记录为负向，并相对于心内膜下心肌 TAP 而言晚开始、早结束。因此，二者 TAP 的总和解释了正向的起始偏移（QRS 波）以及正向结尾偏移（T 波）以及中间的等电位线（ST 段）

2.2. 心脏的电活动

● **只有心房和心室肌细胞**（收缩细胞）**的电活动**（除极和复极）**才能在心电图上表现出来（P-QRS-T）**。

● 窦房结（SN）的电活动及其沿特殊传导系统传导的电激动产生的电压非常低，无法显现在体表心电图上。图 2.5 显示这些低电压可在心腔内电图上记录到，表现为短暂、尖峰样波形。

● 图 2.5 显示心脏特殊部位细胞的动作电位与体表心电图之间的关联，以及电激动在这些部位中的传导速度。

● 心房（P 波）和心室（QRS 波）的除极向量是这些结构连续、瞬时的除极向量的总和，构成了 P 环及 QRS 环（图 2.6 及图 2.9）。

2.2.1. 心房激动（图 2.6）

心房除极（图 2.6 和图 2.7）始于窦房结并首先传导至右心房，并通过 Bachmann 束以同心曲线的方式扩散到房间隔以及左心房。

多个瞬时向量的总和在心房中形成了一条曲线环，称之为心房除极环，代表激动在两个心房的除极路径。由于最初在右心房除极，因此激动按照空间上的逆时针方向传

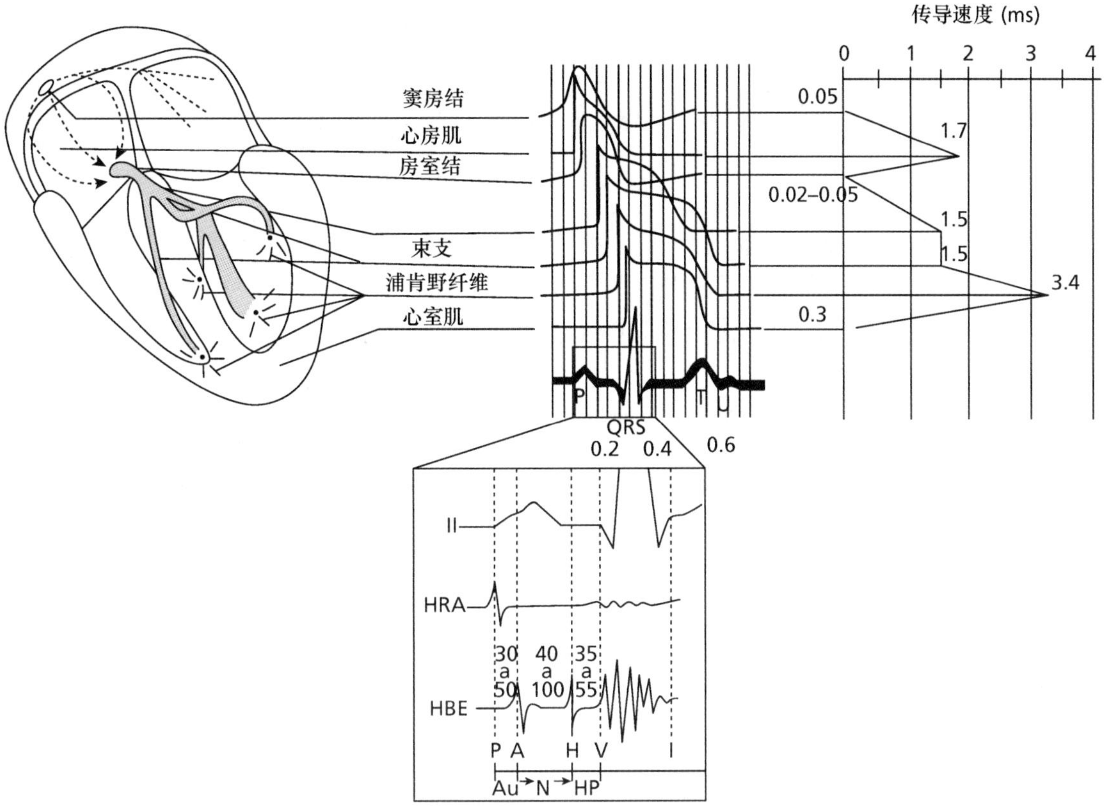

图 2.5　不同特殊传导系统的动作电位形态及传导速度（ms）。下部为 PR 间期的放大图。HRA：高位右心房；HBE：希氏束心电图；PA：从 P 波起始处到低位右心房；AH：从低位右心房到希氏束；HV：从希氏束到心室浦肯野纤维

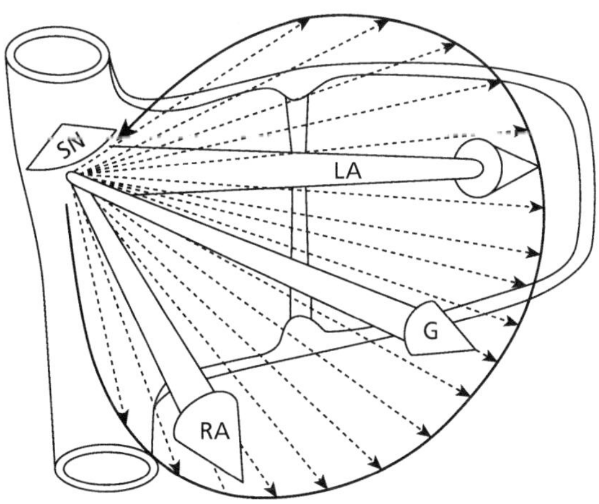

图 2.6　左房、右房及心房整体（G）除极向量和 P 环。图中也用虚线标出多条瞬时向量

导。心房除极环能体现心房除极过程中最大或总体向量（即所有瞬时心房除极向量的总和以及最终右心房及左心房除极向量的总和）。总向量的头部位于心房除极总电偶的正向部分。因此，在身体的表面（左胸）可以记录到一个正向曲线，称之为 **P 环或 P 波**。

心房肌（心房壁非常薄）的除极源自窦房结，并沿整个心房壁传导。当除极开始时，一个向量性的除极电偶产生，其头部朝向前方的电极，产生一个正向波（P 波）（图 2.7A 和 D）。

心房复极（图 2.7E 和 G）的起始位置与除极相同（E），如前所述，因为心房壁非常薄，所以，复极的电偶能迅速扩布到整个心房壁。随后，复极电偶到达左胸的记录电极，电极面向电偶的负电荷部分（即向量尾端），加之复极化过程持续时间较长，最

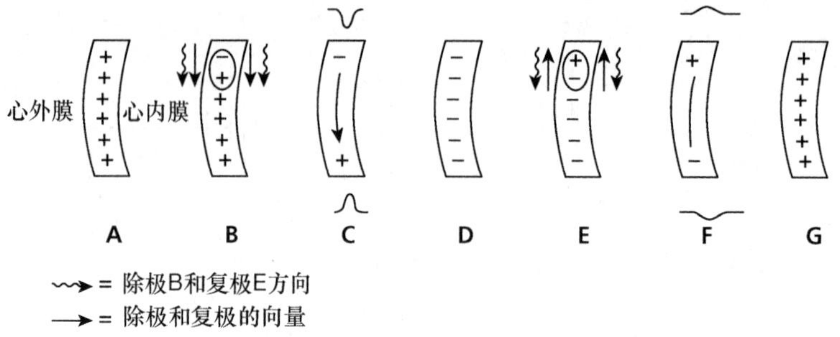

图 2.7 **A.** 心房静息状态。**B** 和 **C.** 除极过程。**D.** 完成除极。**E** 和 **F.** 心房复极过程。**G.** 细胞静息状态

终记录到一个复极缓慢而时间延长的负向波（F 及 G）。

由于心房复极的负向波主要隐藏在心室除极波形（QRS 波）中，因此，一般在心电图上不易发现（图 2.8）。除非 P 波高电压或者房室传导阻滞 QRS 除极延迟时才会显现。

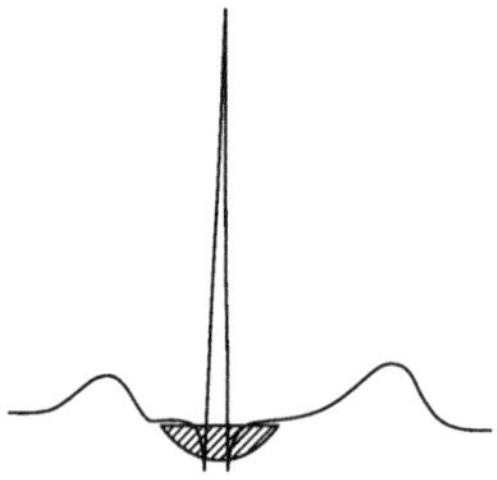

图 2.8 可见心房复极波隐藏在 QRS 波中

2.2.2. 心室激动

电激动在心室间特殊传导系统的传导，心电图记录显示为 P 波（心房激动）和 QRS 波（心室激动）之间的直线，即 PR 间期。

电激动首先到达左心室的 3 个位置（图 1.3D）。这些位置分别为左前分支、左后分支，以及中间纤维（也称为间隔束）。

心室除极：心室电激动扩布从心内膜到心外膜，形成一个向量环（图 2.9A），电极位于左心室心外膜前壁时，此向量环可分为 3 个向量：中间向量（向量 2），也是最重要的向量，代表左心室除极最主要部分（R 波）；起始向量，即向量 1（q 波），其方向为从左到右，从下到上，杜勒指出此向量代表着左心室中起始除极的 3 个小范围向量的

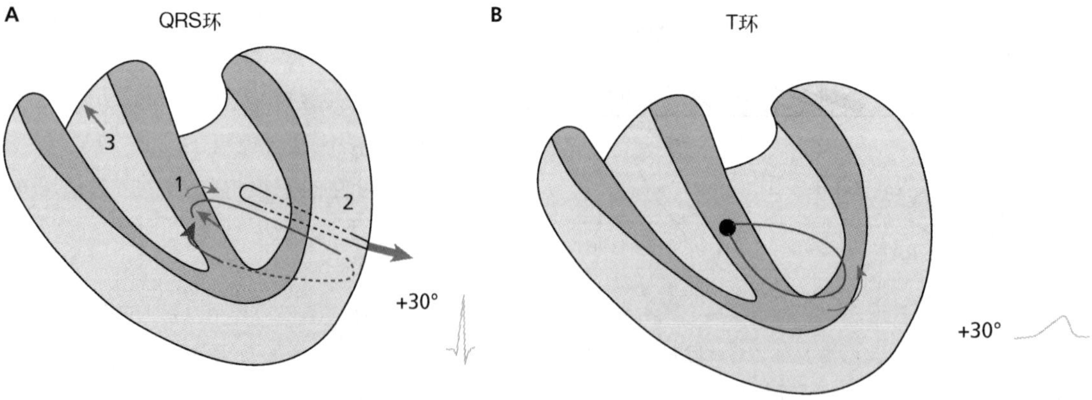

图 2.9 正常位置心脏的 QRS 环（**A**）以及 T 环（**B**）（见第 4 章）（见彩图 2.9）

总和（图 1.3D）；最后为向量 3，代表着间隔的最后除极部分以及右心室的除极，方向为向上向右（s 波）。通过这 3 个向量，可以得到一个代表整个心室除极过程的向量环，称之为 QRS 环或者 QRS 波。

图 2.9A 显示一个正常位置心脏的 QRS 环和电极记录的心电图波形，电极位于主要除极向量（即向量 2）的前方（图 2.11 和图 2.26）。

心室除极结束，**复极**随即开始，如同 QRS 总向量环，心室复极对应于最大向量的向量环（**T 波或 T 环**）的形成（图 2.9B，图 2.11 和图 2.28）。

当然，心脏发生转位时，QRS 环和 T 环会随着向量位置以及向量环方向的不同而变化（Bayés de Luna，2012a）。

2.2.3. 多米诺理论

心脏的激动传导过程可以比作倒塌的多米诺骨牌。具有最强自律性的**窦房结**相当于第 1 张多米诺牌（黑色的多米诺牌，可将电激动传递到其他相邻的结构）。图 2.10 展

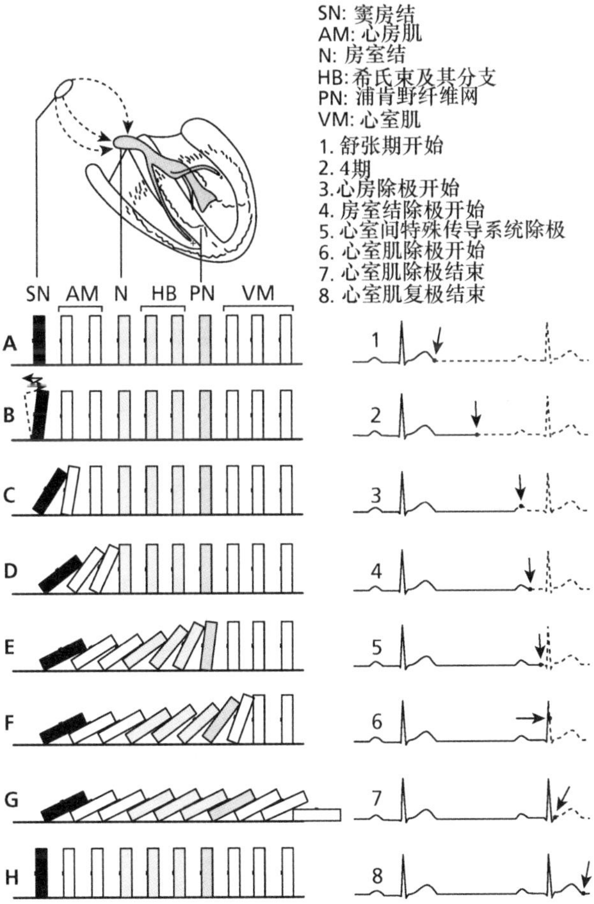

图 2.10　心脏激动顺序：使用多米诺骨牌作为类比。第 1 张多米诺牌压倒下一张牌并持续下去，具有最高自律性的心脏结构发生激动（第 1 张黑色多米诺牌推倒）（**C**）并传递至附近的细胞。黑色多米诺牌代表着心脏的起搏组织（窦房结，SN），灰色多米诺牌代表着具有低自律性的细胞。事实上，由于这些细胞被黑色多米诺牌（即 SN）传导过来的激动所除极，因此这些细胞的自律性在大多数时候并不表现出来。白色多米诺牌代表着通常没有自律性的心肌细胞。心电图中，实线和虚线的分割点（箭头处）对应心脏激动传导过程中不同的电生理状态

示了心脏激动的每个阶段，首先是从舒张期起始（阶段1），随后是整个舒张期（DTP）（阶段2），最后为完全激动阶段（心房和心室的除极和复极，从阶段3到阶段8）。灰色的多米诺牌代表自律性低的细胞。

2.2.4. 心脏电激动总结：电偶，向量，向量环及其在额面及水平面的投影

图2.11显示心房（A）及心室（B）除极和心室复极（C）向量（图2.11上部），相应的向量环（中间），以及某个位于左心室表面的电极记录到相应的心电图波形

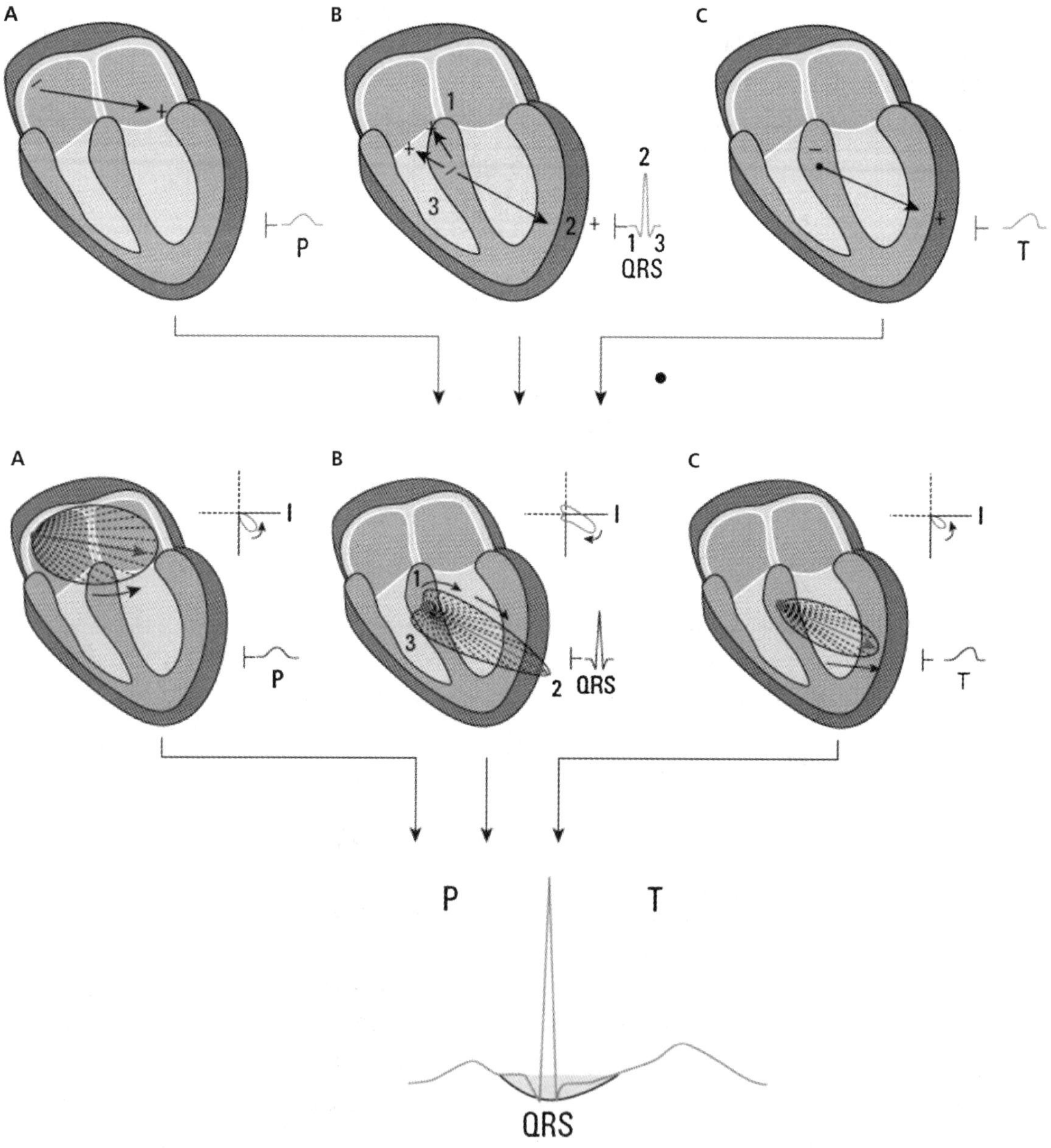

图2.11 上图：心房除极（**A**）、心室除极（**B**）以及心室复极（**C**）时的向量；中图：除极过程中的向量环；下图：最终的心电图波形

和波形的形成过程。当电极位于向量的头部时记录为正向，位于尾部时为负向，这与电偶是朝向（除极）还是背离（复极）电极无关。当然，如果另一个电极位于相反的位置会记录到一个相反的波形（图 2.11 和图 2.12）。

2.2.5. 心脏电活动在体表平面的投影

心脏是三维结构器官，如果在纸上或屏幕上（二维平面）观察心脏的电活动（向量或向量环），应从额面（FP）及水平面（HP）进行观察。

图 2.12 显示额面和水平面上，不同空间向量（或向量环），因记录电极位置不同（面向向量的头部或尾部）而形成正向或负向波形的过程。

当然即使在观测这些向量和向量环的分向量或者投影是否落在正相半侧区还是负相半侧区之前，也可以通过监测电极是否朝向这些向量的头部来判断波形的正负。但使用额面或者水平面的投影能清楚地解释双相或者三相偏移，详述见下文。

2.3. 导联的概念

如同图 2.13，为更好地在平面上观察风景、纪念碑或者雕塑，我们必须从多个角度拍照。同样，为更好地理解心脏电活动，我们必须从不同的位置来记录心电图，记录电极的放置位置及方向便形成了导联。根据记录位置不同，心电图的形态会相应改变。

额面有 6 个导联： Ⅰ、Ⅱ、Ⅲ、aVR、

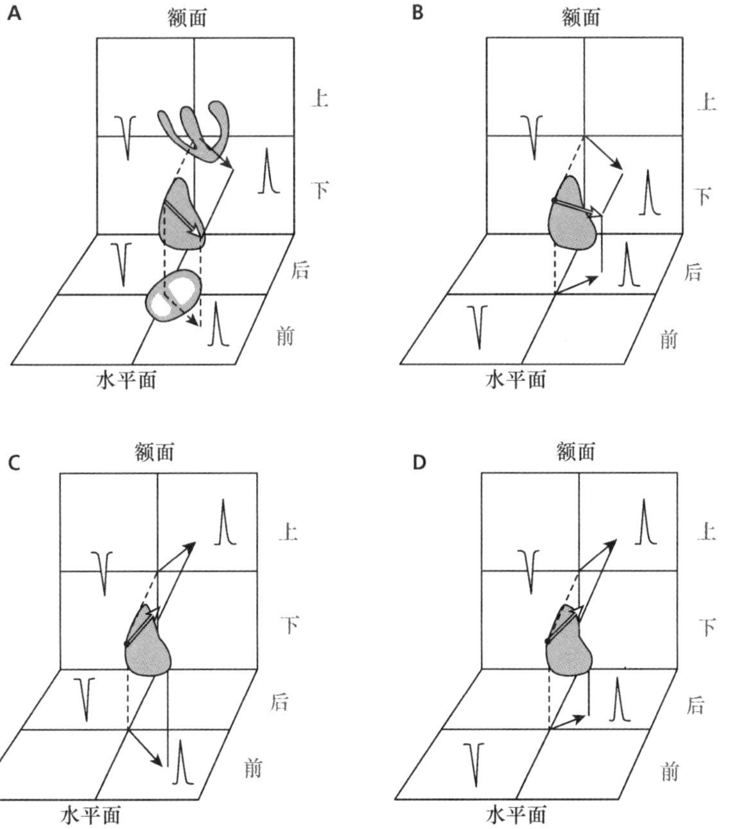

图 2.12　4 种空间向量（**A.** 前下；**B.** 后下；**C.** 前上；**D.** 后上）在额面及水平面上的投影；以及因电极位置的不同（面向向量头部还是尾部）而产生正向或者负向的波形

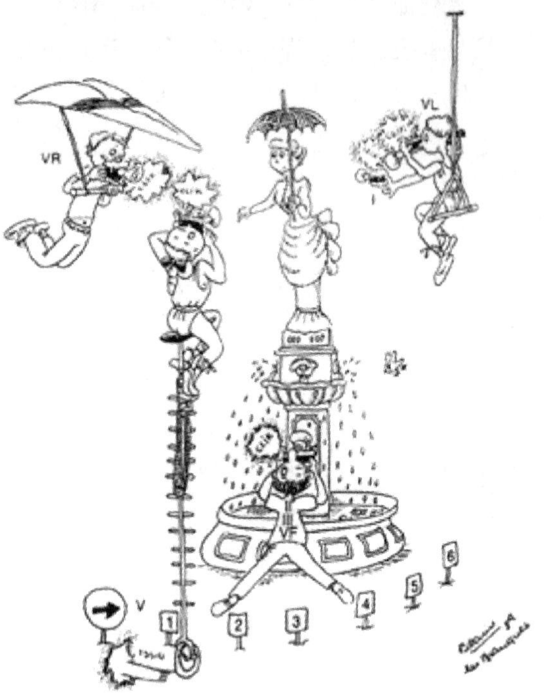

图 2.13 为更好地了解一个风景、建筑或者雕塑，需要从多角度观察或者拍照，例如观察巴塞罗那的地标“Dama de La Sombrilla”（雨伞女士）。同样，为了解心脏的电活动，也需要从不同角度（导联）去记录（由作者的妹妹 Pilarín Bayés de Luna 所画）

aVL 以及 aVF，通过肢体上的电极来记录电活动。**水平面有 6 个导联**，$V_1 \sim V_6$，通过胸壁上的电极来记录电活动（见下文）。

在额面或者水平面上，每个导联位于各个不同的特定位置（或者说角度），每个导联都由穿过心脏中心的导联线组成。每个导联也分为正向和负向部分。正向部分是指心脏中心电端到导联电极的部分（实线，图 2.14 到 2.18），负向部分是指从心脏中心电端背向导联电极的部分（虚线，图 2.14 到 2.18）。

2.3.1. 额面导联

有 3 个额面导联（Ⅰ、Ⅱ、Ⅲ）称之为双极肢体导联，位于肢体的两点之间（图 2.14），另外 3 个导联为单极导联（aVR、aVL、aVF），实际上单极导联也是双极的，但它们测量的是肢体一点（aVR 在右肩，aVL 在左肩，aVF 在左腿）与心脏中心电端的电压变化（图 2.16）。

三个双极导联通过手臂及腿部的电极记录而来。Ⅰ导联（A）记录左臂（+）及右臂（−）之间的电压；Ⅱ导联（B）记录左腿（+）及右臂（−）之间的电压；Ⅲ导联（C）记录左腿（+）以及左臂（−）之间的电压（图 2.14）。

这三个双极导联组成 Einthoven 三角（图 2.15A），图 2.15B 显示 Einthoven 三角形在人类胸壁的位置（B）。我们可以查看每个导联的正向（实线）以及负向（虚线）

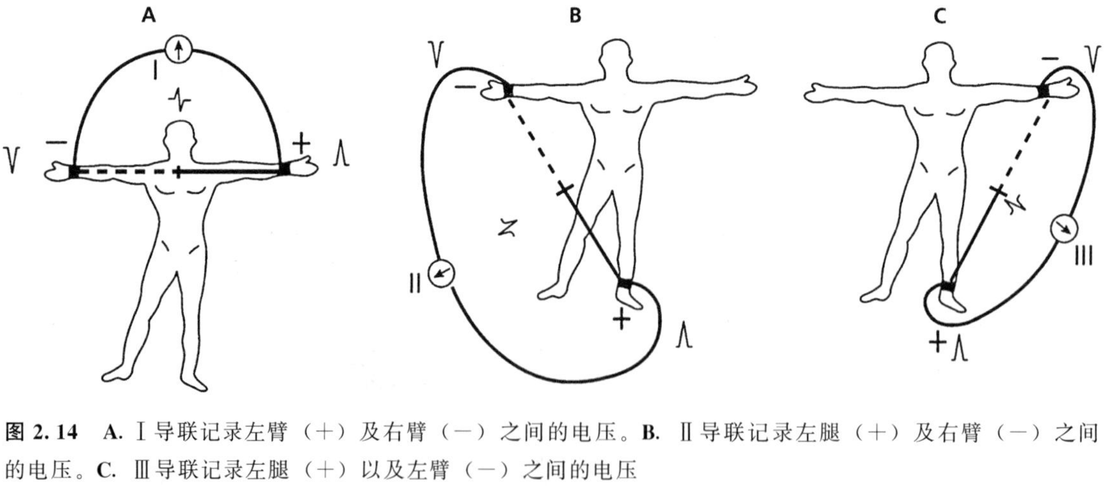

图 2.14 **A.** Ⅰ导联记录左臂（+）及右臂（−）之间的电压。**B.** Ⅱ导联记录左腿（+）及右臂（−）之间的电压。**C.** Ⅲ导联记录左腿（+）以及左臂（−）之间的电压

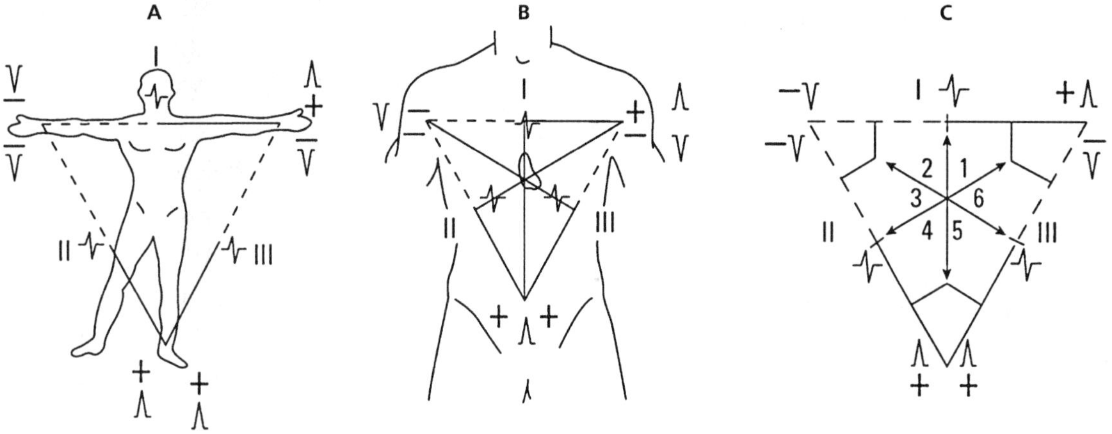

图 2.15　**A.** Einthoven 三角形。**B.** 位于人体躯干上的 Einthoven 三角。注意观察每个导联的正向（实线）和负向（虚线）部分。（**C**）不同向量（从 1 到 6）将根据它们的位置产生不同的投影。例如，向量 1 在Ⅰ导联上为正向，在Ⅲ导联为负向，在Ⅱ导联为等量双相投影（即 0）

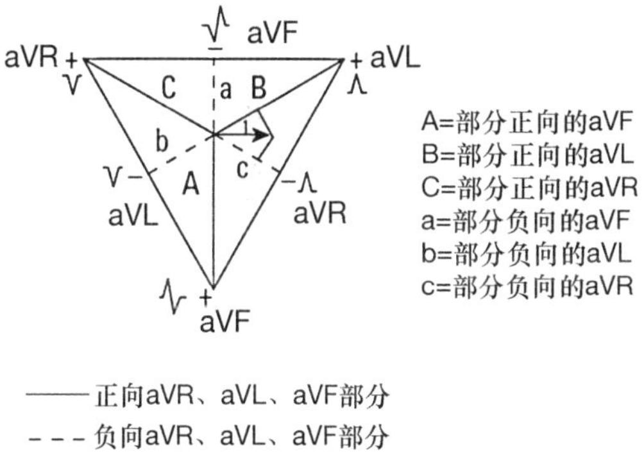

图 2.16　向量在 aVR、aVL 以及 aVF 导联上的投影可以是正向、负向甚至双相。向量 1 在 aVL 导联的投影为正向，在 aVR 导联投影为负向，在 aVF 导联为等量双相投影

的部分。

不同的向量（1～6）（图 2.15C）根据它们位置的不同产生不同的投影。例如，向量 1 在Ⅰ导联上为正向，在Ⅲ导联为负向，在Ⅱ导联为等量双相投影（即 0）。因此导联Ⅱ上的电压为导联Ⅰ和Ⅲ的电压总和。

总体来说，Ⅱ＝Ⅰ＋Ⅲ，这称之为 **Einthoven 法则**。这个法则常用于确认心电图记录或标识是否正确。

aVR、aVL 和 aVF 导联分别记录右肩、左肩和左腿的电活动。这些导联也有正负之分，从心脏中心电端到记录位点为正（实线），心脏中心电端到对侧位点为负（虚线）。

向量在 aVR、aVL 以及 aVF 导联上的投影可以是正向、负向或双相。图 2.16 所示向量 1 指向 0°方向，在 aVL 导联的投影为正（B ⋀），在 aVR 导联投影为负向（C ⋁），在 aVF 导联为等量双相投影（⩘）。

Bailey 额面六轴系统（图 2.17）：如果我们移动 Einthoven 三角形的 3 个导联（Ⅰ、Ⅱ、Ⅲ）至心脏的中心，会发现 3 个导联分布在 3 个方向：＋0°（Ⅰ）、＋60°（Ⅱ），以及＋120°（Ⅲ），如果我们对 aVR、aVL、aVF 导联做相同的移动，将会分别位于另外三个方向：aVR 导联－150°，aVL 导联－30°以及 aVF 导联＋90°。这些位置组成了 Bailey 额面六轴系统，这些正向和负向的六个导联在额面上相互距离 30°。

额面导联间的空间关系在水平面导联中也可见到（见下文），并需要牢记。尽管本书打算使用推论教学法，但仍有一些概念需要记忆。

2.3.2. 水平面导联

图 2.18 显示 6 个胸前导联电极的位置

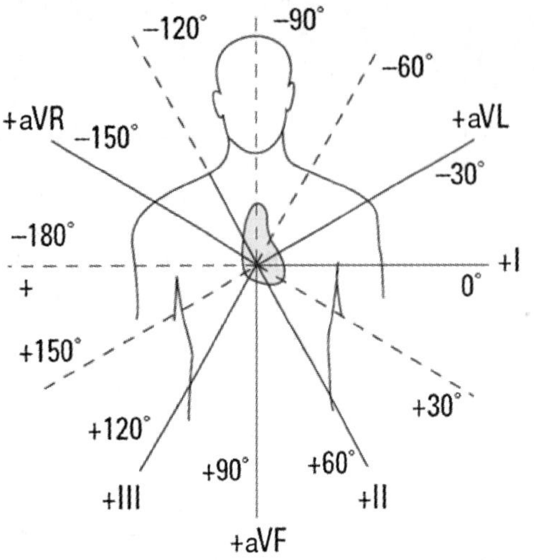

图 2.17 Bailey 额面六轴系统（详见正文）

（A）以及 6 个导联的正极间的角度（B）。图 2.18 详细描述了 6 个导联电极的正确位置。这点非常重要，因为心电图的波形会因为记录位置的改变而发生改变，特别是 V_1～V_2 导联，即使是很小的位置改变也会造成误判（见第 3 章，3.2 及 3.3 部分）。

有时需要记录其他导联，如位于 V_1 导联右侧的导联（V_{3R}、V_{4R}）（图 2.18），或者 V_6 左侧导联（V_7：腋后线，V_8：肩胛下角线，以及 V_9：左脊柱旁线）。这些导联并非常规记录导联，但在怀疑缺血性心脏病的患者（见第 9 章）中，应尽早记录 18 导联心电图。

2.4. 半侧区概念

如果画出经过心脏而垂直于导联线的直线，我们会得到一个正向以及一个负向的半侧区。

图 2.19A 显示在Ⅰ和 aVF 导联正向半侧区，向量和向量环形成完全正向的波形。在图 2.19B 和 C 中，具有相同的最大向量为Ⅰ导联或 aVF 导联，由于向量环旋转方向不同［顺时针（a）或者逆时针（b）］，而表现出不同的波形（＋－或者－＋）。此外，图 2.19D 显示 QRS 波起始与结束时的波形与向量环的起始及结束部分（位于正向或者负向半侧区）之间的关系（D 图的Ⅰ、aVF 导联）。

图 2.20 显示Ⅰ导联向量或者向量环因为其幅度和方向不同，在不同导联表现的强度也不同（可能大，也可能小）。如果两个向量的方向相同，那么向量在这个导联中的电压只与这个向量的大小有关（B）。图 A 显示即使是两个相同大小的向量，但由于其位置（位于正半侧区还是负半侧区）以及在导联上的投影的不同，最终的电压表现强度也随之不同（图中为Ⅰ导联）。

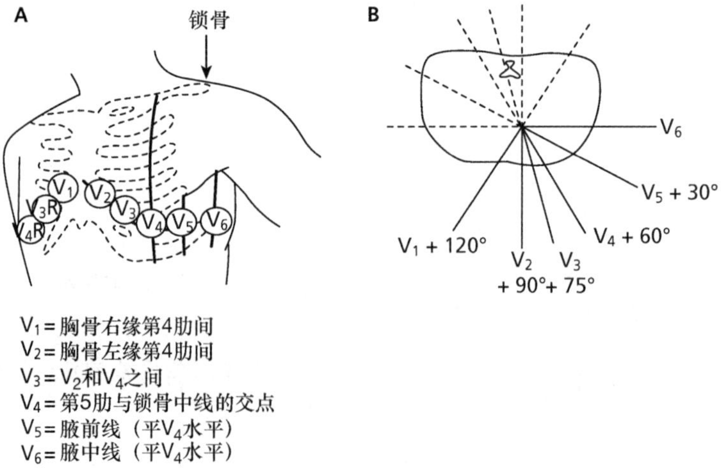

图 2.18 **A.** 胸前导联的位置。**B.** 6 个胸前导联的正极方向

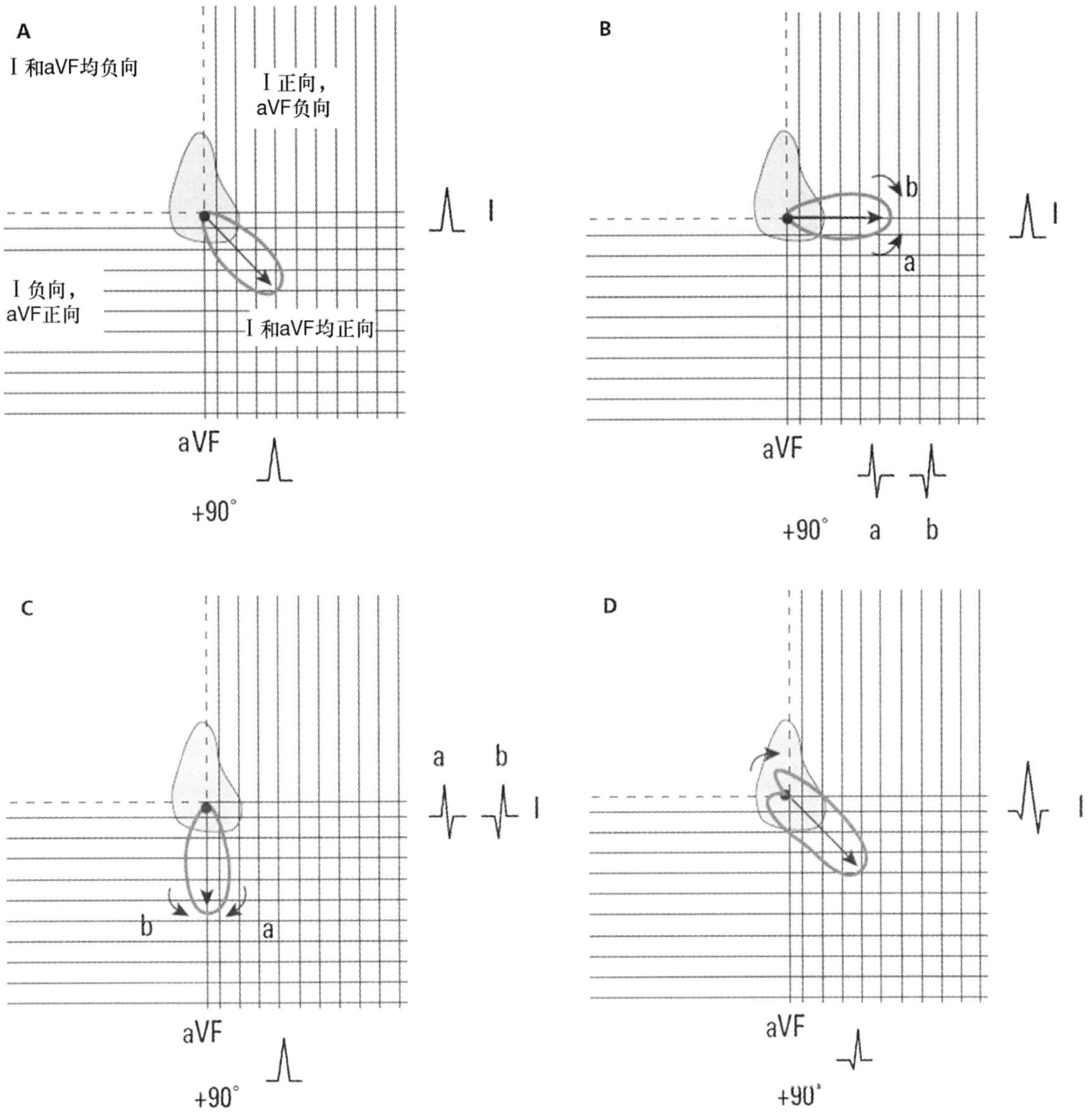

图 2.19　正向和负向半侧区。用于解释心电图波形的形成（详见正文）

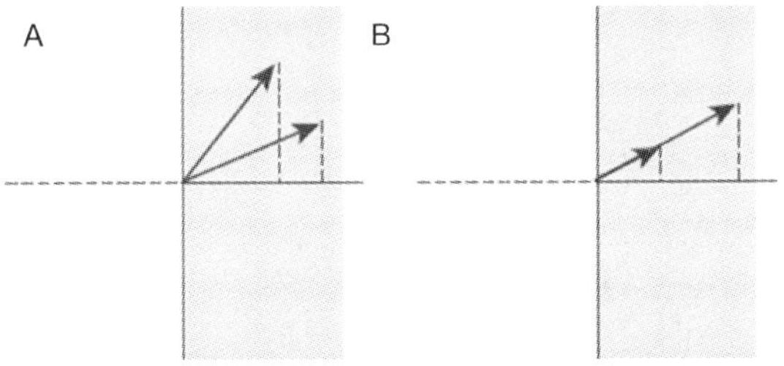

图 2.20　向量的幅度及方向与其在某一导联中（此为Ⅰ导联）表现出的方向及幅度的关系

如果一个向量（图 2.21）落到某个导联的正向或者负向的半侧区，那么向量在此导联中将表现为正向或者负向。如果向量环同时位于两个半侧面，则会出现＋－或者－＋的双相偏移，具体要根据向量环是顺时针旋转还是逆时针旋转（图 2.19，图 2.22 至图 2.24）。

2.4.1. 向量-向量环-半侧区的相关性

通过使用向量环（全部激动传导路径）

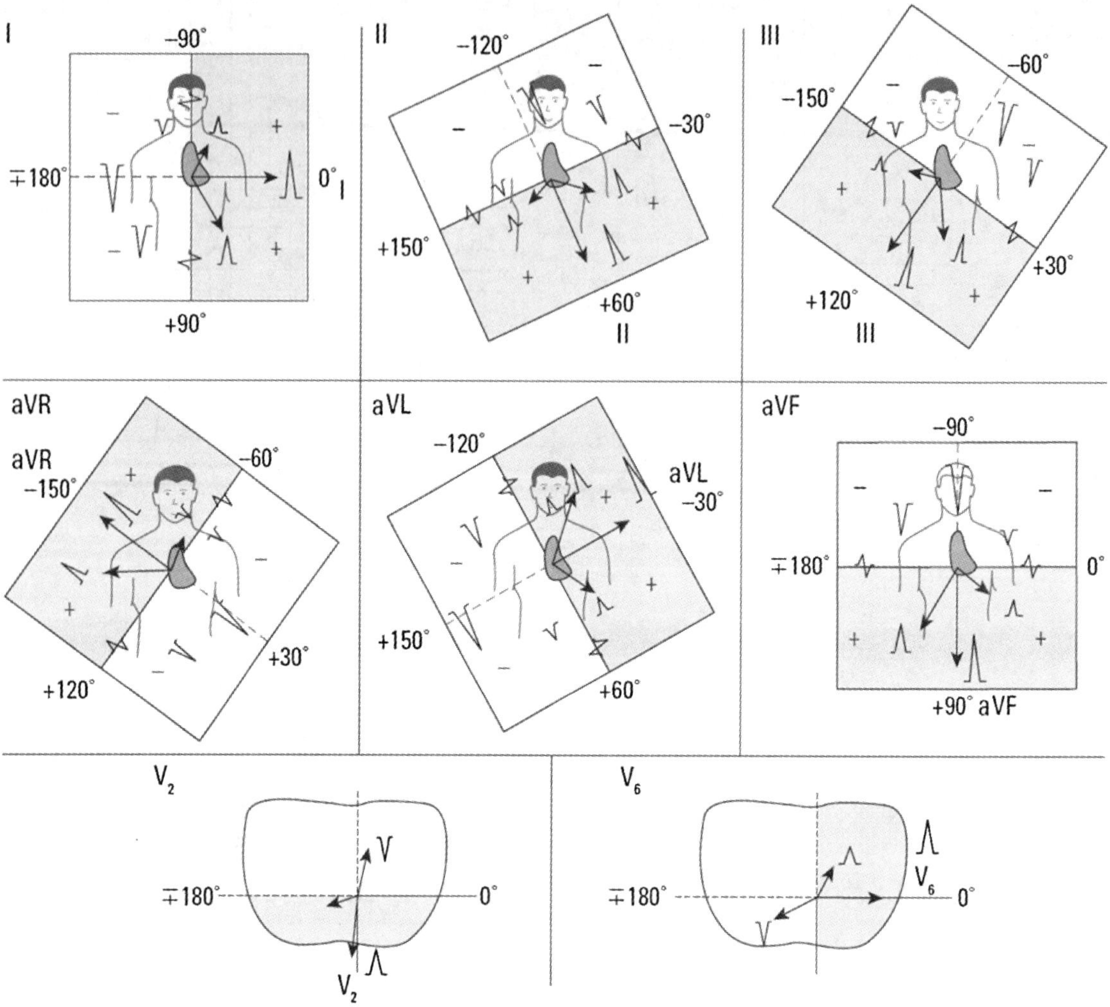

图 2.21　6 个额面导联以及水平面 V_2、V_6 导联的正向半侧区和负向半侧区（见正文）

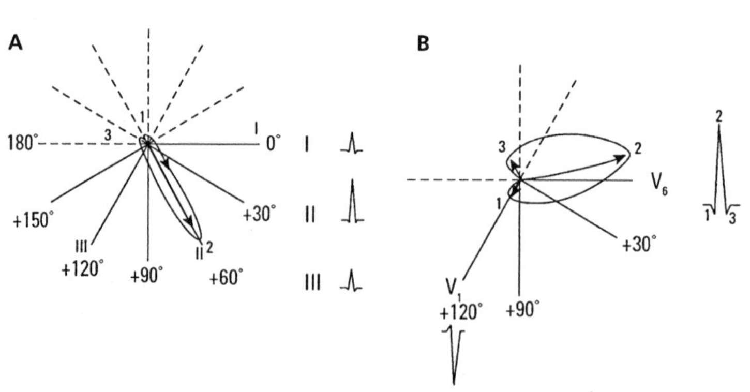

图 2.22　**A.** 额面：Ⅰ、Ⅱ、Ⅲ导联中的波形与 3 个向量状态（在每个导联的正负半侧区的位置）的关系。**B.** 水平面：V_1、V_6 导联中的波形与 3 个向量状态（在每个导联的正负半侧区的位置）的关系

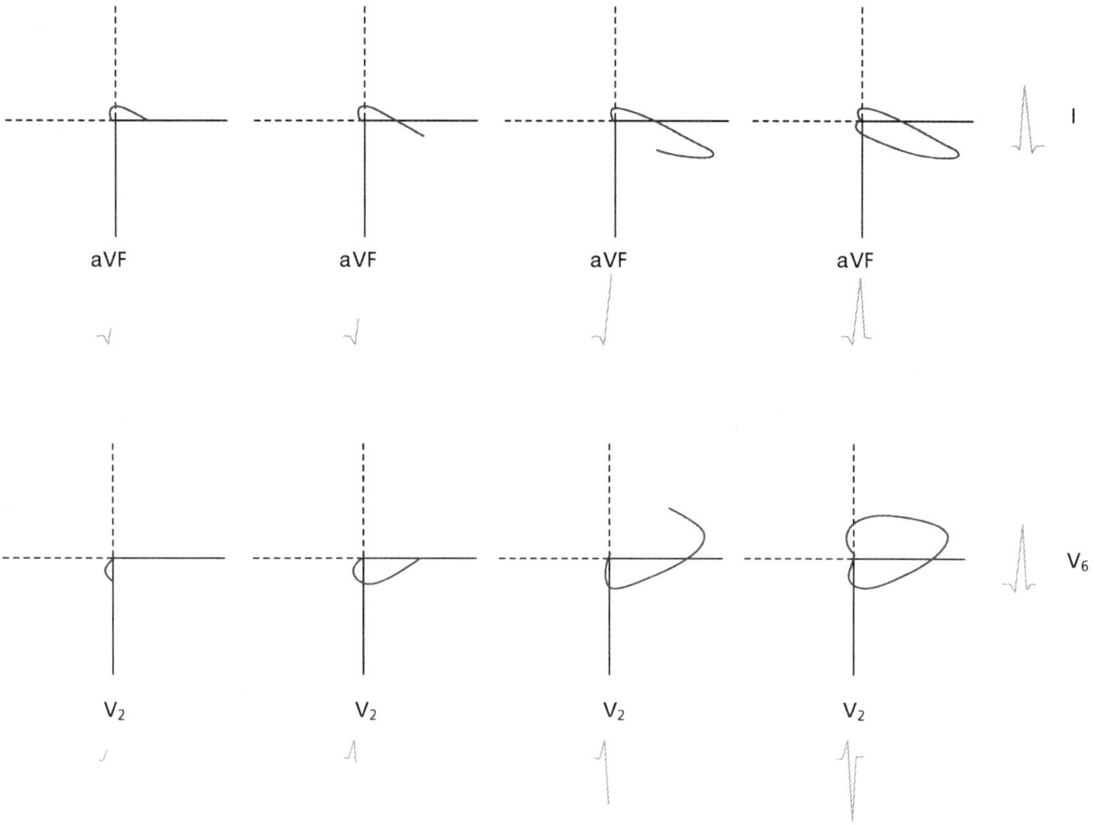

图 2.23　心电图环在 aVF、Ⅰ、V_2、V_6 导联上的表现（见彩图 2.23）

代替最大向量（不包括激动的方向以及向量的起始和结束），能够更好地了解以下内容：①当最大向量位于导联的正向或者负向半侧区边界时，根据向量环的旋转状态，波形会是∿还是∿；②解释 QRS 波的起始和（或）结束为正向或负向的原因（↑，↓）。

图 2.22 显示一个位于正常心脏的 QRS 环（其最大向量位于额面＋60°以及水平面－20°），并使用向量环-半侧区的关联理论解释了多个导联上的波形的产生。

图 2.23 显示如何使用心电图的波形来判断电激动传导的路径，也就是 P、QRS 或者 T 环（图中为 QRS），反之亦然。在两个导联上的波形总是与相关的向量环对应，反之亦然，如图 2.23 中，aVF、Ⅰ、V_2 和 V_6 导联。此图中 aVF 和Ⅰ导联都记录了一个小的负向偏移，这表明向量环首先进入这两个导联的负向半侧区中，但很快转向Ⅰ导联的正向半侧区（波形首先在Ⅰ导联中转为正向）。然后进入 aVF 的正向半侧区，但由于向量环在 aVF 负向半侧区的部分要大于Ⅰ导联的部分，因此在Ⅰ导联中的起始负向波（q 波）要小于 aVF 导联的负向波。最后 QRS 波形结束时在Ⅰ导联中有一个小的负向波，但在 aVF 导联中没有，这表示向量环最终结束于 aVF 的正向半侧区以及Ⅰ导联的负向半侧区的重叠区。

同样可通过向量环来反向推算心电图波形。V_2 和 V_6 导联中也满足向量环-半侧区关联理论，并遵循同样的规律。

某个导联也可出现等量的双相偏移（图 2.24，aVF 导联），可以是正负（A）也可是负正（B），这取决于向量环的旋转状态（顺时针还是逆时针）。向量环越大，那么波形也就越大（C 和 D）。最后，如果大部分向量环位于正向半侧区内，那仍将产生双相偏移（但不是等量双相）（E 和 F）。

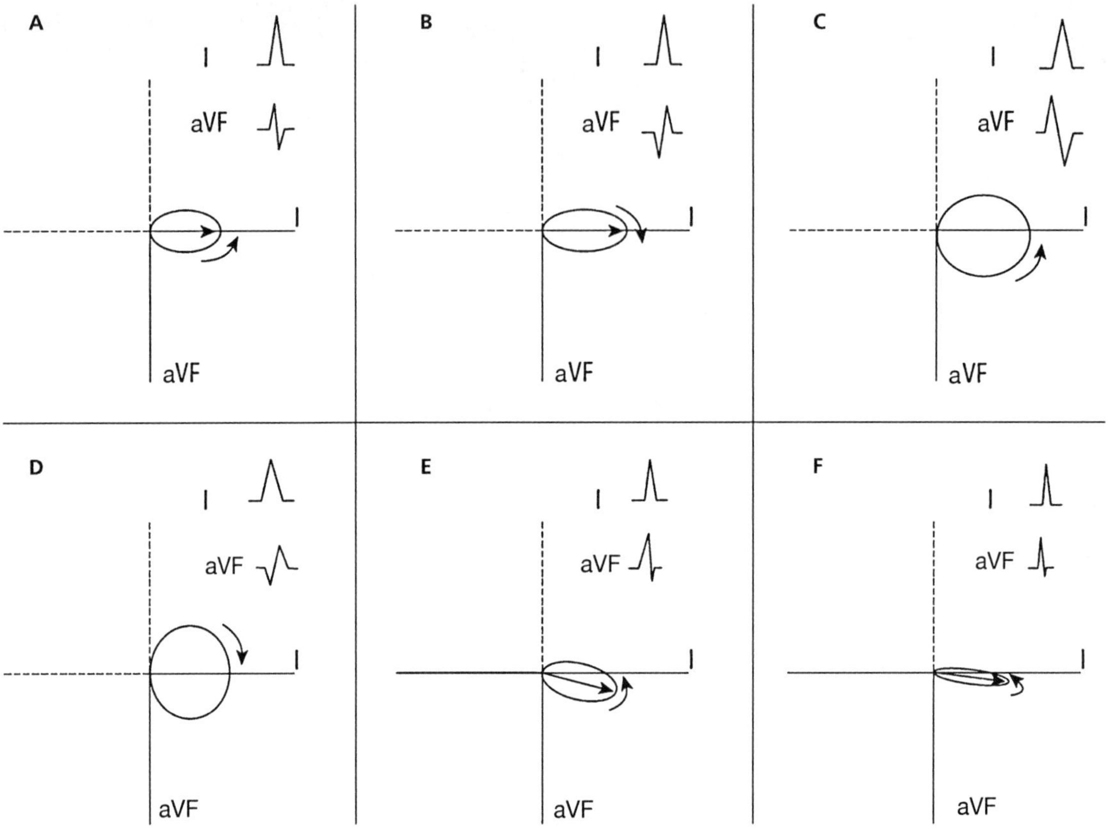

图 2.24 某一导联（图中为 aVF 导联）上的等量双相的偏移表现为正负（**A**）还是负正（**B**），是由向量环旋转的方向所决定的。向量环越开放（**C** 和 **D**），环圈住的区域也就越大。如果向量环正半侧区的部分比负半侧区大，那么偏移仍将是双相的，但不是等量双相（**E**，**F**）

2.4.1.1. 向量环-半侧区的相关性：P 环（图 2.25）

图 2.25 显示正常无转位心脏中的 P 环（最大向量位于额面＋30°）以及其在额面、水平面的投影。向量环-半侧区关联理论能够解释 P 波在 12 个导联中的形态，以及在某些垂位心或横位心时的改变（见第 4 章）。

2.4.1.2. 向量环-半侧区的相关性：QRS 环（图 2.26）

图 2.26 显示 QRS 环（正常位置心脏）以及其在额面和水平面的投影（最大向量位于额面＋30°），以及根据向量环-半侧区的相关性，向量对应于 12 导联心电图的 QRS 波形（见第 4 章）。QRS 环根据在不同额面导联的正向或者负向半侧区的投影而表现为不同波形，详见图 2.27。

2.4.1.3. 向量环-半侧区的相关性：T 环（图 2.28）

T 环在 12 导联正向或负向半侧区的投影解释了 T 波的形态。向量环在方向上很小的改变也会影响 T 波的波形，尤其是 $V_1 \sim V_2$、Ⅲ、aVF 和 aVL 导联。

> 为了理解心电图，我们必须记住以下顺序：**电偶-向量-向量环-半侧区**
>
> 1. 电偶的表达是向量化的。
>
> 2. 各种心房和心室激动的向量总和组成了 P 环、QRS 环和 T 环。
>
> 3. 这些环在半侧区上的投影构成各个导联上的心电图图形（图 2.25 至图 2.27）。

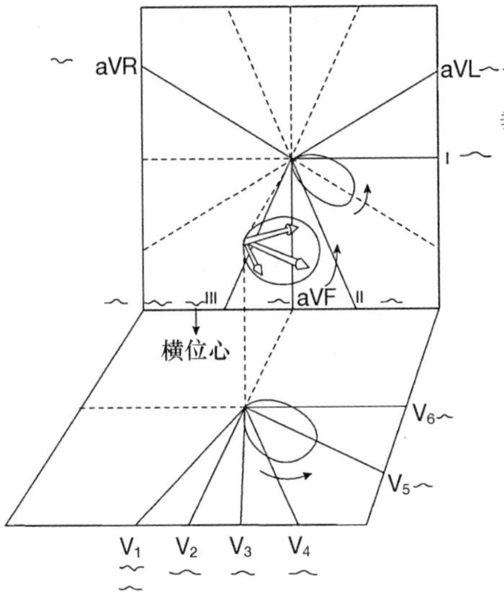

图 2.25　不同的导联 P 波形态取决于 P 环的投影处于正向还是负向半侧区中（见正文）。在垂位心，aVL 导联的 P 波负向；而在横位心，Ⅲ导联的 P 波为负向

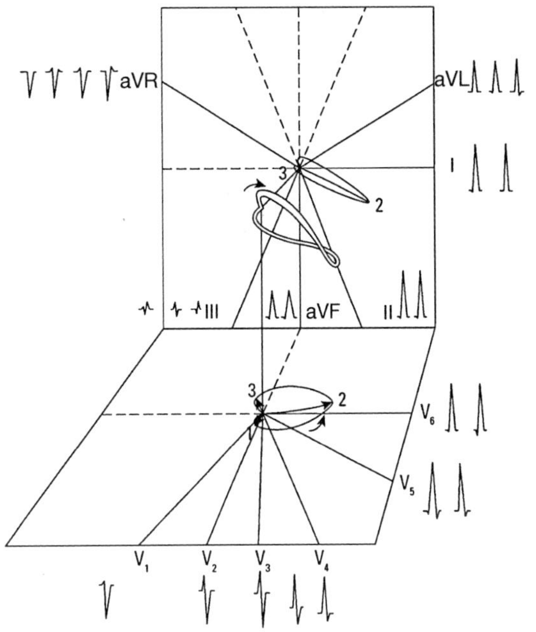

图 2.26　正常位置心脏的额面以及水平面 QRS 环，以及相应的 12 个心电图导联上的波形（取决于向量环位于各导联的正向半侧区或者负向半侧区）。垂位心和横位心也可由此类推

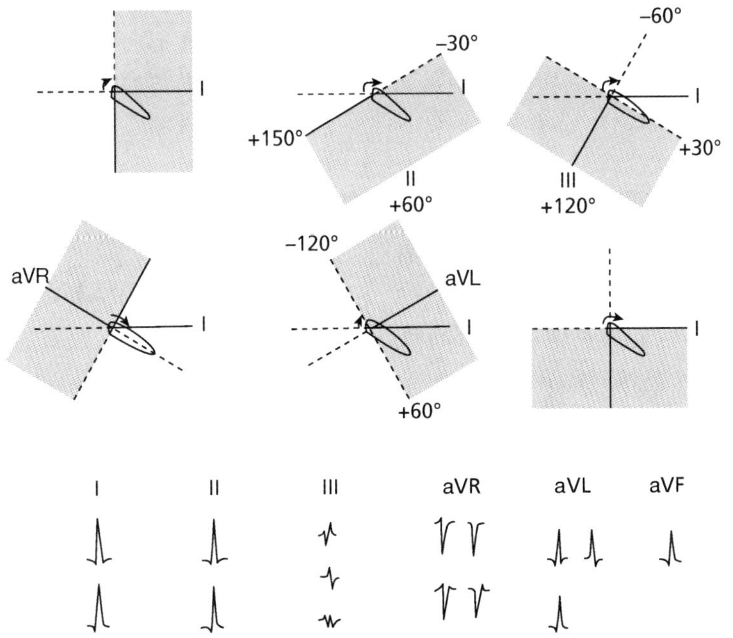

图 2.27　额面 6 个导联 QRS 波的不同形态取决于 QRS 向量环在每个导联中的位置（位于各导联的正向半侧区或者负向半侧区）（见正文）

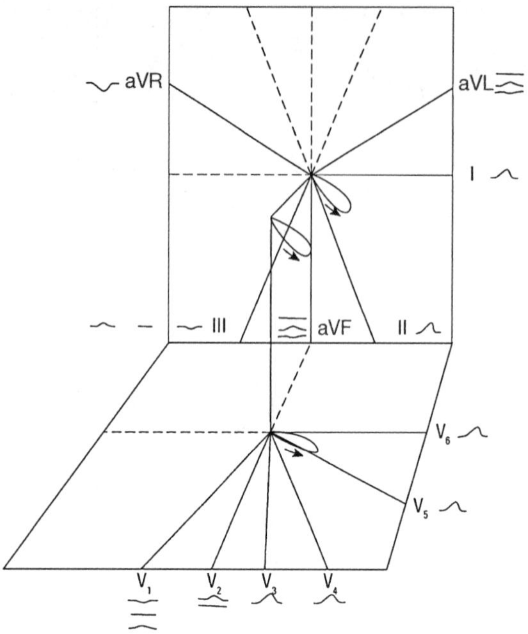

图 2.28　T 环及其在额面和水平面的投影。T 波的不同形态取决于 T 环在每个导联所处的位置（正向半侧区或者负向半侧区）

2.5. 心电图波形术语

● P 波波形可以为正向（⌒）或者负向（⌣），正/负双相（⌒⌣）或者负/正双相（⌣⌒）。

● QRS 波可以是双相（↓，↑），等量双相（↕↕），三相（↑↓），全正向（∧）或者全负向（V）。第一个正向波形为 R 波（如果较小，则为 r 波），起始负向部分为 Q 波（如果较小，则为 q 波，），R/r 波后的负向波称为 S 波（如果较小，则为 s 波）。

● T 波通常为正向（⌒）或者负向（⌣）。但很少是正/负双相。

● 所有心电图波形都会随记录电极的位置变化而变化。电极位于左心室的心外膜（左胸壁）时 P、QRS 以及 T 波的除极和复极的电偶方向与电极位于右肩（右心房）的记录相反（图 3.2）。

● 双相（正负）改变意味着电极首先面对除极电偶的头部，随后面对尾部（图 2.1）。

此外，QRS 波的开始或者结束时存在小的正向或者负向波（↑↓），表明 QRS 波虽然有最大的向量，但心室除极初始和结束时向量较小且方向相反。但是，有时某些 QRS 波形起始或结束并没有反映在心电图上，这是因为 QRS 向量环完全位于某一半侧区中或边界上。图 2.24E 和 F 就显示一个图例，在 Ⅰ 导联中全正向（∧），在 aVF 导联中结束时有一个小的负向波（↓）。

● 这对于判断 QRS 波起始正向量的缺失是正常还是病理性的非常重要（例如 V_1 导联 QS 波形或者 Ⅲ 导联 QR 波形）（图 4.22）。这些方面将在后面的章节详述。

● 图 2.29 显示 P 波、T 波和 QRS 波是如何根据其形态特点命名的。

正常心电图：波形和间期

图 2.30 显示面向左心室的胸前导联记录的心电图波形和间期。

各种间期与波形的测量均来自心电描记的纸质记录（图 3.3B）。

自测题

A. 心肌细胞的 TAP 如何转化成为细胞电图曲线？

B. 细胞电图如何记录除极过程？

C. 细胞电图如何记录复极过程？

D. 为什么全心复极开始于心外膜，这与理解人类心电图有什么关联？

E. 如何从心内膜下和心外膜下 TAP 来解释人类心电图波形。

F. 请描述心房激动过程。

G. 如何从心室激动来解释 QRS 波和 T 波？

H. 什么是多米诺理论？

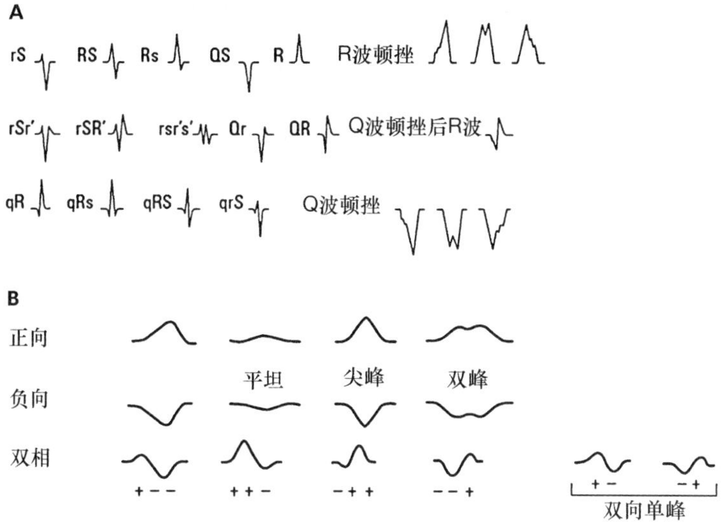

图 2.29　**A.** 常见的 QRS 波形态。**B.** P 波与 T 波形态

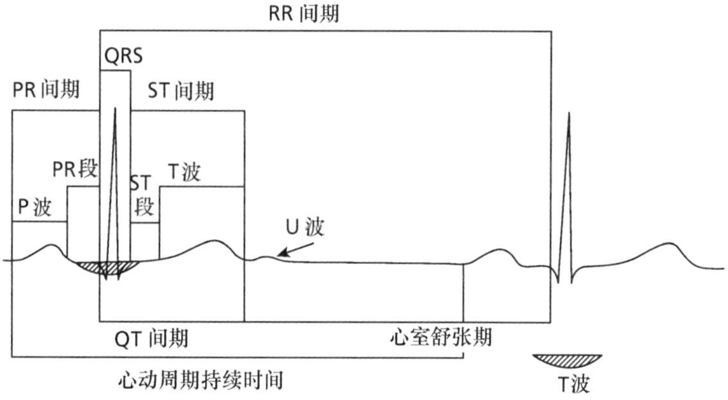

图 2.30　不同心电图波形与间期和段的时间关系

I. 请描述导联的概念。

J. 什么是额面导联以及它们的相关性是什么？（Bailey 额面六轴系统）

K. 什么是水平面导联？

L. 请描述半侧区理论。

M. 向量-向量环-半侧区相关性（P，QRS，T 环）理论的重要意义是什么？

N. 为什么向量-向量环-半侧区的顺序对于理解心电图如此重要？

O. 请依照 P、QRS 以及 T 波的不同形态对波形命名。

P. 请描述正常心电图的波形及间期。

第 3 章

记录设备与使用技术

Recording Devices and Techniques

3.1. 记录设备

目前为止，心电图记录设备仍在不断发展，而我们使用的一般心电图记录设备大多采用热敏记录纸。

现如今我们身处信息化的浪潮中，一些设备在体积上追求越来越小，但在功能上也不断追求多样化和互动性，这一变化同样也发生在心电图记录屏幕和记录纸方面（图 3.1A 中

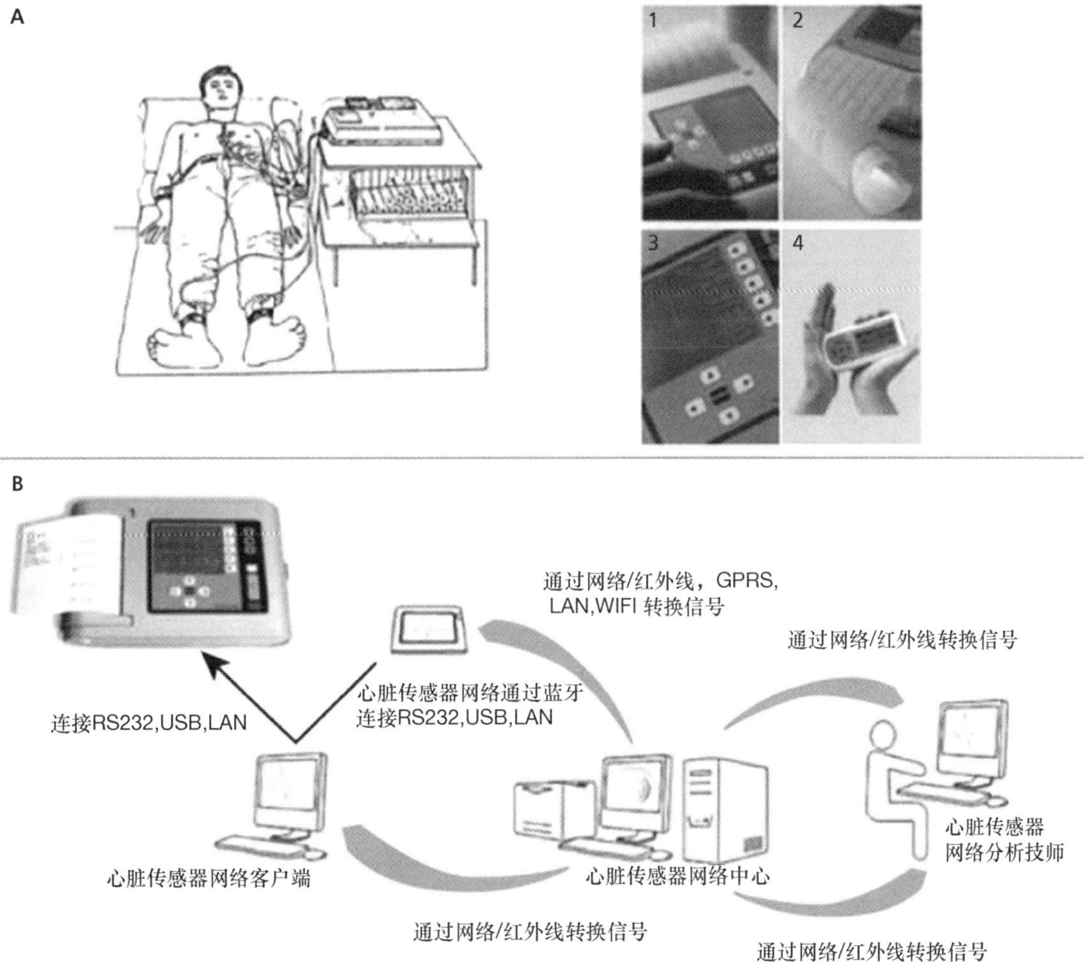

图 3.1 **A.** 1～3. 传统的心电图记录仪（见正文）。4. 假设患者存在心律失常或心前区疼痛时可以自动记录心电图的小型设备。**B.** 通过互联网来使心电图可视化的完整系统（www.gem-med.com）

1～3)。甚至已经产生了诸如此类的设备：握在手中便可记录实时心电图（图 3.1A 中 4)。

我们可以通过医院电脑系统内的互联网或存储文件夹获得心电图的跟踪记录（图 3.1B)。

图 3.2 显示了置于左心室表面的电极（例如Ⅰ导联和几乎与之相对的 aVR 导联）是如何记录 QRS 波、P 波及 T 波的。

3.2. 心电图记录：逐步进行

心电图记录应遵循以下步骤。

第一，基础步骤包括：将心电图设备连接电源，将电极导线与心电图设备连接妥当。

第二，清洁患者皮肤，并将电极放置于相应记录位置。4 个电极分别置于四肢：红色的电极置于右侧手腕部，黄色的电极导线置于左侧手腕部，绿色的电极置于左腿，黑色的或其他颜色的电极置于右腿。现在常将上肢导联置于手腕部以上部位以便能更好地记录。以上这些电极记录的是额面导联。其余电极置于躯干以记录胸前导联（V_1～V_6)。胸前导联电极的定位至关重要（详见第 2 章及后文)。

第三，调整心电图的基线，使心电图图形位于图纸的正中。

第四，检测设备的校准功能。在所有导联中，校准偏差后的高度应为 1cm（相当于 1mV)（图 3.3A)。在记录纸上两条水平线之间的最小间距应为 0.1mV（1mm)（见后文)。校准偏差的形态也必须检测。当按下校准键时，峰值的斜率应是逐渐降低的（图 3.3A)。

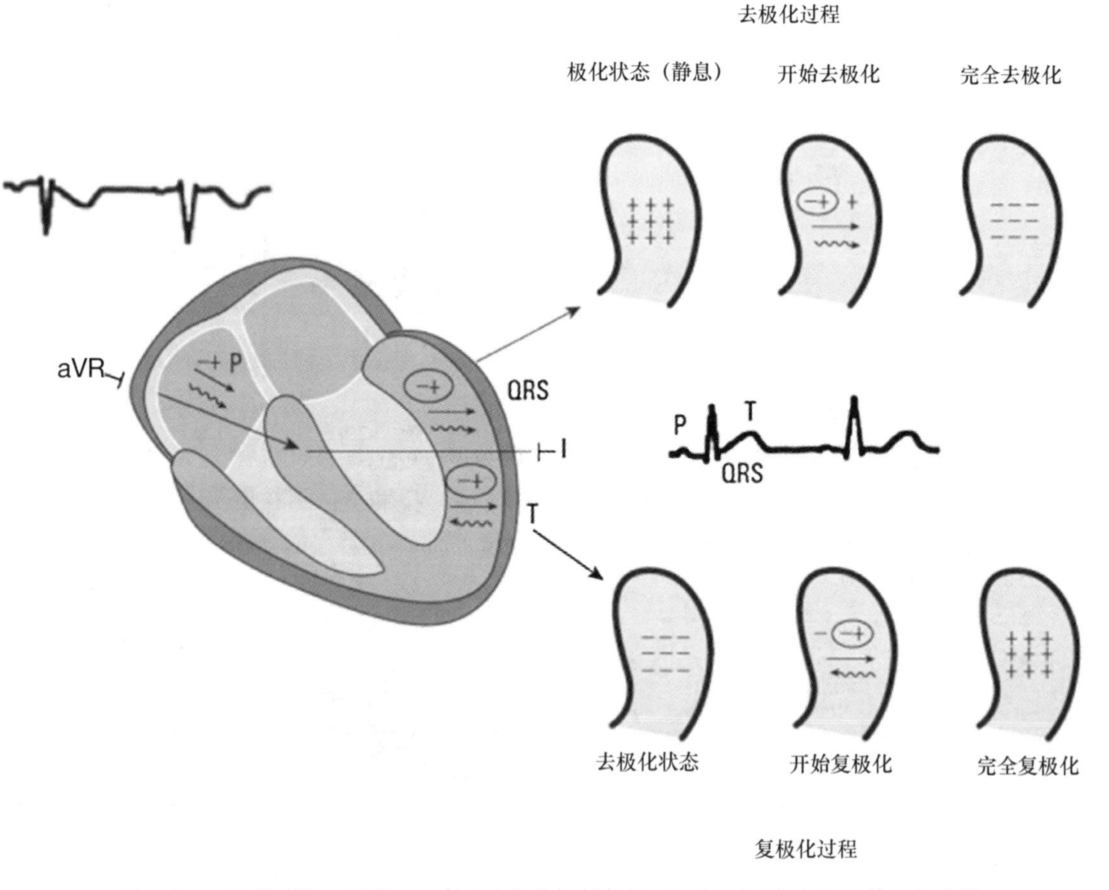

图 3.2 aVR 导联和Ⅰ导联。心房和心室除极与复极（P 波、QRS 波和 T 波）相关联

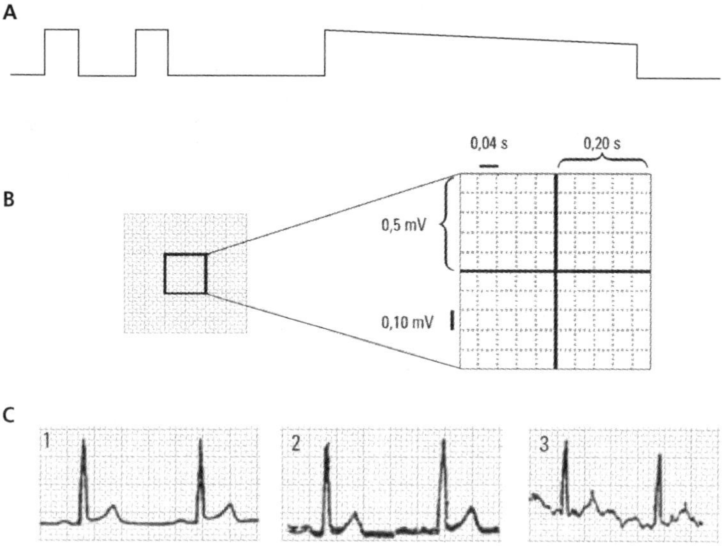

图 3.3 **A.** 标准校正测试。**B.** 一段记录的图纸样本显示垂直线（电压）及水平线（时间）的宽度（见正文）。**C.** 1. 正常情况下记录的图形；2. 有交流电干扰下记录的图形；3. 肌肉颤动下记录的图形

第五，应选取适当的走纸速度，一般为 25mm/s。以此速度，图纸上两条细垂直线之间的距离（1mm）即代表 0.04s（40ms），同时两条粗的垂直线之间的距离（5mm）即为 0.2s（200ms）（图 3.3B）。以 50mm/s 为走纸速度，可以看到间期延长（QRS 波群），但是所记录的图形会变得不清晰，尤以 ST 段更为明显。

第六，所记录到的心电图水平线必须保持在图纸或屏幕的正中。

第七，避免外部设备的干扰至关重要（图 3.3C）。诸如那些采用交流电或会产生震动的设备，会使干扰下产生的心电图图形与正常的清晰心电图相比，变得难以辨认。

第八，每一组导联所记录的图形必须不少于 20cm。以下几点至关重要：何种情况下记录的图形需要更长（心律失常时），或是何种情况下应在深呼吸时记录（Ⅲ导联中的 Q 波），并且何种情况下需记录除了胸前导联外的导联（儿童、侧壁或右心室心肌梗死等）。

第九，必须检测图形的准确性（Ⅱ=Ⅰ+Ⅲ），并且确保每个导联可以清楚地辨认。

第十，现在的设备多采用多导联同步记录，最少需要 6 个导联。

第十一，为更准确地测量 PR 间期和 QT 间期，至少需要在 3 个导联上测量（详见第 4 章）。

3.3. 记录错误

3.3.1. 电极位置放置错误（第 4 章 4.10.4）

电极位置放置错误很常见（图 2.14，2.16 和 2.18）。下述常见的几种电极放置错误类型（Garcia-Niebla et al.，2009）。

A. V_1 和 V_2 导联电极（2EI，第 2 肋间）位置偏高。其可引起心电图波形的改变，包括负向 P 波和伴有 r′波的 QRS 波（图 3.4），这会与部分右束支传导阻滞图形，或其他病理性图形，或正常心电图变异类型（漏斗胸等）相混淆。当电极重新置于第 4 肋间，这些改变就会消失（见第 2、6、16 章）。

B. V_3 和 V_4 导联电极位置相较于正确位置偏左或偏右（图 2.18）。对于前间壁心肌梗死的患者，V_3 及 V_4 导联电极位置错

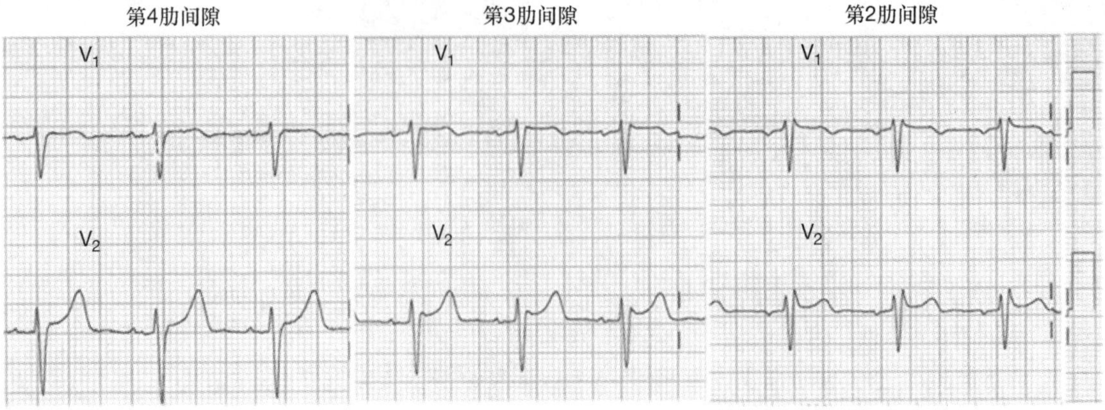

图 3.4 V_1 及 V_2 导联电极位置放置错误，以第 2 肋间取代第 4 肋间就会出现 rSr′波，这是因为电极位置偏高面向的是第 3 向量的起始处而不是末端。P 波倒置是由于电极位于第 2 肋间，面向与心房除极化向量相反的方向

误有时可以解释侧壁导联出现（图 2.18 中 1）或未出现（图 2.18 中 2）相关病理表现［V_5 及 V_6 导联的病理性 QRS（qrs）波存在或缺失］（图 3.5）。

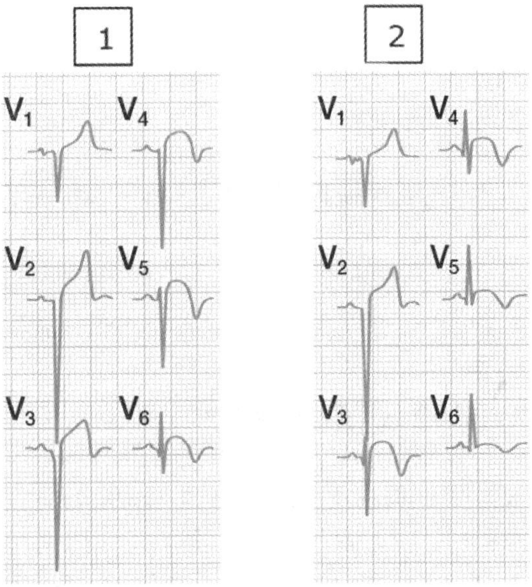

图 3.5 一例亚急性期前间壁心肌梗死患者。(1) 正确记录下，可以看到 Q 波延伸到 V_6（qrs 波）导联；(2) V_3 到 V_6 导联电极位置的细微改变就可以使 QRS 波产生明显的改变，图中 V_6 导联变成了 qR 波。因此，根据传统的概念从心电图（1）中可以看出有侧壁心肌梗死，而从心电图（2）中则不能

C. 左右上肢位置接反产生的波形改变与右位心心电图波形相似。肢体Ⅰ导联可见倒置的 P 波和与正常的完全相反的心电图改变（图 3.6）。

D. 如果 V_1 和 V_2 导联电极位置偏高且距离胸骨较远，记录的波形就会与 aVR 及 aVL 导联相似。如果 aVL 导联记录到 qR 波形，这是由前上分支阻滞导致的一类波形改变，这时 V_2 导联记录的波形与之相似。

3.3.2. 滤波器的正确使用方法

归功于现代科学技术的发展，滤波器很少发生错误。但仍然有模拟装置的相关问题。两种滤波器使用错误的情况会造成正确图形的改变。

- 早复极波消失（图 3.7）；
- 出现伪 Brugada 波的表现（图 3.8）。

3.3.3. 人工干扰

当患者未处于安静状态，或心电图记录仪故障时就会出现人工干扰；为此我们列举了两个例子。帕金森综合征患者的震颤可在额面导联上形成伪差扑动（图 3.9）。第 2 个例子，动态心电图记录可能将干扰误判成

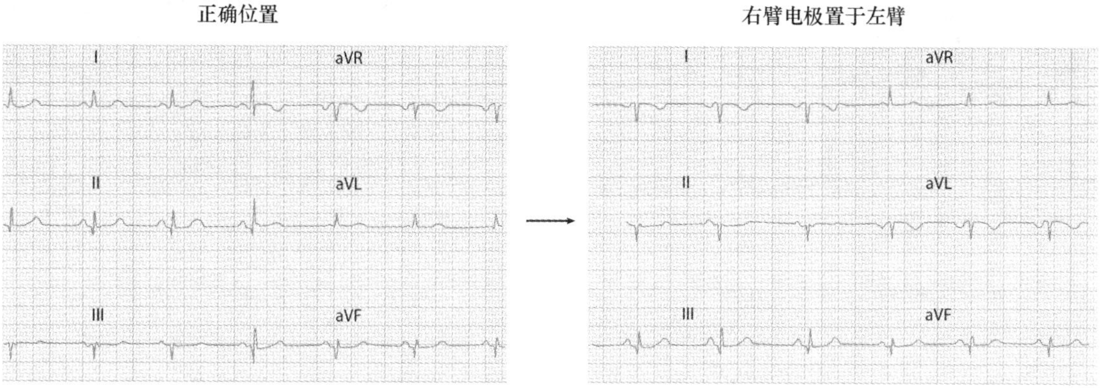

图 3.6　肢体Ⅰ导联P波倒置，需与右位心及异位心律波形鉴别，是由于左右上肢电极位置接反所致（见正文）

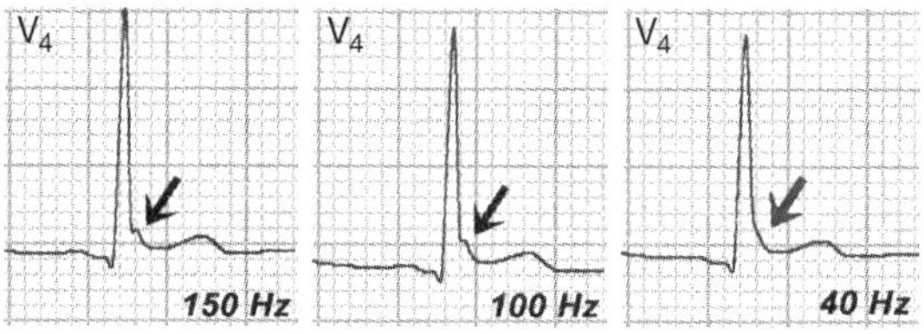

图 3.7　一例40岁早复极综合征患者心电图波形的改变。可以看出采用低通（40Hz）滤波后，典型J波消失不见（彩图3.7）

室性心动过速（图3.10）。

3.4. 身体结构因素对心电图的影响

身体构造会影响或降低心电图振幅，同时心脏的病理性改变（心包积液、心肌纤维化、心肌炎、心肌黏液水肿、心力衰竭等），

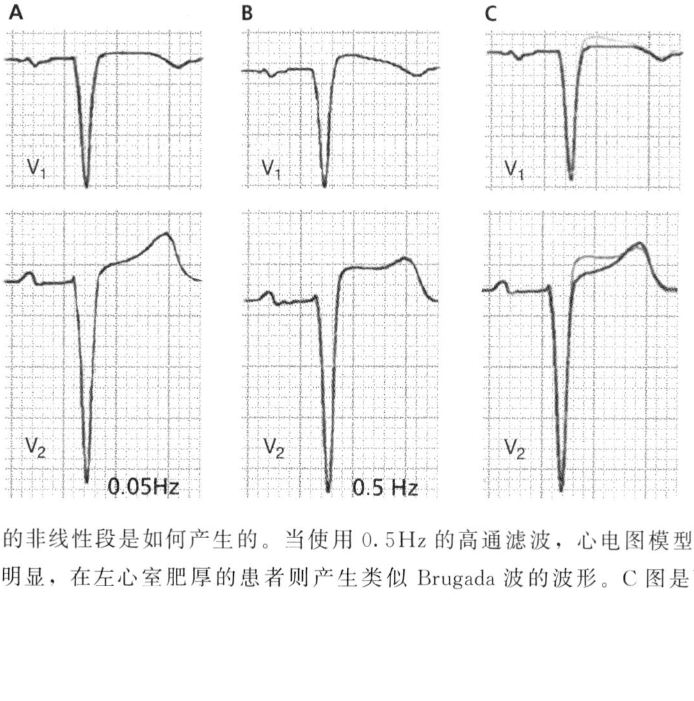

图 3.8　心电图设备的非线性段是如何产生的。当使用0.5Hz的高通滤波，心电图模型就会发生改变，这一点在V_2导联尤其明显，在左心室肥厚的患者则产生类似Brugada波的波形。C图是两者叠加后记录的波形

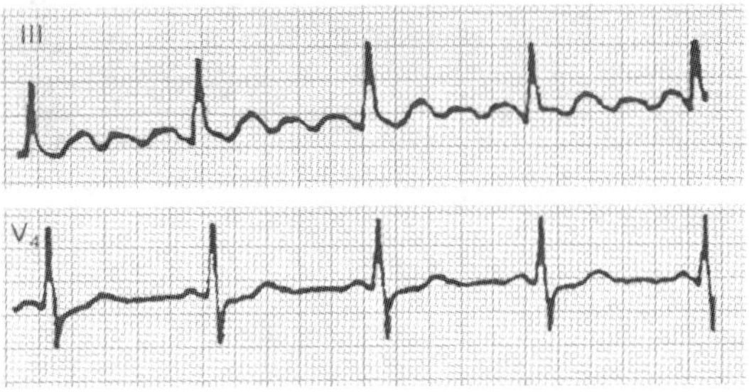

图 3.9 帕金森患者由于震颤，在某些导联上（Ⅲ导联）出现类似心房扑动的波形，但在同一患者的 V_4 导联上可以见到正常的 P 波

以及心脏外的病理性改变（胸腔积液、气胸）均会影响 QRS 波振幅。如果上述病理性改变发生在左侧，则可以引起心脏的转位。

患者的体形也与 QRS 波的振幅密切相关。体形较瘦者会产生类似左心室肥大的高电压，而其他情况如一些乳房脂肪多的女性，由于电极位置摆放不佳会形成较低的振幅（Bayés de Luna，2012 a）。

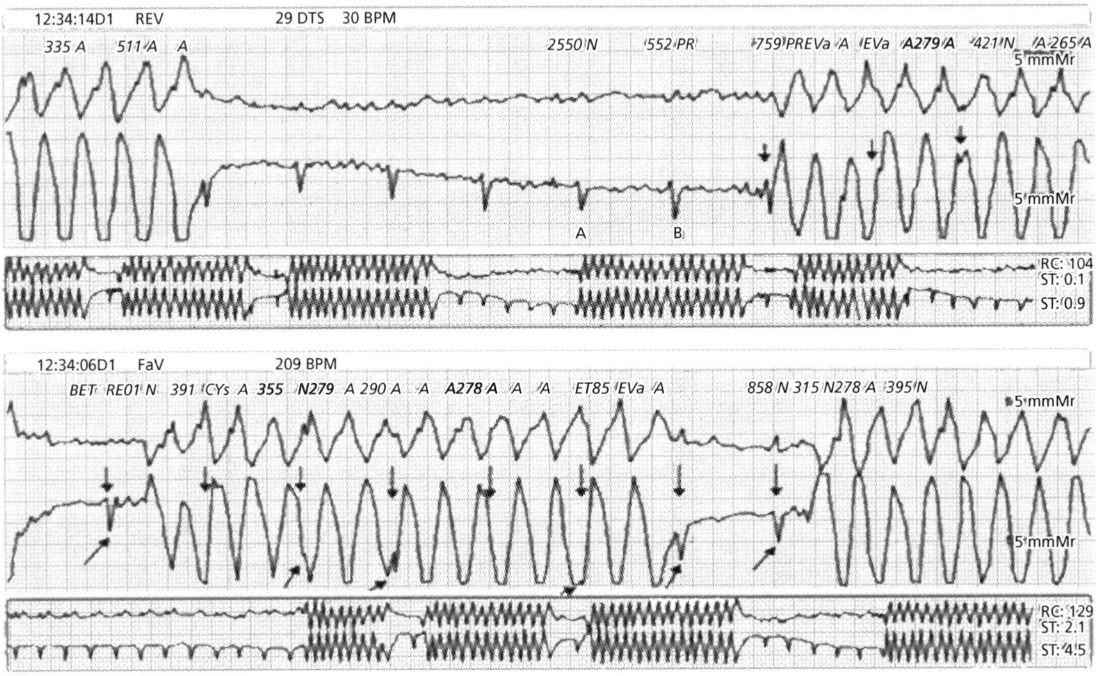

图 3.10 动态心电图因人工干扰记录到类似室性心动过速的波形。这位患者的窦性节律证实了这是由于人工干扰掩盖了正常的 QRS 波

自测题

A. 数字化心电图记录仪有哪些优点？

B. 描述心电图记录过程中的正确操作步骤。

C. 列举心电图记录操作过程中最易犯的几个错误。

D. 解释说明为什么身体结构与心电图记录相关？

第 4 章
心电图分析
ECG Interpretation

4.1. 系统分析方法

用系统分析方法对正常和异常心电图进行分析，能确保不遗漏所有被检参数，如下所示。例如，在诊断预激综合征和房室传导阻滞时必须测量 PR 间期，而 QT 间期的测量对诊断长 QT 综合征和短 QT 综合征必不可少。

图 2.29 和图 2.30 显示了心电图不同波形与间期和时段之间的时序关系。

4.1.1. 参数分析

分析正常和病理性心电图的参数如下。

- 心率和节律
- PR 间期和 PR 段
- QT 间期
- P 波
- QRS 波
- ST 段和 T 波与 U 波
- 计算 P、QRS、T 电轴（ÂP、ÂQRS、ÂT）
- 正常位置心脏的心电图与前后轴和纵轴转位心脏的心电图变化
- 随年龄变化的正常心电图的演变
- 其他正常心电图变异
- 异常心电图回顾

本章将列出每一个参数的正常值，这有助于发现疾病状态下这些参数的异常变化。

4.1.2. 测量波和间期

图 4.1 显示如何测量不同的波、间期和时段，描述如下。

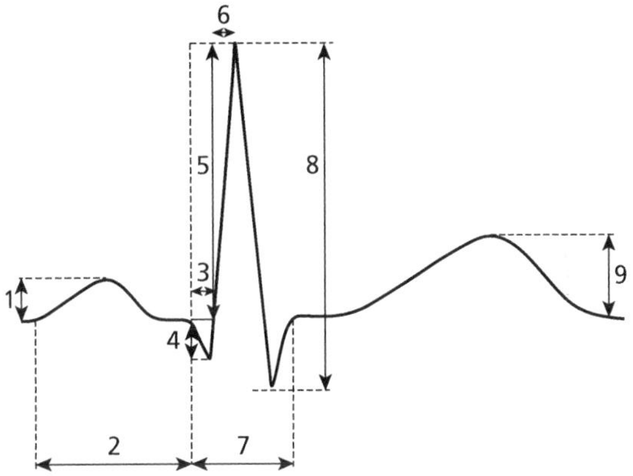

图 4.1　心电图各参数测量

（1）P 波振幅：从基线上缘到 P 波顶点之间的垂直距离；（2）PR 间期：从 P 波起点到 QRS 波起点的时间间期；（3）Q 波时限：从 PR 段上缘的点到 R 波上升支左侧边缘；（4）Q 波振幅：从 PR 段下缘到 Q 波最低点；（5）R 波振幅：从 PR 段上缘到 R 波顶点之间的垂直距离；（6）类本位曲折：QRS 波起点和 R 波顶点之间的时间间期；（7）QRS 波时限：从 PR 段上缘下降开始到“W 波”上升支或 R 波下降支的终点之间的时间间期；（8）QRS 波振幅：从 QRS 波最低点到最顶点之间的垂直距离；（9）T 波振幅：基线的最上缘和 T 波的顶点之间垂直距离

4.2. 心率和心律

图 3.3B 示垂直线（振幅）和水平线（时限或间期）。如前所述，已被校准的心电图记录仪，1cm 高度相当于 1mV，25mm/s 速度；两个细垂直线之间距离（1mm），相对应为 0.04s（40ms）；两个粗线之间距离

(5mm)对应为0.2s(200ms)。

使用这些校准值，表4.1示依据RR间期计算的心率数值。

表4.1 依据RR间期计算心率数值

一个RR间期里0.20s间期的数目	心率(次/分)
1	300
2	150
3	100
4	75
5	60
6	50
7	43
8	37
9	33

4.2.1. 窦性心律的特征

心律可为窦性心律或异位心律。窦性心律是窦房结的节律，正常状态下窦房结在心脏内自律性最高。电激动源于窦房结，随后扩布到整个心脏，产生窦性P波及QRS波和T波。非窦性心律被称为异位心律，将在心律失常部分讨论。

4.2.1.1. 窦性心律的特征

● 正常P波在Ⅰ、Ⅱ、aVF导联和V_2～V_6导联正向，aVR导联负向。在Ⅲ和V_1导联P波可为正负双相，aVL导联为负正双相(图2.6和图2.25)。病理状态下，P波在Ⅱ、Ⅲ、aVF和V_2～V_3导联可为正负双相(图5.6)。

● P波之后紧随QRS波，无预激综合征和房室传导阻滞的正常PR间期为0.12～0.2s。

● 安静状态下，心率通常在50～60次/分至80～100次/分之间，RR间期可稍有不规则。儿童心电图RR间期经常不规则，甚至非常显著，特别在深呼吸时。

4.2.2. 心率和QTc间期测量

根据表4.1可测量心率，但也可使用图4.2(见注解)规则计算心率和校正QT间期(QTc)。

4.3. PR间期和PR段

● PR间期是指从P波起点到QRS波起点之间的距离。PR段是指从P波终点到QRS波起点之间的距离。为准确测量PR间期，必须至少使用3个导联。PR间期测量应从首次记录P波到首次记录QRS波的导联上进行(图4.3)。

● PR段一般为等电位线，包括部分心房复极，甚至在某些正常状态下(交感神经亢进)也可被看到(图4.4)。心包炎或心房梗死的情况下，PR段呈现病理性抬高或压低，有助于疾病诊断(图5.8)。

● 成人PR间期正常范围在120～200ms之间。

4.4. QT间期

● QT间期代表心室除极(QRS)和复极(ST-T)的时间总和。

● 有时QT间期并不容易测量。最好的方法是描绘一条线沿着T波降支延伸直到与等电位线相交(图4.5)。图4.5显示在3通道心电图机上QT间期的测量方法。注意Ⅱ导联QRS波起点的开始。

● 校正与心率相关QT间期值(QTc)是有必要的。有几种公式用来计算，最常用的是Bazett和Fredericia公式。然而，在实际应用中使用的计算方法如图4.2所示。一般QTc应小于430～450ms(图4.2)。

● QT间期异常(长QT间期和短QT间期)可能是遗传的或是获得性的，代表有心律失常或猝死的风险(见第16章)。

4.5. P波

● 窦性心律时不同导联P波形态已在

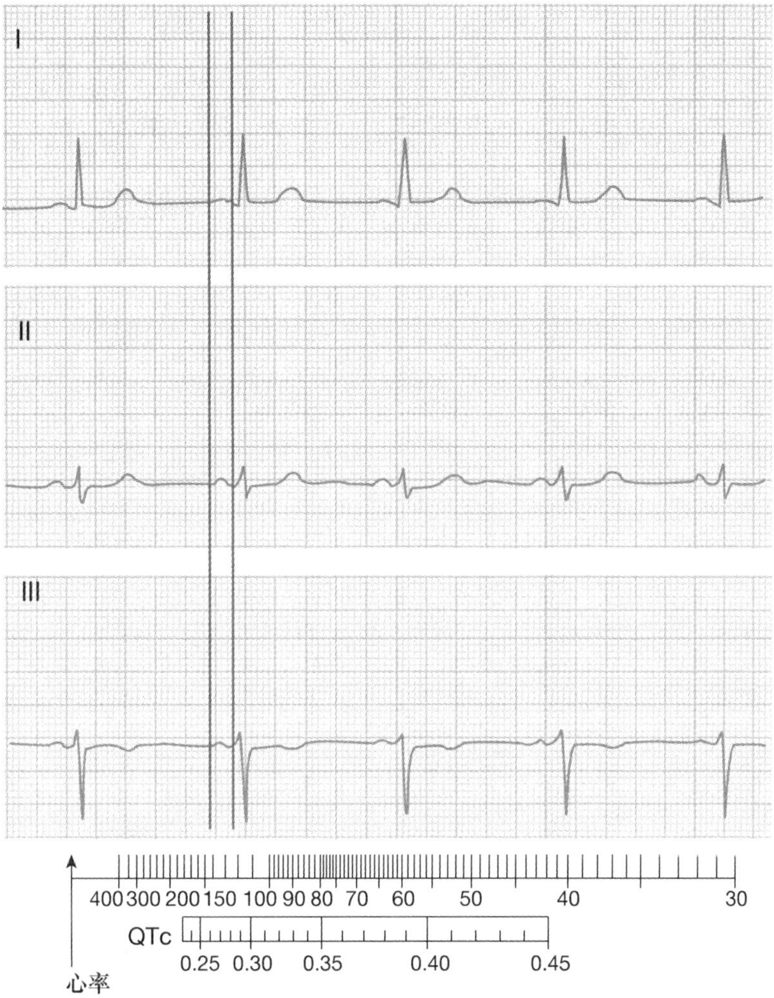

图 4.2　心率和 QT 的测量方法　**A.** 心率：依据箭头，横尺在第 2 个 RR 间期末尾显示心率，本例为 60 次/分；（**B**）QT 间期：依据心率校正 QT（QTc）对应于 QTc 尺上第 2 个 QRS 波末尾处的数值，本例为 0.39s（390ms）（查看表 4.2 正常的 QT 值）

第 2 章描述。根据 P 环在导联的各自半侧区域的投影出现不同形态（图 2.25）。

- 振幅和间期的正常值分别为<2.5mm 和<120ms。
- 正常 P 波振幅和时限测量如图 4.6 所示。
- **P 波电轴（ÂP）计算**，如同 QRS 电轴（ÂQRS）计算（见 4.8 部分）。通常情况下（>90%患者），ÂP 范围在+30°和+70°之间，并且**不会超过+90°（Ⅰ导联负性 P 波）**。超过+90°的情况仅在电极反转、右位心或异位心律时可见。
- **向量环-半侧区域的相关性**在双向 P 波（∿ 或 ∽）情况下能决定心律是否为窦性或异位心律（图 4.7）。在额面和水平面导联窦性心律 P 环逆时针旋转（图 2.25）。

4.6. QRS 波

- QRS 波是陡峭的，通常呈现两或三种变形（图 2.29）。图 4.1 显示如何测量心电图各参数，包括 QRS 波。

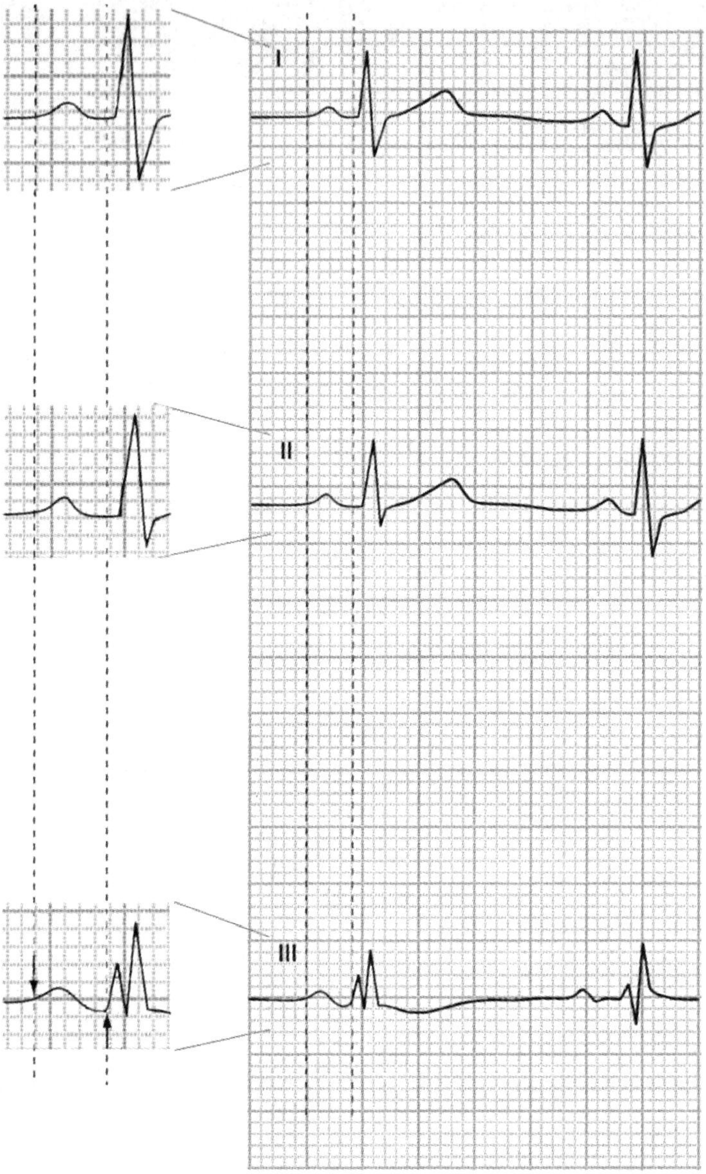

图 4.3 三个肢体导联测量 PR 间期。准确的 PR 间期是在任一导联中首次记录的 P 波和 QRS 波群之间的距离。本例（看实线）出现在Ⅲ导联而不是Ⅰ和Ⅱ导联（彩图 4.3）

- 根据向量环-半侧区域相关性，图 2.26 所示为正常心脏位置 QRS 波形态。
- 图 2.26 和图 2.27 显示通过向量环-半侧区域相关的微小改变解释 QRS 波在额面导联的轻微变化。
- QRS 波振幅和时限的正常值如下：
  - ◇ 通常 QRS 时限不会超过 100ms。
  - ◇ $V_5 \sim V_6$ 导联 R 波振幅不大于 25mm，在Ⅰ导联不大于 29mm，在 aVL 导联不大于 15mm。然而，有一些例外情况（包括年轻的运动员和纤瘦的老年人）。
  - ◇ q 波振幅不应超过随后 R 波振幅的 25%，但在Ⅲ、aVL 和 aVF 导联会有例外。

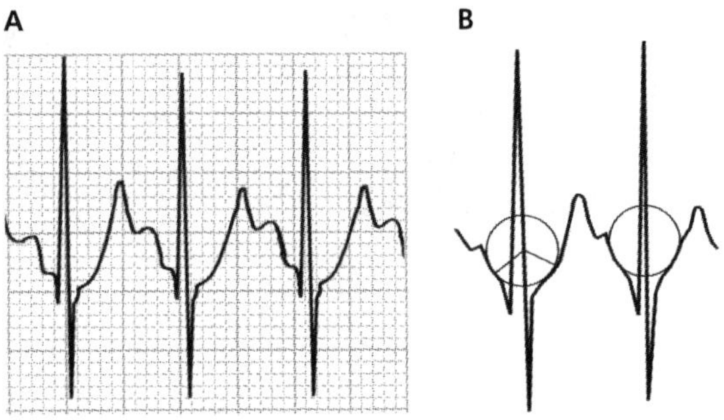

图 4.4　A. 交感神经亢进的典型图例。22岁男性跳伞期间记录到的动态心电图。**B.** 轨迹描绘，PR段和ST段形成了圆周的下三分之一

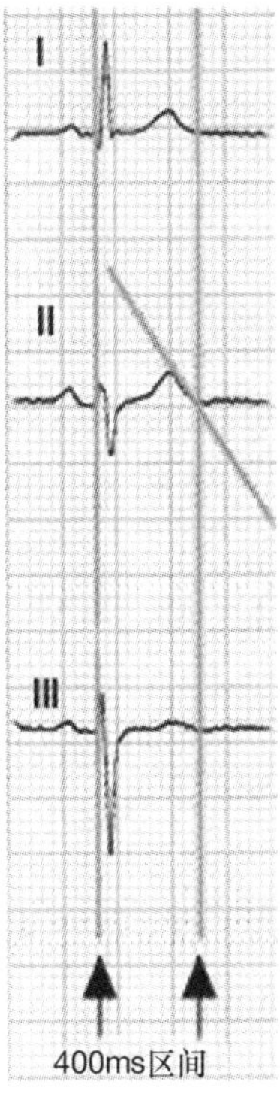

图 4.5　QT间期测量方法。除外非常快的心率，正常QT间期通常小于RR间期的一半。正常QT值参见表4.2

◇ q波时限应小于40ms，并且记录波形应该是陡峭的。

◇ QRS波低振幅是指Ⅰ＋Ⅱ＋Ⅲ导联振幅总和小于15mm，或 V_1 或 V_6 导联各自波形振幅总和小于5mm，V_2 或 V_5 导联各自波形振幅总和小于7mm，或 V_3 或 V_4 导联各自波形振幅总和小于9mm。

表 4.2　依据 Bazett 公式不同年龄段的 QT 间期，分为正常值范围、临界值和异常间期

值	1～15岁	成年男性	成年女性
正常	＜440ms	＜430ms	＜450ms
临界	440～460ms	430～450ms	450～470ms
永久性延长	＞460ms	＞450ms	＞470ms

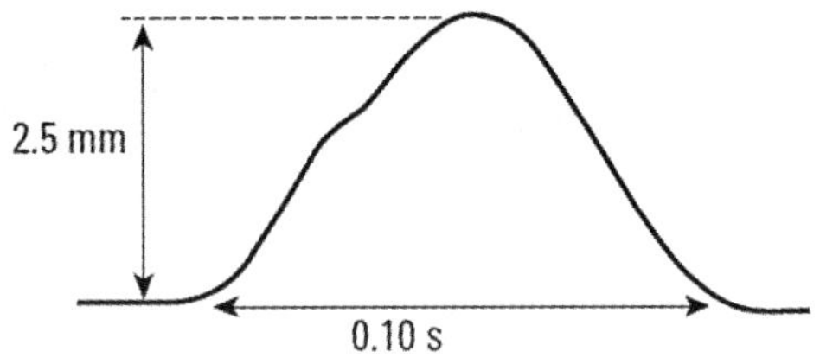

图 4.6　P波振幅和时限测量步骤

◇ 通常 V_5～V_6 导联类本位曲折时间（q波起点到R波顶点距离）小于45mm。运动员和迷走神经亢进，有时在左心室扩大情况下，此值会增大。

◇ QRS电轴（ÂQRS）的计算将在后面叙述（见4.8部分）。电轴的正常值范围在0°和＋90°之间，水平心更趋向于0°，垂位心更趋向于＋90°。超过＋90°或＋100°，或－20°或－30°，有可能是病理性的。

4.7. ST段和T波

4.7.1. 正常ST段和变异（图4.9至图4.13）

ST段是指QRS结点（J点）到T波起点的距离。有时在QRS波末端有一个切迹（J波）或粗钝样改变（J波类型）（见图16.14）。正常条件下ST段短，从QRS结点缓慢斜向上，通常有轻微抬高，其升支为一条略高于等电位线的曲线，此后形成T波（图4.8）。ST段起始处是等电位的，或仅仅轻微高或低于等电位线（小于0.5mm），V_2～V_3 导联除外。V_2～V_3 导联ST段可能抬高，一般男性＜2mm（年轻者＜2.5mm），

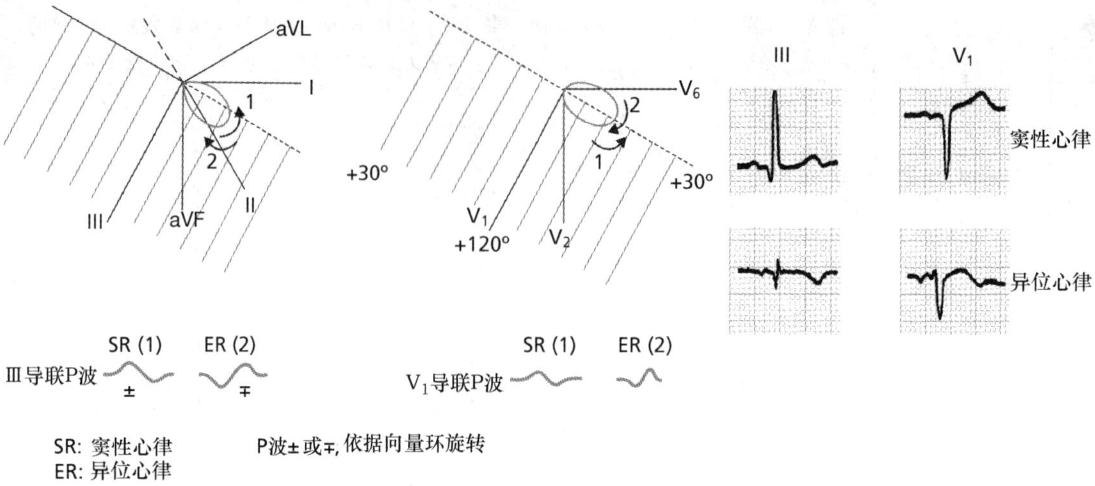

图 4.7　依据向量环旋转（窦性心律下在额面和水平面逆时针旋转，异位心律下顺时针旋转），Ⅲ和 V_1 导联 P 波形态变化

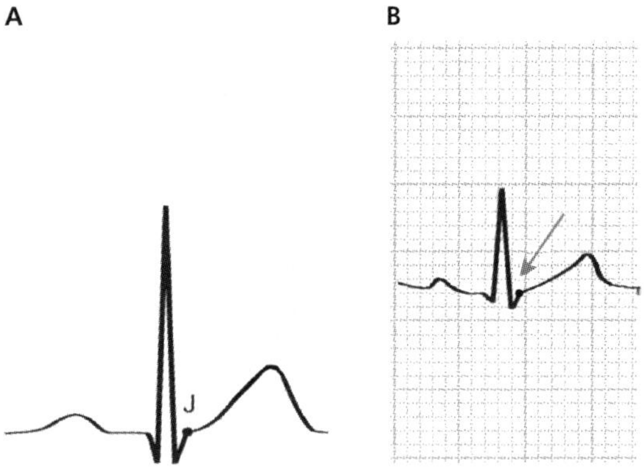

图 4.8　**A.** 显示 J 点位置；**B.** 心电图中 J 点（箭头）的轨迹（彩图 4.8）

女性<1.5mm。

迷走神经亢进特别是在未成年人，ST 段可能抬高 1～2mm，或在中部/左心前区导联更明显（图 4.10B）。作为典型早期复极化图形的一部分，通常可见于 V_3～V_5 导联（图 4.10C），而在Ⅱ、Ⅲ、aVF、Ⅰ导联和 aVL 导联少见。

偶尔，在无心肌病的患者，特别是绝经期后女性或老年人，ST 段变化或略微倾斜性压低（<0.5mm）（图 4.10E 和 F）。对这些患者来说，将病史（高血压、心前区疼痛

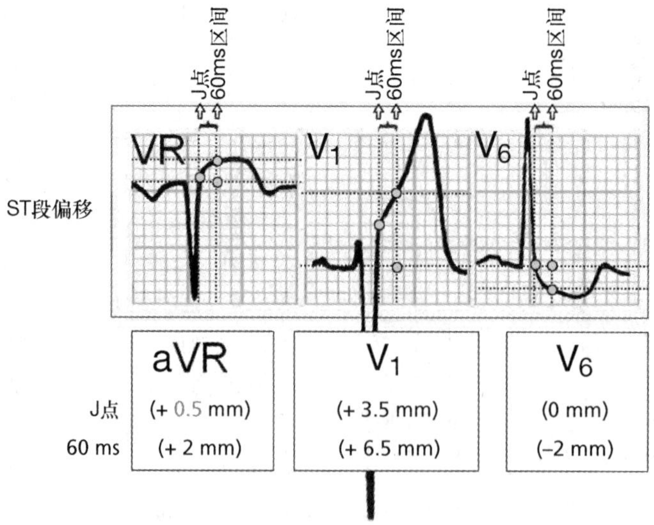

图 4.9　ST 段偏移的测量方法。依据 J 点和 J 点后 60ms 的测量结果（彩图 4.9）

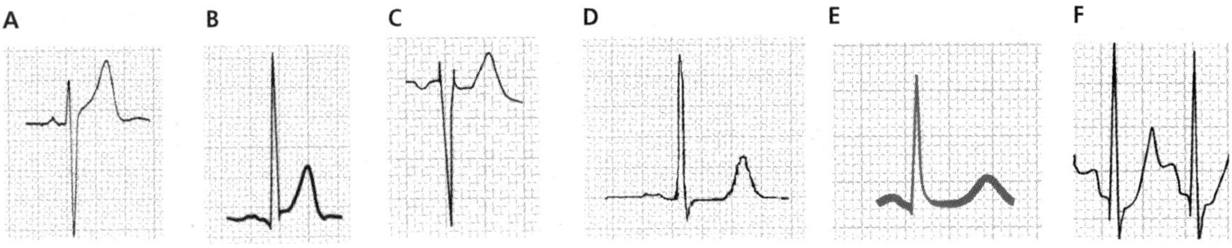

图 4.10　无心脏疾病患者的非典型 ST 段和 T 波的不同形态。**A.** ST 段抬高＞1mm 伴轻度凸出等电位线，相对常见，特别在健康年轻男性中。**B.** 25 岁男性迷走神经亢进和早复极图形。**C.** 20 岁男性漏斗胸，正常 ST 段上升（马鞍状）。**D.** 健康 45 岁女性 ST 段平直。**E.** 75 岁男性无心脏病，平坦的 ST 段和对称的 T 波。**F.** 29 岁女性，阵发性心动过速时交感神经亢进

等）和进行运动负荷试验结合起来有助于确认这些变化的意义。

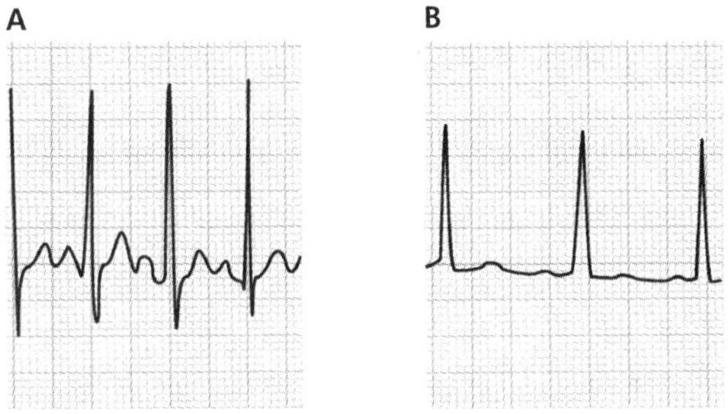

图 4.11　动态心电图记录在生理性应激（跳伞）条件下，**A.** 交感神经亢进期间的心率和 **B.** 服用 β 受体阻滞剂后的心率（来自 Holter 记录）（彩图 4.11）。

最后，漏斗胸患者 $V_1 \sim V_2$ 导联 ST 段可能会抬高，呈 rSr′ 形态（图 4.10C）。Brugada 综合征和其他疾病的鉴别诊断见第 16 章。

图 4.10 显示无心脏疾患人群的心电图不同图形。其中一些图形很难与病理性图形区分开来。

正常条件下，运动或情绪改变能引起 ST 段轻微压低，之后会迅速恢复（图 4.11）。正常个体和疑似缺血性心脏病患者，ST 段变化对运动的反应是不同的。图 4.12 显示病理性 ST 段变化（见图注和图 9.55）。

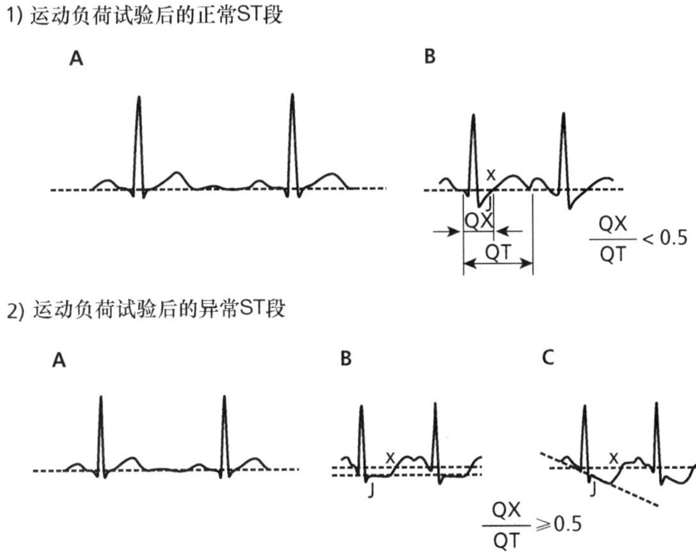

图 4.12　运动负荷试验后正常 ST 段。尽管 J 点和 ST 段轻微压低，但是 ST 段是上行的并且 QX/QTc＜0.5。运动负荷试验后异常 ST 段：ST 段压低＞0.5mm，水平或下行性压低至少持续 80ms。因此 QX/QTc ⩾0.5。准确测量 ST 段移行带查看彩图 4.9

4.7.2. ST段移行的测量

ST段抬高和压低是通过测量J点（QRS结点）或从J点不同水平（+20至+60ms）。心肌梗死第三次全球定义推荐在J点测量ST段移行带（Thygesen et al.，2012）。图4.9显示在ST段抬高型急性冠状动脉综合征（STE-ACS）时如何测量ST段移行（向上或向下）。ST段抬高测量依据PR段上缘，而ST段压低测量依据PR段下缘。如果PR段是非等电位线的，依据QRS起点水平测量（图4.12中2B）。

4.7.3 T波

● 除aVR导联，有时V_1导联外，T波通常为正向波，在Ⅲ、aVF、aVL和V_2导联有时也会呈低平或倒置。振幅通常比QRS波低。T波起始于ST段的末端，伴有一个缓慢的上升坡或向下的斜坡（通常T波不对称）（图4.8）。

● **通常T波振幅**在额面导联小于6mm，在水平面导联小于10mm（中间/左侧导联），但在迷走神经亢进和早期复极化时可能达到15～20mm（图4.10）。

● **V_1～V_2导联高T波**，如果V_1导联特别对称，可见于前降支闭塞引起STEACS的超急性期（图9.16）和慢性侧壁或下侧壁闭塞（图9.38）。

● **T波低平或倒置**是缺血性心肌病特异的心电图表现（第9章）。通常不代表急性缺血。可能显示为：

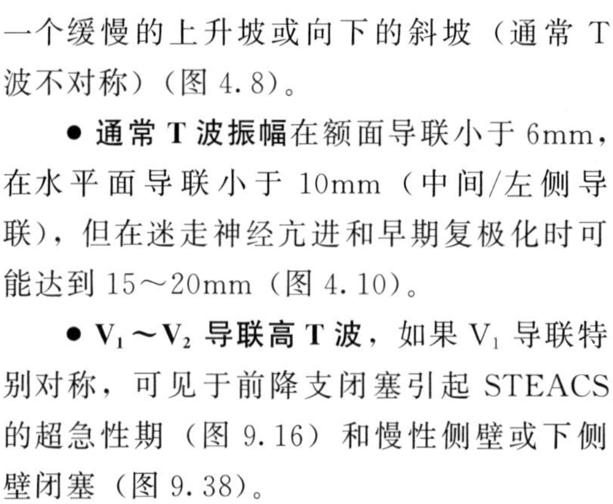

图4.13 健康70岁男性（作者父亲心电图）。可见校正的ST段，高尖的T波和显著的U波。尽管上面的心电图在老年人中经常见到，无缺血性心脏病或高血压，但有必要时实施辅助检查［超声和（或）运动负荷试验］。本例心电图10年期间没有改变。

（a）急性期后（缺血型T波）：包括ST段抬高型心肌梗死（STEMI）经皮冠状动脉介入治疗（PCI）术后、溶栓或冠状动脉痉挛，在这些病例中T波倒置（图9.7）。

（b）非ST段抬高型ACS［非ST段抬高型心肌梗死（NSTE-ACS）］：T波可为低平或轻微倒置（≤2mm）伴有RS波和R波型，有时甚至呈rS型（图9.25）。

（c）Q波梗死后：负性T波对应心室内梗死类型（图9.30A）。

● 图9.19和9.29所示为其他原因导致的T波高尖和T波低平或倒置，与心肌缺血不相关。

4.7.4. U波

● U波有时在T波之后，有相同的极性，但振幅较低。

● 常见于心动过缓患者，特别是老年患者，出现在V_3～V_5导联。

● 如果U波极性与T波相反，常为病理原因（例如左心室肥厚、缺血等）（图9.27）。

4.8. 电轴计算

电轴是由心房除极（ÂP）、心室除极（ÂQRS）和心室复极（ÂT）产生的电势向量。

ÂQRS计算解释如下：ÂP和ÂT与ÂQRS的计算方法相同。ÂQRS电轴位于+60°，我们将在Ⅰ、Ⅱ和Ⅲ导联（图4.14A）和这些导联的半侧区域（图4.14B）看到向量投影。稍后我们将在ÂQRS向量位于+60°右侧和左侧时进行相同步骤。

A. ÂQRS+60°（图4.14）

当ÂQRS位于+60°，在Ⅰ、Ⅱ和Ⅲ导联QRS波形态为正向，但根据Einthoven定律：Ⅱ=Ⅰ+Ⅲ，Ⅱ导联的振幅高于Ⅰ或Ⅲ导联（图4.14和图4.17）。

B. ÂQRS偏向右=+90°（图4.15）

根据图4.14，如果ÂQRS位于+90°，QRS波形态显示在图4.15。

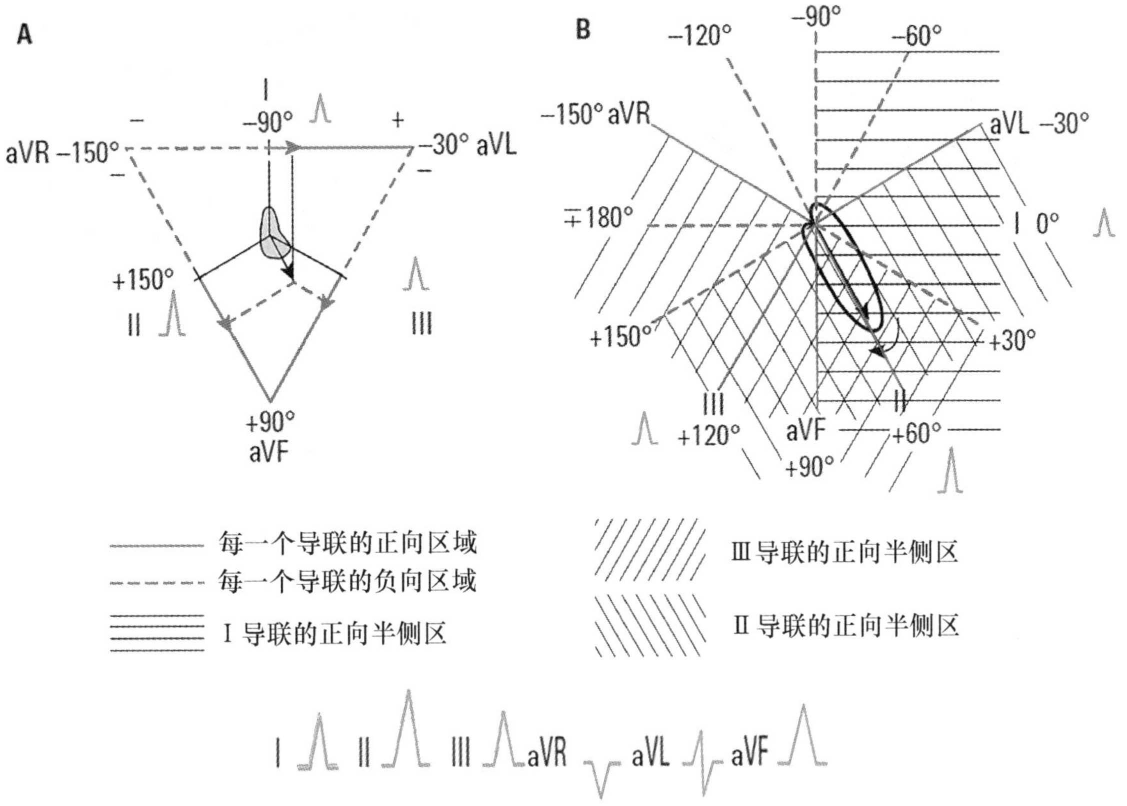

图 4.14　ÂQRS 电轴计算。当 ÂQRS 位于＋60°时，Ⅰ、Ⅱ和Ⅲ导联向量投影和这些导联正向和负向半侧区情况，QRS 波形态显示在 A 图（见彩图 4.14）

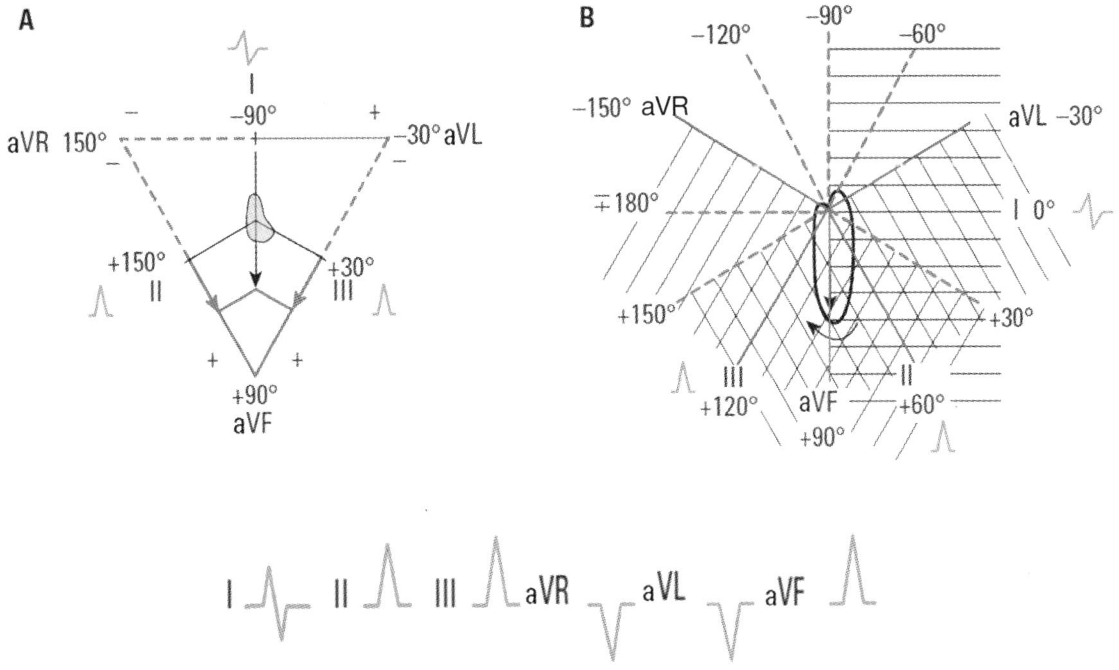

图 4.15　ÂQRS 位于＋90°，Ⅰ、Ⅱ和Ⅲ的 QRS 波形态（见彩图 4.15）

C. ÂQRS偏向左＝0°（图4.16）

根据图4.14，如果ÂQRS位于0°，在额面导联QRS波形态显示如图4.16。

D. 临床实践中计算ÂQRS（图4.17）

ÂQRS（ÂP以及ÂT也是一样）可以通过在Ⅰ、Ⅱ和Ⅲ导联的QRS形态计算得到。牢记当ÂQRS位于＋60°时，在3个导联中都是正向的，而且Ⅱ导联振幅为Ⅰ导联与Ⅲ导联之和。

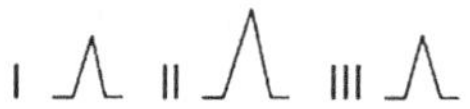

然后当我们每次增加或减少30°时，会发现导联中的波形由正向转为等量双相，进而（或）由等量双相转为负向。如果是增加30°，则首先在Ⅰ导联中出现改变；如果是减少30°则改变首先出现在Ⅲ导联中（图4.17）。

为更精确计算ÂQRS中间值，我们需要进入以下流程推算：

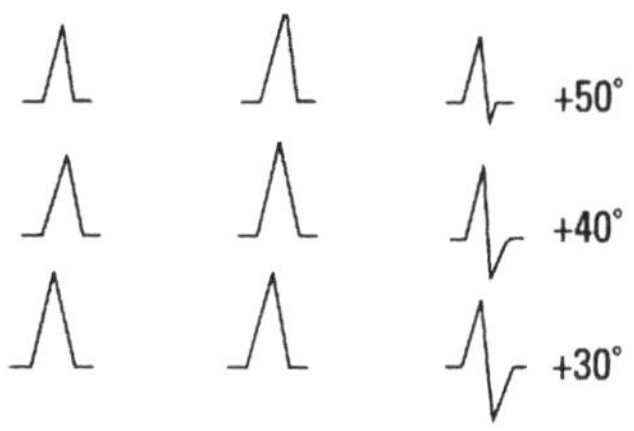

E. 不明确的ÂQRS（图4.18）

当QRS波群在Ⅰ、Ⅱ、Ⅲ导联为等量双相时，那么向量没有优势方向，尽管如图4.18所示第一和第二部分向量电轴可以计算出来，但总ÂQRS不能计算出来。

F. 测量ÂP、ÂQRS以及ÂT的价值

测量这些电轴的重要性，会在全书中一遍又一遍地提及，特别是在有关心腔肥厚和心室传导阻滞部分。最近有研究表明ÂQRS以及ÂP在额面上所形成的夹角是一个很有用的诊断工具（Bayés de Luna，2012a）。

4.9. 心脏转位及其在心电图中的表现

4.9.1. 无转位心脏的正常心电图

● 正常未发生转位的心脏（中间位心脏）的ÂQRS大约位于30°，在V_4、V_5导联的起始部分表现为由右向量转变为左向量（qRs），通常伴随V_6导联呈qR（或qRs）波形（图4.19）。

● 然而，正常心脏也常在前后轴或者纵

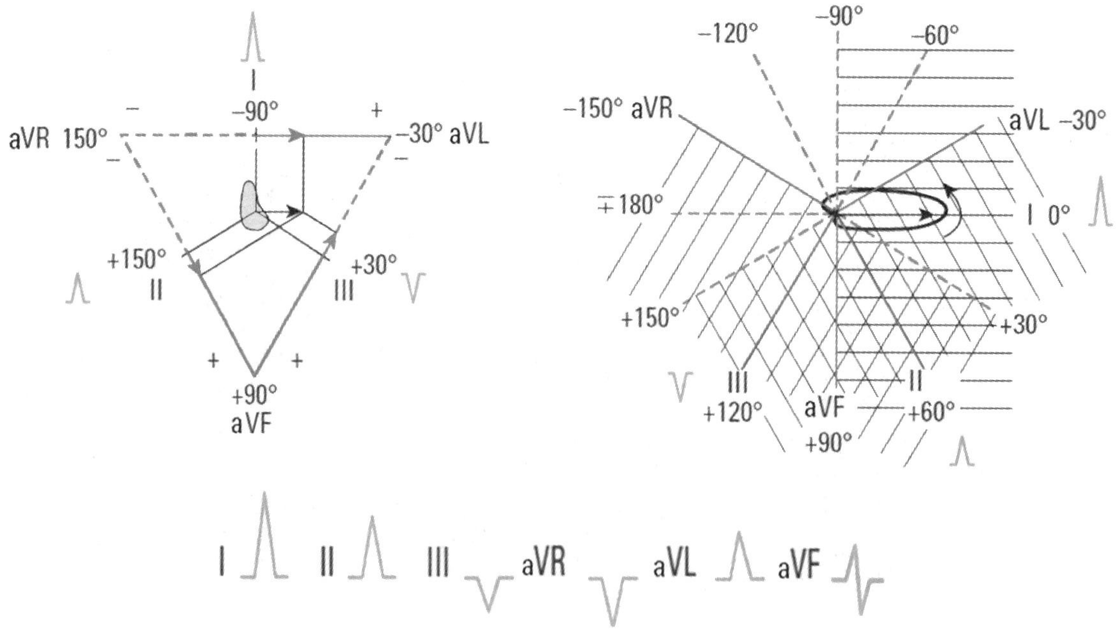

图4.16　ÂQRS位于0°，Ⅰ、Ⅱ和Ⅲ的QRS波形态（见彩图4.16）

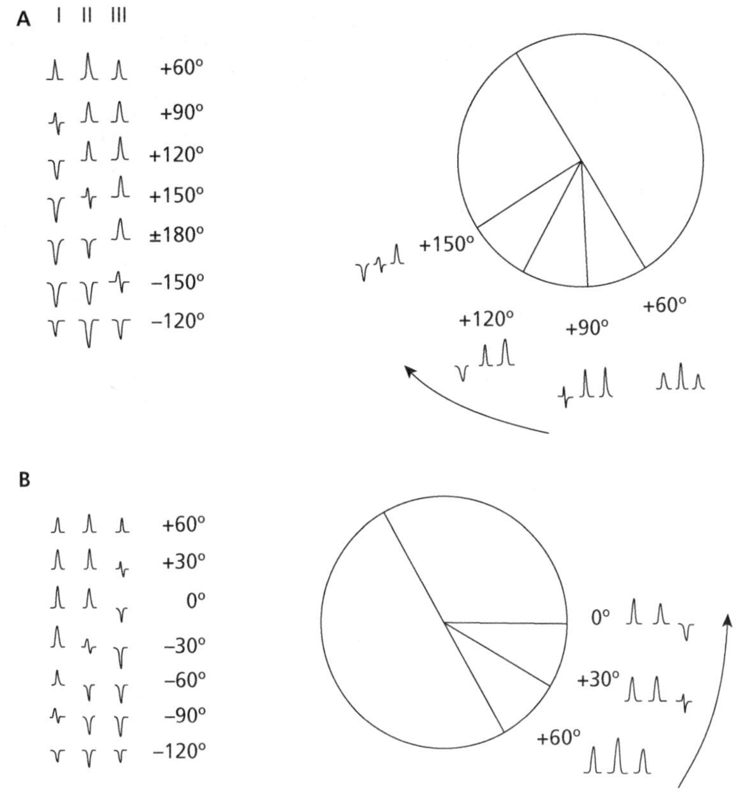

图 4.17　A. 当 ÂQRS 向右侧转变时，QRS 波形首先在Ⅰ导联转变为负向。B. ÂQRS 向左侧转变时，QRS 波形首先在Ⅲ导联转变为负向（见正文）

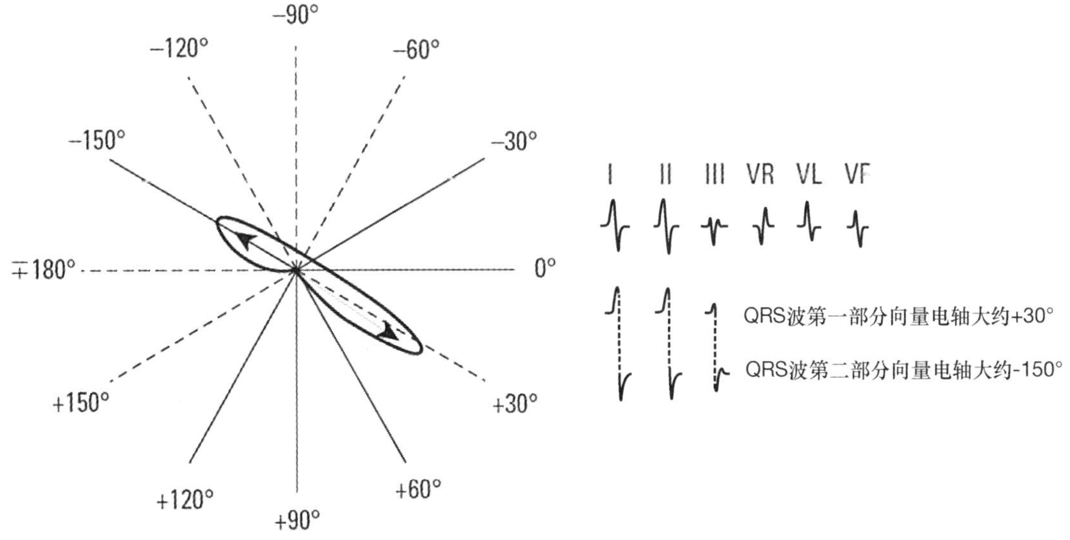

图 4.18　计算 QRS 波形第一和第二部分向量电轴的流程

向轴上有一定转位（心电图也随之改变）；我们要知道这并不意味着患病。在心脏疾病中，我们可以观察到基于心脏疾病的与转位有关或无关的心电图形态。

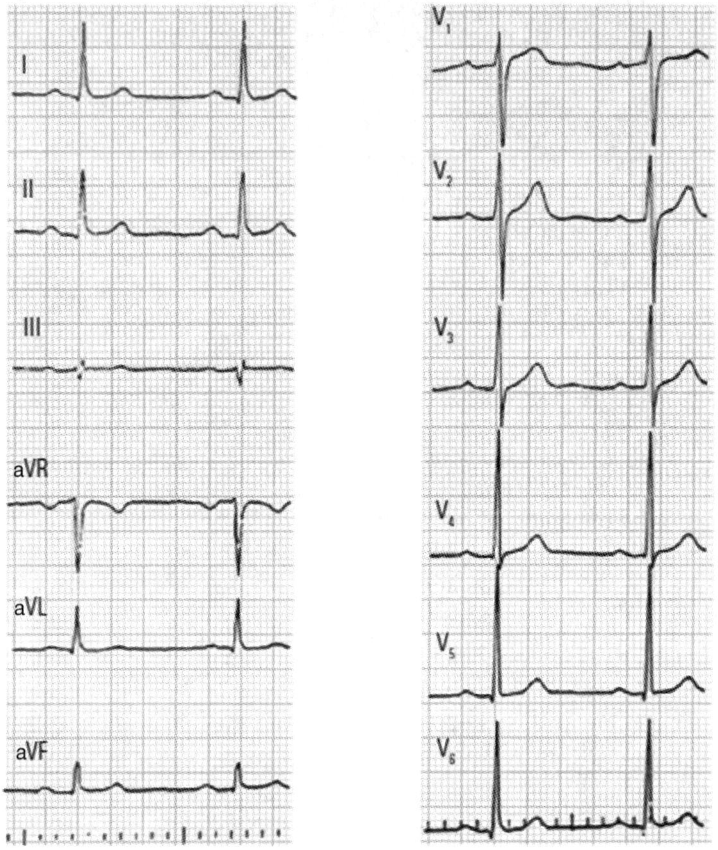

图 4.19 50 岁男性（未发现心脏病及心脏转位）的心电图，ÂQRS=30°，V_4、V_5 导联呈 qRs，V_6 导联呈 qR 型

4.9.2 前后轴的心脏转位（图 4.20）

正常心脏常常在前后轴上发生转位。这能产生水平位心脏或者垂直位心脏，这在额面特别容易观察到（aVL 和 aVF 导联）（图 4.20 和注解）。

4.9.3. 纵轴上的心脏转位（图 4.21）

心脏在这个轴上的转位将产生左旋及右旋，这可以在水平面上观察到（V_2、V_6 导联）（图 4.21 和注解）。

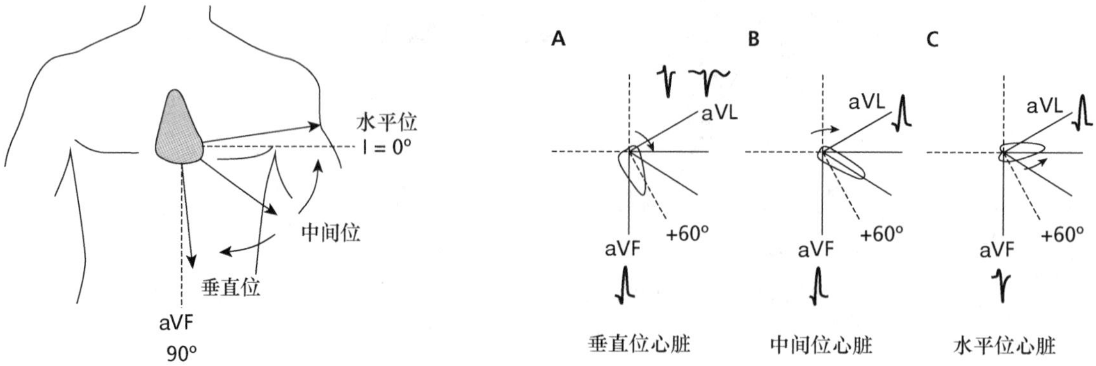

图 4.20 左图：水平位心脏以及垂直位心脏的 ÂQRS。右图：垂直位（**A**）、中间位（**B**）、水平位（**C**）心脏的 QRS 波形

4.9.4. 联合转位（图 4.22）

垂直位心脏常出现右旋，水平位心脏常左旋（Bayés de Luna，2012a）。充分理解联合旋转（水平位心脏伴右旋）十分重要，避免与心前区梗死混淆，因为这两种情况下，都会在Ⅲ导联上出现 Q 波。水平位心脏伴右旋时，QRS 环在额面上顺时针运转且方向位于 0°到 20°之间，会引发 $S_I Q_{III}$ 的形态，但这种现象在呼吸时消失（由 Qr 转为 qR）。这是因为心脏在呼吸时转变为半垂直位所致（向量环指向大约 50°）（图 4.22）。

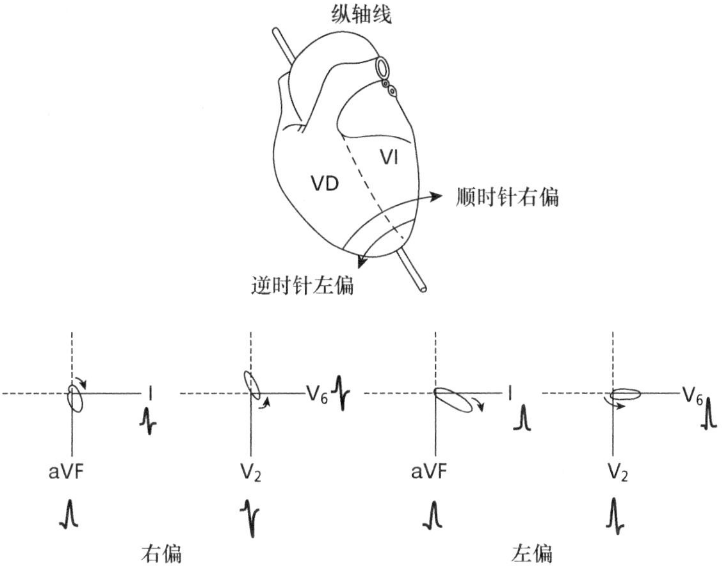

图 4.21　上图：右旋或左旋图示。下图：两种状态下 aVF、V_2、V_6 导联最常见波形

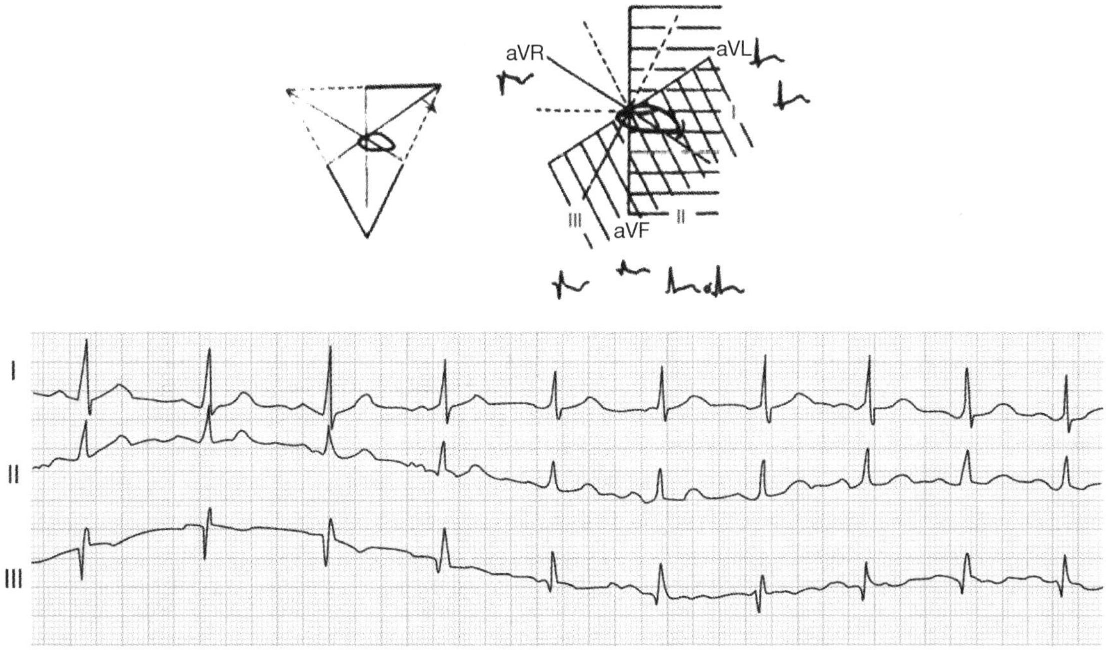

图 4.22　水平位伴右旋心脏的 QRS 环及心电图波形，可见Ⅲ导联 Q 波可在深吸气时消失

4.10. 正常心电图的变异

4.10.1. 正常心电图随年龄的变异

4.10.1.1. 儿童（图 4.23）

- 更快的心率；
- ÂQRS 电轴常右偏；
- V_1 导联 R 波振幅常大于 V_6 导联 q 波；
- 婴儿复极化改变（图 4.23）；
- 青少年偶见胸壁导联高振幅，但超声心动图无左心扩大；
- 儿童 V_1 导联有时可见波形，且该波形随呼吸而改变（Bayés de Luna，2012a）。

4.10.1.2. 老年人（图 4.24）

- 更多见窦性心动过缓；
- ÂP 电轴常>60°。因此 $P_{I}<P_{III}$；

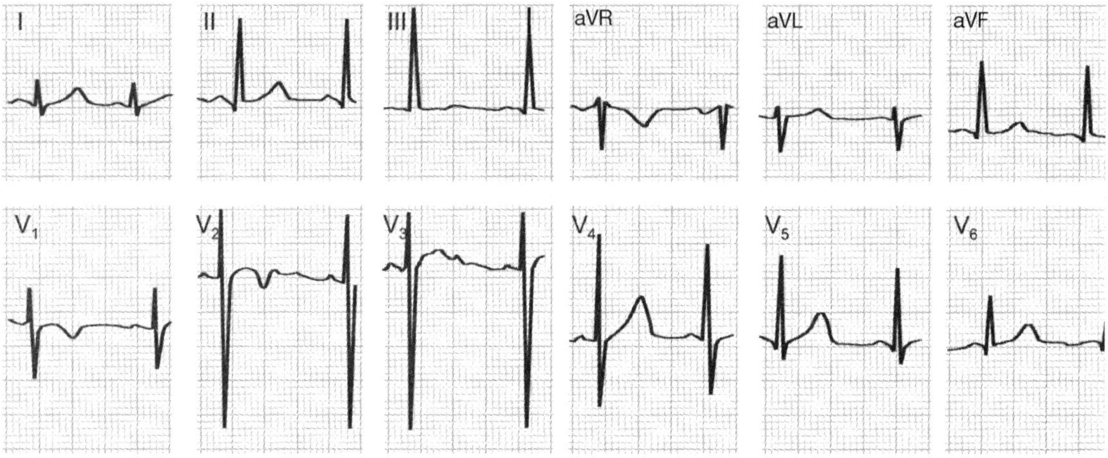

图 4.23　2 岁健康幼儿的典型心电图（作者的女儿 **Miriam**）。V_1～V_3 导联中可见幼儿复极化改变，以及 V_5、V_6 导联呈 qRs 波而 V_1 导联呈 RS 波。心向量环向左偏移，但并不指向后方

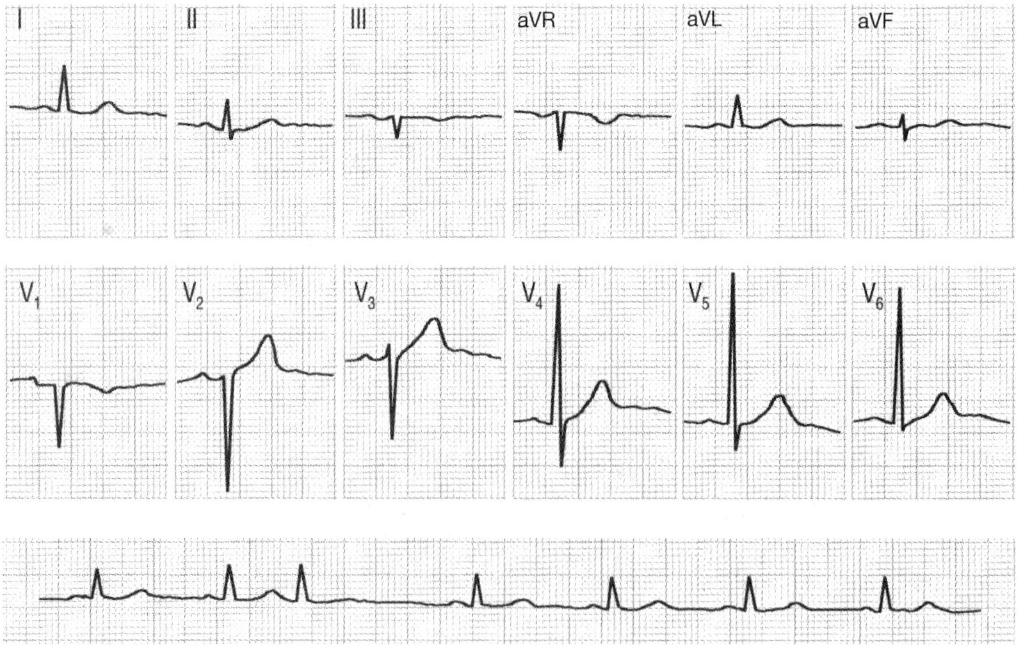

图 4.24　典型的老年人心电图，其来源是一位 90 岁老年男性（作者的祖父 Michael）。额面导联低电压，V_1 到 V_3 导联 r 波移行晚，V_6 导联呈 Rs 波。下部的记录条带中可见一个房性期前收缩（早搏），这在老年人中很常见

- ÂQRS 电轴更偏左（0°或更左）；
- PR 间期更长（长达 220ms）；
- 常因肺气肿而形成右旋心（可见 V_6 导联 S 波）；
- 常可见 QRS 波低电压，偶可见电压增强，特别是瘦体型者；
- 有时可见 T 波改变，甚至轻微 ST 段压低；
- 偶可见孤立的期前收缩（早搏）。

4.10.2. 短暂的复极改变

可在伴有换气过度（图 4.25）、饮酒、低血糖等健康个体中见到低平的 T 波。

4.10.3. 正常心脏中的其他心电图表现

$S_1S_2S_3$ 图形。这种波形可发生在正常心脏中，但也可发生在右心室肥厚、右束支传导阻滞患者中（见第 6 和 7 章）。

早期复极（ER）图形。这种波形具有一种陡峭上升的波（J 波）或者 QRS 波末端模糊不清，此多为某些上升的 ST 段混杂所致。发生在 2% 人口中，特别是在中胸及左心前区导联可见，多发生在运动员以及迷走神经亢进时。少部分患者早复极

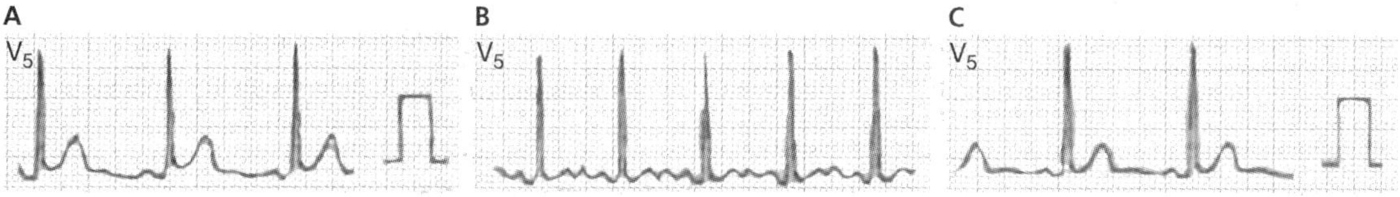

图 4.25 **B.** 40 岁男性（D. M. M.）在运动锻炼时（包括过度换气）所发生的复极改变。**A** 和 **C.** 运动锻炼前后的心电图

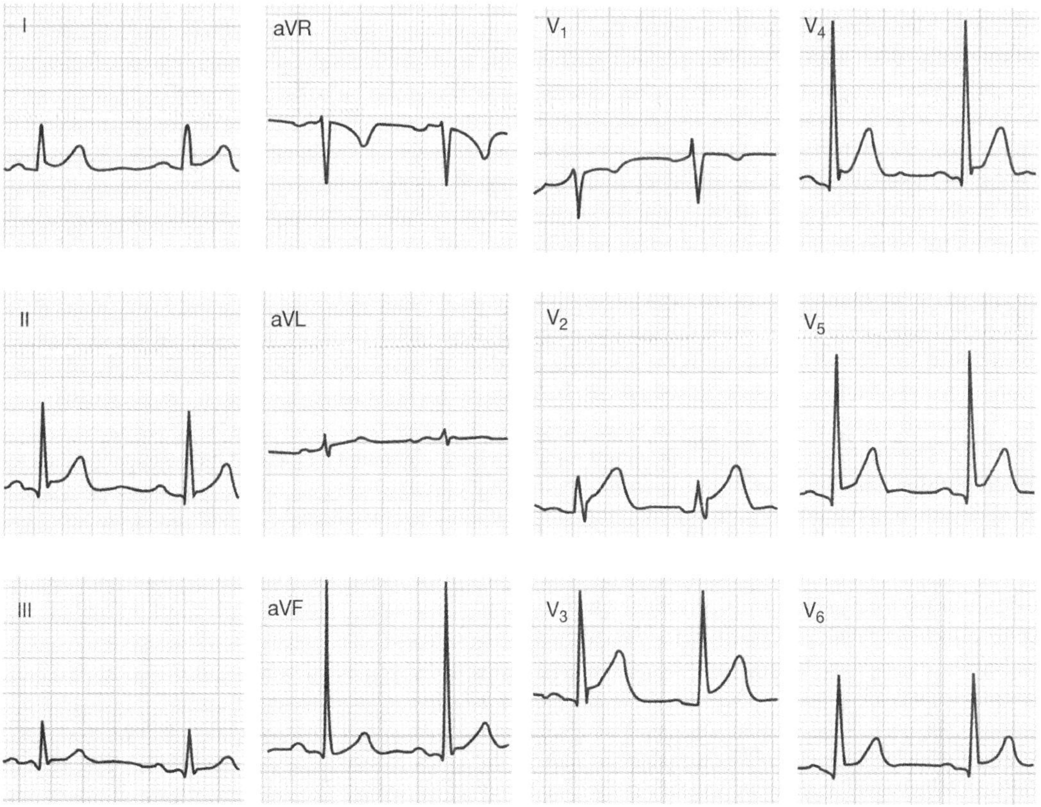

图 4.26 一位 40 岁健康男性早复极心电图。注意 J 波轻度抬高（J 波<1mm），请特别注意中间的左侧胸前导联，这种心电图是良性的

与原发性心室颤动相关（Haïsaguerre，2008），尤其是J波出现在下壁导联时。一般不认为早复极具有危险性，除非具有以下情况：①下壁导联中J波振幅大于或者等于2mm（图16.14）；②J波振幅陡升；③随后ST段呈水平型或压低。此外，还应确定早复极并非由于模拟信号记录的误差所引发（图3.7）。

也存在一些与性别、种族相关的其他改变，但通常没有实际意义（Bayés de Luna，2012a）。

4.10.4. 如果心电图形态不同寻常，应再次记录心电图

例如：在Ⅰ导联上出现负向P波，V_2导联出现qR波并同时伴有V_1导联rS波与V_3导联RS波，以及Ⅲ导联出现QR波等情况。这时需要检查是否记录错误，如果Ⅲ导联出现QR波，则需要在深吸气下再次记录心电图（第3章3.3部分，和图4.22）。

自测题

A. 列出心电图记录中的研究参数。

B. 列出窦性心律的特征。

C. 如何测量心率及QT间期？

D. 列出正常P波的特征。

E. 列出正常QRS波群的特征。

F. 如何测量ST段改变？

G. T波的极性和幅度是什么？

H. 如何在实际中运算ÂQRS电轴？

L. 心脏在水平面前后轴上的旋转如何影响心电图的波形？

J. 心脏在额面上下轴的旋转如何影响心电图的波形？

K. 正常儿童的心电图可能存在什么变异？

L. 正常老人的心电图可能存在什么变异？

M. 心电图中出现早期复极表征意味着什么？

第 2 部分
异常心电图

Morphological Abnormalities in the ECG

本书第 1 部分介绍了心电图的产生原理以及正常心电图的特点，第 2 部分讲述当心脏发生器质性病变时出现的异常心电图。

第 5 章讲述心房扩大和心房传导阻滞，并简单介绍心房复极异常；第 6 章讲述心室扩大时的心电图变化；第 7 章为不同类型室内传导阻滞的心电图变化；第 8 章讲解心室提前激动的心电图；第 9 章介绍心肌缺血和坏死时的心电图变化及其机制。

以上几章旨在以简短的篇幅，通过结合临床实际的方式，简明地介绍心电图波形以及相关的心脏疾病。

第 5 章
心房异常
Atrial Abnormalities

5.1. 初步判断

心房异常概念包括心房扩大和心房传导阻滞。虽然这些病变是不同的，但多有关联，常有相同的心电图波形。

房内传导阻滞是人们所熟知的心房传导阻滞的唯一形式。包括以下几种心脏传导阻滞的表现：①阻滞的表现可能是一过性的；②出现的心电图波形改变没有相关器质性变化可以解释，可能合并心房扩大；③阻滞现象能被试验激发。

出现心房扩大的波形主要是由于心房扩张而不是心房肥厚，因为心房壁比较薄。

本章也会简要介绍心房复极异常的心电图表现。

5.2. 心房扩大

图 5.1、图 5.2B 和 5.2D 为右心房扩大（RAE）和左心房扩大（LAE）的 P 波形态（Bayés de Luna，2012a）。

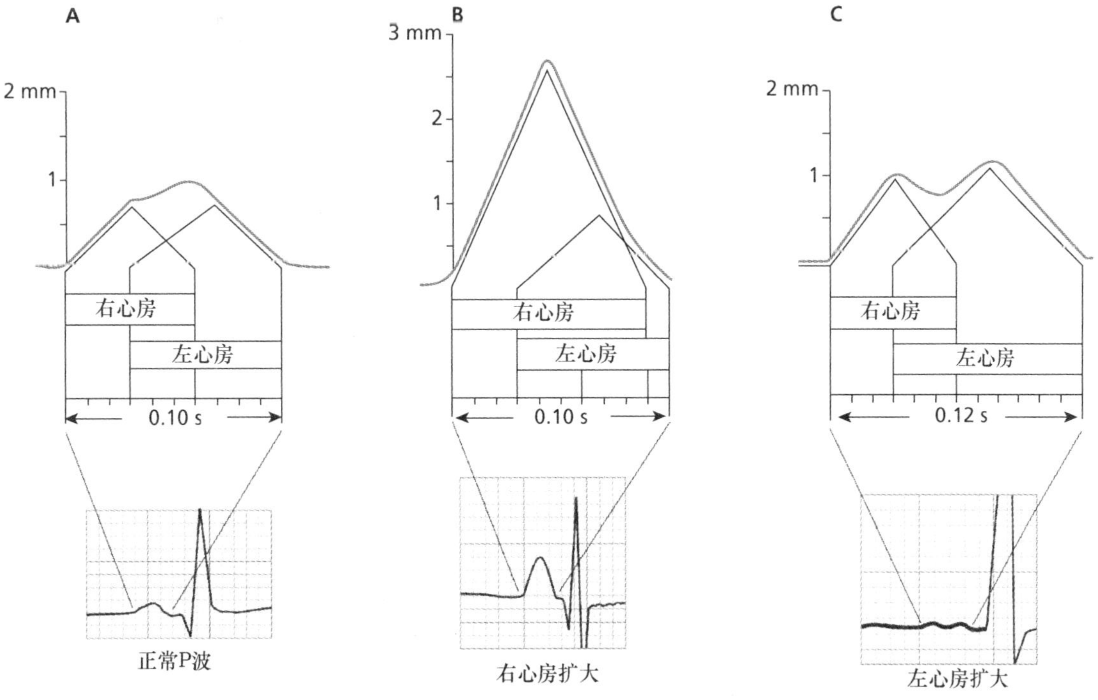

图 5.1 上图：**A.** 正常心房除极 P 波示意图；**B.** 右心房扩大；**C.** 左心房扩大。下图：3 种情况下的心电图 P 波形态

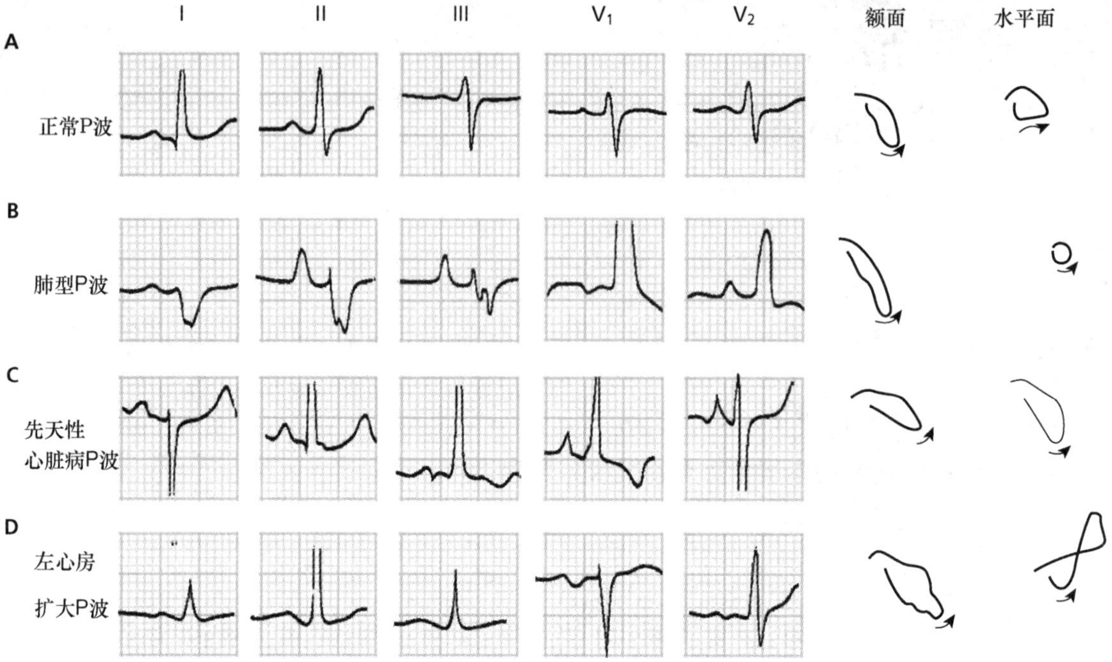

图 5.2 在各种情况下 P 波的形态和向量环

A. 正常；**B.** 肺型 P 波；**C.** 先天性心脏病 P 波；**D.** 左心房扩大

5.2.1. 右心房扩大的诊断标准（图 5.1B，图 5.2B 和 5.3B）

右心房扩大主要出现在先天性心脏病（先心病）（图 5.2C）、心脏瓣膜疾病和肺源性心脏病（图 5.2B）。

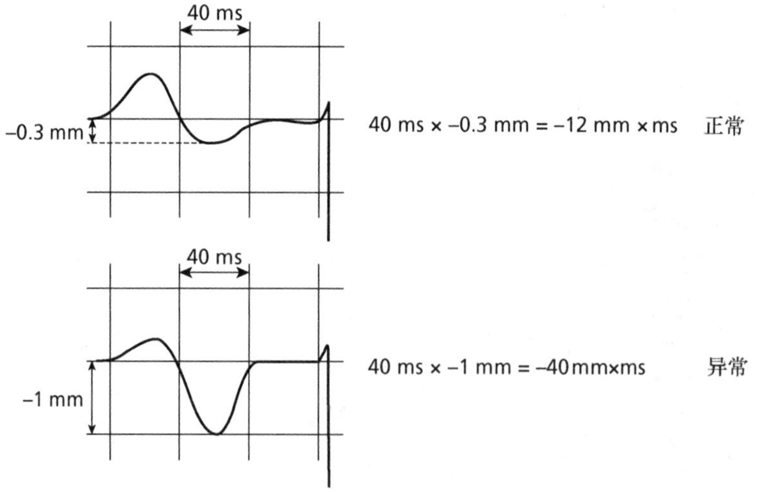

图 5.3 正常和异常情况下 V_1 导联 P 波负向部分的对比图。当 P 波负向部分的宽度与深度的乘积绝对值＞40mm×ms 时，为异常情况

右心房扩大的心电图主要诊断标准。

- P 波诊断标准

(a) P 波振幅>2.5mm。

(b) V_1 导联 P 波第一个正向部分振幅>1.5mm。

(c) P 波电轴右偏（肺型 P 波），甚至可能左偏（先心病 P 波）（图 5.2）。

- **QRS 波诊断标准**

(a) V_1 导联电压<4mm。

(b) V_2/V_1 电压比值>5。

(c) V_1 导联呈 qr 或 QR 形态。

这些标准特异性很高，出现上述标准即可确诊病理变化，但是其敏感性较低。所以即使在病理状态下，这些标准也常常不会出现。

5.2.2. 左心房扩大的诊断标准（图 5.1C 和图 5.2D）

左心房扩大常见于二尖瓣狭窄、二尖瓣反流、心肌病、心房高压和缺血性心肌病。图 5.1C 和图 5.2D 所示为左心房扩大的心电图 P 波形态的变化。

最常用的左心房扩大的心电图诊断标准如下，通常特异性高于敏感性。

A. Morris 指标＝V_1 导联 P 波的负向部分的宽度及深度绝对值>40ms×－1mm。图 5.3 示 V_1 导联 P 波负向部分在正常情况下（上图）和左心房扩大时（下图）的形态。在这个案例中，P 波的负向部分宽度为 40ms，深度－1mm，提示很可能为左心房扩大。

B. Ⅰ、Ⅱ和（或）Ⅲ导联 **P 波宽度**≥0.12s，且 V_1 导联 P 波负向部分宽度>40ms。

C. Ⅱ、Ⅲ和 aVF 导联 P 波双向，其特异性很高但是敏感度很低。

5.2.3. 双心房扩大

双心房扩大的诊断标准同右心房扩大和左心房扩大的标准，如图 5.4 所示。

5.3. 心房传导阻滞

5.3.1. 心脏传导阻滞

心脏传导阻滞是指在心脏的任何部分（窦房结、心房、房室结或心室）发生传导紊乱和阻滞，在这些部位刺激信号传导延迟（一度传导阻滞或不完全阻滞）或完全阻滞（三度房室传导阻滞或完全阻滞）。当一度或三度传导阻滞间歇发生时，即为二度传导阻滞。

心房水平的传导阻滞发生在两个心房之间（房内传导阻滞），在心电图上能清楚地检测出来（Bayés de Luna，2012a）。

另外，大多数类型的心房传导阻滞通常为右心房传导阻滞，包括房内差异性传导，表现为 P 波形态突然或者一过性改变且不能被其他原因（逸搏或者融合搏、伪差等，常没有房内传导阻滞的 P 波特征）解释（见下文）（见第 10 章 10.7.3 部分）。

5.3.2. 房内传导阻滞（图 5.5）

像其他类型的心脏传导阻滞一样，房内传导阻滞也被分为 3 类（Bayés de Luna et al.，2012c）。

5.3.3. 心电图诊断

A. 一度房内传导阻滞：通常发生于老年人（Spodick and Ariyarajah，2008）。激动通过 Bachmann 束从右心房传导至左心房时发生延迟。**心电图表现为 P 波变宽**（图 5.5B）。左心房扩大常伴有一度房内传导阻滞，但一度房内传导阻滞也有可能单独发生，这时 V_1 导联 P 波负向性并不能作为左心房扩大的证据。

B. 三度房内传导阻滞（图 5.6 到图 5.8）：这种类型的房内传导阻滞相对少见，并且通常合并有左心房扩大和阵发性室上性心动过速，形成心律失常综合征（Bayés de Luna et al.，1985，Conde et al.，

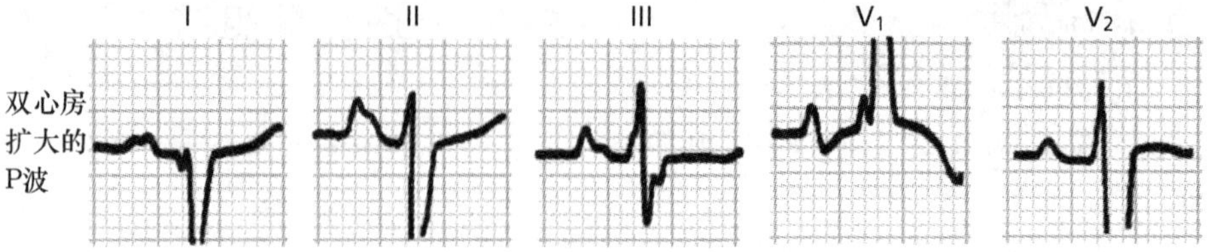

图 5.4 双心房扩大（BAE）的P波形态和向量环

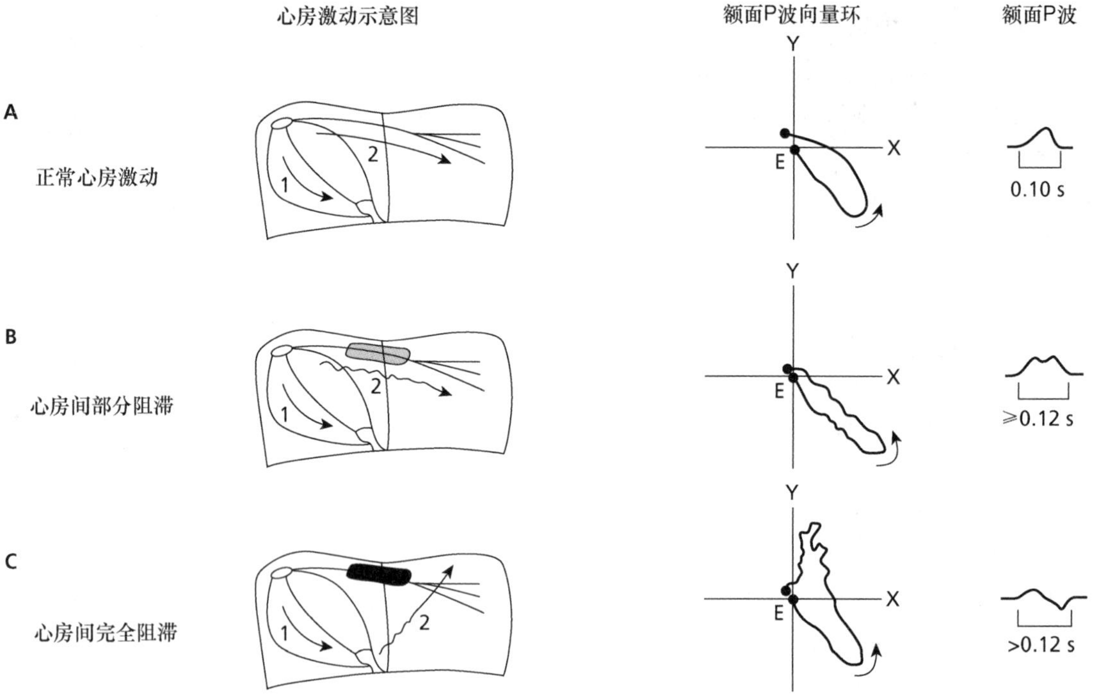

图 5.5 A. 正常情况下的心房传导；B. 不完全性房内传导阻滞；C. 高度房内传导阻滞合并左心房逆行激动（AIB 合并 RALA）

2014)。

电激动在 Bachmann 区域被阻滞，通过中下位房间隔逆传至左心房（图 5.5C)。这就解释了在Ⅱ、Ⅲ和 aVF 导联的 P 波时限较宽并且正负双相的原因，是因为左心房的激动顺序自下而上。左心房扩大时 V_1～V_3 导联 P 波也常表现为正负双相（图 5.5C)。

C. 二度房内传导阻滞：短暂出现一度或三度房内传导阻滞（图 5.9)。这种极少出现的情况可以归为**房性期前收缩（早搏)**的概念。这意味着在窦性心律时，心房的某部分产生了异常且短暂的激动，位于 Bachmann 束区（图 5.9A)。

房性早搏也可能表现为短暂的异常 P 波，没有房内传导阻滞的形态（图 5.9B)（Chung，1972)（第 10 章 10.7.3 部分)（Bayés de Luna，2012a)。

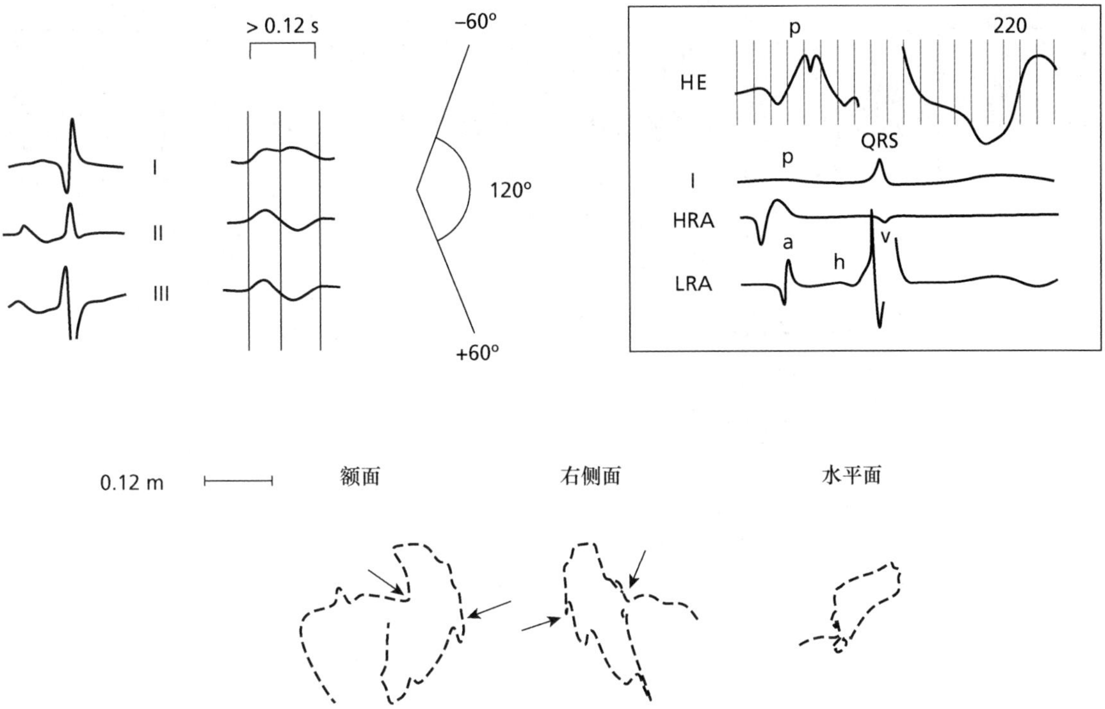

图 5.6 上图：Ⅰ、Ⅱ导联 P 波正负双相，Ⅲ导联为典型的房内高度传导阻滞，激动逆传左心房。观察 ÂP 和 P 波第一部分与第二部分激动方向的角度是怎样测量的。右图是食管内心电图（HE）和心腔内心电图（HRA：高位右心房；LRA：低位右心房）显示电激动首先向下移动（HRA 到 LRA），然后向上（LRA 到 HE）。下图：二个维度的第二部分向上除极的 P 波向量环的运行方向

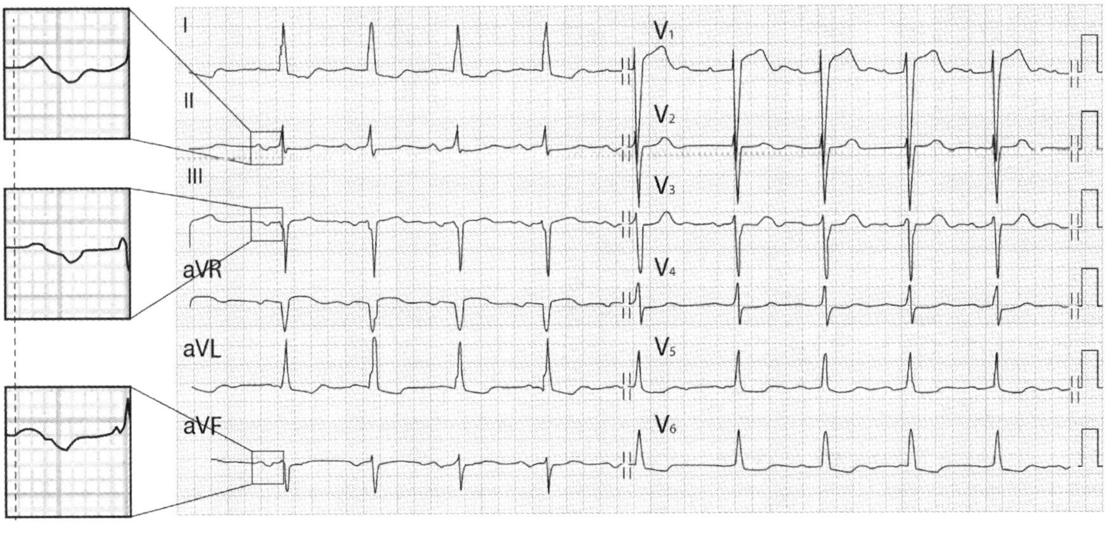

图 5.7 一个缺血性心肌病患者出现房内传导阻滞的典型心电图表现（Ⅱ、Ⅲ和 aVF 导联 P 波正负双相）。左边为放大的三个导联 P 波的形态（彩图 5.7）

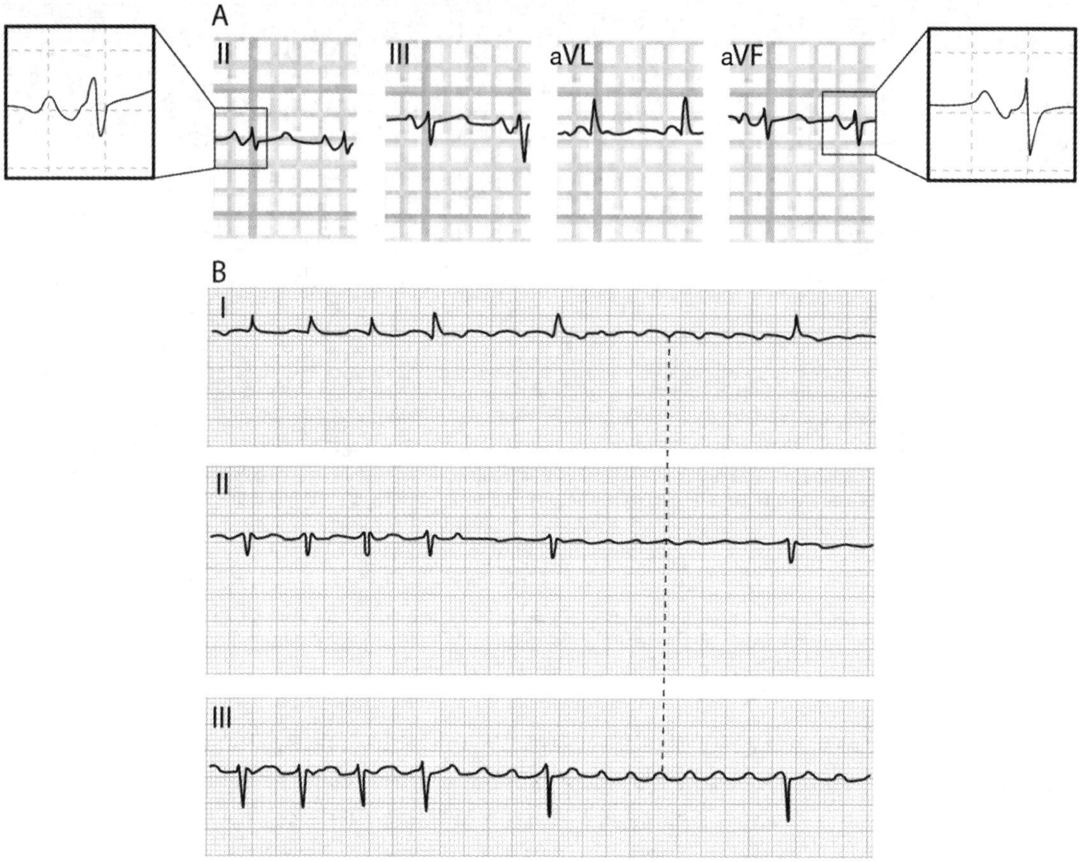

图 5.8 **A.** 高度心房传导阻滞伴随逆向传导的心电图（Ⅱ、Ⅲ和 aVF 导联的 P 波）。**B.** 伴有非典型心房扑动

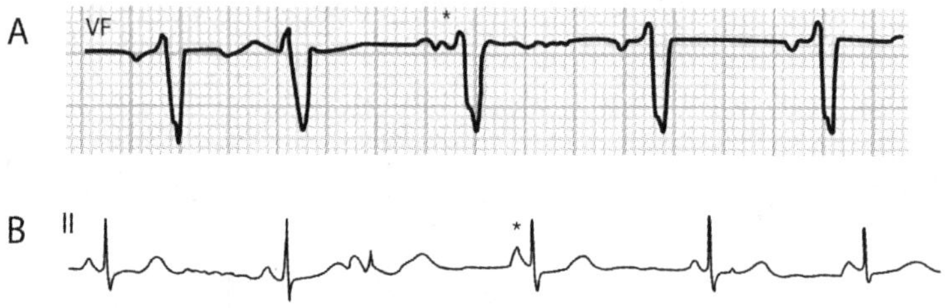

图 5.9 两个房性早搏未下传的例子。第一个（**A**）是二度房内传导阻滞的心电图。这个患者为高度房内传导阻滞（P 波正负双相同时伴有类似房室交界性心律的等电位线），表现为房内差异性传导，类似一度房内传导阻滞（*），是由提前出现的心房波所致。**B.** 提前出现的心房波也会导致房内差异性传导。在心房早搏之后，出现暂时 P 波形态异常，但是没有出现一度或者三度房内传导阻滞（*）。PR 间期和上一个 PR 间期相等。其他原因（房性逸搏、伪差等）无法解释这种现象（见 Bayés de Luna，2012a 和正文）

5.4. 心房复极异常

Ⅱ导联 PR 段压低，aVR 导联 PR 段抬高代表心房损伤（心房 ST-T），是一项很重要的异常指标，因为这可能是急性心包炎的唯一心电图异常表现（图 5.10）。

PR 段的改变同样可以反映心房梗死，

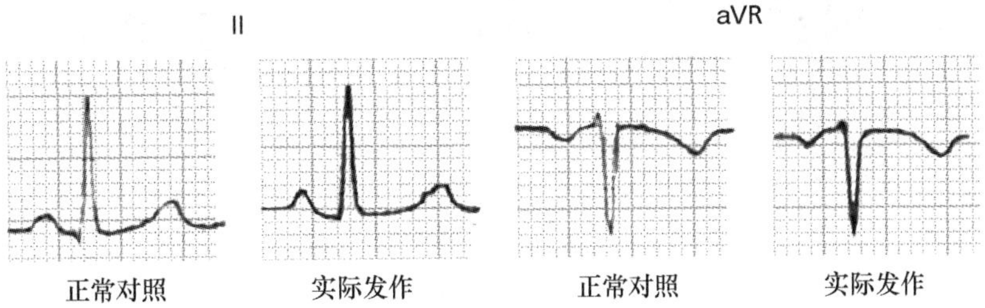

图 5.10　一个心包炎复发患者的心电图。对比发病时的心电图和正常时心电图，aVR 导联的 PR 段抬高（0.5mm），Ⅱ导联的变化正好相反

但是这种情况下其他导联会有类似坏死 Q 波（急性心肌梗死）等异常表现。

正常心房复极的典型心电图在交感神经亢进时可见到（图 4.4）。

自测题

A. 心房扩大和房内传导阻滞的心电图特点有何不同？

B. 右心房扩大的诊断标准是什么？

C. 左心房扩大的诊断标准是什么？

D. 请表述一度房内传导阻滞的概念？

E. 请表述三度房内传导阻滞的概念？

F. 解释二度房内传导阻滞和房性早搏的概念？

G. 心房复极异常最重要的表现是什么？

第 6 章
心室肥大
Ventricular Enlargements

6.1. 背景

心室肥大指的是心室肌肥厚、心腔扩大或者两者同时存在。

心室肥大所见的心电图形态改变多由心肌肥厚引起，而非心腔扩大（而在心房扩大中却恰恰相反）。轻度甚至中度的心室肥大在体表心电图中改变可能并不明显。

有些时候，一些患者可能在体表心电图出现异常之前很多年便存在心室肥大的心脏疾病。

诊断心室肥大的最佳方法是超声心动图。但是心电图能为心室肥大提供更多的预后评估价值。

6.2. 右心室肥大

右心室肥大（RVE）多见于先天性心脏病、三尖瓣瓣膜疾病、慢性或急性肺源性心脏病（肺动脉栓塞和慢性肺源性心脏病失代偿）等。

6.2.1. 心电图改变的机制

- 图 6.1 显示右心室肥大如何改变左心室电势，使除极向量方向转向右，有时会指向前，也可能指向后，这是由于右心室心肌质量增加，右心室壁传导速度减慢所致，尽管在右心室肥厚时左心室质量仍然大于右心室。
- 经常与右心室激动延迟有关，这是由于激动被阻滞于传导束近端［典型的右束支传导阻滞（RBBB)］。
- 部分右心室肥大的病例中能看到心肌复极化改变而导致的 ST-T 负向改变。在慢性肺源性心脏病或肺动脉栓塞患者通常能导致继发性右心室扩大，从而改变了复极方向。

6.2.2. 体表心电图变化

- 6.2.2.1 水平面投影

心室肥大时 QRS 波形态改变的机制是右心室肥大使除极向量改变，从而使 QRS

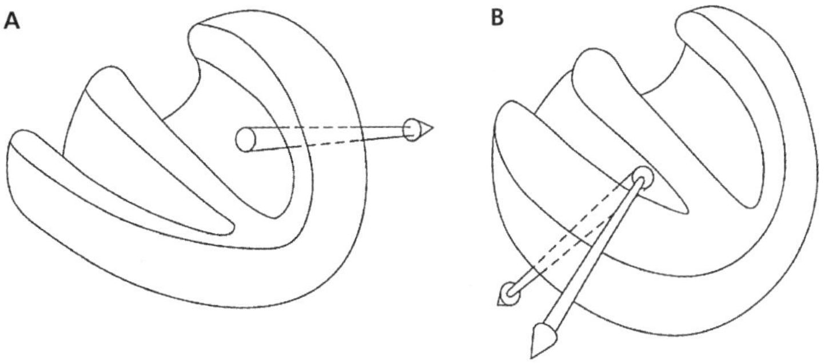

图 6.1 右室肥大抵消了通常占优势的左心室的电势方向（**A**），将电势方向转向朝右（**B**），有时候向前或向后（**B**）

波向量环改变，QRS 向量环的方向为右前，或者右后。

如图 6.2，右心室肥大使向量方向改变，引起 QRS 向量环向前，同时保持着相同的向量转向（Ⅰ），然后向量转向到 8 点（Ⅱ），最终向量方向顺时针转动并且向前（Ⅲ）。另一方面，当向量环方向转向后时，其中大部分向量向右（Ⅳ和Ⅴ）。

在这些模型中，V_1 导联从低电压 QS 波变为 RS 或 R 波，同时 V_6 导联变为大 S 波（图 6.2）。

6.2.2.2. 额面

根据向量环旋转和方向，ÂQRS 右偏（Ⅰ导联 RS 波和 aVF 导联 qR 波）（图 6.3A），

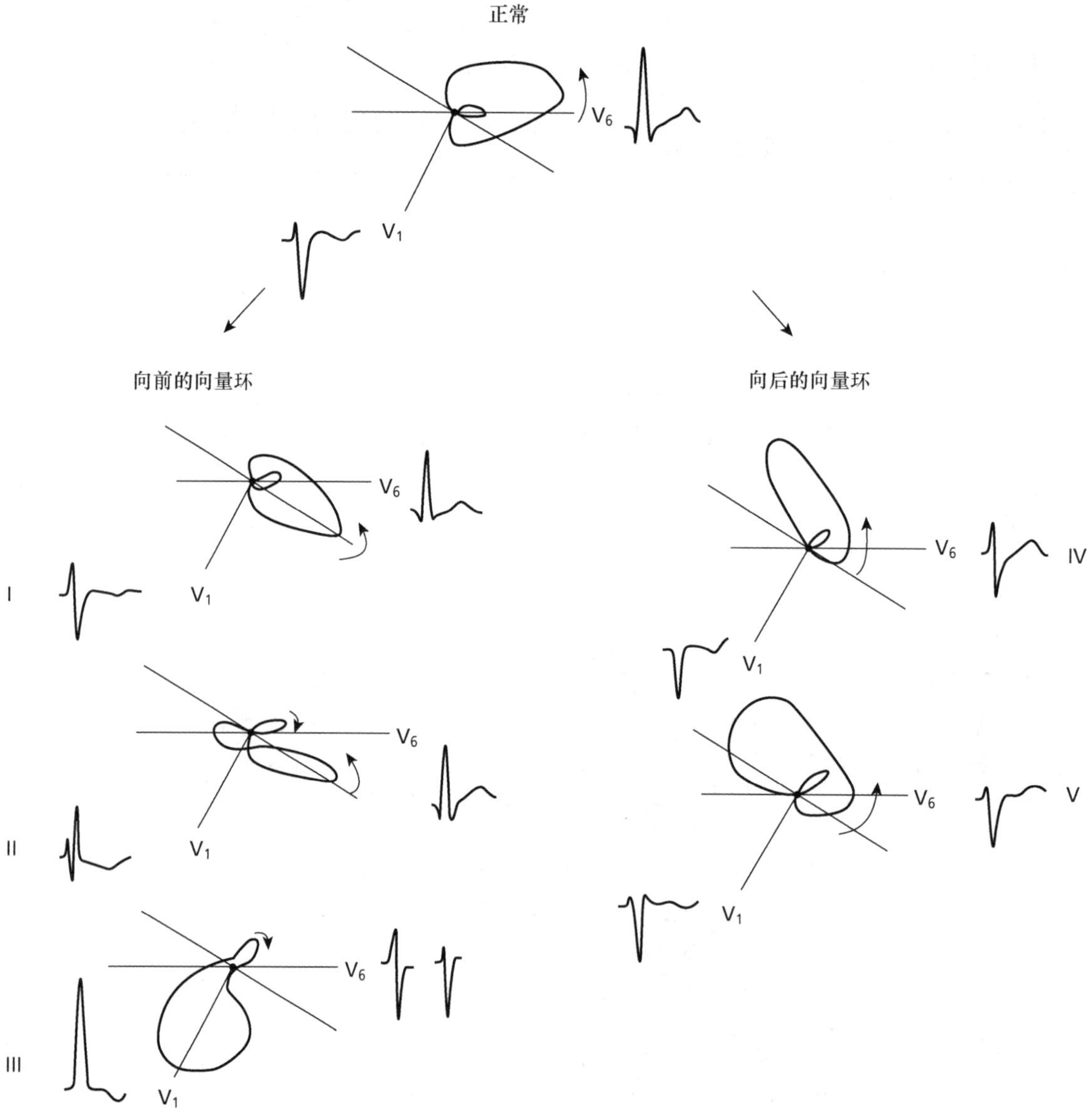

图 6.2　正常向量环在水平面上的投影部分，RVE 则产生右偏，可向前或向后。如果向量环向前，则在 V_1 导联产生不同的 QRS 形态，如果向量更向前，则会出现 R 波高振幅和 T 波倒置（Ⅰ～Ⅲ），向量环通常开始逆时针转向然后终止于顺时针方向，在 V_1 导联产生右束支传导阻滞的 rSr′形态。如果 RVE 向量环转向右后，V_1 导联可出现正常形态（rS）或 Qr 或 rSr′波，V_6 导联可合并有 S 波（Ⅳ和Ⅴ）

或者电轴不确定（$S_I S_{II} S_{III}$）（图 6.3B）。

6.2.3　右心室肥大的临床诊断标准

最常用的标准，特异性较高，但敏感性较低，诊断标准如下。

- ÂQRS≥110°（Ⅰ导联 R<S）；
- V_1 导联 R/S>1，和（或）V_1 导联 S 波振幅<2mm，和（或）R 波振幅≥7mm；
- V_6 导联 R/S≤1 和（或）V_5～V_6 导联 S 波振幅>7mm；
- 右心房肥大的 P 波；
- 当 V_1 导联出现高振幅 R 波或 rSr′波，鉴别诊断很重要（表 6.1）；
- 如果 V_1 导联出现 QS 波，相关的心电图特征（V_6 导联 S 波、ÂQRS、P 波）有助于右心室肥大的诊断（如前所述，图 6.4C）；
- 右心室肥大的特征（特别是 V_1 导联出现高电压 R 波），在先天性心脏病手术治疗后至少部分可以恢复。

6.2.4. 不同类型右心室肥大的心电图形态学

6.2.4.1. 基于心肌肥大的严重程度和病因学的 V_1 导联形态和其他心电图改变

图 6.4 举例显示了 3 组患者。分别是①心脏瓣膜疾病；②先天性心脏病；③肺源性心脏病。这 3 类患者中我们可以发现这样的心电图形态改变，rs 波或 rsr′波，或者肺源性心脏病患者出现 QS 波，或者劳损性心电图仅出现 R 波。另外还可以发现 ÂQRS 右偏或出现 $S_I S_{II} S_{III}$ 现象，而心脏瓣膜疾病和肺源性心脏病患者还会出现 P 波电轴右偏，但在先天性心脏病会出现 P 波电轴左偏（图 5.2C）。

图 6.5 至图 6.8 列举了一些存在右心室肥大典型心电图改变的先天性和获得性心脏病（肺源性心脏病）病例。心脏瓣膜疾病和先天性心脏病的心电图类型将在第 17 章 17.1～17.2 部分阐述。

6.2.4.2. 右心室内径急性扩张的心电图改变

右心室内径急性扩张可见于慢性肺源性心脏病失代偿和肺动脉栓塞患者。

在图 6.9 第一组患者中，肥大心肌出现 T 波负向，倒置加深，V_6 导联出现深 S 波，ÂQRS 更右偏（图 6.9）。

在一些肺动脉栓塞的患者中，常有心电图改变的证据（第 17 章）。最显著的改变包括：①窦性心动过速；②右胸导联 T 波负向；③新出现 RBBB（图 15.4），或 $S_I Q_{III} T_{III}$ 形态改变（McGinn-Whith 征）（图 15.3）。中度或轻度肺动脉栓塞患者的心电图可以表现为正常。

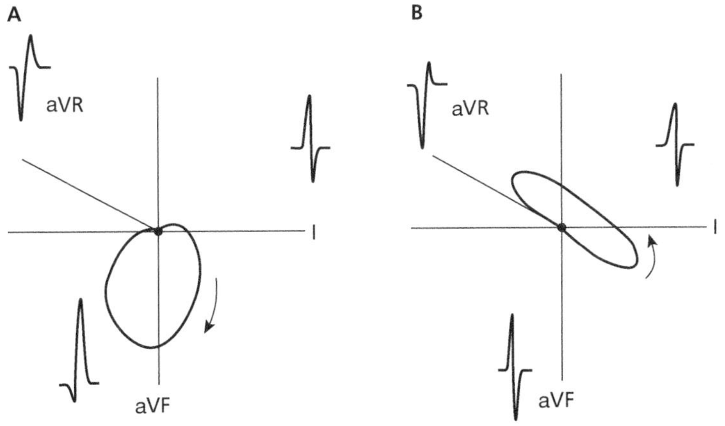

图 6.3　右心室肥大时的 QRS 向量环右偏（**A**）或出现 $S_I S_{II} S_{III}$（**B**）

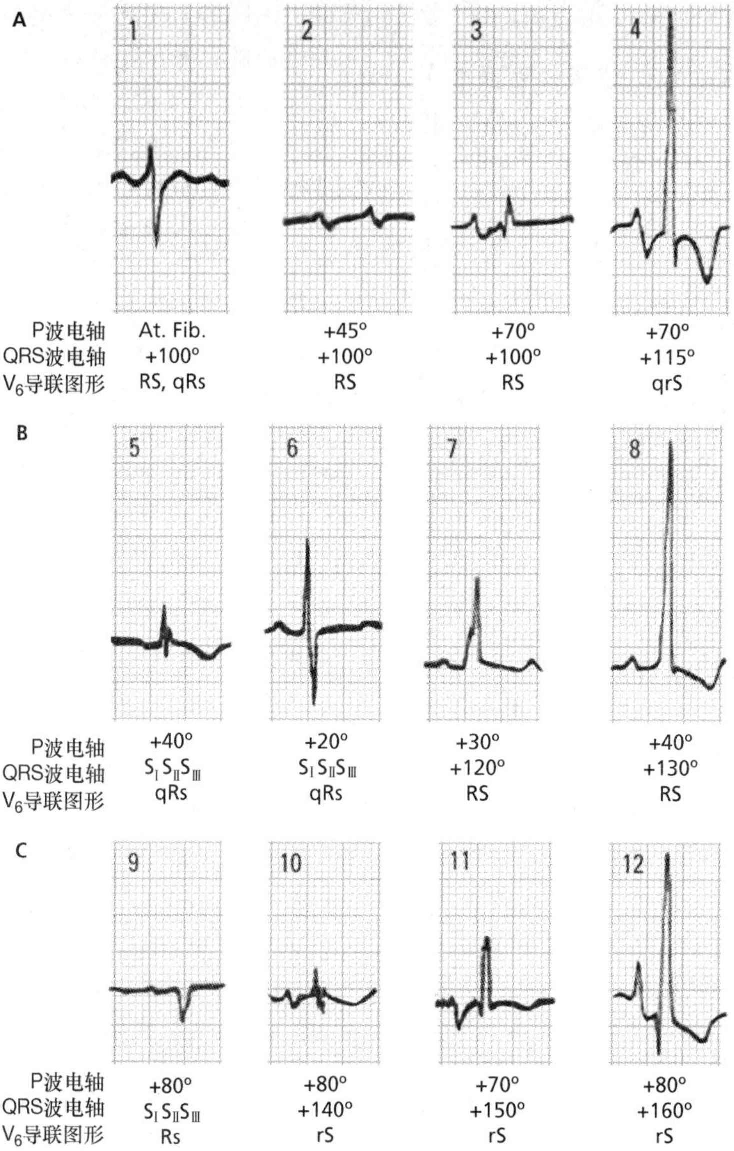

图 6.4　A 和 B. （心脏瓣膜疾病和先天性心脏病）V_1 导联形态由 RS 波变为单一 R 波代表着疾病加重。在 **A** 中 4 个病例（病例 1～4）二尖瓣狭窄伴有逐渐严重的肺动脉高压；在 **B** 中 4 个病例（病例 5～8）先天性心脏病肺动脉狭窄逐渐加重；**C.** 在肺部疾患，V_1 导联显示不同类型 QRS 形态，从 QS 波（病例 9）到伴有劳损的 R 波（病例 12），最后 1 个病例伴有严重亚急性肺源性心脏病合并肺动脉高压

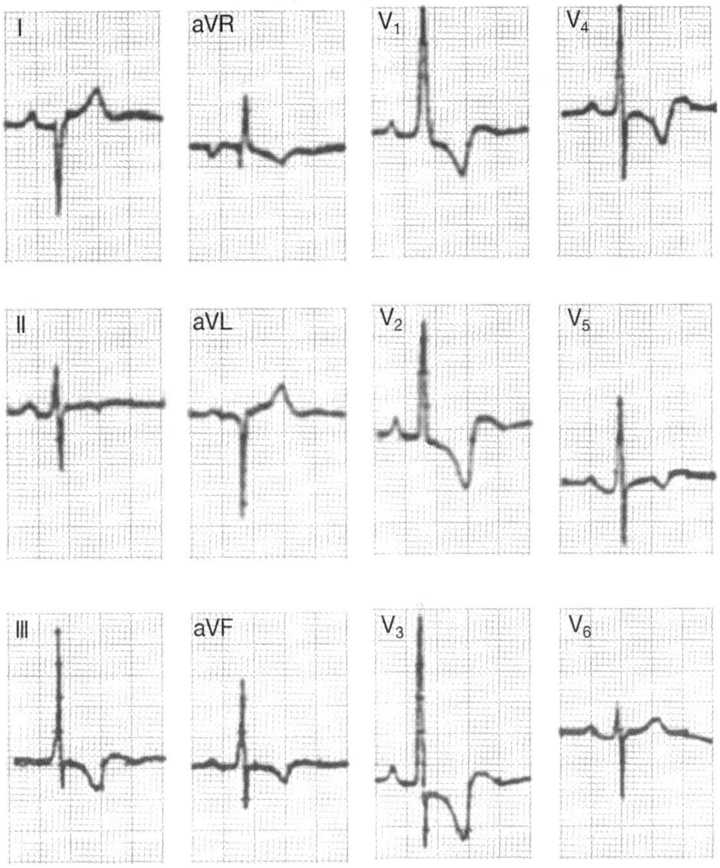

图 6.5　一位 8 岁患儿肺动脉瓣狭窄，跨瓣压差超过 100mmHg。患者有典型的右心室肥大伴收缩期超负荷（V_1～V_2 导联 R 波和负向 T 波）。心电图 P 波电轴左偏。该患者存在窦性和房室交界性的游走心律（Ⅲ导联轨迹）

6.2.5 鉴别诊断

A. 右心室肥大 V_1 导联呈 R 波或 r′(R′) 波的鉴别诊断

表 6.1 列举了心电图 V_1 导联呈明显 R 波或 r′（R′）波的不同临床诊断。

B. 右心室肥大 V_1 导联呈 QS 波的鉴别诊断

某些临床病例心电图可以表现出 V_1 导联明显 QS 波，例如左束支传导阻滞、间隔梗死。当心电图存在其他相关特征时有助于诊断右心室肥大，如 V_6 导联 S 波，ÂQRS 右偏或 $S_I S_{II} S_{III}$ 改变以及右心房肥大的 P 波改变（图 6.3）。

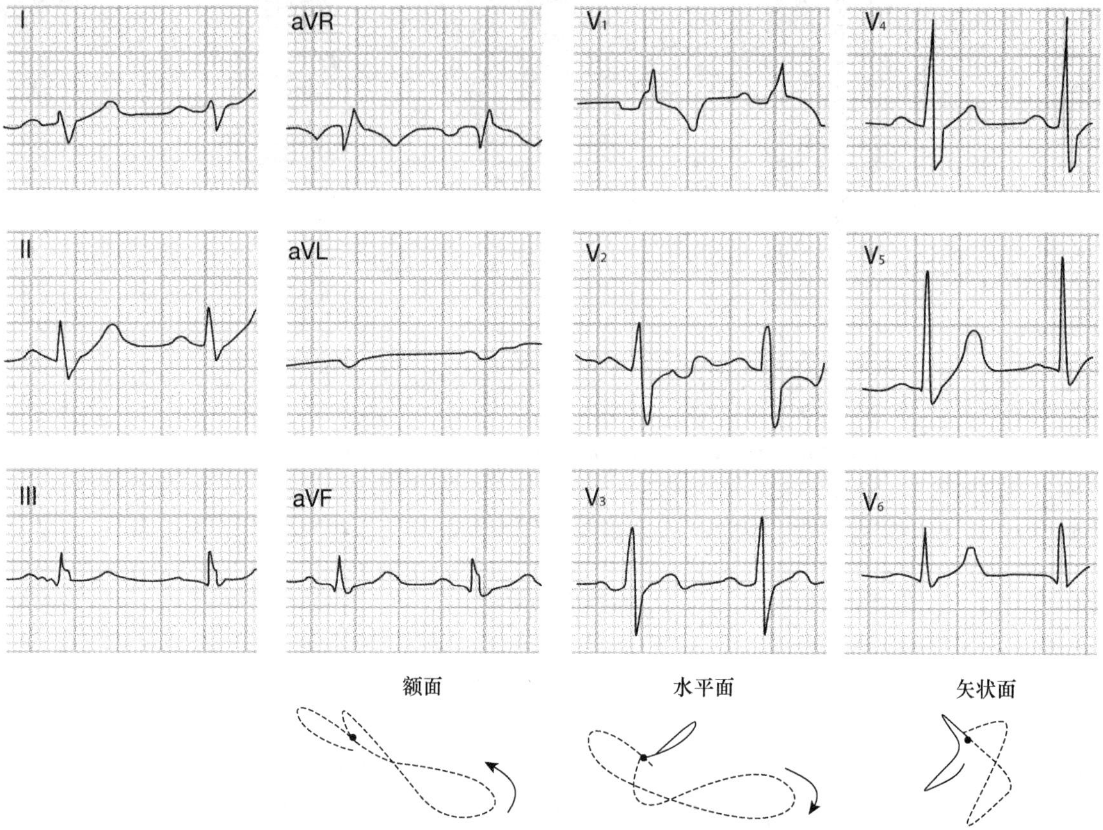

图 6.6　继发孔型房间隔缺损（ASD）的典型心电图形态。V_1 导联呈 R 波，ÂQRS 右偏，与心电图和心电向量图一致

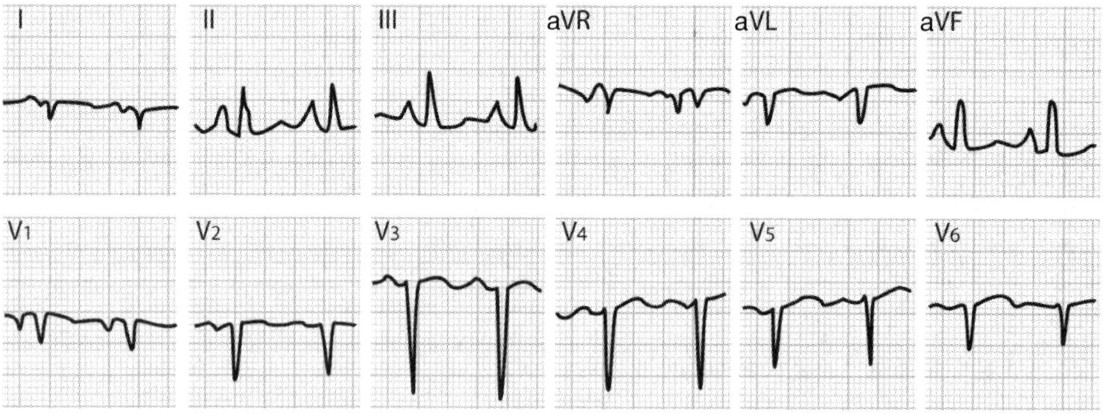

图 6.7　一位 65 岁显著慢性阻塞性肺疾病（COPD）患者，不合并左心疾病。具有典型的肺型 P 波和右心室肥大的其他表现，QRS 向量环指向右后（V_1 导联 P 波负向，心室肥大初始向量消失，V_6 导联 rS 波，ÂQRS ≥110°等）

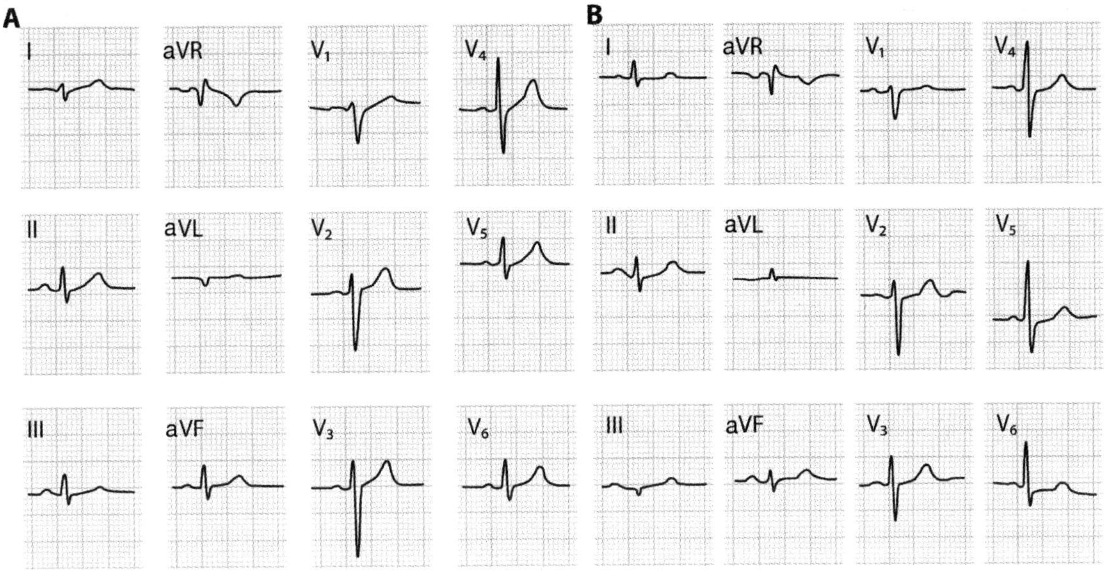

图 6.8　正常（**A**）和 COPD（**B**）引起的右心室肥大的 S_{I} S_{II} S_{III} 形态改变。其心电图形态通常没有差异。在这些病例 P 波和 T 波的改变能帮助鉴别（第 7 章 7.1 部分）

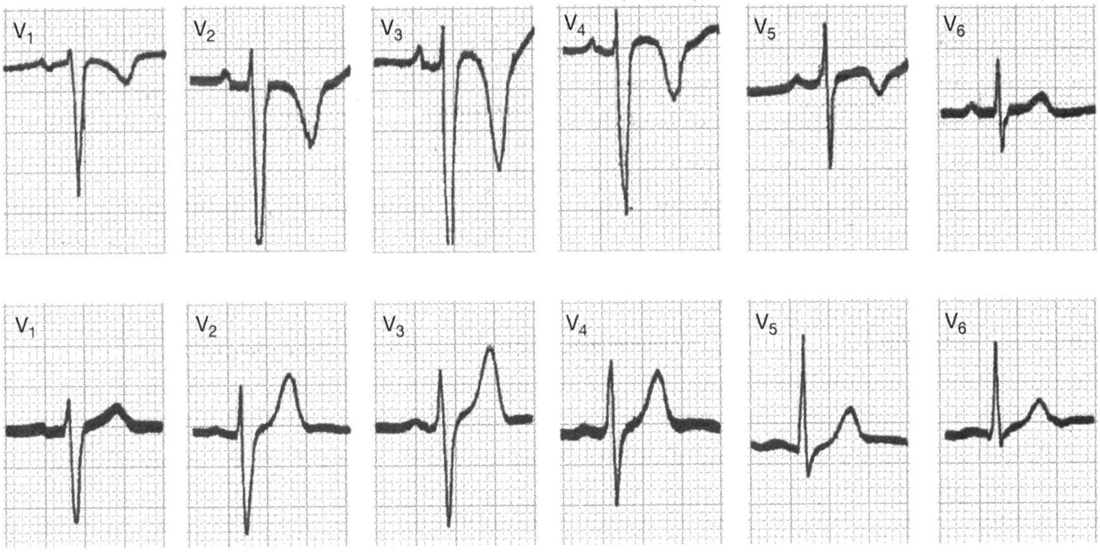

图 6.9　本图为慢性肺源性心脏病失代偿合并肺栓塞患者的心电图。水平面导联显示胸前导联 T 波负向、倒置加深，QRS 电轴右偏

表 6.1　V_1 导联有显著 R 波或 r′波的鉴别诊断

临床特征	V_1 导联 R 或 R′（r′）波形态	QRS 波宽度	V_1 导联 P 波形态
1. 无心脏病			
—电极放置错误	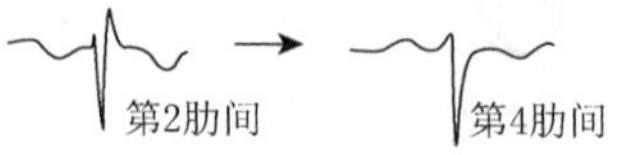	＜0.12s	第 2 肋间 P 波负向，第 4 肋间 P 波正向或双相
—过成熟现象 —正常变异： 前间隔区浦肯野纤维 极度逆钟向转位	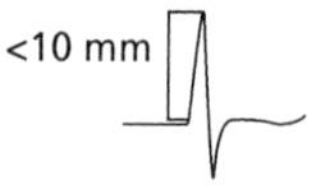	＜0.12s	正常
—胸廓异常（漏斗胸）	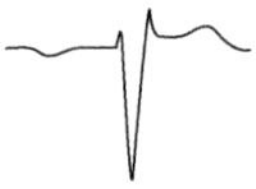	＜0.12s	负向
2. 典型 RBBB	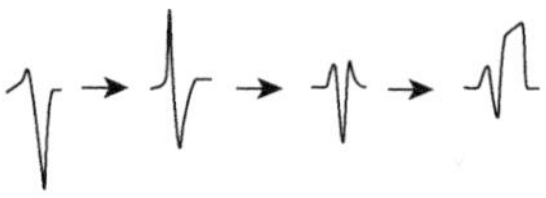	从＜0.12s 到＞0.12s	正常
3. 不典型 RBBB			
—Ebstein 畸形	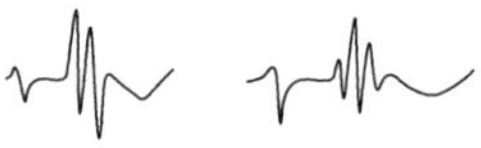	通常≥0.12s	通常是尖的或双相
—心律失常性 RVD/C 时 V_1 导联或各波之和低电压	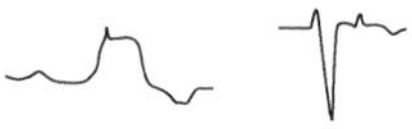	可能 0.12s	通常病理性的
—Brugada 综合征	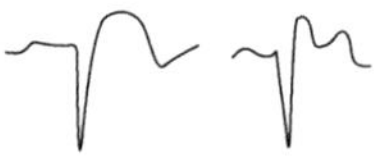	有时≥0.12s	正常
4. 右心室或双心室扩大（运动员）或甚至左心室扩大（肥厚或其他心肌病）	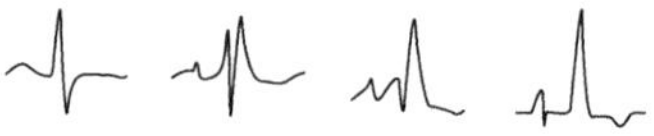	＜0.12s	通常是高尖，有时双相
5. WPW 综合征	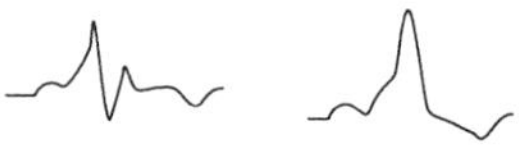	从＜0.12s 到＞0.12s	正常 P 波，短 PR 间期
6. 侧壁心肌梗死	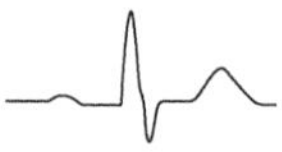	＜0.12s	通常正常
7. 中间传导束阻滞（尤其是一过性阻滞图形）?（见第 7 章）	V_1 导联显著 R 波，V_2 导联更明显	＜0.12s	通常正常

6.3 左心室肥大

● 左心室肥大多见于获得性心脏病（急性心脏瓣膜疾病、高血压、心肌病包括缺血性心肌病和遗传性心肌病等）和一些先天性心脏病（主动脉瓣狭窄、主动脉缩窄、弹性纤维组织增生等）。

● 一般来说，左心室肥大患者肥大多于扩大。更多见于心肌病和舒张期左心室超负荷，例如主动脉瓣反流。

6.3.1 心电图改变的机制

● 图 6.10 和 6.11 显示左心室肥大时心电向量指向左心室游离壁，游离壁是左心室肥大最显著的部位，电向量多指向后方（图 6.10B）、上方和左侧（ÂQRS 左偏）。肥厚型心肌病（HM）时心尖肥大占优势，心电向量指向后方的程度有所减小（图 6.10C）。

● 左心室肥大多伴有典型的左束支传导阻滞。

● 心脏复极化改变表现为 ST 段不同程

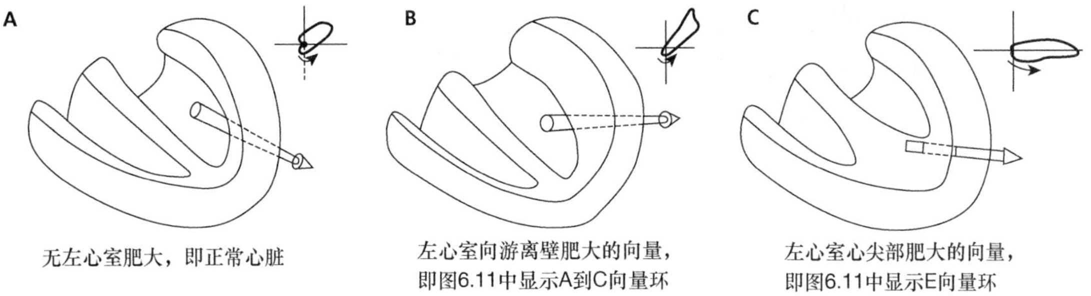

图 6.10　**A.** 正常的向量和向量环，**B** 和 **C.** 左心室肥大时不同类型的向量和向量环

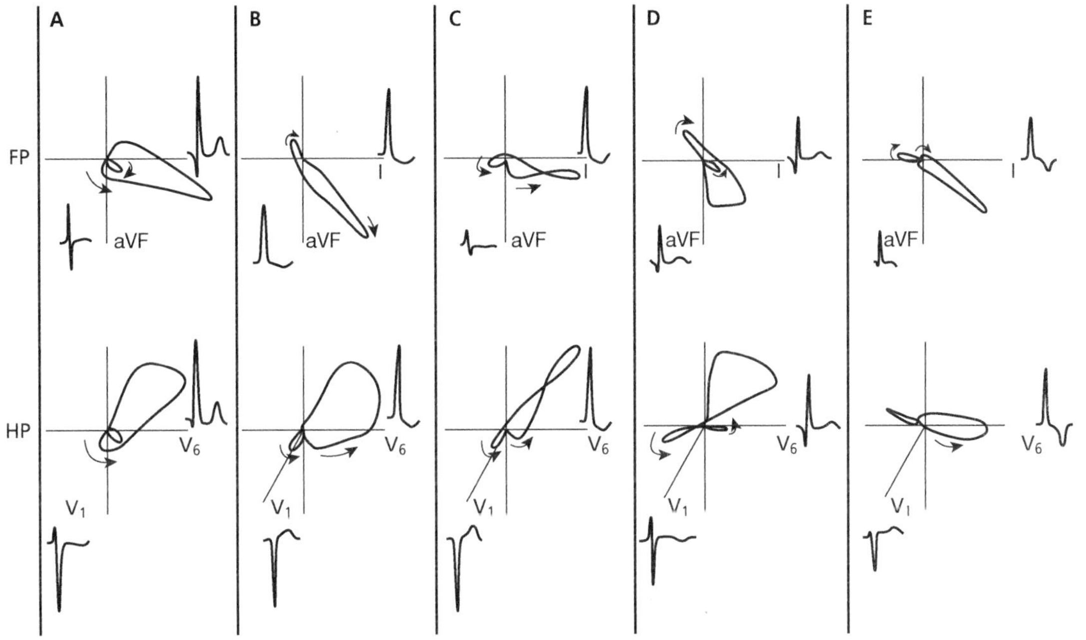

图 6.11　显示额面（FP）和水平面（HP）的 QRS 电轴向量及向量环：**A.** 轻度和中度左心室肥大，**B** 和 **C.** 重度左心室肥大，**D.** 肥厚型心肌病一些病例的向量环，**E.** 心尖肥厚型心肌病的向量环。这 5 个病例的 aVF、Ⅰ、V_1 和 V_6 导联的典型形态改变符合向量环-半侧区域相关性

度压低，以及负向 T 波和不对称 T 波，这是由疾病的不同临床阶段引起的，而与收缩期或舒张期负荷程度无关。

- 特别是在严重心脏疾病，随时间推移，会有负向 ST-T 劳损型改变。这些改变部分继发于除极的改变（肥大）。还有心肌缺血的程度以及药物（如洋地黄）的影响，为主要作用机制引起 ST 段压低和显著 T 波深倒置（图 6.13C）。

6.3.2. 心电图改变的影响

额面和水平面的改变

图 6.11 显示轻度到中度左心室肥大患者（A），重度左心室肥大患者（B 和 C）额面和水平面 QRS 向量环和心电图形态。肥厚型心肌病患者中，中位间隔肥大心电图可见深 q 波，而在心尖部肥大病例可发现 T 波深倒置（D 和 E）。

6.3.3. 左心室肥大的临床诊断标准

左心室肥大电压诊断标准具有高度特异性（>90%），而敏感性较低（20%～50%），包括：

A. Cornell 标准： 男性，$R_{aVL}+S_{V_3}>24mm$。女性，$R_{aVL}+S_{V_3}>20mm$。

B. Sokolow 标准： $S_{V_1}+R_{V_5\sim V_6}\geqslant 35mm$。

C. aVL 标准： $R_{aVL}\geqslant 11mm$，或存在左

前分支传导阻滞时 R_{aVL}≥16mm。

● **有劳损型复极改变和（或）左心房肥大或心房颤动更能明确诊断**，特别在符合电压诊断标准时。

● 这些诊断标准是基于**诊断评分**的，目前被广泛接受的是 **Romhilt-Estes** 评分（Bayés de Luna，2012a）（表 6-2）。

● 下列条件存在时暗示左心室扩大合并肥大：①V_6 电压≥V_5 电压；②类本位曲折时间（IDT）≥0.07s；③额面较水平面导联相对低电压。

6.3.4. 特殊类型的左心室肥大心电图

6.3.4.1. 轻度左心室肥大心电图与正常心电图差异微小

有时候，左心室肥大的诊断是基于超声心动图而非心电图，或者仅显示微小的心电图改变，这些微小的改变甚至也可以在健康个体中出现。相比于正常个体的正常心电图来说这些改变仅仅是微小的。图 6.12 显示中度心尖肥大患者Ⅱ、Ⅲ、aVF 导联和 V_5～V_6 导联有水平 ST 段和对称 T 波（B），

表 6-2　Romhilt-Estes 评分

A. 基于 QRS 波改变的标准	
1. 电压 符合下列条件之一： —额面导联 R 波或 S 波≥20mm —V_1～V_2 导联 S 波≥30mm —V_5～V_6 导联 R 波≥30mm	3 分
2. ÂQRS 于－30°或更左偏	2 分
3. V_5～V_6 导联类本位曲折时间≥0.05s	1 分
4. QRS 间限≥0.09s	1 分
B. 基于 ST-T 改变的标准	
1. 未使用洋地黄，ST-T 向量方向与 QRS 波相反	3 分
2. 使用洋地黄，ST-T 向量方向与 QRS 波相反	1 分
C. 基于 P 波异常诊断标准	
1. V_1 导联 P 波终末负向向量≥1mm，深度≥0.04s	3 分

如果评分≥5 分诊断左心室肥大。如果总分是 4 分，也可能是左室肥大

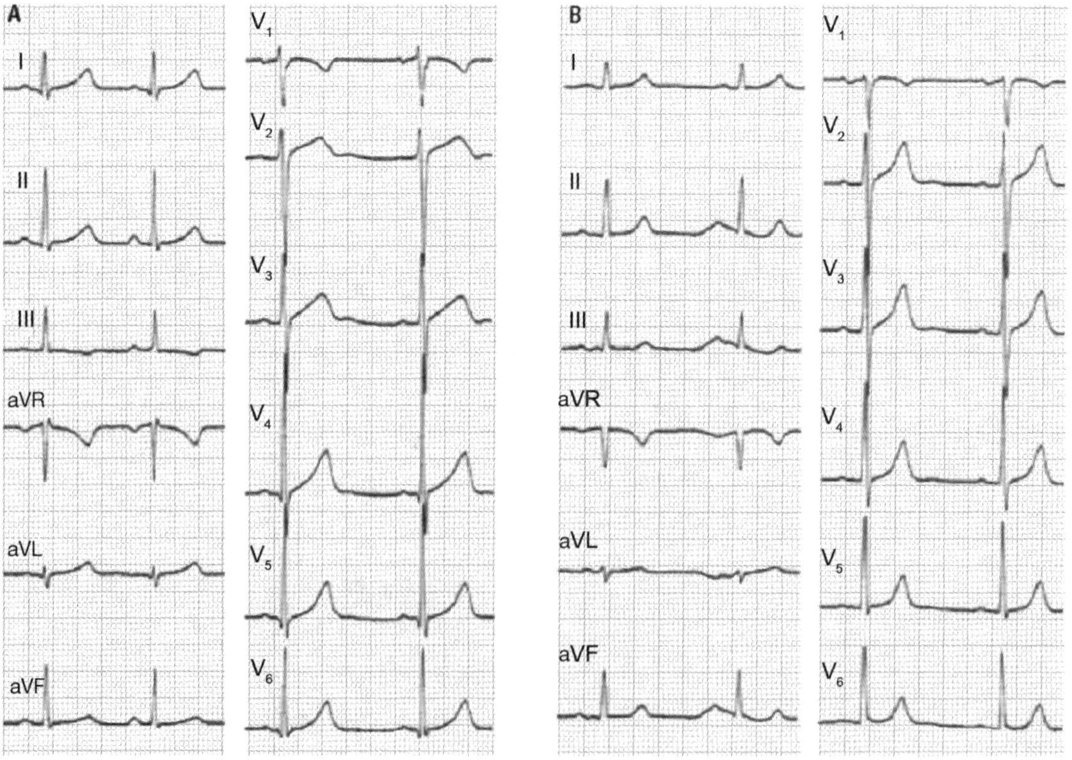

图 6.12　**A.** 健康瘦弱青年（作者之孙）的心电图。**B.** 高血压患者的心电图，有轻度 ST 段和 T 波的改变。在图 **A** 起始端可见上斜形 ST 段（V_4～V_6、Ⅰ和Ⅱ）；在图 **B** 则相反可见校正后水平 ST 段以及对称 T 波（V_5、V_6、Ⅰ、Ⅱ、aVF）

与之相比，正常个体具有相似的 QRS 波，但 ST-T 正常（上斜和不对称）（A）。

应重点牢记的是，这些微小改变可能是正常心电图的多种形式，特别是绝经期妇女或老年人。对这些病例必须进行更加详细的研究，其中可能有轻度左心室肥大或缺血性心肌病，特别是伴有轻度 ST 段压低时（＜1mm）。所以在做出最终诊断前需要收集详细的病史和进行临床查体，同时还要完善各项检查（例如运动试验和超声心动图）。

6.3.4.2. 左心室肥大不同临床阶段的改变

图 6.13 显示了左心室肥厚伴继发性 ST-T 改变的心电图（ST-T 负向伴不对称）演变过程，包括主动脉瓣狭窄（收缩期超负荷）（A）和主动脉瓣反流（舒张期超负荷）（B）。而后者心电图上通常存在小 q 波。图 C 显示在洋地黄或者缺血因素作用下劳损性心电图表现，可以看到水平的 ST 段压低和深而对称的倒置 T 波（见下文）。

图 6.14 示左心室肥大患者的心电图改变。图中为年轻的严重主动脉瓣反流患者心电图表现，该患者未能长期存活。有左心室肥大的电压诊断标准，V_5～V_6 导联 qR 波，水平 ST 段和对称高耸的 T 波。图 6.15 显示 47 岁男性患者因长期严重主动脉瓣狭窄出现左心室肥大和继发性 ST-T 的心电图。

6.3.4.3. 左心室肥大的恢复

高血压患者超声心动图显示左心室肥大经过适当的治疗，心电图上心室肥大复极的改变是可以恢复的，且预后较好（图 6.16）。心脏瓣膜疾病或先天性心脏病患者经过手术矫正后，左心室肥大的心电图改变也可能恢复。

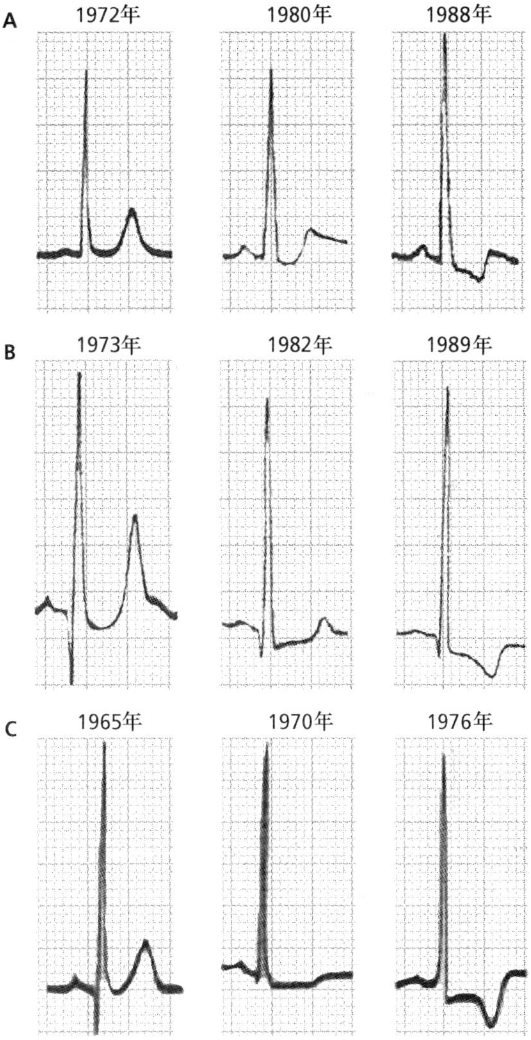

图 6.13 三种典型形态演变的心电图：**A.** 典型主动脉狭窄，心电图起始缺乏 q 波，发展为电压增加和劳损性复极改变；**B.** 典型主动脉反流，q 波逐渐消失伴劳损形改变出现；**C.** 心肌缺血伴高血压性心脏病患者，随疾病进展出现左心室肥大和缺血的混合心电图改变

6.3.5. 左心室肥大的鉴别诊断

6.3.5.1. 完全性左束支传导阻滞（LBBB）

- 左心室肥大时，QRS 时限通常不超过 120ms 时，尽管很多左心室肥大合并严重 LBBB。
- 左心室肥大常合并一度 LBBB（V_6、Ⅰ导联 q 波消失，甚至 V_1 导联 r 波消失，QRS 时限＜120ms）。

6.3.5.2. 间隔部心肌梗死

- 心电图 V_1～V_2 导联 r 波消失，使左心

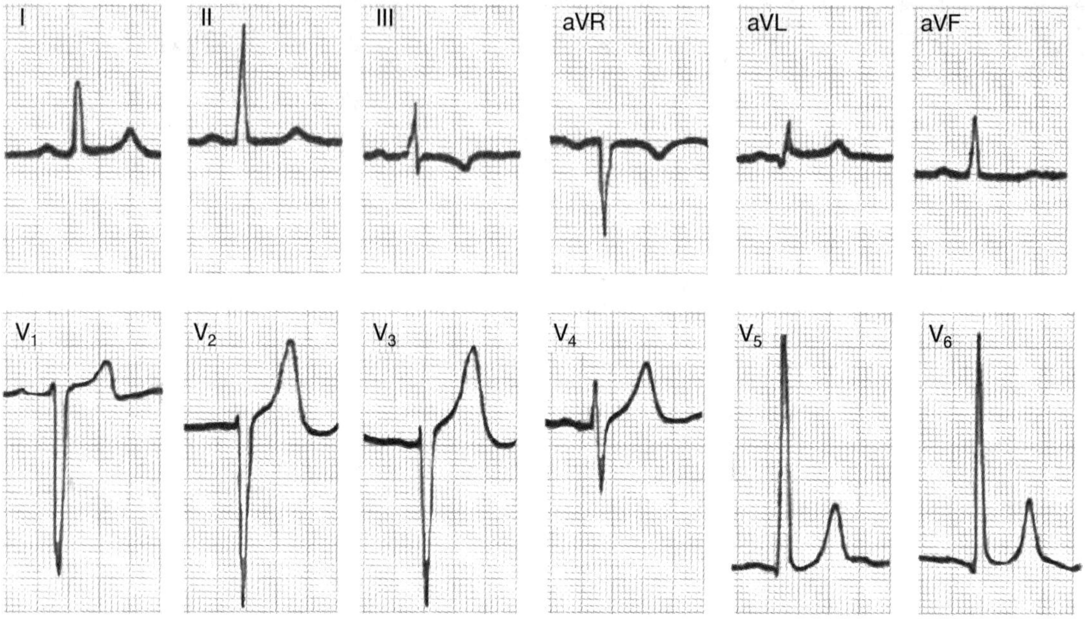

图 6.14　一例 22 岁男性患者有明显主动脉反流的典型心电图。虽然患者主动脉反流持续的时间并不长，但该患者出现中度左心室肥大，满足左心室肥大的诊断标准（Romhilt-Estes 评分）：V_5～V_6 导联 R 波＞30mm（3 分）；类本位曲折时间（IDT）＝0.07s（1 分）；QRS 时限＝0.10s（1 分）。总分：5 分。左心室扩大的诊断：IDT＞0.07s，高振幅 R 波 V_6＞V_5 导联

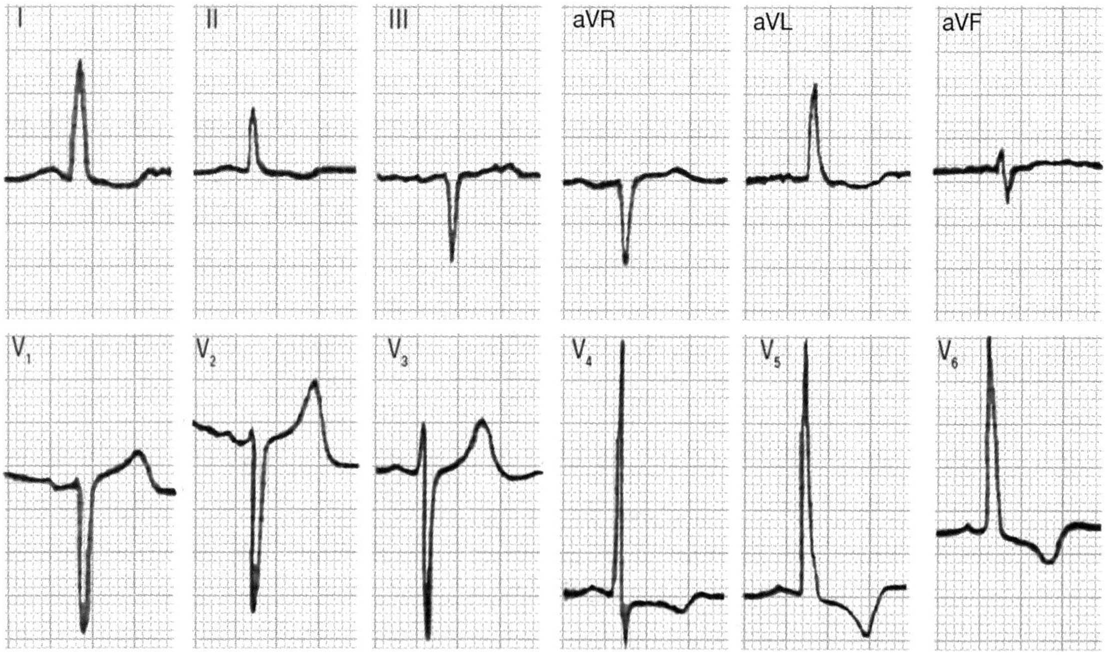

图 6.15　一例 47 岁男性患者，患有典型长期严重的主动脉瓣狭窄，典型的左心室肥大心电图。V_5～V_6 导联 R 波＞30mm（3 分）；V_4～V_5 导联 ST-T 与 R 波方向相反（未使用洋地黄）（3 分）；IDT＝0.055s（1 分）。总分：7 分（Romhilt-Estes 评分）

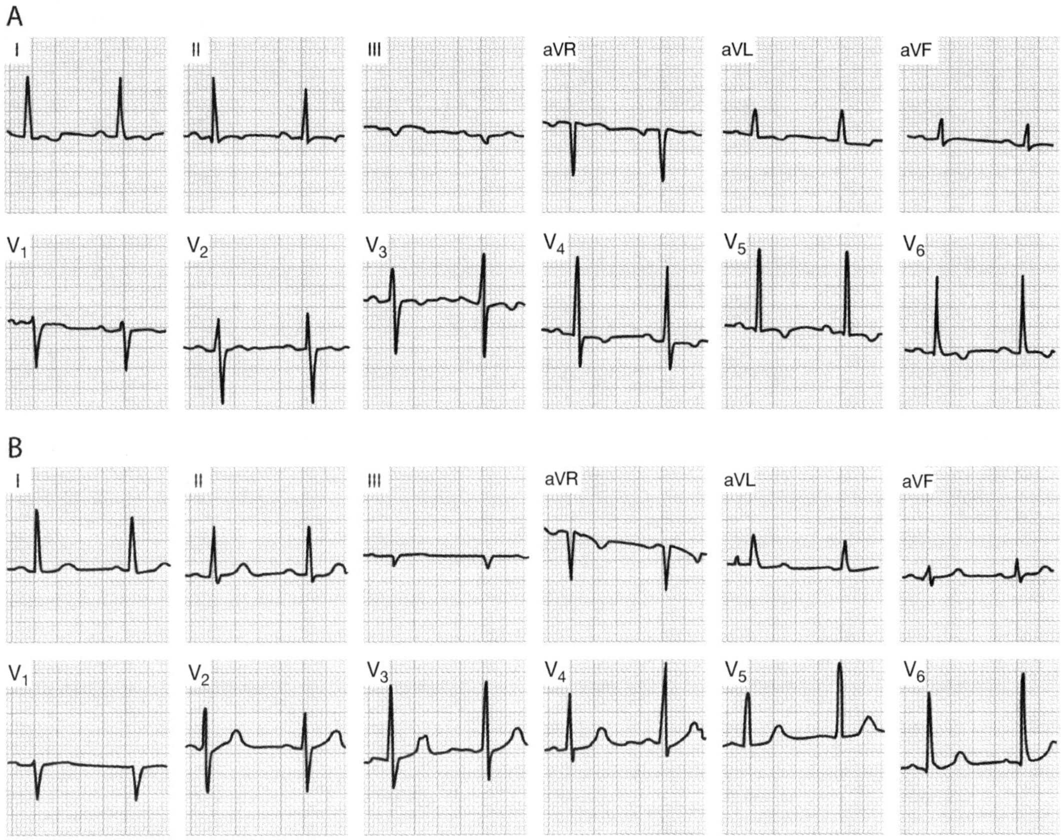

图 6.16　一例 56 岁男性高血压心脏病患者。治疗前心电图（**A**）以及经过治疗 7 个月后心电图（**B**）。其心电图显示左心室扩大的形态减轻

室肥大与间隔部心肌梗死鉴别较困难，若 V_1～V_2 导联 T 波为负向/对称有助于间隔部心肌梗死的诊断。

6.3.5.3. Wolff-Parkinson-White 预激Ⅰ型和Ⅱ型

- 有 delta 波，并且 PR 间期缩短。

6.4. 双心室扩大（图 6.17）

有时诊断双心室扩大是困难的，因为一个心室扩大的表现可能掩盖另一心室扩大的心电图表现。

诊断标准包括以下几点。

A. V_5～V_6 导联高 R 波合并 ÂQRS 右偏或 $S_{Ⅰ}S_{Ⅱ}S_{Ⅲ}$。

B. V_5～V_6 导联高 R 波合并 V_1～V_2 导联 RS 波。

C. QRS 波振幅正常，但有复极化改变。

D. V_1 导联 QRS 波低电压，V_2 导联明显的 S 波，V_5～V_6 导联 R 波或 Rs 波，ÂQRS 右偏或 $S_{Ⅰ}S_{Ⅱ}S_{Ⅲ}$（图 6.17）。

E. P 波可能存在左心房和（或）右心房扩张的表现（图 5.4），或心房颤动的特征。

自测题

A. 列出右心室肥大心电图形态的电生理改变。

B. 临床实践中右心室肥大的最重要心电图诊断标准是什么？

C. 列出肺动脉栓塞的心电图改变。

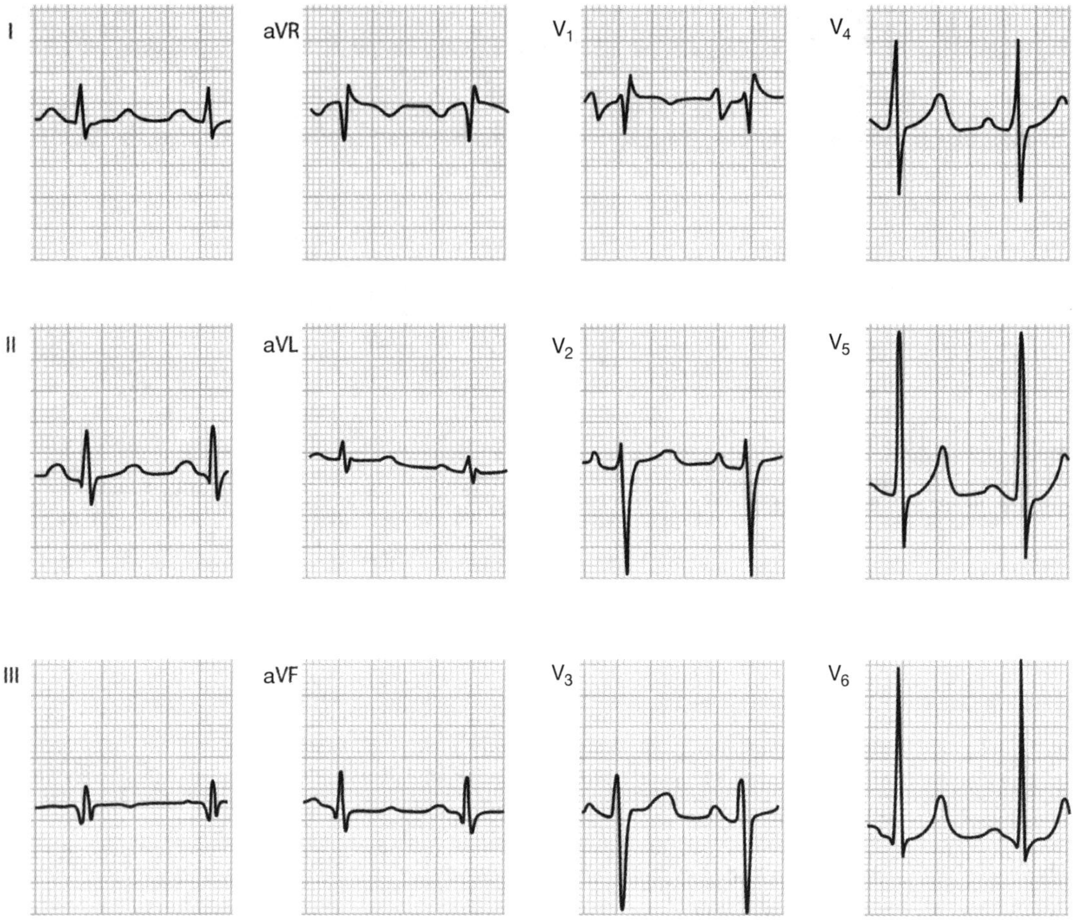

图 6.17 双心房和双心室扩大病例。一例 35 岁患者，二尖瓣狭窄伴关闭不全、主动脉反流和明显的肺动脉高压，心律为窦性心律（见正文）

D. V_1 导联呈 QS 波时，诊断右心室肥大的心电图标准是什么？

E. 列出左心室肥大时心电图形态的电生理改变。

F. 列举右心室肥大时 V_1 导联出现 R 波或 rSr′波的原因。

G. 临床实践中左心室肥大的最重要心电图诊断标准是什么？

H. 正常心电图和轻度左心室肥大心电图的微小差异是什么？

I. 指出左心室肥大临床进程中心电图的演变。

J. 目前哪些疾病的心电图表现与左心室肥大相似？

K. 双心室扩大：如何通过心电图做出诊断？

第 7 章
室内传导阻滞
Ventricular Blocks

7.1. 一般概念

● 心室特殊传导系统中，有 4 条传导束（图 7.1）：右束支（RBB）、左束支（LBB）及其两个分支——左前分支（SA）和左后分支（IP），还有两分支之间的一些中间束支，这些偶尔会组成一条真正的肌束（见 7.7 部分）。

● 第 5 章里，我们讨论心脏各部位传导阻滞，如窦房传导阻滞、房内传导阻滞、房室传导阻滞、室内传导阻滞，以及传导减慢（部分或一度传导阻滞），或病变区域的完全传导阻滞（高度或三度传导阻滞）。如仅有部分激动被阻断，引起部分或者高度的阻滞，我们称之为二度传导阻滞。

● 右和左束支传导阻滞可发生在近端（主干）或者远端，我们主要讲解近端阻滞的心电图标准。右和左束支远端阻滞和近端阻滞的心电图特点相似（详见 Bayés de Luna，2012a）。

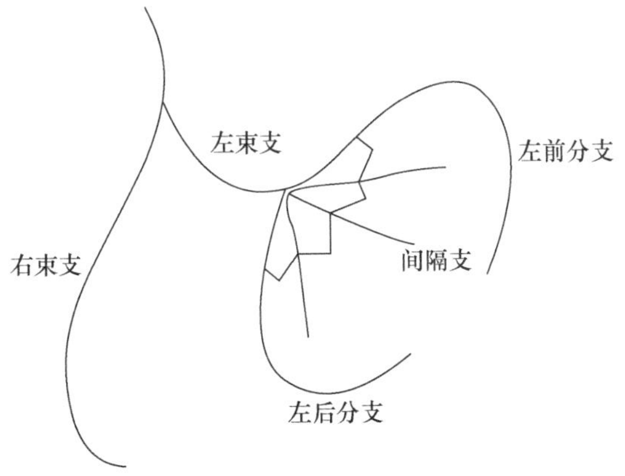

图 7.1 室内传导系统示意图

● 束支传导阻滞和左束支两个分支的诊断标准分别由 Mexican School（Sodi et al.）和 Rosenbaum、Elizari 于 1967 年和 1968 年提出。近年来，某些标准被提出质疑，尤其是宽 QRS 波对高度左束支传导阻滞的诊断（Strauss et al.，2011）。在本书中，我们沿用经典诊断标准。

● 值得一提的是，右束支远端阻滞将会引起 $S_{I}S_{II}S_{III}$ 形态的改变，这与右心室肥大和某些正常心电图变异基本相同（Bayés de Luna et al.，1987）。

● 另外，左束支中间纤维阻滞将在本章最后部分简要讨论。

关于心室扩大、急性心肌缺血、心肌细胞坏死相关的束支传导阻滞的更多诊断信息，请查阅 Bayés de Luna（2012a）相关文献。

7.2. 右束支传导阻滞（RBBB）

7.2.1. 完全性右束支传导阻滞（三度传导阻滞）

我们很难知道如果对侧心室没有跨间隔除极的话，患侧束支是否完全阻滞，激动是否能经其下传心室。

7.2.1.1. 心电图改变的机制（图 7.2）

右束支传导阻滞时，右心室激动（除极和复极）是跨间隔产生的，这是由于间隔部有少量的浦肯野纤维，QRS 波时限延长。跨间隔激动产生间隔部和右心室除极延迟的 3 和

4 向量除极（见图 7.2），形成典型的 QRS 环。

图 7.2 显示各个向量，对应的向量环和每个导联的半侧区域，由此解释相应的心电图表现。

图 7.3 显示如何通过间隔复极来解释完全性右束支传导阻滞 ST-T 的形态改变，间隔复极向量较左心室壁向量强大。间隔部复极电偶起始于室间隔左侧，复极向量的头端（阳电荷）总是指向左侧，所以 V_1 导联记录为负向，V_6 导联记录为正向。

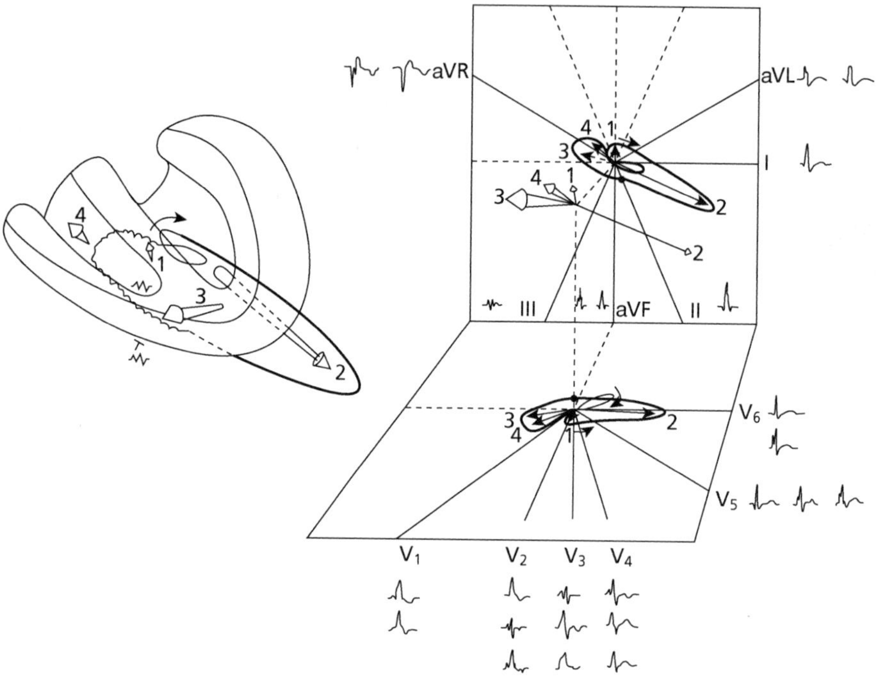

图 7.2　左图：完全性（三度）右束支传导阻滞中 QRS 和 T 的向量和向量环。右图：向量环在两个平面的投影及临床最常见的波形

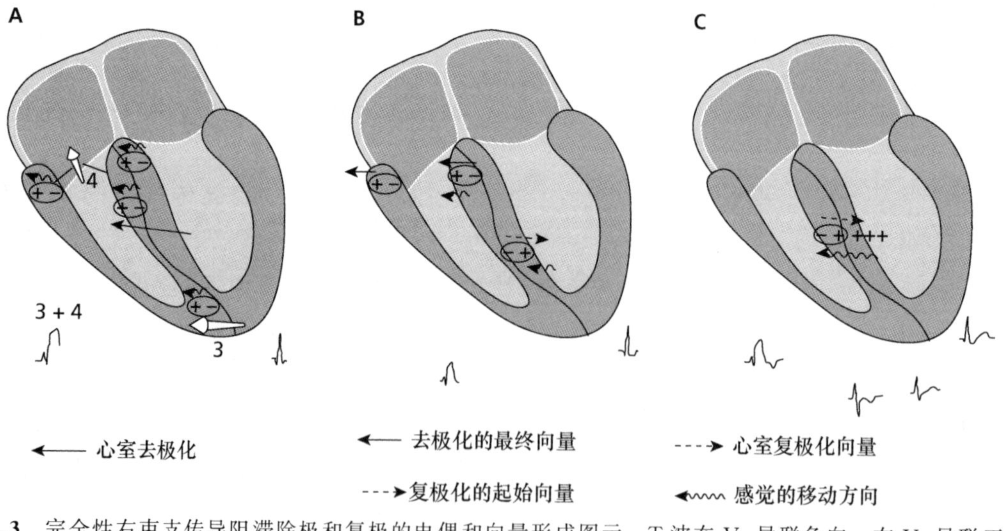

图 7.3　完全性右束支传导阻滞除极和复极的电偶和向量形成图示。T 波在 V_1 导联负向，在 V_6 导联正向，因为间隔部复极向量占优势，向量头端（正电荷）指向左侧，虽然感觉移动方向是从左到右（←〰〰）

图 7.4 比较正常人与完全性右束支传导阻滞患者额面和水平面 QRS 环和心电图。

7.2.1.2. 完全性右束支传导阻滞（三度）诊断标准

完全性右束支传导阻滞的诊断标准如下（Sodi et al 1967；Bayés de Luna，2012a）。

A. QRS 时限≥0.12s，ÂQRS 偏移。

B. **水平面：V_1 导联呈 rsR′波，一般 V_2 导联 R′波顿挫**，V_1 导联 ST 段轻微压低，V_1～V_2 导联非对称性 T 波倒置，偶见于 V_3 导联。V_5～V_6 导联呈 qRs 型，s 波顿挫。

C. **额面：aVR 导联 QR 波伴 R 波顿挫**，T 波负向，Ⅰ导联 qRs 波，经常 aVL 导联出现 S 波顿挫。没有右束支传导阻滞时 ÂQRS 在正常范围。根据心脏转位和（或）右或左心室扩大，电轴会更向右或者向左偏移。

图 7.5 显示在没有心脏转位时的完全性右束支传导阻滞的典型心电图。

诊断关键导联是 V_1、V_6 和 aVR 导联。

7.2.2. 部分右束支传导阻滞（一度）

这种情况下，跨间隔激动多（图 7.6A）或少（图 7.6B）取决于刺激在右束支传导延迟的程度。相应地，右心室除极会有较大或者较小的延迟（条纹部分）。

因此，一度右束支传导阻滞心电图特点如下（图 7.7）。

A. QRS 时限<120ms。

B. V_1 导联 rSr′波。r′波不宽大但电压显著。心电图的初始阶段可呈 RS 波，因为 QRS 环第 1 部分向量指向前，然后最后部分指向前且有顿挫，可以解释 V_1 导联呈 RS 型（图 7.8）。但为避免过度诊断，当 V_1 导联存在 r′波时我们诊断部分右束支传导阻滞。

C. aVR 导联 QRS 末端呈不宽大的 r′波，

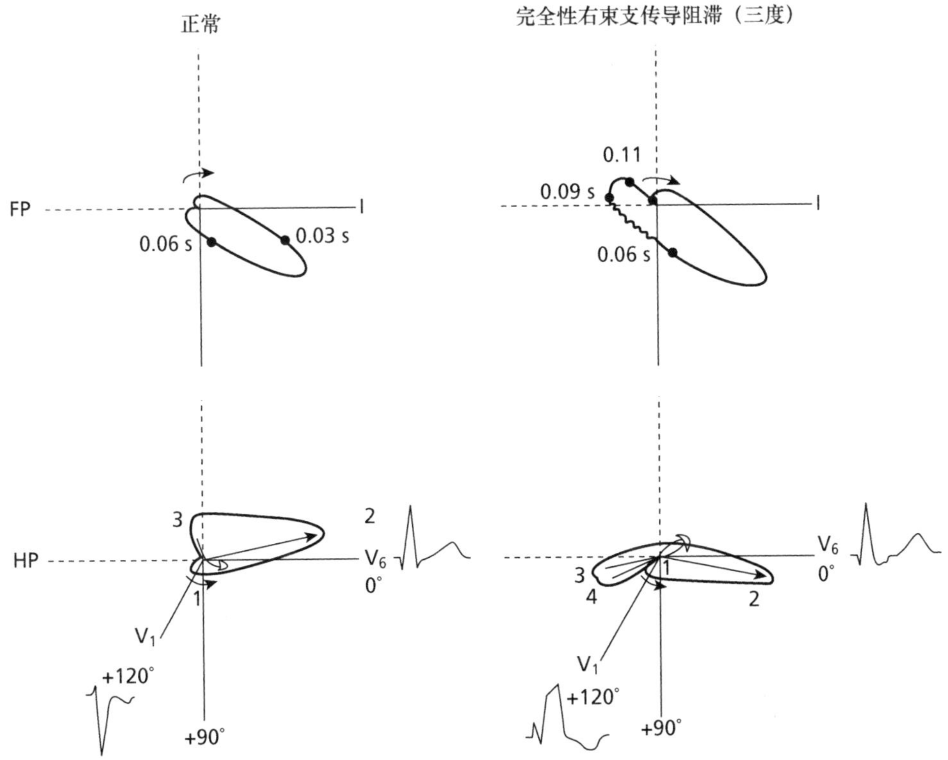

图 7.4　正常人及完全性右束支传导阻滞患者额面和水平面的向量环。观察可见这种类型的阻滞在额面（FP）并没有改变向量环方向，但是在水平面（HP）总的向量方向指向前面

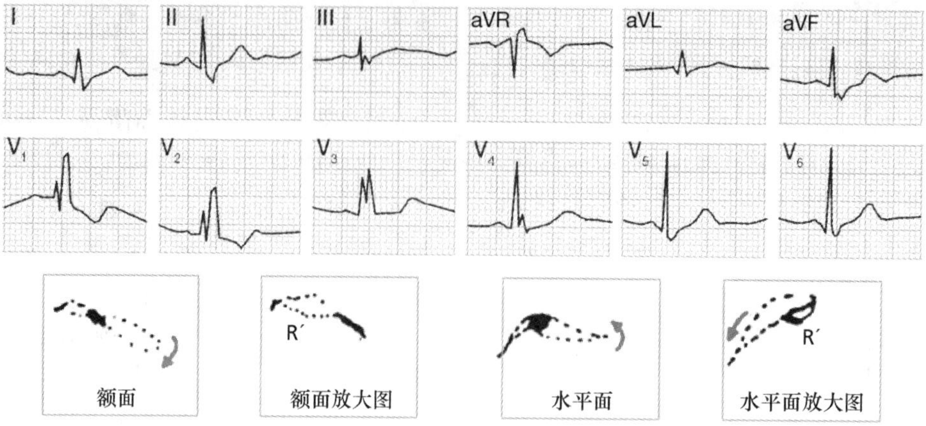

图 7.5　一位 75 岁无心脏疾病的健康女性心电图和心电向量图，15 年内心电图未发生变化。无转位的正常心脏的完全性右束支传导阻滞心电图，ÂQRS＝＋30°，V_5 导联呈 qRs 型。在 aVR 和 V_1 导联，QRS 波除极的最后部分呈 R′波（见图 7.2）

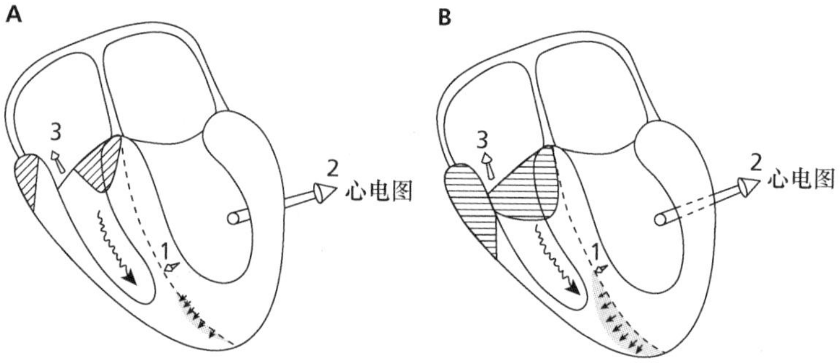

图 7.6　心室球体除极示意图，但除极起始近端有部分右束支传导阻滞，A 图阻滞部分小，**B** 图阻滞部分多。在右束支传导阻滞中（见正文），右侧间隔一部分（虚线区域）跨间隔除极，这是因为当激动从左侧到达右侧室间隔时，来自右束支的激动尚未到达，激动到达右侧间隔的时间越长，那么跨膜除极的部分就越大（**B**）。激动到达右心室延迟意味着右心室比左心室除极晚的相应部分（实线区域），最后心室的除极向量（3）指向前上。需要记住的是，正常情况下右心室的一小部分最后除极，产生一个向后上方的向量。而在部分 RBBB 中，QRS 波最后的向量指向上方，并稍微向前，通常落入 V_1 和 aVR 导联至少一部分正向区域，有时候也会稍微延迟。因此，V_1 导联呈 rSr′波或 rsR′波，以及 aVR 导联 r′波比正常 r 波要宽，但是 QRS 波＜120ms。如图 7.8 所示 QRS 波从 rS 型变为 RS 型（见正文）

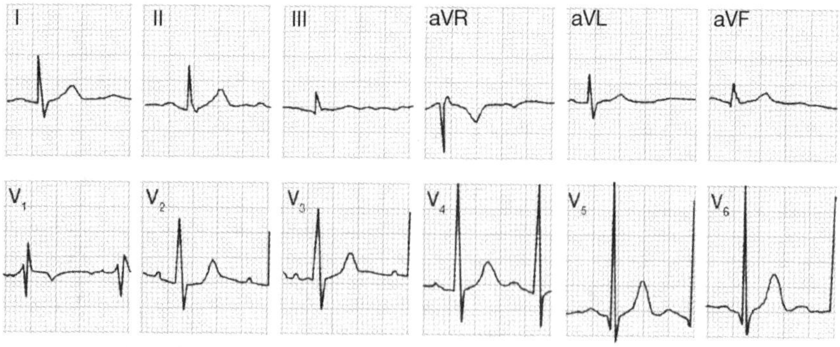

图 7.7　典型的部分右束支传导阻滞心电图。正常传导的完全性右束支传导阻滞与其他部分右束支传导阻滞的比较见图 7.8

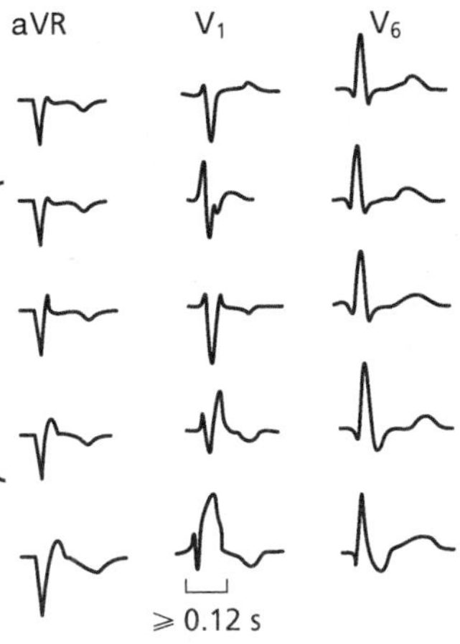

图 7.8　正常和一度、三度右束支传导阻滞时，aVR、V_1 和 V_6 导联心电图。注意部分（一度）右束支传导阻滞的 3 个心电图改变，可见一度传导阻滞逐渐加重

Ⅰ导联和 V_6 导联呈 s 波。

7.2.3. 右束支传导阻滞：心电图形比较（图 7.8）

比较正常情况和一度或三度右束支传导阻滞情况下，aVR 导联和 V_1、V_6 导联心电图 QRS 波形态不同。在 V_1 导联，QRS 波多呈 rs 波或 rsR 波，QRS 间期≥120ms。

7.2.4. 二度右束支传导阻滞（图 7.9）

这种情况下，表现为短暂的**一度或三度右束支传导阻滞心电图图形**（见图注或第 11 章，室内传导阻滞）。

7.2.5. 右束支传导阻滞形态的鉴别诊断

- 右束支传导阻滞的鉴别诊断，需要对**所有 V_1 导联存在显著 R 波或 r 波的情况**进行鉴别，包括预激、右心或双心室扩大、运动员、漏斗胸、Brugada 综合征和其他情况（表 6.1 和第 16 章）。
- **V_1 与 V_2 电极放置过高的错误**和正常心电图的其他变异也必须被排除。V_1～V_2 电极放置过高，P 波负向（图 7.10）。如果电极位置正确，V_1 导联 P 波负向通常见于漏斗胸。V_1 导联 r′波的鉴别诊断见表 6.1。
- 当然部分右束支传导阻滞的鉴别诊断要困难得多，因为单纯 QRS 时限≥120ms 时，如果 PR 间期正常即可排除心室预激而诊断完全性右束支传导阻滞。
- 与细胞坏死、缺血性心脏病或者心室预激相关的完全性右束支传导阻滞，和右束支远端传导阻滞（表现为与右心室扩大和正常心电图变异相似的 $S_Ⅰ S_Ⅱ S_Ⅲ$ 心电图，图 6.8 所示）的诊断信息，请参考 Bayés de Luna（2012a）相关文献。

7.3. 左束支传导阻滞（LBBB）

7.3.1. 完全性左束支传导阻滞（三度）

7.3.1.1. 心电图变化机制（图 7.11）

就像发生完全性右束支传导阻滞一样，发生完全性左束支传导阻滞时，整个左心室的激动需要跨间隔传导。这能解释 QRS 波增宽，间隔部浦肯野纤维很少，所以跨间隔除极缓慢。跨间隔和左心室激活产生 4 个主要的向量（图 7.11）可以解释 QRS 环和宽 QRS 波的形

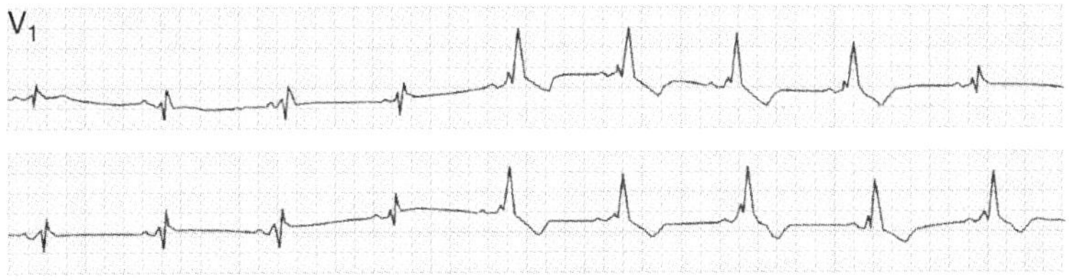

图 7.9　V_1 导联连续记录心电图。55 岁患者，前 4 个 QRS 波为一度右束支传导阻滞，然后突然出现 4 个完全性右束支传导阻滞的波形（三度），且 RR 间期变化微小。在 5 个一度右束支传导阻滞后出现 5 个完全性右束支传导阻滞。这是一个二度右束支传导阻滞的病例（一些激动被完全阻滞于右束支），尽管激动起源于一度右束支传导阻滞的波形。完全性右束支传导阻滞时同时发生心率减慢（见 7.4 部分）

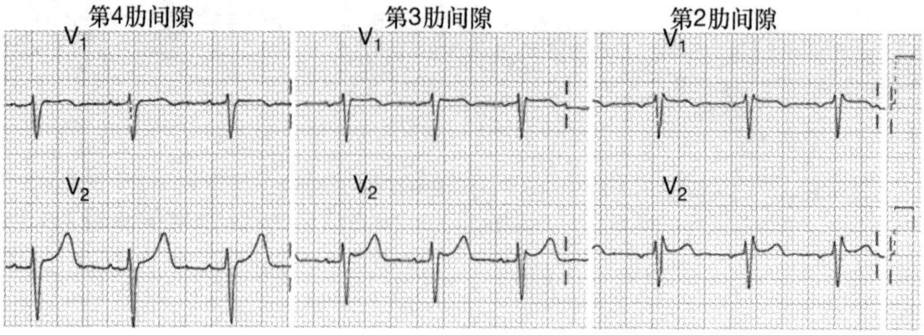

图 7.10　一位无心脏病的 15 岁非常消瘦患者。由于 V_1 导联电极错位放置于胸骨右缘第 2 肋间处（倒置的 P 波），可见 rSr′波，当电极放于正常的位置——胸骨右缘第 4 肋间，倒置 P 波消失

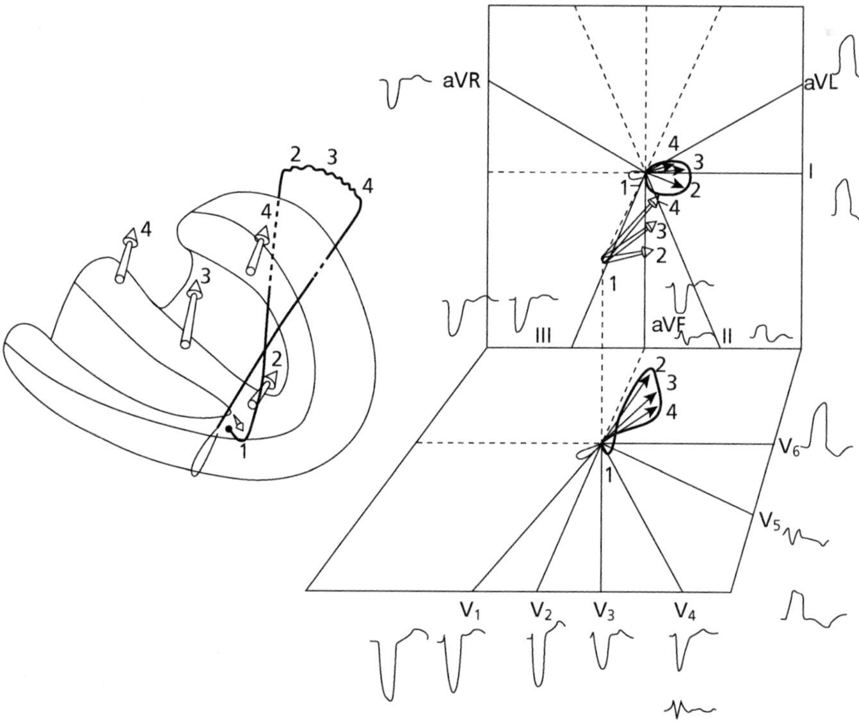

图 7.11　左图：完全性左束支传导阻滞（三度）的 QRS 波向量和向量环。右图：两个平面向量环的投射平面，形成了各自的向量环以及在临床中常见的心电图形态

成，其形态能通过环半侧区域相关理论解释（图 7.11）。

完全性左束支传导阻滞时 ST-T 形态改变是由于**间隔复极优势于左心室壁**（图 7.12）。复极电偶起始于室间隔右侧，向量方向从右侧指向左侧，如此复极向量方向也从右侧向左侧移动，头端（正向）面向 V_1 导联。结果在 V_1 导联 T 波直立，V_6 导联 T 波倒置。

7.3.1.2. 完全性左束支传导阻滞（三度）的诊断标准（图 7.13）

经典的诊断标准（Sodi，1967；Willems et al.，1985；Bayés de Luna，2012a）如下。

A. QRS≥120ms。最新研究推荐心力衰竭患者植入再同步起搏器的 QRS 波时限：女性≥130ms，男性≥140ms（Strauss，2011；Gettes and Kligfield，2012；Zareba，2013）。

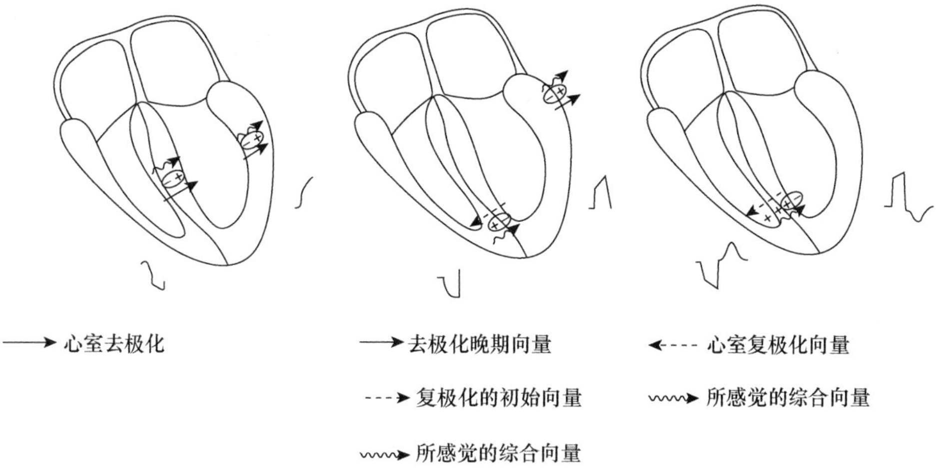

图 7.12　完全性左束支传导阻滞时，电偶和除极复极向量形成的示意图。V_1 导联 T 波直立，V_6 导联 T 波倒置，因为间隔部的复极占优势，总是从左向右（V_1 导联正向和 V_6 导联负向），虽然感觉方向是从右向左移动

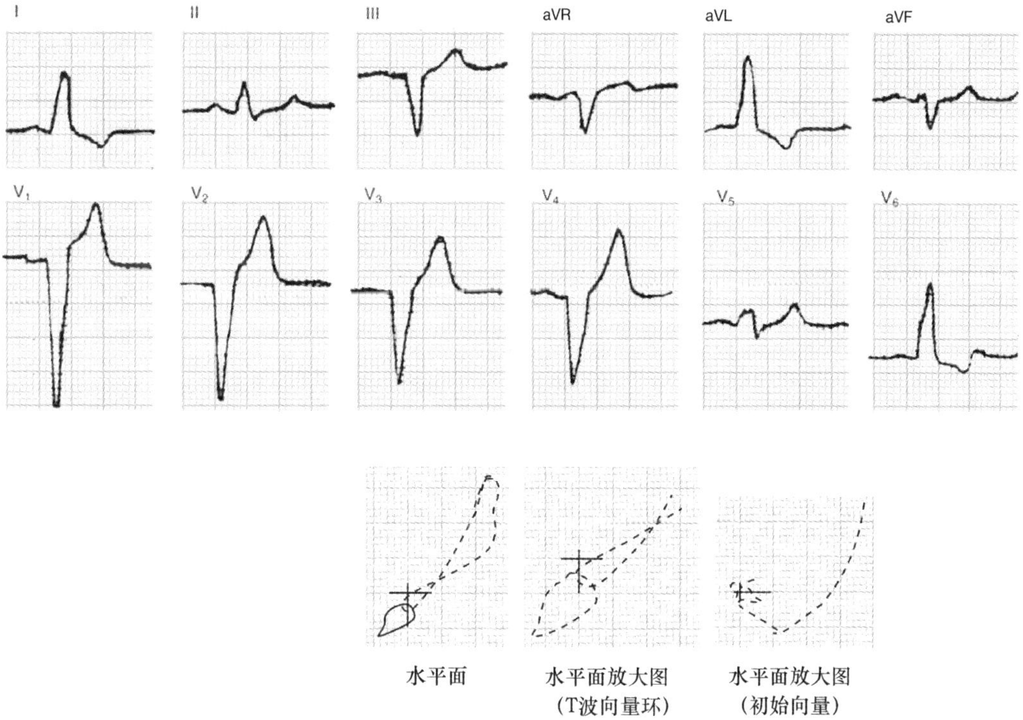

图 7.13　一位 68 岁健康男性，无心脏疾病，心电图示完全性左束支传导阻滞。QRS 波时限＞120ms。其形态与图 7.11 一致

B. 下列至少 2 个导联 QRS 波的中间部分有顿挫：V_1、V_2、V_5、V_6、Ⅰ和 aVL 导联，且 V_5～V_6 导联 R 波峰值延迟＞60ms。

C. 通常 ST 段轻微地与 QRS 波主波方向相反，尤其是≥140ms 并紧跟 T 波非对称性倒置。

D. 水平面：V_1 导联 QS 波或 rS 波伴小 r′ 波，ST 段轻度抬高，非对称的直立 T 波，以及 V_6 导联单一 R 波和 T 波非对称性倒置。当 QRS＜140ms 时，V_6 导联 T 波可能直立。

E. 额面：Ⅰ和 aVL 导联特异性 R 波伴 T 波非对称性倒置，ST 段轻度压低，aVR 导联通常呈 QS 波和 T 波倒置。在心力衰竭晚期和右心腔极度扩大时，右心室延迟复极化可以解释 aVR 导联终末 R 波（QR 波形）（Van Bommel et al.，2011）。

F. ÂQRS 多变。右心室扩大的患者和（或）充血性心力衰竭的患者电轴右偏（图 7.14），在左前分支阻滞时电轴向前（图 7.15）。

图 7.13 显示完全性左束支传导阻滞典型心电图。图 7.14 和图 7.15 是两例疾病状态下完全性左束支传导阻滞的心电图（见图注）。完全性左束支传导阻滞与缺血性心肌病的联系在第 9 章简单介绍（见 9.6 部分）。

7.3.2. 部分左束支传导阻滞（一度）

这种情况下，激动沿左束支缓慢下传，左心室一部分经室间隔除极，一部分经正常路径除极（图 7.16 中路径 B 多于路径 A）。

由于来自室间隔的除极从右到左，所以在 V_6、Ⅰ、aVL 导联上不会产生间隔的 q

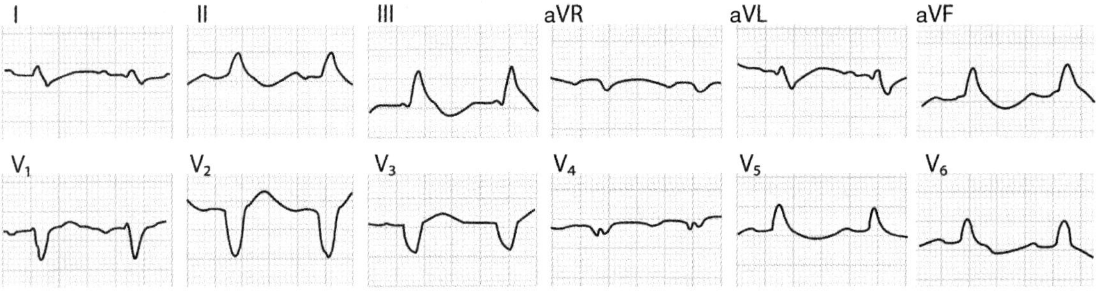

图 7.14　充血性心力衰竭患者的心电图，显示完全性左束支传导阻滞的形态，ÂQRS 右偏，额面导联低电压和 V_1～V_4 导联呈 QS 波

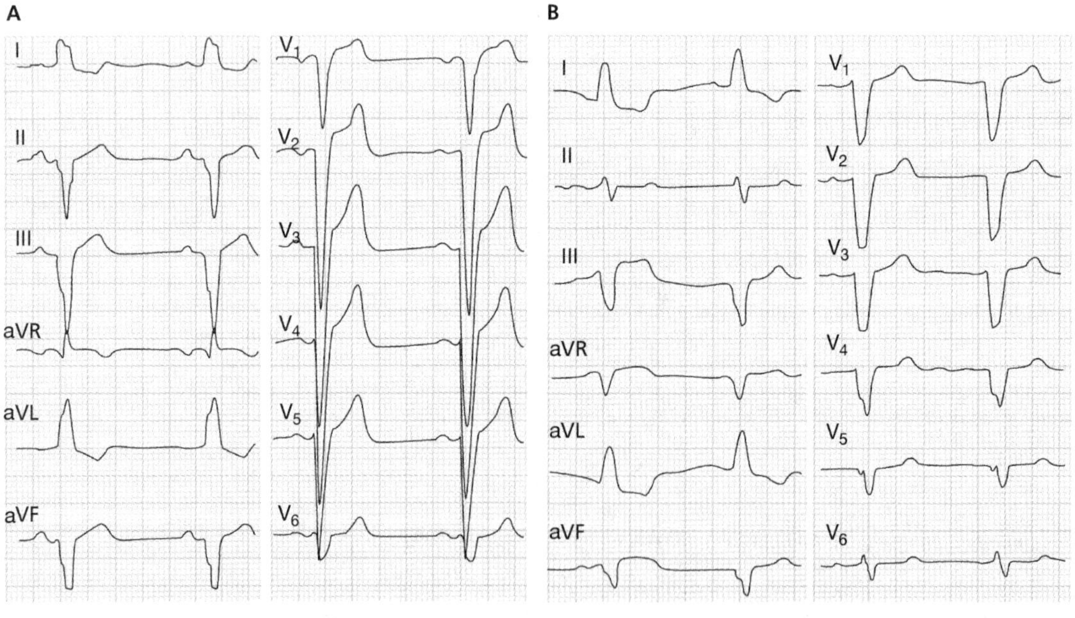

图 7.15　**A.** 特发性扩张型心肌病患者的心电图。该患者射血分数很低，左束支传导阻滞和 ÂQRS 左偏。该心电图与老年慢性阻塞性肺疾病患者的心电图（B）相似，但是无心力衰竭的证据，左束支传导阻滞均持续存在至少 20 年。唯一的不同是在第一个病例 aVR 导联有 QR 波，这是由于右心室扩张引起右心室激动延迟所致（见正文）

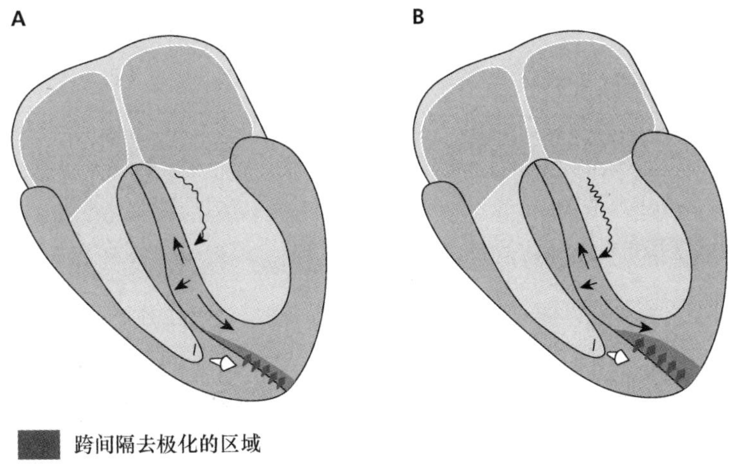

图 7.16 一度左束支传导阻滞心室除极示意图。A 图显示当传导轻度延迟，经右束支有一个小的跨间隔除极，对心电图的影响仅是初始向量消失，由于延迟抵消了向右的向量。基础疾病不同使 T 波可能直立或倒置。B 图显示当延迟更大时，室间隔的异常除极比例就会更多，类似于完全性左束支传导阻滞，但 QRS 波间期＜0.12ms，根据伴随的疾病不同，Ⅰ、aVL、V_5、V_6 导联的 T 波可能直立或者倒置

波，而表现为唯一的 R 波。在 V_1 导联也不会出现初始的小 r 波，或者很小，这是由于激动沿右束支下传引起右心室除极。

一度左束支传导阻滞的心电图特点：

- QRS 时限＜120ms，Ⅰ、aVL 和 V_6 导联上只有 R 波。
- 根据疾病和经室间隔除极的大小程度，V_6 导联复极可能是直立、平坦/倒置（图 7.17）。

7.3.3. 心电图形态比较

在图 7.18 中可以看到，正常激动与一度和三度左束支传导阻滞时 aVR、V_1 和 V_6 导联的 QRS 波形态不同。

7.3.4. 二度左束支传导阻滞（图 7.19）

二度左束支传导阻滞是介于一度和三度左束支传导阻滞之间的一种过渡心电图形态（见图 7.19 图注和第 11 章室内差异性传导）。

7.4. 分支阻滞和束支传导阻滞

详见 Rosenbaum 等 1968 年著作；Elizari 和 Chiale 的 2012 年著作。

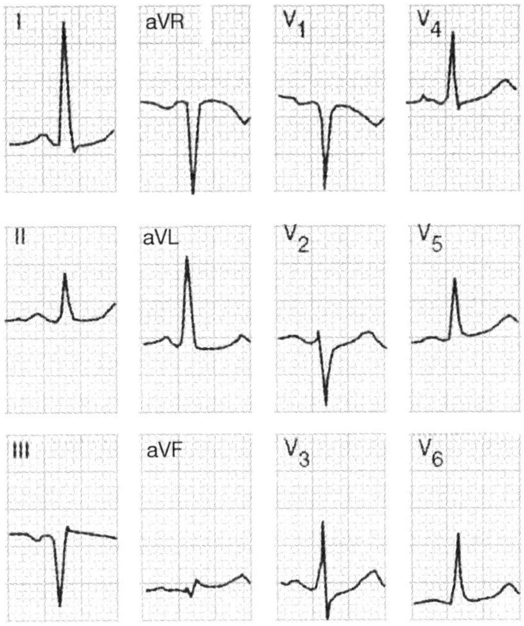

图 7.17 部分左束支传导阻滞心电图。一个 75 岁没有心脏病的老人

早在 1968 年，Rosenbaum 和 Elizari 从临床和实验的角度定义了左前分支和左后分支阻滞的诊断标准，并称之为分支阻滞。临床上，左前分支阻滞（SAH）多见，而左

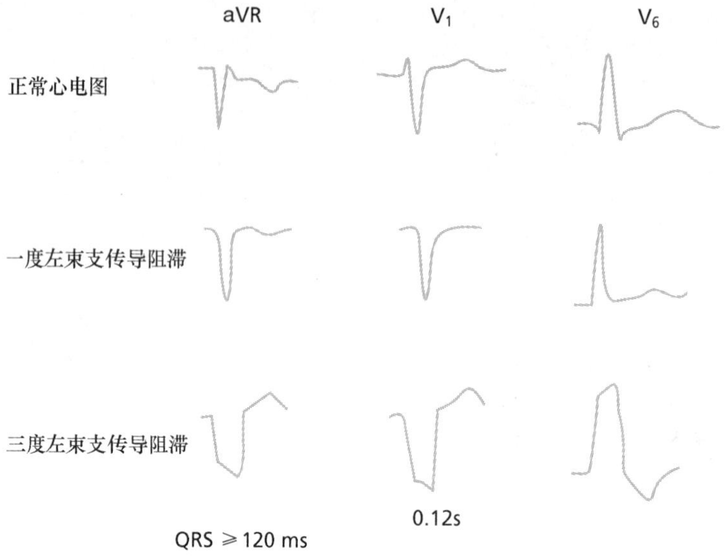

图 7.18　部分（一度）左束支传导阻滞和完全性（三度）左束支传导阻滞心电图比较

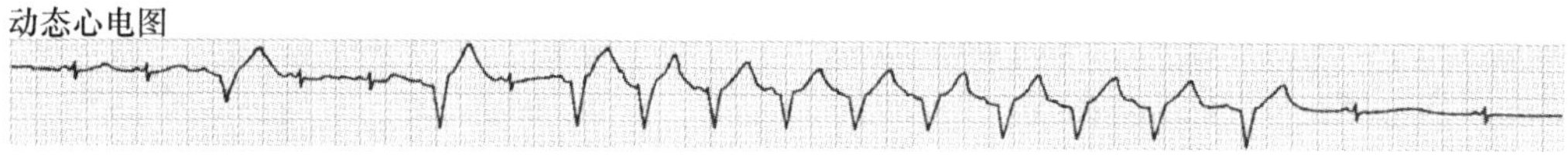

图 7.19　间歇性左束支传导阻滞。第 3 个、第 6 个 QRS 波呈左束支传导阻滞图形，同样第 8 个到第 17 个 QRS 波也是左束支传导阻滞图形，心率减慢后左束支传导阻滞图形消失（见 7.4 部分）

后分支阻滞（IPH）少见。

7.4.1. 左前分支阻滞(SAH)

图 7.20 显示左前分支阻滞时心室激动顺序。

左前分支阻滞改变了激动的初始部分，先产生了小的室间隔的向量（**向量 1**），向下、向前、向右，然后使左心室其他部分除极（**向量 2**），向上、向后。

当这次激动投影在额面和水平面每个导联的正和负半侧区域，形成向量环，产生不同形态的 QRS 波。

7.4.1.1. 左前分支阻滞的诊断标准

详见 Rosenbaum 等 1968 年著作；Elizari 和 Chiale 的 2012 年著作。左前分支阻滞的诊断基于下列心电图标准。

A. **QRS 电轴左偏，电轴在－45°至－75°之间。**如果 QRS 在－30°至－45°之间，表明是非完全性左前分支阻滞。

B. **额面心电图的形态：Ⅰ导联和 aVL 导联呈 qR 波；Ⅱ、Ⅲ和 aVF 导联呈 rS 波，且 $S_{Ⅲ}>S_{Ⅱ}$，$R_{Ⅱ}>R_{Ⅲ}$，有时 aVR 导联有终末 r 波。**

C. **水平面心电图的形态：V_1～V_6 导联呈 S 波，V_6 导联的 S 波的类本位曲折时间（IDT）＜aVL 导联的 IDT（≥50ms）。**如果胸前电极位置高于正常位置时心电图变化：V_1～V_3 导联会出现小 Q 波，类似于间隔部陈旧性心肌梗死；V_2 导联也会出现 r′波。V_5 和 V_6 导联中“S”波变小，出现小 q 波。

D. **QRS 时限＜120ms。**个别病例 QRS 波时限不超过 100ms，QRS 波时限在 100～120ms 之间常提示左心室肥大。

E. **完全性左前分支阻滞中，**Ⅰ和 aVL 导联 QRS 终末有顿挫。

图 7.21 显示左前分支阻滞的典型心电图表现。

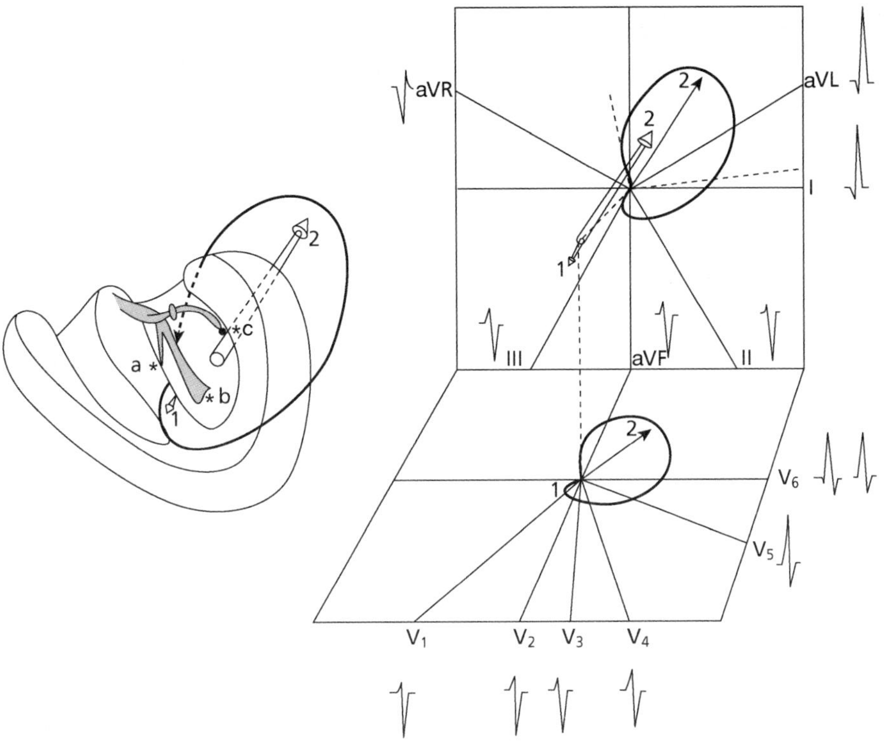

图 7.20　左前分支阻滞的示意图。左图中两个向量代表心室除极和 QRS 波向量环，3 个星形代表电激动在左心室的 3 个入口，右图是两个向量在额面和水平面的投射，形成各自的向量环并根据环-半侧区相关性形成临床中常见的心电图形态。Ⅰ导联上面的虚线代表实际上Ⅰ导联正向部分向量最准确的位置。所以，整个向量环的最后部分在Ⅰ导联的正向半侧区域内，反映在Ⅰ导联无 S 波（图中增加的与实际Ⅰ导联垂直的线将Ⅰ导联分为正向和负向区域）

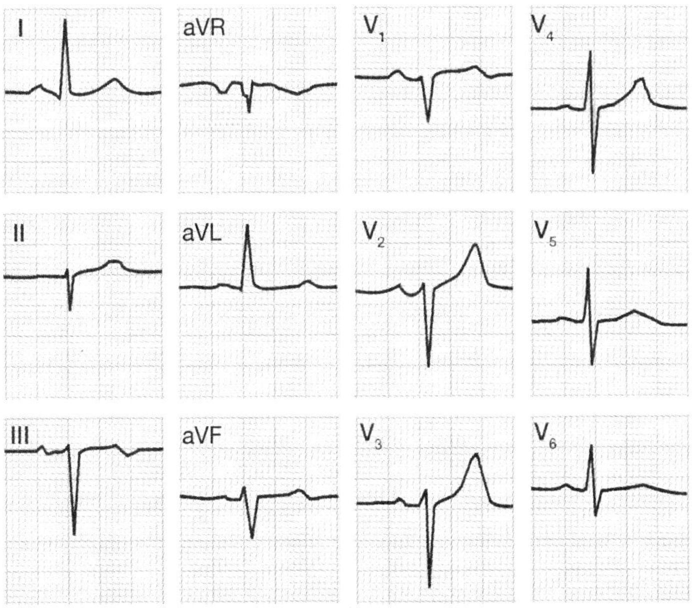

图 7.21　典型左前分支阻滞患者心电图和心电向量图。图形与图 7.20 相符

7.4.1.2. 不完全性左前分支阻滞

不完全性左前分支阻滞的诊断尤为不易，如果QRS电轴左偏从－30°进展至－45°，符合不完全性左前分支阻滞，如图7.22所示。

7.4.2. 左后分支阻滞（IPH）

图7.23显示左后分支阻滞时心室是如何激动的，如图所示**激动的方向与左前分支阻滞相反**（见上述）。

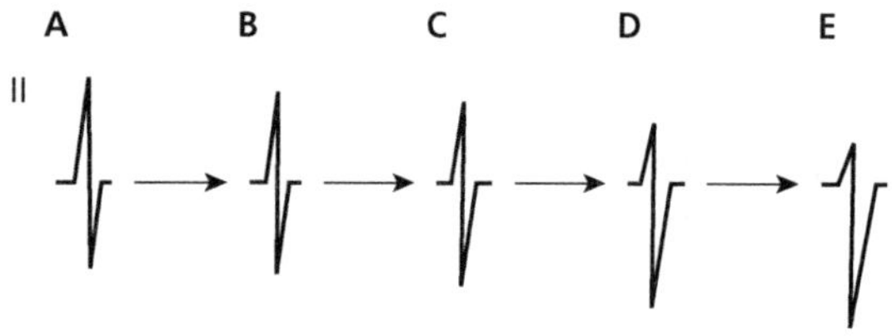

图7.22 左前分支阻滞的心电图按时间顺序演变。Ⅱ导联QRS波的不同轨迹。在D图和E图左前分支阻滞明显，但是A图和B图，尤其是C图，也是一定程度的左前分支阻滞

左后分支阻滞比左前分支阻滞更少见，左后分支较粗大，**仅在排除右心室肥大和垂位心后左后分支阻滞方可做出诊断。**一些学者认为，左后分支阻滞暗示有左心室疾病。

7.4.2.1. 左后分支阻滞的诊断标准

左后分支阻滞的诊断标准如下：

A. **ÂQRS电轴右偏，＋90°～＋140°。**通常需＞＋110°。

B. **Ⅰ和aVL导联呈RS波或rS波，Ⅱ、Ⅲ和aVF导联呈qR波。**胸前导联常见的心电图形态见图7.21。

C. **QRS＜120ms。**

D. **aVF和V_6导联IDT≥50ms，aVL导联IDT＜50ms。**

E. **完全IPH，Ⅱ、Ⅲ和aVF导联QRS终末有顿挫。**

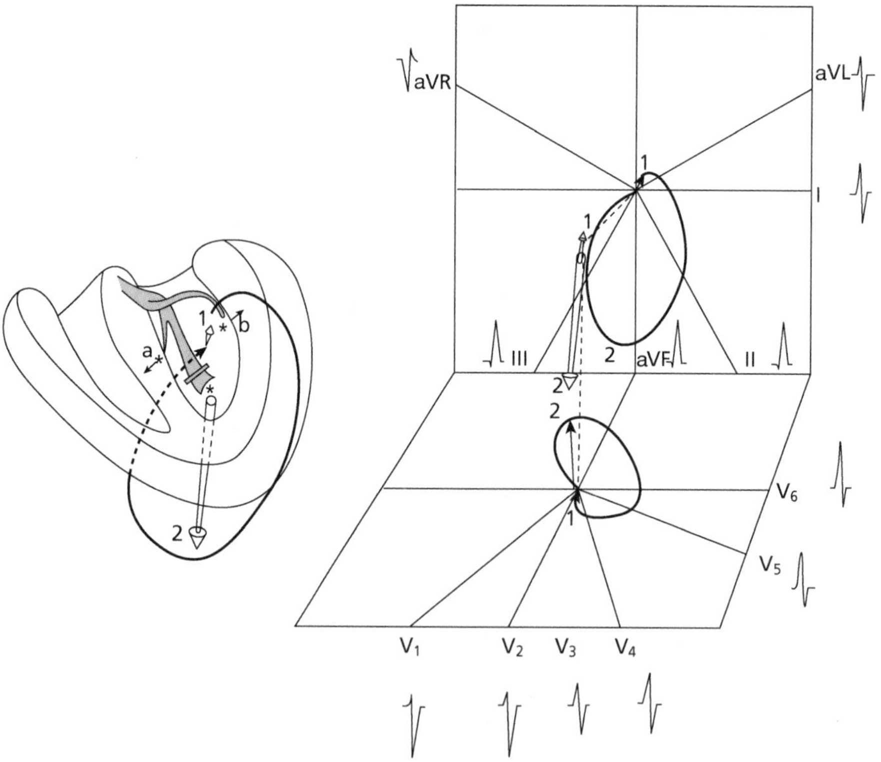

图7.23 左后分支阻滞的激动传导图。左图显示两个向量表示心室除极，并显示QRS向量环，右图是两个向量在额面和水平面的投射，形成各自的向量环及根据环-半侧区域相关性形成临床中常见的心电图形态

图 7.24 显示左后分支阻滞心电图形态表现，常和右束支传导阻滞有关。

假如左后分支阻滞是由于心房期前收缩或额外刺激促进了差异性传导，那么通过对比才能诊断部分**左后分支阻滞**。

7.5. 双束支传导阻滞

最常见的是右束支传导阻滞合并左前分支阻滞或左后分支阻滞。

A. 右束支传导阻滞＋左前分支阻滞

宽 QRS 波（时限＞120ms），V_1 导联呈 rsR′波，ÂQRS 极左偏，多超过－45°，Ⅱ、Ⅲ和 aVF 导联呈 rS 波（图 7.25A）。

当左心室激动存在显著延迟时，激动的终末向量在水平面指向前方（因为右束支传导阻滞，V_1 导联呈 R 波）。在额面，向量指向右不是左，所以在Ⅰ、aVL 导联无 S 波。因此在水平面心电图上像右束支传导阻滞，在额面心电图上像左束支传导阻滞，这种类型的双束支传导阻滞被称为**“伪装性双束支传导阻滞”**（图 7.25B）。

B. 右束支传导阻滞＋左后分支阻滞（图 7.26）

宽 QRS 波（＞120ms），V_1 导联呈 rsR′波，QRS 电轴右偏多大于＋110°，Ⅱ、Ⅲ和 aVF 导联 qR 波可确定诊断，但应先排除没有右心疾病和垂位心。

Bayés de Luna（2012a）著作对这些阻滞类型的临床线索给予了更多的解释。

7.6. 三束支传导阻滞（图 7.27）

这种情况下阻滞在三个束支同时存在，最典型心电图表现是**右束支传导阻滞合并左前分支阻滞和左后分支阻滞**。

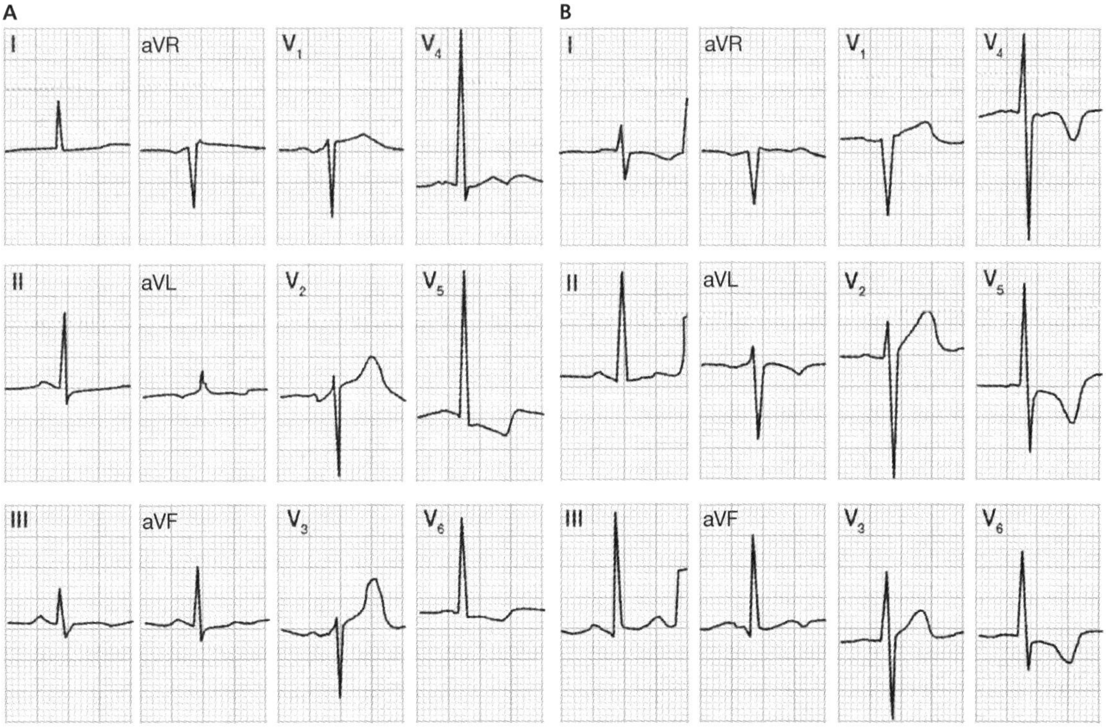

图 7.24 **A.** 一位 55 岁高血压冠心病老年患者的心电图。**B.** 未进行任何临床治疗，1 个月后患者心电图有显著改变：ÂQRS 由左偏变为右偏，aVF 导联 Rs 波变为 qR 波，IDT＝0.06s，V_6 导联 qR 波变为 Rs 波。这些改变是由于发生左后分支阻滞

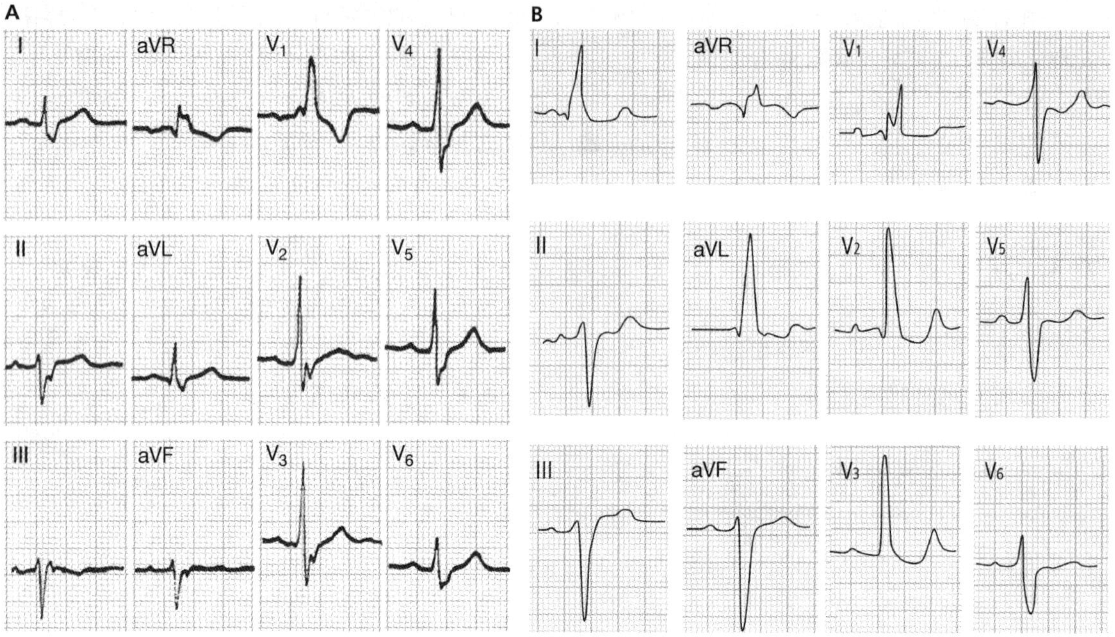

图 7.25 **A.** 一位 70 岁老年患者无明显心脏病，心电图为典型的完全性右束支传导阻滞合并左前分支阻滞。**B.** 一例伪装性双束支传导阻滞心电图（见正文）

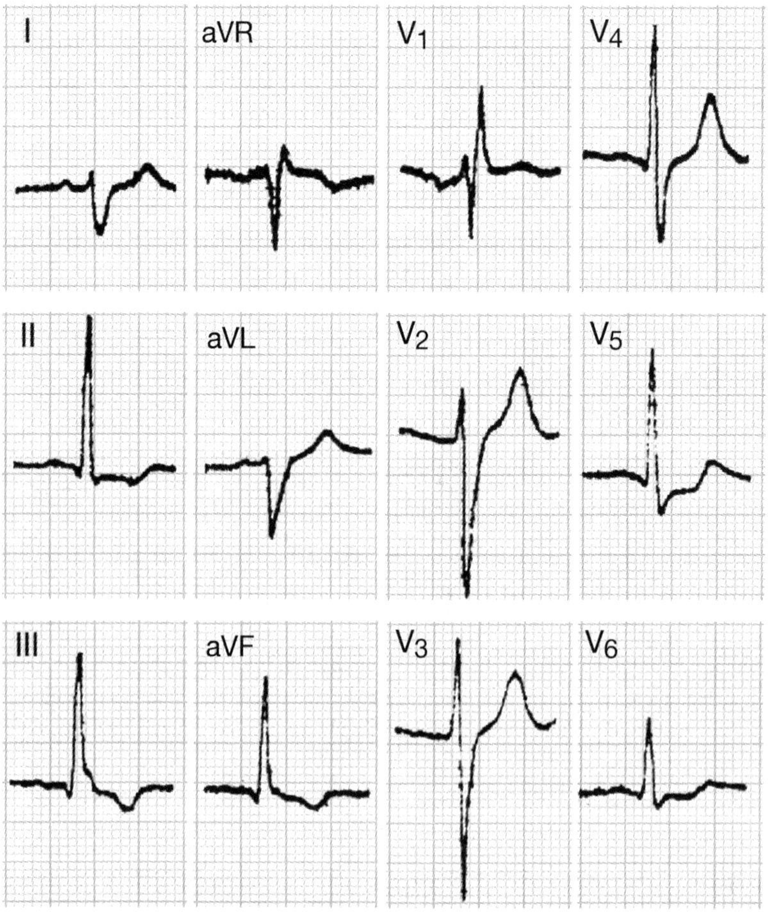

图 7.26 一位 76 岁老年患者，缺血性心脏病合并高血压，没有右心疾病和垂位心，心电图表现为典型的完全性右束支传导阻滞合并左后分支阻滞（见正文），因为潜在的心脏疾病，左侧胸前区导联 ST 段压低

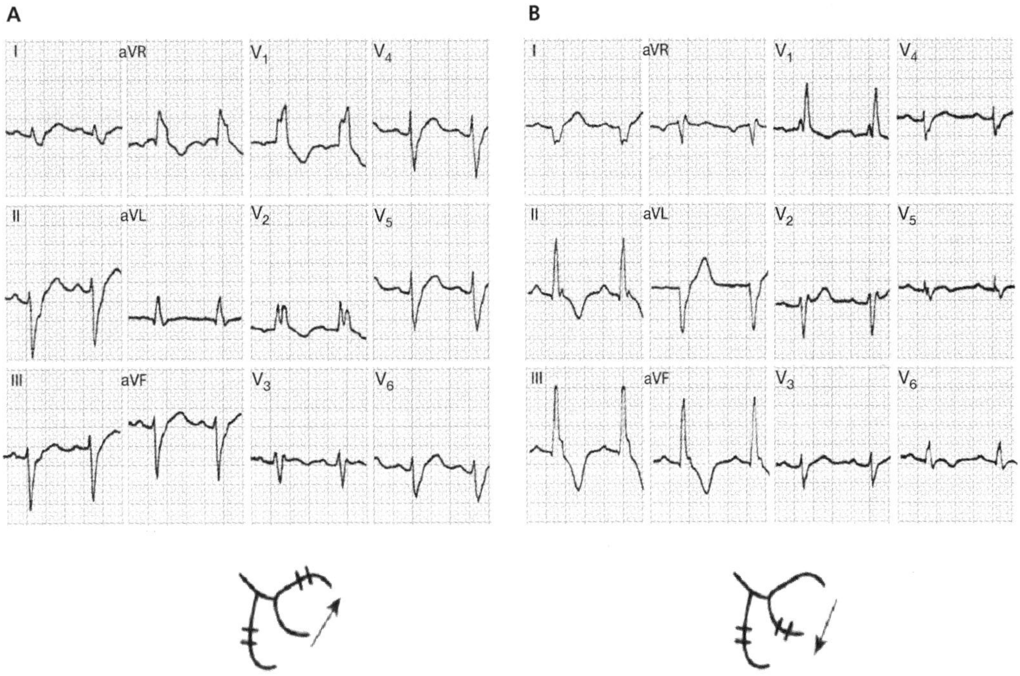

图 7.27　三束支传导阻滞的典型心电图。**A.** 右束支传导阻滞＋左前分支阻滞；**B.** 第 2 天，额面 ÂQRS 从－60°，变为＋130°，提示左后分支阻滞代替左前分支阻滞

如图 7.27 所示，两个心电图表现为宽 QRS 波和右束支传导阻滞形态，额面导联 ÂQRS 突然改变：从 A 图的－60°变为 B 图的＋130°。三束支传导阻滞时患者会发生晕厥，因为房室传导突然中断所致（Rosembaum-Elizari 综合征），这种情况需要紧急植入起搏器。

左束支传导阻滞合并右束支传导阻滞和左前分支阻滞与上述病例有类似的临床表现。

双束支传导阻滞伴长 PR 间期被认为是在希氏束发生一度传导阻滞，因此，不能认为是三束支传导阻滞。

7.7. 左束支的中间支阻滞

中间支（MF）的阻滞也被称为间隔支（SF）阻滞，常会引起一些心电图变化。目前有两个标准常被用来描述这种类型的阻滞：**①间隔 q 波缺如**，即 V_5、V_6、Ⅰ导联无 q 波；**②V_1、V_2 导联 R 波显著**。巴西学院派更支持后者。

如果短暂存在这些心电图表现（Ⅰ、V_5、V_6 导联 q 波消失，V_1、V_2 导联显著 R/S 波），则被认为是心室传导紊乱引起的，虽然延迟传导的区域不确定。V_6 和Ⅰ导联 q 波消失也可能是由一度左束支传导阻滞引起，而 V_1 和 V_2 导联出现 RS 波可能是由于 MF/SF 阻滞和部分左束支传导阻滞（图 7.8）引起或两者兼有，其他原因也可使 V_1 导联出现明显的 R 或 r′波（见表 6.1）（Bayés de Luna et al.，2012d）

自测题

A. 室内传导阻滞包括哪些类型？

B. 在完全性右束支传导阻滞中激动是如何改变的？

C. 完全性右束支传导阻滞的诊断标准是什么？

D. 不完全性右束支传导阻滞的诊断标

准是什么？

E. 二度右束支传导阻滞的诊断标准是什么？

F. 你还记得右束支传导阻滞的鉴别诊断有哪些吗？

G. 完全性左束支传导阻滞的激动是如何改变的？

H. 完全性左束支传导阻滞的诊断标准是什么？

I. 一度左束支传导阻滞的诊断标准是什么？

J. 二度左束支传导阻滞的诊断标准是什么？

K. 描述左前分支阻滞的激动传导。

L. 左前分支阻滞的诊断标准是什么？

M. 左后分支阻滞的激动是如何改变的？

N. 左后分支阻滞的诊断标准是什么？

O. 列出双束支传导阻滞的最常见类型。

P. 列出三束支传导阻滞的最常见类型。

Q. 左束支的中间支阻滞能通过心电图诊断吗？

第 8 章
心室预激综合征
Ventricular Preexcitation

8.1. 概念与分型

- **心室预激是指在室上性激动通过正常心脏特殊传导系统到达心室之前，电刺激通过旁路提前到达心室，产生心室预激。**但这并不是真正意义上的预激综合征，只是心室提前激动。
- Wolff、Parkinson 和 White 在阵发性心律失常的年轻患者中将心室提前激动称为预激，即著名的 **Wolff-Parkinson-White (WPW) 综合征**。心室提前激动是由于存在**快速传导**旁路，将连接心房与心室的肌束称为 **Kent 束**。这些肌束可以前向传导、逆向传导，或是两者兼具。这些异常传导束位置多有不同（图 8.1）。

罕见的，提前激动发生于连接右心房至右心室的纤维束或心肌束并且呈**前向递减传导**；这便是**不典型**预激，之前被认为该现象是 Mahaim 预激。

- 房-希束的存在也可以引起预激，房-希束可以更快地将激动从心房传到心室，或只是单纯地加快房室传导，这就是著名的**短 PR 型预激或 Lown-Gannon-Levine（L-G-L）综合征**。
- 存在预激，尤其是 WPW 综合征，增加室上性心律失常的潜在风险（见下文）。

8.2. WPW 预激综合征

8.2.1. 心电图特征（图 8.2）

8.2.1.1. 短 PR 间期

短 PR 间期是通过旁路提前激动心室所致，它早于通过特殊传导系统到达的正常激动。

8.2.1.2. QRS 波形态

QRS 波时限通常较宽（≥0.11s），形态取决于旁路的位置。心室肌中旁路所在位置很少有浦肯野纤维，所以在 QRS 波群的初始部分有顿挫，即熟知的 **δ 波**。之后，刺激通过正常通路传导，两条传导通路共同引起心室激动，形成了真实的 QRS 融合波，而预激程度的大小取决于提前激动心室肌的数量（图 8.1）。

图 8.2 显示 **WPW 预激综合征**的不同预

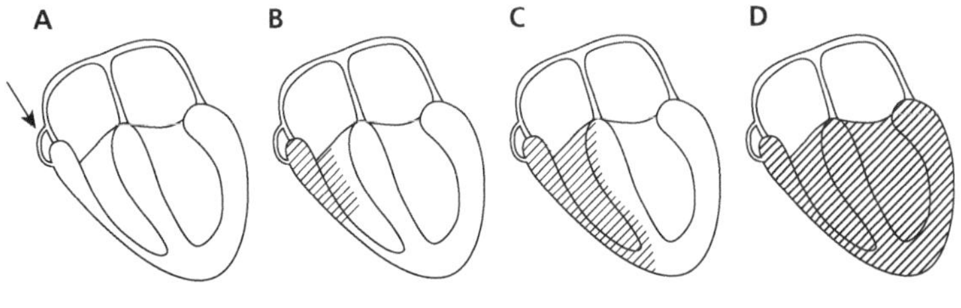

图 8.1 箭头所指为旁路，心室除极通过两条路径：正常通路（通过特殊传导系统）和异常通路（通过旁路）。图 B 和图 C 中阴影为通过旁路引起心室除极的部分；最终心电图是融合波，是由于心室除极一部分是通过正常通路传导引起的（空白区域），另一部分是由异常通路引起的（阴影区域）。图 A 中由正常传导通路引起全部心室除极，图 D 中由异常传导通路引起全部心室除极（最大化预激）

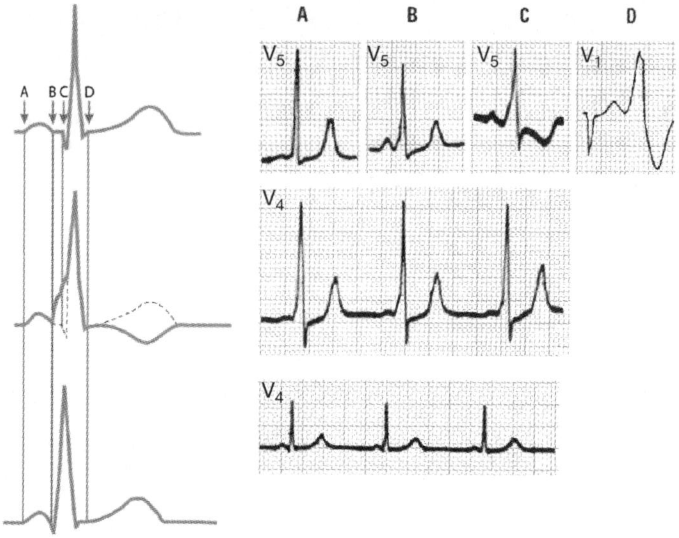

图 8.2 左上图：正常心电图中 P-QRS 波关系的图解。(**AB**) P 波；(**BC**) PR 段；(**CD**) QRS 波。左侧中间图：WPW 预激综合征（虚线部分代表未发生预激时的 QRS 波形态）。AD 间距与正常情况下的间距一致。宽 QRS 波使 PR 段受损（**BC** 间距），PR 段一部分或是全部转为 δ 波。左下图：PR 段缩短的情况下，QRS 波向前移是因为 PR 段缩短甚至消失。右上图：δ 波逐渐增加的 4 个预激波。**D** 中心房颤动患者第 1 个 QRS 波通过正常途径传导，第 2 个 QRS 波通过异常途径传导并达到最大化预激。中间图：3 个预激波，其中 δ 波大小均等。下图：短 PR 间期预激患者心电图的 3 个波

激程度（右上部分）。从 **A** 图到 **C** 图 **δ** 波逐渐增大。D 图是心房颤动患者，第 2 个波达到最大程度的预激，在中间图，可以看到中度预激的 3 个连续波形伴有明显的短 PR 间期。下图显示典型的短 PR 间期综合征。左上图示正常心室激动，中间图是 WPW 综合征，短 PR 间期和伴有 δ 波的心室预激波。但 QRS 波群末尾部分与正常人相同，这是因为，心室激动所形成的融合波是由两部分组成的，包括预先激动的第 1 部分和由正常通路激动的第 2 部分。

8.2.2. WPW 预激综合征的分型

根据旁路位置的不同，将 WPW 预激分为 4 类。图 8.3 显示旁路位置对心电图形态产生的影响。同时我们必须谨记在 WPW 预激中，心室激动是由旁路与正常传导通路共同完成的（图 8.1 至图 8.3）。图 8.4 和图 8.5 展示 4 种类型的预激类型心电图，均伴有明显的 δ 波。

许多运算法则是基于某个导联 δ 波的位置来进行演算，利用这些演算可以精确定位旁路位置（Bayés de Luna，2012a）。但在射频消融术前必须要确认所预测的位置。

有时预激呈间歇性，偶可表现为**渐进性**（手风琴样效应）。图 8.6 示突发间歇性预激患者的心电图。图 8.7 示预激是如何逐渐消失的（手风琴样效应）。

8.2.3. 预激的确诊与排除

- **注射腺苷后**，选择性阻断房室结，能够确诊预激（心电图显示更为清晰）或排除预激（心电图没有改变）。
- 临床上 **V_6 导联出现 q 波**可排除预激。

8.2.4. WPW 预激与心律失常

WPW 预激与某些类型的心律失常相关。

8.2.4.1. 房室交界区旁路相关的阵发性折返性心动过速（JRT-AP，也称为 AVRT，详见第 11 章）

- 旁路参与阵发性房室交界区心动过速

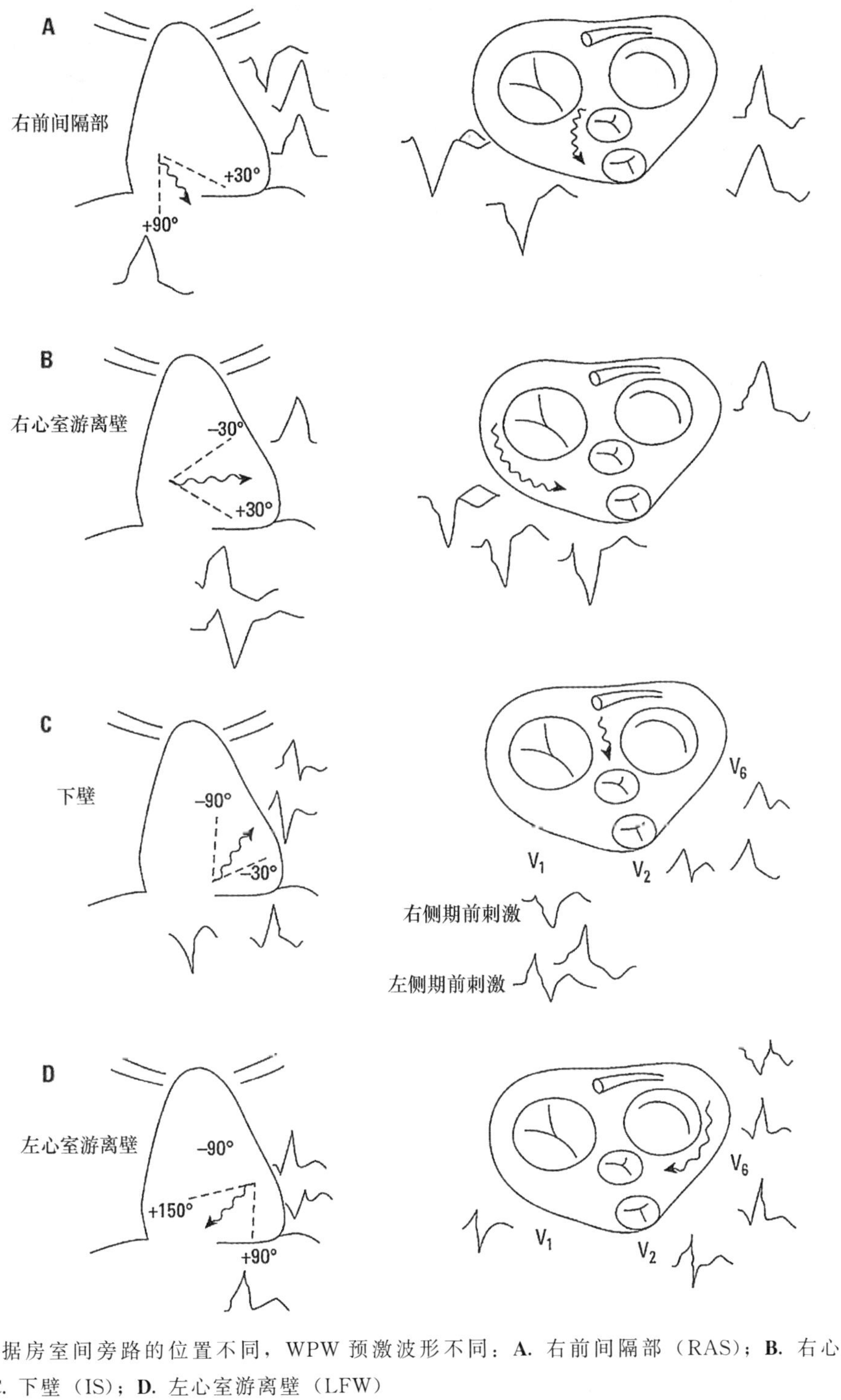

图 8.3　根据房室间旁路的位置不同，WPW 预激波形不同：**A.** 右前间隔部（RAS）；**B.** 右心室游离壁（RFW）；**C.** 下壁（IS）；**D.** 左心室游离壁（LFW）

的**折返环**，激动经旁路逆传，经特殊传导系统前传。激动沿正常路径前传激动心室后，再沿旁路逆传激动心房，因此产生的 P 波位于窄 QRS 波后。根据这一点可以将本心动过速与折返环只存在于房室交界区的心动过速（JRT-E）（见第 10 章）鉴别出来。

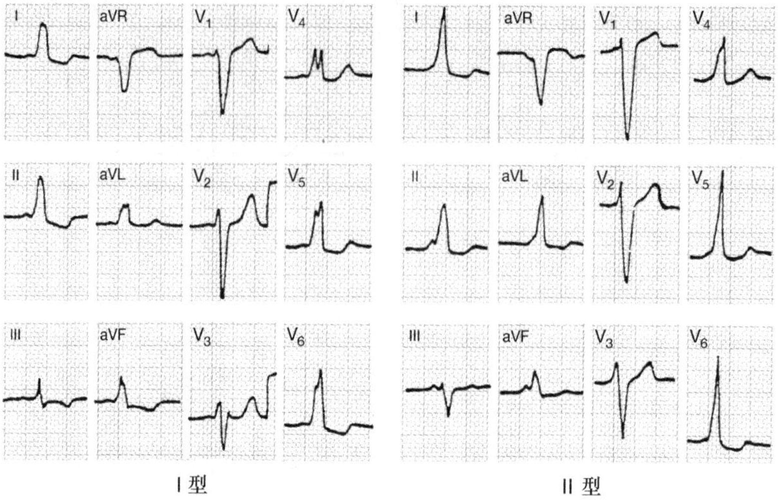

图 8.4 左图：一名 28 岁患者Ⅰ型 WPW 预激心电图。右图：Ⅱ型 WPW 预激心电图。二者最主要的区别是 ÂQRS 方向不同。Ⅰ型在＋50°左右，Ⅱ型在＋15°左右（图 8.3）。二者的心电图表现类似左束支传导阻滞的波形。A 例图形为不完全性左束支传导阻滞图形

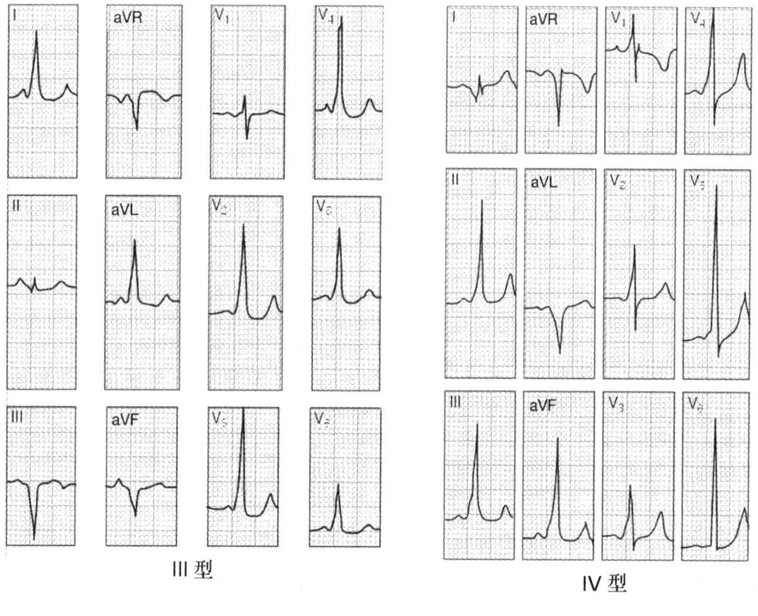

图 8.5 左图：旁路位于心脏下壁的 WPW 预激（Ⅲ型 WPW）患者。这类患者的心电图易被误认为下壁心肌梗死、右心室肥大或右束支传导阻滞。右图：旁路位于左心室游离壁的 WPW 预激（Ⅳ型 WPW）患者。这类患者的心电图易被误认为侧壁心肌梗死、右心室肥大或右束支传导阻滞

- 图 8.8 显示最初的两个（A）沿旁路传导激动的波形（〰▶）及其随后（B）的心电图波形，在一个房性期前收缩（早搏）后，激动沿旁路的传导被阻断，而通过特殊传导系统中的房室交界区前向传导形成窄 QRS 波（1），构成了经旁路逆传心房激动的折返性心动过速（P 波位于 QRS 波之后）（P′R＞RP′），随后形成的也是窄 QRS 波（3）（**顺向型房室折返性心动过速**）（OAVRT）（见第 11 章）。

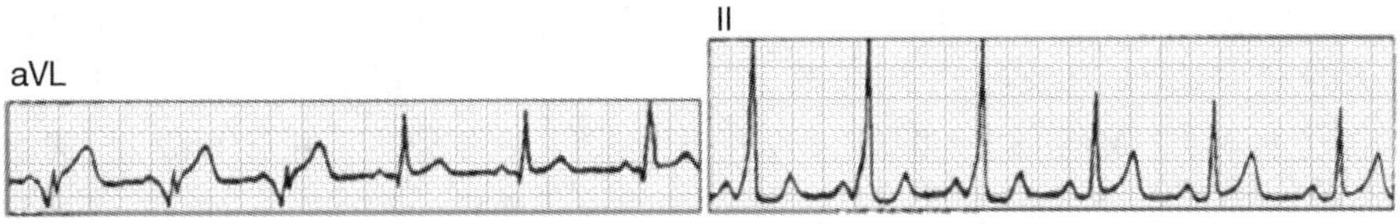

图 8.6　间歇性Ⅳ型预激：此型预激心电图与梗死型 Q 波心电图相似（见 aVL 导联）

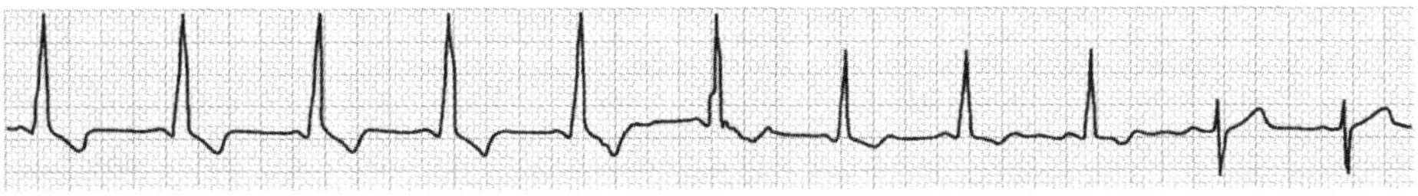

图 8.7　手风琴样效应。前 5 个波形一致表现为短 PR 间期和预激。在随后 4 个波形预激程度逐渐减小至 PR 间期＝0.12s。最后 2 个波形并未见预激波，PR 间期＝0.16s

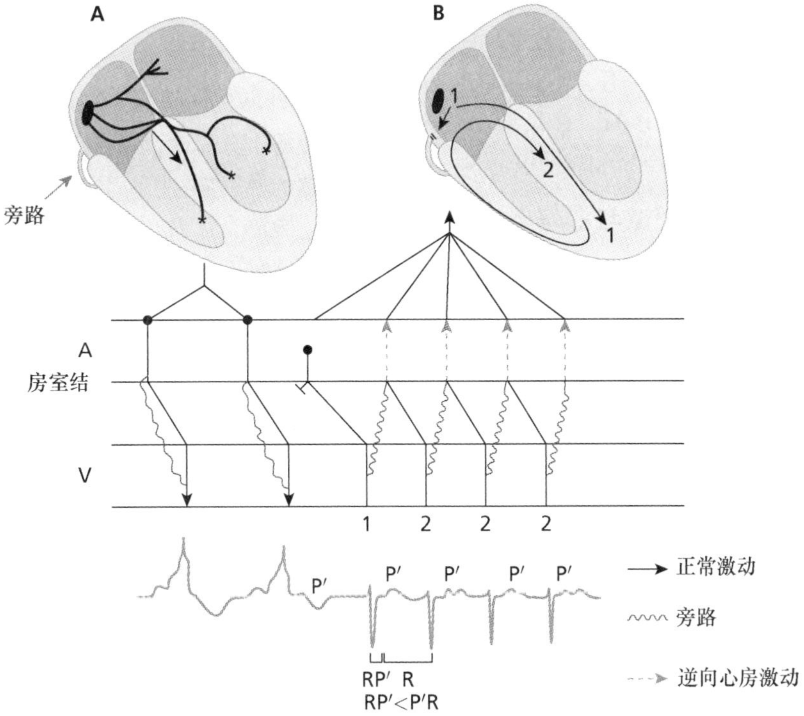

图 8.8　右侧房室旁路的心脏结构示意图，快于正常的房室结传导（短 PR 间期），提前激动部分心室，表现为异常的 QRS 波形态（δ 波）（A）。所有这些特征可以从初始两个 P-QRS 波中观察到。该 QRS 波是融合波，激动通过房室旁路（曲线部分）首先引起心室除极，然后通过正常的房室通路（直线部分）引起剩余部分除极。第 3 个 P 波是一个早搏（心房异位 P′波），正好遇到房室旁路不应期，因此，激动只能通过正常房室通路（房室结中的直线部分）传导，通常情况下它比正常 PR 间期要长，因为此时房室结正处于相对不应期，该刺激产生的是正常 QRS 波（1）。由于房室旁路已经脱离了不应期，然后激动通过旁路逆传至心房，在 QRS 波之后可见明显 P′波（RP′＜P′R）。在折返环只存在于房室交界区的持续性折返性心动过速（JRT-E）患者中，P 波存在于 QRS 波中，并多见于 QRS 波终末，使 QRS 波形态发生改变（图 11.7）。此后激动重新折返，并通过正常房室通路传导至心室（2）。由于大折返环的存在，心动过速可持续存在。在此折返环中，激动通过房室旁路（曲线部分）逆传，通过正常房室通路（直线部分）前传。在伴有房室旁路（WPW）的持续性交界性心动过速，RP′间期小于 P′R 间期是其典型特征（见彩图 8.8）

● 在极少的折返性心动过速病例中，激动通过一条旁路（Kent 束或非典型预激中逆传的异常旁路）前传至心室（图 8.3），这属于所熟知的**逆向型房室折返性心动过速**（AAVRT）。

● 虽然这种类型的 AAVRT 均与左束支传导阻滞波形表现相似（V_1 导联中的 QS 波和 V_6 导联中的 R 波），但通过心电图一般能确定诊断。通过 Kent 束传导的 AAVRT，表现为类左束支传导阻滞的波形，但胸前导联 R 波移行发生在 V_4 导联之前，而通过长的房束旁路传导的非典型预激，同样表现为类左束支传导阻滞的波形，它的胸前导联 R 波移行发生在 V_4 导联或是其后（详见 Bayés de Luna，2011 and 2012a）。伴有室性心动过速的逆向型心动过速的鉴别诊断，详见第 12 章的 12.2.3.2 部分（Steurer et al.，1994）。

8.2.4.2. WPW 预激与心房颤动或心房扑动

● WPW 预激患者常伴有心房颤动或心房扑动。这一现象通常是由于过早的室性期前收缩引起的，心室激动通过旁路逆传落入心房易损期，由于易损期位于通常较短的心房不应期之处，极易诱发心房颤动或心房扑动。

● 相似的机制，阵发性室上性心动过速偶尔也会诱发心房颤动或心房扑动。

● 尽管预激综合征伴心房颤动与室性心动过速这两种情况均表现为宽 QRS 波，但二者的鉴别诊断相对比较简单，诊断标准详见图 8.9 的图注。但当预激伴心房扑动，而不是心房颤动时，二者的鉴别诊断就会变得比较困难（图 8.10）。

8.2.4.3. WPW 预激伴心房颤动与猝死

● 当 WPW 预激伴有**快速心房颤动，RR 间期变得十分短时，来自室上性的刺激极易落入心室的易损期，**从而引起猝死（图 8.11）。如果在应激测试下伴随心率的增加，预激消失，或是旁路的不应期很长，猝死一般不会发生。

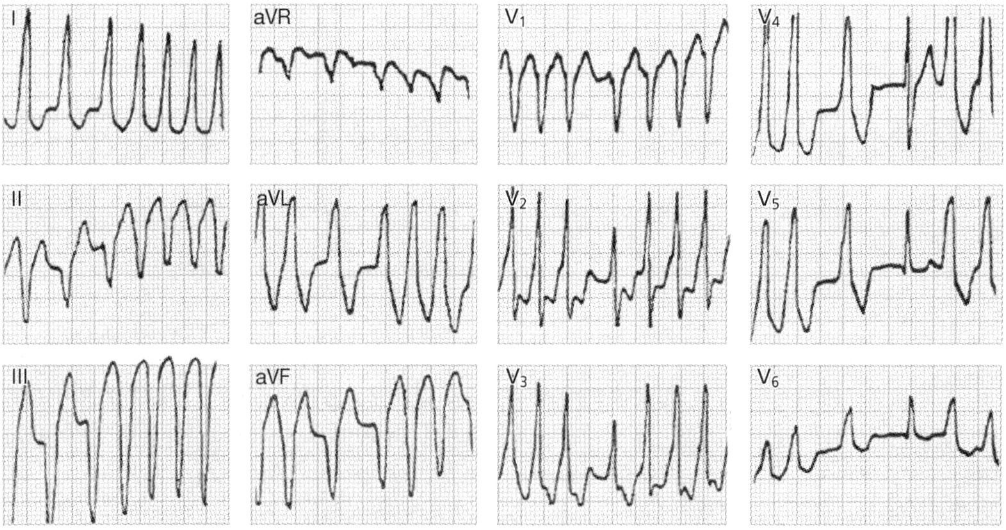

图 8.9 WPW 综合征伴心房颤动患者的 12 导联心电图。注意明显偏离等电位线的 QRS 波，是与室性心动过速（VT）鉴别的关键；当有规律的激动下传至心室时（心房扑动），二者之间的鉴别将变得十分困难（详见图 8.10B）。此例中，诊断为 WPW 综合征伴心房颤动而非室性心动过速，主要由以下几点支持：①在某些导联（V_2、V_3 导联）中存在 δ 波，且 QRS 波形态各不相同，由于通过旁路传导引起的预激程度不尽相同，有些 QRS 波或多或少偏离了等电位线；②RR 间期不规则；③窄 QRS 波可能提前出现也可能不提前，而室速中窄 QRS 波一定是提前出现的（夺获）（图 12.11）；④既往此类心律失常病史

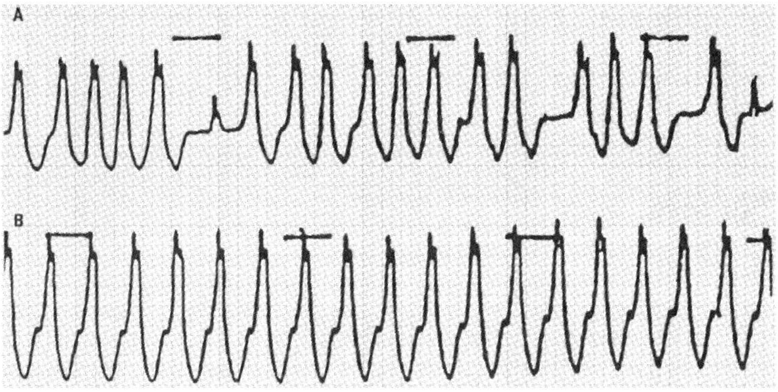

图 8.10　一名 50 岁患者，Ⅳ型 WPW 伴心房颤动（**A**）、心房扑动（**B**）时的心电图看起来像室性心动过速。**A.** 图中孤立的宽 R 波，降支有一个顿挫，与右束支传导阻滞并不一致。而且，以下几点也有助于诊断是 WPW 预激伴心房颤动而不是室性心动过速（除了其他的临床表现和之前对于 WPW 综合征的诊断知识之外）：①预激程度不同，宽 QRS 波显示不规整的心率和形态（宽度变化）。②图中两个窄波——第 6 个和最后一个，一个出现晚，一个出现早。持续性室性心动过速中，QRS 波较为规则，并且如果发生夺获（窄 QRS 波），一般会提前出现（详见图 12.11）。**B.** 通过心电图鉴别诊断 WPW 预激综合征伴心房扑动与持续性室性心动过速较为困难。必须根据病史和按照室性心动过速和室上性心动过速伴差异性传导的鉴别诊断标准来进行，特别是由 Steure 提出的方法（详见第 12 章）

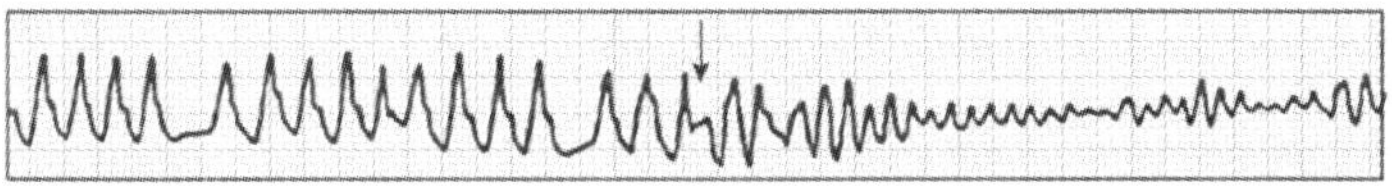

图 8.11　一名 WPW 预激伴快速心房颤动患者诱发了心室颤动（VF）。应特别注意，窄性早搏导致短 RR 间期而诱发室颤（箭头所指）。这名患者的室颤通过电复律除颤治疗

8.2.5. WPW 型预激的鉴别诊断

- **Ⅰ型和Ⅱ型 WPW 预激**与左束支传导阻滞的鉴别诊断。
- **Ⅲ型 WPW 预激**与下壁心肌梗死、右心室扩大和右束支传导阻滞的鉴别诊断。
- **Ⅳ型 WPW 预激**与侧壁心肌梗死、右心室扩大和右束支传导阻滞的鉴别诊断。

鉴别诊断每一份病例的关键是测量 PR 间期和判断是否有 δ 波。

8.3. 非典型预激

- 非典型预激旁路较长，并且传导速度慢，起自右心房止于右心室（房束或房室束）。
- 非典型预激心电图表现大多正常，或只在Ⅰ导联和 V_6 导联 R 波起始部有粗顿且预激程度较小的 δ 波，而在Ⅲ导联表现为 rS 波，类似部分左束支传导阻滞（右心室旁路）。
- 非典型预激可呈宽 QRS 波心动过速，通常呈左束支传导阻滞型，因为激动通过右侧较长的旁路前传（详见图 8.2.4.A 和 Bayés de Luna，2011 and 2012a）。

8.4. 短 PR 间期预激

- 此种类型预激，激动能通过房室结加速传导，或是存在房希束，从而绕过房室结的缓慢传导。
- 图 8.2（右下图）显示的是一例短 PR 型预激，可以看到 QRS 波提前形成，这是因为整个心室激动通过特定的传导路径提前开始。
- 图 8.12 是一例典型的短 PR 间期预

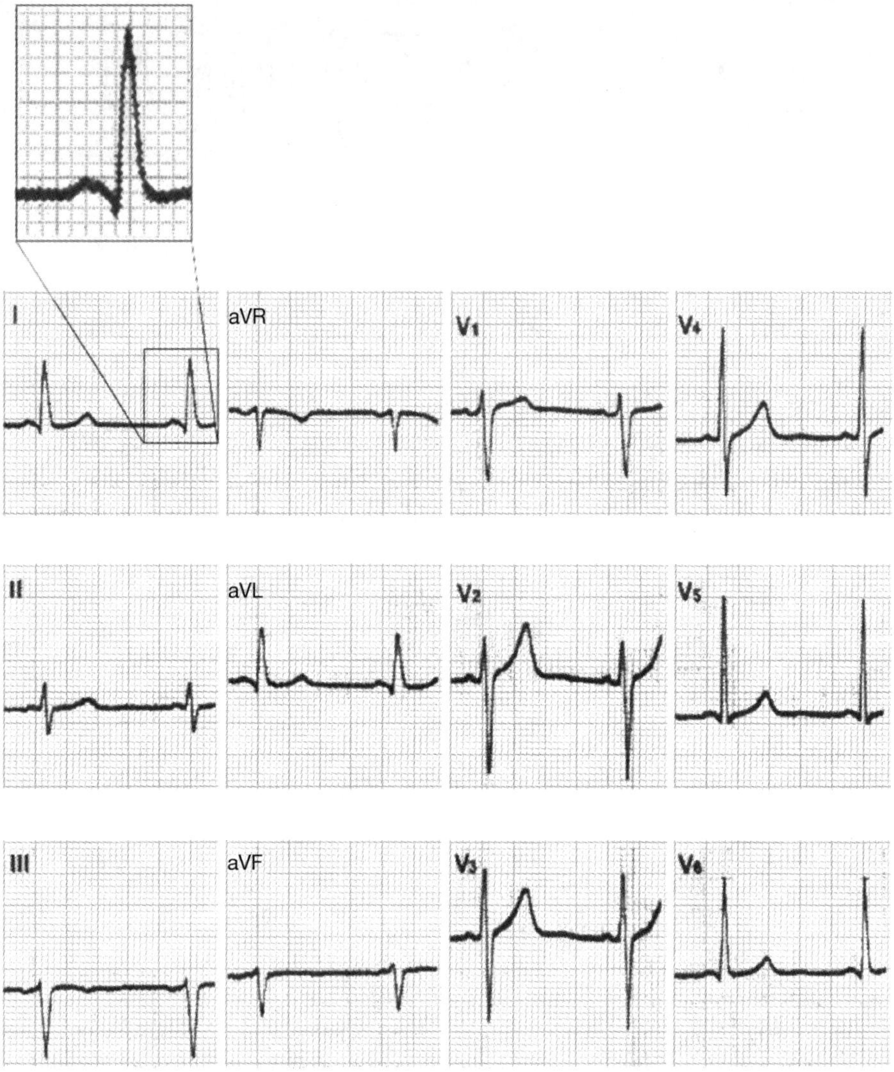

图 8.12 一例典型的短 PR 间期预激综合征患者的心电图（PR 间期=0.10s）

激心电图。必须谨记这类患者有出现严重心律失常的风险，尤其是合并快速心房颤动者。

自测题

A. 什么是心室预激，有几种类型？

B. WPW 预激的心电图特征？

C. WPW 预激有几种类型？

D. 怎样诊断或排除预激？

E. 与预激密切相关的心律失常是什么？

F. WPW 预激伴心房颤动与室性心动过速的鉴别诊断？

G. WPW 预激患者在什么情况下存在猝死的风险？

H. 如何进行 WPW 预激的鉴别？

I. 什么是非典型预激？

J. 什么是短 PR 间期预激？

第9章
心肌缺血与坏死
Myocardial Ischemia and Necrosis

9.1. 引言

● 表 9.1 显示临床各种心肌缺血和（或）坏死引起的心电图异常。

● 这些心电图异常改变主要累及 T 波、ST 段和 QRS 波。

● 心肌缺血亦能引起 P 波和其他心电图参数改变，如 PR 间期、QT 间期。事实上，心肌缺血引起最初的心电异常是缺血组织的复极延迟，表现为 QT 间期延长。但通常缺乏基础心电图数值，这样的变化很难被识别。

● 缺血可以引发各类心律失常，并且是猝死的主要原因。我们将在本章末尾回顾这些类型的心律失常。另外，这部分内容也会在心律失常章节被简要讨论（第 11 至 13 章）。

● 由冠状动脉血供减少或需求增加引起的心肌缺血均能导致心电图异常。**我们主要讨论心肌血供减少所致的心电图异常，**特别是因动脉粥样硬化血栓导致冠状动脉闭塞的窄 QRS 波群患者。①**急性期表现为急性冠状动脉综合征**（ACS），根据 ST 段是否抬高分为两种类型。②**慢性期，包括 Q 波心肌梗死和非 Q 波心肌梗死。**

● 由血流量需求增加所引发的心电图异常临床上通常表现为劳力性或同等负荷程度所诱发的心绞痛（表 9.1）。

● 我们还简要介绍宽 QRS 波和其他干扰因素（如左心室肥大等）所致的心电图异常，还有非动脉粥样硬化因素所导致的急性冠状动脉综合征心电图改变。

● 由于在这些方面的信息较多，首先着重介绍窄 QRS 波心肌缺血的心电图异常（Bayés de Luna，2012a）。

9.2. ST 段抬高型 ACS（STEACS）

STEACS 常提示冠状动脉（冠脉）完全闭塞，有时也见于粥样硬化血栓致使冠脉次全闭塞引起的**透壁梗死**的超急性期。此时应尽早实施经皮冠状动脉介入治疗（PCI）。如果无条件进行，则应该改行溶栓治疗以避免梗死范围扩大。

由血管完全或次全闭塞引起的急性透壁缺血，心电图典型改变为缺血区相关导联 ST 段抬高的临床综合征，被称为 ST 段抬高型 ACS（**STEACS**）。但我们应该知道，在 STEACS 的不同阶段心电图也会有其他形式的改变。这可能造成与非 ST 段抬高型 ACS（**NSTEACS**）心电图相混淆，我们称之为**非典型心电图**。熟知这部分内容对于我们更好地管理每个患者十分重要（详见 STEACS 非典型类型）。

9.2.1. 心电图异常的动态演变

ST 段抬高型急性冠脉综合征患者某支冠状动脉完全闭塞后不同程度缺血会造成心电图的动态演变（图 9.1）。首先，在缺血的超急性期主要引起心内膜下心肌缺血：一个高尖 T 波（图 9.1B）。随后，缺血进一步严重，累及透壁心肌：ST 段抬高（图 9.1C）。最后，如果闭塞血管未被成功开通或自溶，则心电图将演变为坏死样改变：梗死型Q波和T波倒置（图9.1D）。

表9.1 心肌缺血临床病因和心电图异常改变

1. **血流减少**
   急性冠脉综合征-心肌梗死（ACS-MI）
   (a) 动脉粥样硬化血栓
   - 急性缺血：合并窄QRS波，由于动脉完全或近完全闭塞导致的心肌透壁缺血［ST段抬高型ACS（STEMI）］和动脉次全闭塞引起的非透壁心肌缺血［非ST段抬高型ACS（NSTEMI）］
   - 坏死：合并窄QRS波，陈旧性心肌梗死
   - 心肌缺血或坏死合并宽QRS波或其他混杂因素（左心室肥大）

   (b) 非动脉粥样硬化血栓引起的心肌缺血，有时亦为真实的ACS：冠脉痉挛、Takotsubo综合征、X综合征、心肌桥、冠脉夹层、先天性心脏病、中毒等。
2. **需求增加**
   劳力型心绞痛或其等位因素，如动脉粥样硬化血栓、心理应激、快速性心律失常、肺动脉高压、慢性贫血等。

9.2.2. STEACS急性期典型心电图表现的电生理机制

9.2.2.1. 高而宽的T波机制

在STEACS超急性期由于心内膜下心肌缺血，T波的初始变化为对称性的增宽，然后逐渐更高、更尖。**目前存在两种可能的机制**：①心内膜下和心外膜下心肌细胞跨膜电位差，以及②心内膜下缺血心肌的心电向量背离缺血区域。

9.2.2.1.1. 跨膜电位差（图9.2）

高尖T波被认为与复极的第二部分变化相关。由于心内膜下心肌细胞较心外膜下心肌细胞更缺乏有效血流灌注（终末端灌注等），所以发生缺血时首先累及心内膜下心肌细胞，其跨膜动作电位延长多于周围正常心肌细胞（见正常心内膜跨膜电位）。然而，如果缺血不太严重或既往已有心内膜下缺血，心电图将保持大致正常形态。因此，依据Ashman理论（图2.4），其中一个正向延长（心内膜下），另一个负向缩短（心外膜下），这两个跨膜电位差形成了增高、增宽和（或）对称的T波。虽然累及的范围广泛，但ST段形态无明显改变，这是因为缺血时两个跨膜动作电位的形态在初始阶段（正如我们刚才所解释的）通常相似（图9.2A）。

然而，当缺血进一步加重，但尚未透壁时，心内膜下心肌细胞跨膜电位形态将会改变（位置更低）。此时两个跨膜动作电位之差会产生T波增高和ST段一定程度压低（图9.2B）（Birnbaum et al.，2012，Bayés de Luna，2012a）。

9.2.2.1.2. 缺血向量（图9.3）

由于心内膜下缺血心肌复极延长，所以心外膜下心肌复极完成。此时，尚未复极的心内膜下心肌区域仍然残存负电荷，产生一个指向已复极的心外膜下的**缺血向量**。向量的头端朝向已复极（+）的心外膜下区域，而此时心内膜下心肌仍带负电荷，心内膜下心肌跨膜电位尚未完成。这个更大范围的尚未完全复极的心内膜下心肌跨膜电位解释了T波电压增高，而复极第一部分通常没有变

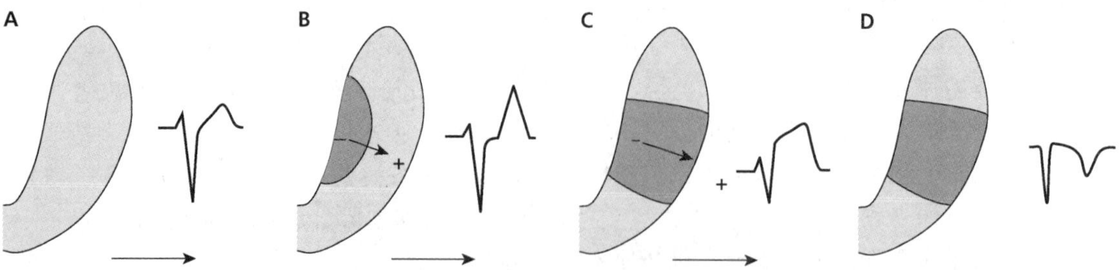

图9.1 冠状动脉完全闭塞后心肌不同程度缺血的心电图动态演变图形。**A.** 非缺血心电图。**B.** 主要累及心内膜下的心肌缺血（T波对称性高尖伴QT间期延长）。**C.** 如果缺血严重，将累及全层心肌，表现为ST段抬高。**D.** 如果缺血持续存在，则出现透壁心肌梗死，表现为病理性Q波和T波倒置（威尔逊的窗口效应）

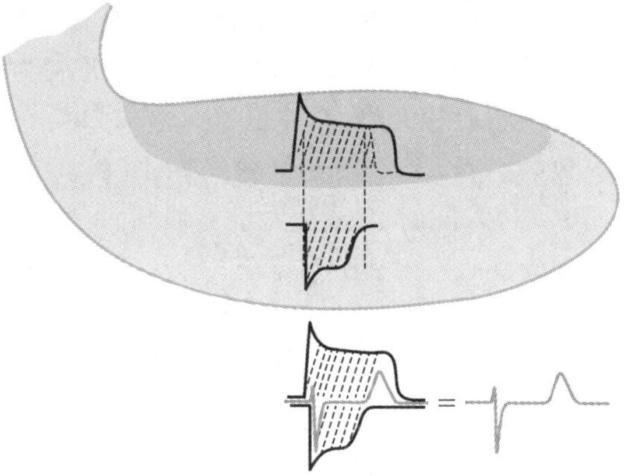

图 9.2　心内膜下心肌细胞跨膜动作电位之和延长，但其延长程度保持与心外膜下心肌细胞一致。心外膜下跨膜动作电位之和解释了为什么 ST 段仍保持在等电位线上，同时 T 波增宽增高、QT 间期稍延长（见彩图 9.2）

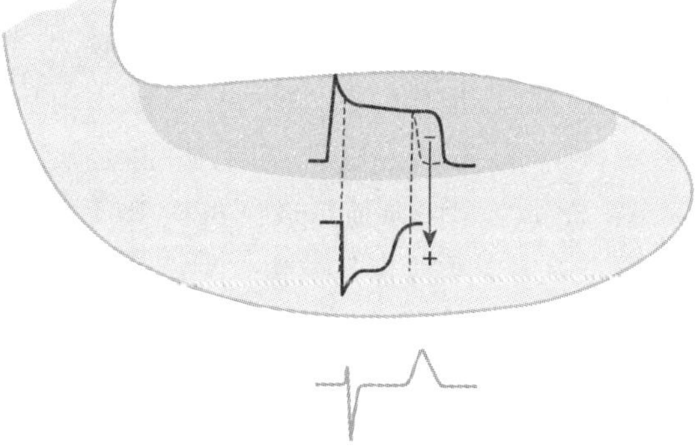

图 9.3　在复极第二部分形成的心内膜下缺血心肌心电向量，由带负电荷的心内膜（此处尚未复极）指向心外膜（此处已复极），这解释了 T 波增宽、增高的原因（见彩图 9.3）

化（ST 段）。

另外，由于复极延长，QT 间期亦延长，但由于通常缺乏缺血前心电图的参数，所以 QT 间期的变化很难评估。

9.2.2.2. ST 段抬高的形成

缺血很快进展为透壁，心电图也随之表现为 STEACS 的典型改变，即 ST 段抬高，曾被称为心外膜下损伤心电图，但是这种命名并不准确，因为这种心电图表现在**急性缺血进一步加重（被称为损伤）并透壁时出现。**严重的急性透壁缺血在体表心电图的改变（ST 段抬高）仅仅出现在收缩期，即 QRS 波终末，因为心电图记录仪在设计时是基于心脏舒张期心肌电活动稳定于等电位线。

ST 段抬高形成机制如下。

9.2.2.2.1. 透壁损伤区和邻近区域心肌细胞跨膜动作电位之差（图 9.4）

透壁损伤区域跨膜动作电位第 1 时相变短而缓慢，由于在舒张期存在一定程度的除极，其舒张期阈电位更接近于零，这就是所谓的“低质量”跨膜动作电位。依据 Ashman 理论（1941），透壁损伤区域带负电荷最多，因此这个异常的跨膜动作电位之差被位于这个区域的探测电极记录为负向（与周围正常区域心肌的跨膜动作电位相比），从而解释了 ST 段抬高的原因。

9.2.2.2.2. 严重透壁缺血向量的形成（通常被称为损伤向量）（图 9.5）

严重缺血的透壁损伤区域带负电荷的量少于左心室其他区域，因此为相对正电荷。结果这两个区域间产生的电流从最负的区域指向相对负的区域（缺血区域相对为正电荷），从而在严重透壁缺血区域产生了所谓的**损伤向量**，该向量指向心外膜下。当电极位于心外膜下时，记录到在 QRS 波群末尾

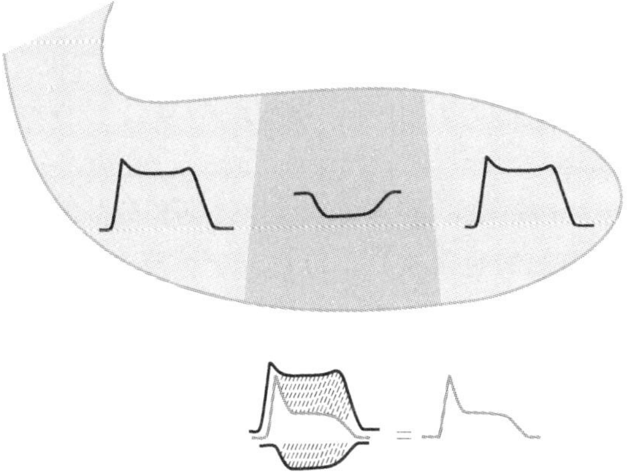

图 9.4　严重缺血引发的透壁损伤区域心肌动作电位表现为缓慢下降和倒置（Ashman 理论），缺血区域的跨膜动作电位和邻近组织跨膜动作电位之和解释了 ST 段抬高的心电图形态（见彩图 9.4）

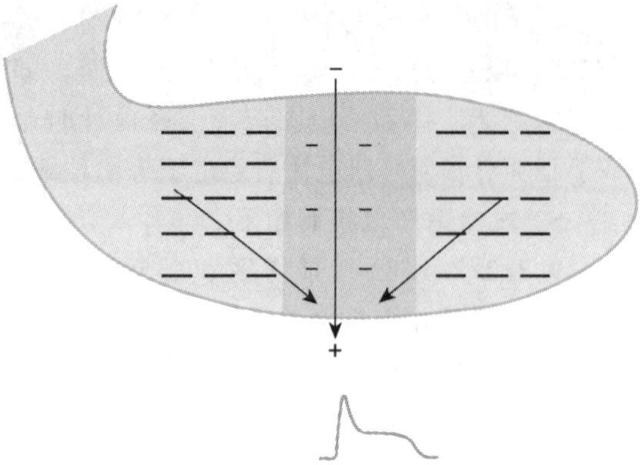

图 9.5 严重透壁缺血的心电向量（曾被称为心外膜下损伤心电向量）自心内膜下指向心外膜下，并在体表心电图记录为 ST 段抬高。这是由于透壁损伤区域带负电荷较周围心肌细胞少，因此相对带正电荷的结果（见彩图 9.5）

（除极结束）ST 段抬高。相反，心内膜下缺血的缺血向量（尖 T 波）仅在复极的第二部分被记录（见前）。

9.2.3. 心电图诊断

9.2.3.1. STEACS 心电图诊断标准

关键心电图标准是 ST 段抬高，因此命名为 ST 段抬高型 ACS（STEACS）。因为 STEACS 往往进展为 STEMI。

9.2.3.1.1. 缺血引起的 ST 段抬高

A. 典型心电图 除 $V_2 \sim V_3$ 以外的任意至少两个相邻导联新发 ST 段自 J 点处抬高≥1mm，其中新发 ST 段抬高在男性＞2mm（40 岁以下者＞2.5mm），在女性≥1.5mm（Thygessen，2012）。**ST 段的抬高或压低**（见下文）也可在 J 点后数毫秒处测量（如 20mm、40mm、60mm 等）。不同情况下，异常变动值大小是不同的。ST 段抬高从 PR 段上缘水平测量，而压低则从 PR 段下缘水平测量。如果 PR 段是下斜型，则从 QRS 波起始开始测量（图 4.12）。图 4.9 显示了 STEACS 时如何测量 ST 段改变（Bayés δ Fiol-Sala，2008）。

B. STEACS 患者 ST 段抬高的演变。在给予现代治疗（PCI）或无法实施 PCI 而进行溶栓治疗前，STEACS 几乎总会进展为 Q 波型心肌梗死伴 T 波倒置（电窗口效应导致的心室内心电图表现形式）（图 9.30 和图 9.31），同时考虑有大量心肌活性丧失，表现为左心室射血分数下降 10%～20%。

图 9.6A 示一位 20 世纪 70 年代由于前降支近段完全闭塞而发生急性心肌梗死的患者典型的心电图演变过程。心肌梗死后 1 个月出现坏死型 Q 波和 T 波倒置。此时，T 波倒置并不意味着心内膜下心肌缺血，而是缺血后的表现（电窗口效应）（图 9.30 和图 9.31）。

目前，临床实际情况已大不同前。从图 9.6B 的心电图，我们看到与前面（A）相似的 STEACS 患者接受了急诊 PCI 治疗以避免心肌梗死发生。再灌注治疗后表现为 T 波倒置（缺血损伤后 T 波）（B）。数小时后患者再诉胸痛，心电图显示假性正常化（C），提示支架内血栓形成。再次 PCI 开通血管，避免了心肌梗死发生，T 波倒置再次出现（D）。整个演变过程发生在 24h 内。

虽然 ACS 患者在医疗条件良好的国家能得到及时适当治疗，但世界上仍有很多地区，尤其是一些发展中国家和不发达国家，这些 STEACS 患者尚无法进行急诊 PCI 甚至溶栓治疗。

在现有的医疗情况下，持续性 ST 段抬高（数日）的情况极其罕见，常是预后欠佳、心脏破裂或室壁瘤形成的标志。

C. ST 段评估缺血程度的重要性。ST 段抬高幅度能定量评价缺血的严重程度。依据 Birnbaum-Sclarovsky 分级系统（1993），ST 段上抬使 S 波上升越高，相应的缺血越严重。图 9.7 显示心肌最大程度缺血的一个典型病例。

D. ST 段评估缺血范围的重要性。尽管存在一定的局限性，但如果 ST 段抬高和降低幅度的绝对值之和≥15mm，则提示缺血

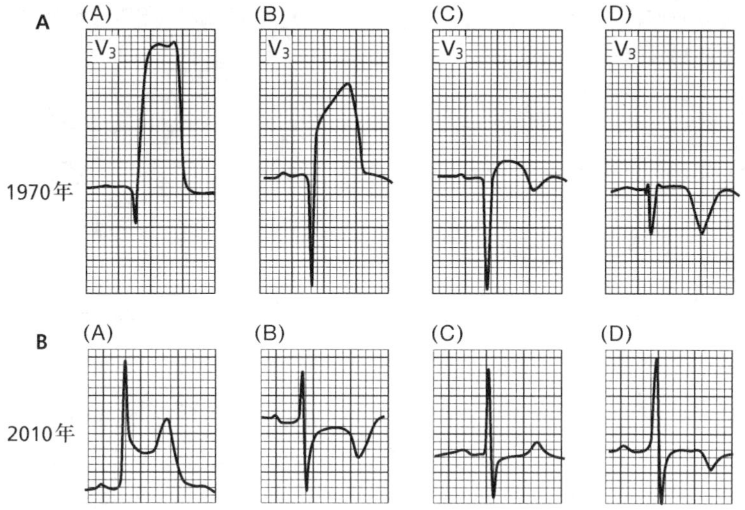

图 9.6　**A.** 一位 20 世纪 70 年代患广泛前壁心肌梗死患者 1 个月内典型心电图演变进程［(**A**) 至 (**D**)］，表现为病理性 Q 波和深倒置 T 波。**B.** 现代 STEACS 患者心电图演变进程。胸痛后 2 个月 (**A**) 成功接受急诊 PCI 治疗 (**B**)，T 波倒置。数小时后患者再诉胸痛，T 波假性正常化 (**C**)，怀疑支架再闭塞，再次 PCI 使血管被再开通，心电图进一步进展，T 波倒置再次出现

范围广泛（Hatheway et al.，1998）。

9.2.3.1.2. STEACS 患者中其他有诊断和预后价值的心电图表现

这里指的是镜像改变和非典型心电图表现。

A. 镜像改变

在 STEACS 急性期对侧导联可能出现镜像改变（ST 段压低）。前降支闭塞（胸前导联 ST 段抬高）的病例中，ST 段抬高的导联和 ST 段压低的导联之间的关系可以帮助我们定位血管闭塞的部位（图 9.8）。在Ⅱ、Ⅲ、aVF 导联 ST 段抬高［右冠脉（RC）或回旋支（CX）闭塞］的病例中，它们之间的关系有助于识别闭塞的血管（图 9.11）。

前降支闭塞位置的定位（图 9.8 至图 9.10）：前降支闭塞引起胸前导联 ST 段抬高的 ACS 病例中，镜像改变有助于对闭塞位置的判定（图 9.8 至图 9.10）。如果闭塞位置高，在第一对角支（D1）近端，且前降支较长，往往包绕心尖，严重透壁缺血的心电向量（损伤向量）向上（V_2～V_4、V_5 导联 ST 段抬高），同时背离Ⅱ、Ⅲ、aVF 导联。所以下壁导联表现为 ST 段压低（图 9.10 A）。如果闭塞部位同时在第一间隔支

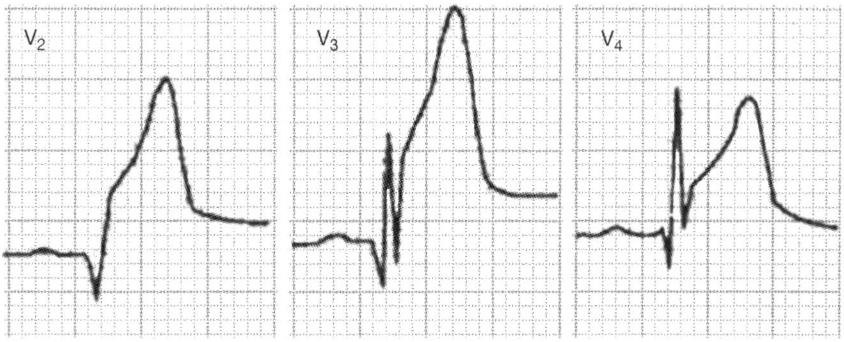

图 9.7　由于前降支闭塞引发前侧壁为缺血最严重区域，从而使得 S 波抬高

图 9.8　前降支闭塞导致的前壁导联 ST 段抬高（STEACS）病例中，如果闭塞部位在近段（第一对角支以上）损伤电量向前、上，Ⅱ、Ⅲ、aVF 导联 ST 段压低。如果闭塞部位在远段（第一对角支以远），损伤电量向前、下，Ⅱ、Ⅲ、aVF 导联 ST 段处于基线水平或正向抬高（见图 9.10）

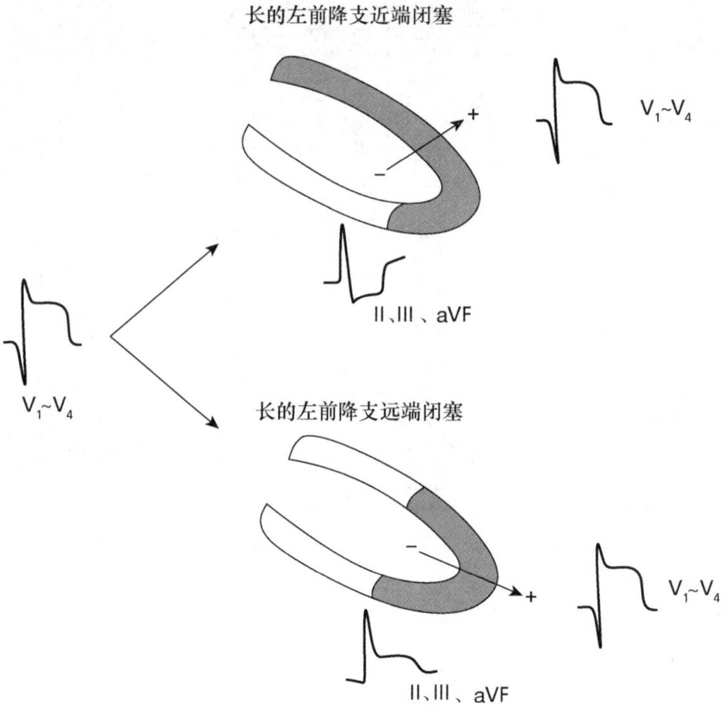

（S1）近端，则 V_1 导联 ST 段也抬高（Bayés δ Fiol-Sala，2008）。

然而，如果闭塞部位在第一对角支远端（图 9.8 和图 9.9），严重缺血的心电向量（损伤向量）向前、向下而非向上，Ⅱ、Ⅲ、aVF 导联 ST 段处于基线水平或正向抬高

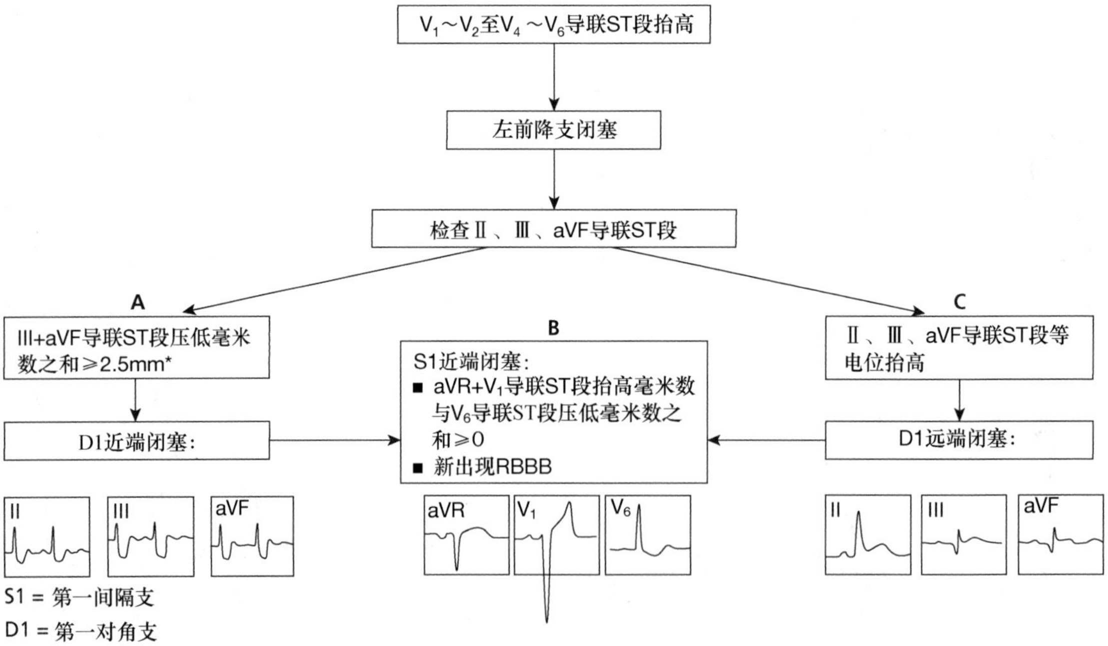

S1 = 第一间隔支

D1 = 第一对角支

图 9.9　在前壁导联 ST 段抬高病例中判定前降支闭塞部位在第一对角支以近（**A**）或以远（**B**）的算法。如果出现右束支传导阻滞，或 aVR+V_1 导联 ST 段抬高的毫米数与 V_6 导联 ST 段压低的毫米数之和≥0，则前降支闭塞部位可能在第一间隔支近端

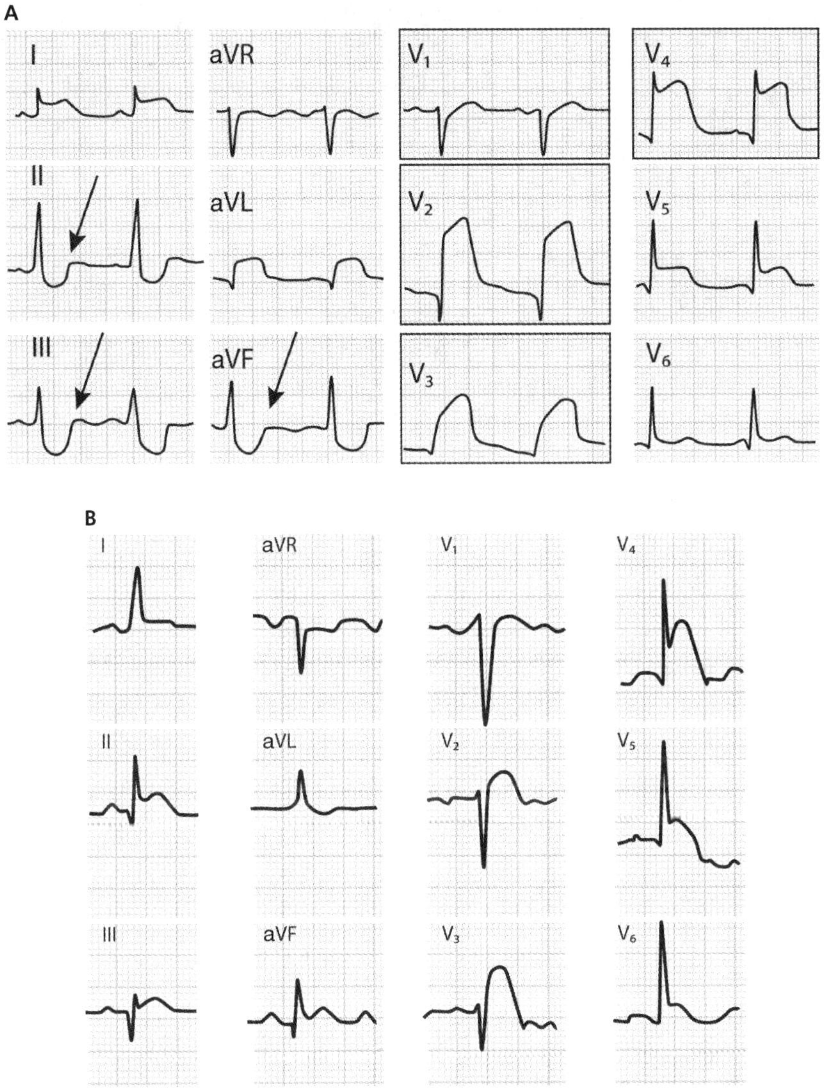

图 9.10　**A.** 于前降支发出第一对角支和第一间隔支之前的部分闭塞的 STEACS 病例，心电图显示 V_2～V_5、Ⅰ、aVL（无 V_1 或 aVR）导联 ST 段抬高，下壁导联有明显的 ST 段压低。**B.** 前降支发出第一对角支和第一间隔支后闭塞的 STEACS 病例，心电图显示 V_2～V_5、V_6 导联 ST 段抬高，Ⅱ、Ⅲ、aVF 导联 ST 段稍抬高（Ⅱ＞Ⅲ），aVR 导联 ST 段压低

(图 9.10B)。

记住那些左主干（LMT）完全闭塞幸存就诊的罕见病例心电图改变很重要，其 STEACS 表现类似于前降支近端至第一对角支和第一间隔支闭塞病例的改变，多出现右束支传导阻滞和左前分支阻滞，有时会加大心电图判读的难度。

左主干完全闭塞患者的血流动力学状态较前降支近段闭塞者严重得多。大约 50％患者死于心源性休克（Fiol et al.，2012）。稍后我们将看到大多数左主干次全闭塞而非完全闭塞导致的 NSTEACS，心电图表现为 7 个或以上导联 ST 段压低。

总之，图 9.9 的诊断流程能用于定位

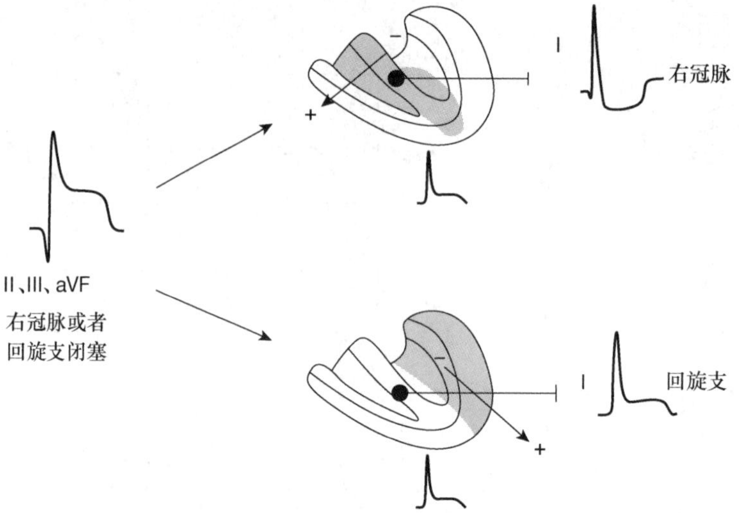

图 9.11 Ⅱ、Ⅲ、aVF 导联 ST 段抬高者，如果Ⅰ导联 ST 段压低，右冠脉闭塞可能性最大，因为缺血部位（顶部）损伤电流背向Ⅰ导联。而如果Ⅰ导联 ST 段抬高，则血管闭塞部位是回旋支，因为此时损伤电流指向左侧。当判读存在争议，尤其是右冠脉和回旋支相对均衡时图 9.12 所显示的规则可能是有用的

STEACS 时 LAD 闭塞的位置（Fiol et al.，2009）。必须注意的是①根据Ⅱ、Ⅲ、aVF 导联 ST 段形态判断闭塞位置在第一对角支近端还是远端，以及②闭塞位置是否在第一间隔支近端（图 9.9B）。图 9.10 显示了 LAD 闭塞分别位于第一对角支近端和远端的两例患者心电图表现。

Ⅱ、Ⅲ、aVF 导联 ST 段抬高是回旋支还是右冠状动脉闭塞的判定（图 9.11 至图 9.13）：在 ACS 时，Ⅱ、Ⅲ、aVF 导联 ST 段抬高，同时Ⅰ导联 ST 段压低，动脉闭塞部位在右冠状动脉近端或远端，是因为此时严重的缺血向量（损伤向量）主要指向右侧，即右冠状动脉闭塞所影响的区域（图 9.11，图 9.13A 和 B）。相反，如果Ⅰ导联 ST 段抬高，则提示回旋支闭塞，因为严重缺血向量（损伤向量）主要指向左侧，即回旋支影响的区域（图 9.11，图 9.13C）。

在判定存在争议或 ST 段位于等电位线时，我们需要其他判断标准去识别罪犯血管（图 9.12）（Fiol-Sala et al.，2004）。图 9.12 显示了判定Ⅱ、Ⅲ、aVF 导联 ST 段抬高的 STEACS 血管闭塞位置的连续步骤，该方法敏感性和特异性均较高。

B. STEACS 的非典型心电图表现

除典型 ST 段抬高表现外，接下来将讨论一些 STEACS 病例中非典型心电图表现（De Winter et al.，2008；Nikus et al.，2010；Bayés de Luna，2012；Birnhaum et al.，2012）。

- **ST 段抬高的等位征**（图 9.14 和图 9.15）：是真正 STEACS 的镜像改变。由于回旋支闭塞引起侧壁严重透壁缺血，导致后壁导联 ST 段抬高，但仅在 $V_1 \sim V_2$ 导联记录到镜像改变（$V_1 \sim V_2$ 导联 ST 段压低）。这种情况往往被认为是真实的 ST 段压低，从而错误诊断为 NSTEACS。这种情况常有时在下壁、侧壁或 $V_7 \sim V_9$ 导联表现为非常小的 ST 段抬高（图 9.15）。所以，综上所述，了解这种心电图表现有助于做出正常诊断。

- 在 ACS 超急性期，压低的 ST 段终末端并不存在直立的 T 波（图 9.14）。但是，数小时后，随着 ST 段压低逐步减小，出现直立的 T 波，这种**心电图改变**与后壁导联的镜像改变相一致；很少出现 ST 段抬

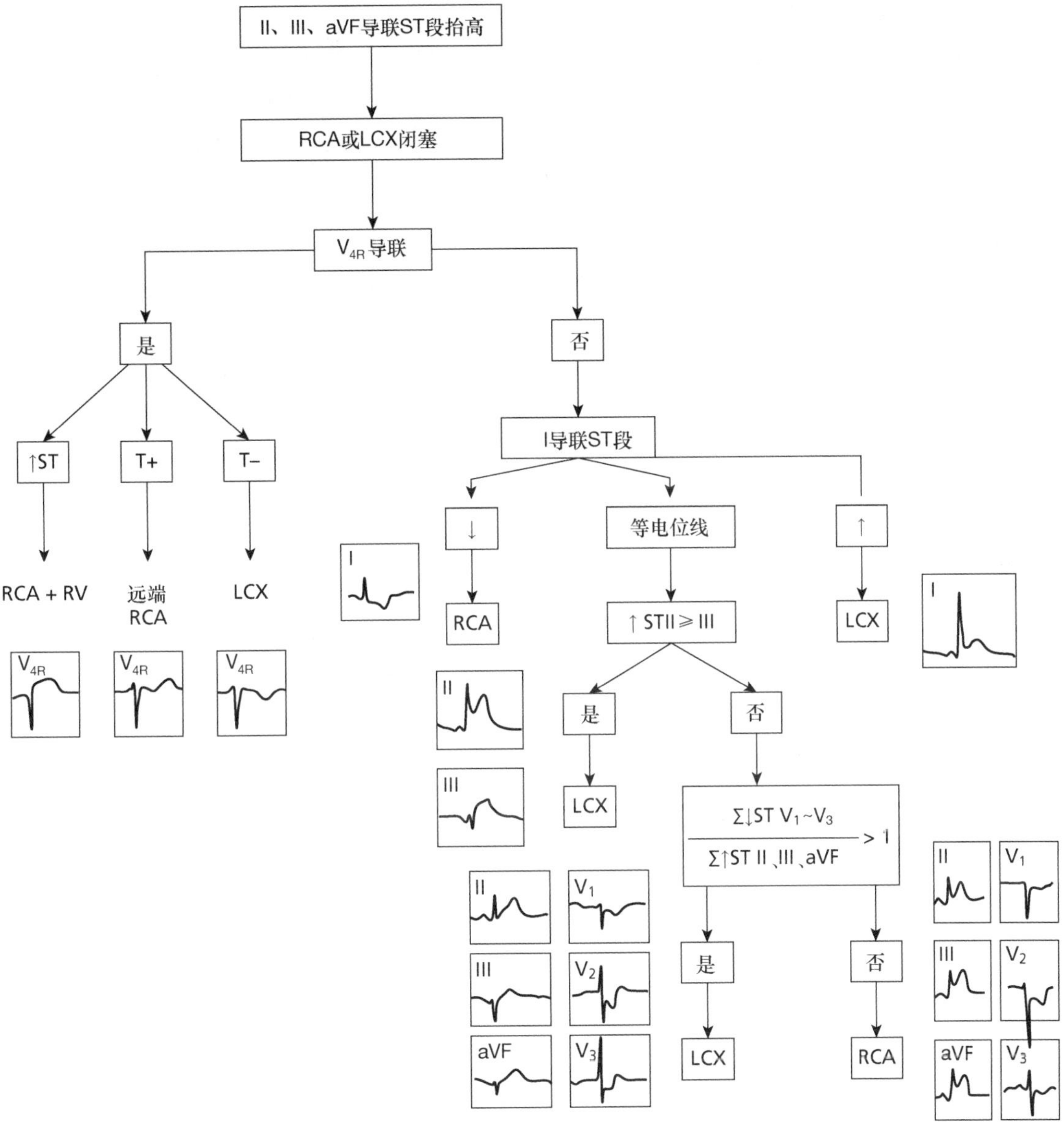

图 9.12　判定Ⅱ、Ⅲ、aVF 导联 ST 段抬高 ACS 病例罪犯血管是右冠脉（RCA）还是回旋支（LCX）的方法。首先，检查该心电图是否记录了 V_{4R} 导联。如果是，则该导联的形态有助于判断闭塞部位（Wellens，1999）。然而，V_{4R} 通常不被记录。据我们的经验，遵循图右侧显示的有效步骤能够做出正确的判断，该方法敏感性和特异性均较高。首先依据前图提到的方法进行判定，当出现疑似情况（ST 段位于等电位线）时，则使用接下来的两条标准：①ST 段抬高的幅度在Ⅱ导联大于Ⅲ导联，则罪犯血管是回旋支，如果不是这种情况，②我们查看 V_1～V_3 导联 ST 段压低的幅度之和与Ⅱ、Ⅲ、aVF 导联 ST 段抬高幅度之和的比值，如果大于 1，则罪犯血管是回旋支，如果不是，则罪犯血管是右冠脉

高和 T 波倒置（图 9.15）。侧壁心肌梗死时（回旋支闭塞）V_1 导联常出现高 R 波，后壁导联出现镜像 Q 波改变，这些考虑对 LAD 近段严重次全闭塞的鉴别诊断非常重要（图 9.15 和图 9.23A 及下文）。

● **对称的高尖 T 波**（图 9.16）可以出现在 STEACS 的超急性期，由最初独立出

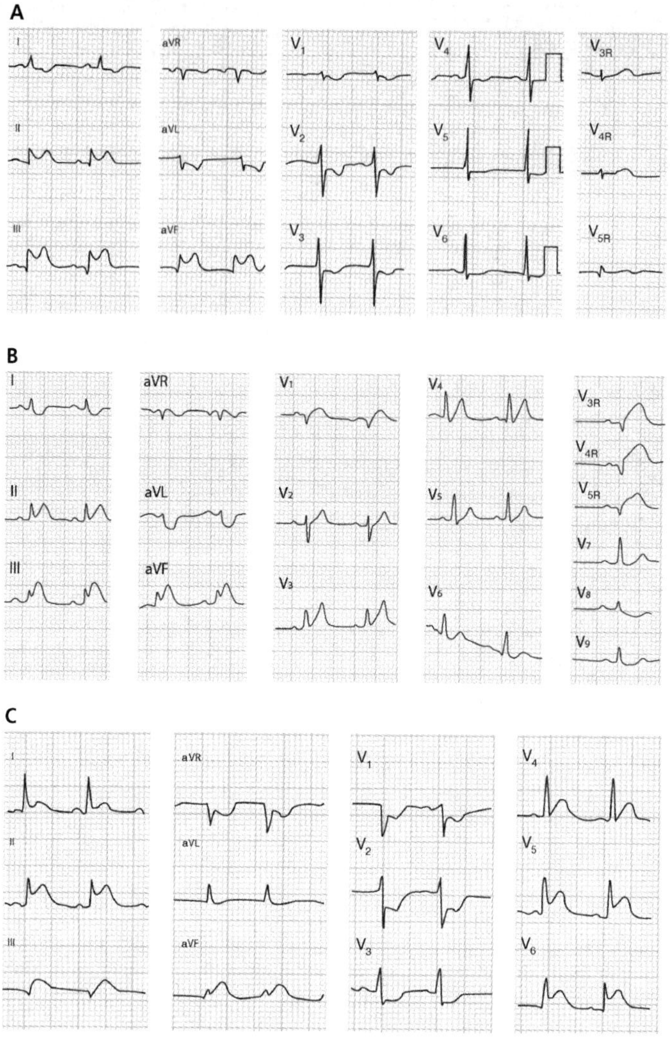

图9.13　**A.** 右室支以远右冠脉闭塞引发的STEACS病例典型心电图改变。**B.** 右冠脉近端闭塞导致右心室受累的STEACS病例典型心电图改变。观察Ⅱ、Ⅲ、aVF导联ST段抬高幅度，Ⅲ＞Ⅱ，Ⅰ导联ST段压低，V_1～V_3导联ST段位于基线或抬高，V_{3R}～V_{5R}导联T波直立。**C.** 回旋支闭塞病例典型心电图表现。观察Ⅰ导联ST段抬高，ST段抬高幅度，Ⅱ＞Ⅲ，V_1～V_3导联ST段压低的幅度之和与Ⅱ、Ⅲ、aVF导联ST段抬高的幅度之和的比值大于1

现的心内膜下心肌缺血引起。通常发生于前降支闭塞（V_1到V_2～V_3），但也可罕见于回旋支闭塞。

对称高尖T波的出现和持续时间取决于第1份心电图记录的时间，通常很短暂（图9.16A），并且在第1份心电图记录时ST段就已经抬高。但是有时它的持续时间长一些，罕见伴随广泛导联ST段略压低（约2%前降支闭塞），尤其是以前已经存在心内膜下心肌缺血时（De Winter，2009）。（见前面内容和图9.16B）。

● **深倒置的T波**（图9.17）。这种类型的T波常见于STEACS时ST段抬高演变为Q波型心肌梗死之前，冠状动脉（LAD）自发开通或经过治疗（PCI或溶栓）。因此，V_1～V_2至V_4～V_5导联会出现深倒置T波，通常伴随着QT间期某种程度的延长，提示冠脉或多或少有些开通（再灌注T

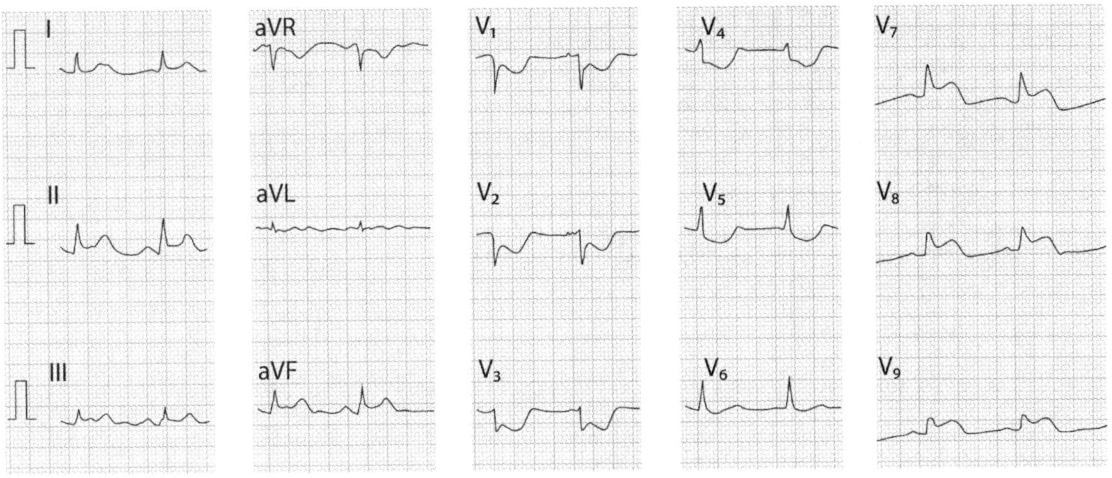

图 9.14　严重侧壁心肌梗死心电图的镜像改变。如回旋支完全闭塞导致 V_1 至 V_3～V_4 导联 ST 段压低且无正向 T 波，同时，Ⅱ、Ⅲ、aVF 导联有轻度 ST-T 改变，V_7～V_9 导联 ST 段抬高

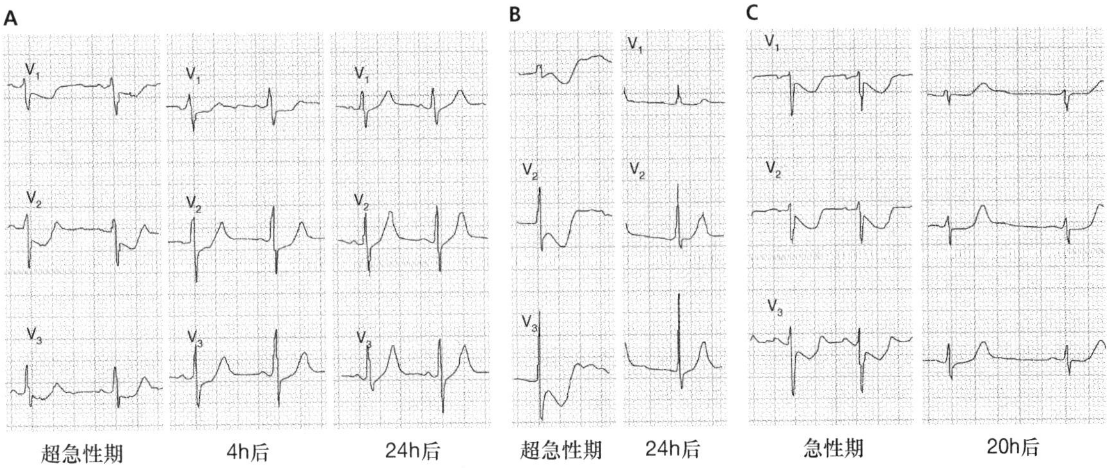

图 9.15　**A** 和 **B** 为两例急性冠脉综合征患者的心电图，均为回旋支闭塞导致的 V_1～V_3 导联 ST 段压低，应归为侧壁心肌梗死（等同于 ST 段抬高）。在超急性期，ST 段终末部分所跟随的 T 波是负向的。然而，几小时后，ST 段压低较前回升，跟随着正向 T 波，高尖 T 波同样可以见于侧壁心肌梗死的镜像改变

波），虽然它有可能再次闭塞（图 9.17）。对这些病例有必要尽快行 PCI，但是不必急诊做。此时的深倒 T 波意味着不存在活动性缺血（无胸痛）。因此，它是常见于溶栓、PCI、冠脉痉挛之后的再灌注心电图表现。但是，如果不治疗，这个过程会重新开始（图 9.17），表现出假性正常化，甚至持续性胸痛或 ST 段抬高。

STEACS 或冠脉痉挛缺血后 T 波（稍后会见到）的出现是由于在透壁缺血区域持续存在缓慢复极，致使复极时与邻近的区域离子交换过程缓慢（图 9.18）。这可能用以下理论来解释①（图 9.18-1）：缺血透壁区域的最长 TAP 和相邻区域心肌最短 TAP 的叠加结果，②因为复极的第 2 时相为缺血透壁区产生的向量（仍未完全复极且 TAP 较长）其由缺血区域指向相邻区域（缺血向量）（图 9.18-2）。在一小部分这样的病例，磁共振成像显示存在透壁水肿，以及伴随水肿，T 波倒置消失（Migliore et al.，2011）

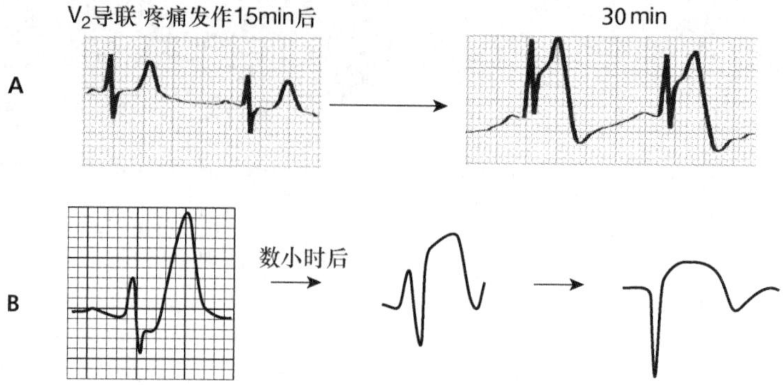

图 9.16　**A.** 回旋支闭塞导致的 ST 段抬高型急性冠脉综合征（简称 STEACS）超急性期高尖 T 波的表现，注意 30min 后出现明显的 ST 段抬高。**B.** 这个病例中，可以见到较高的 T 波伴 ST 段压低，几小时过后当冠脉完全闭塞，形成透壁心肌梗死时进展为 Q 波型心肌梗死

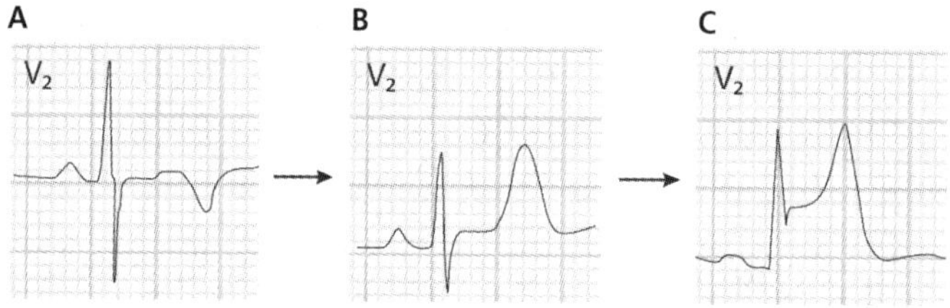

图 9.17　**A.** STEACS 患者不伴有胸痛，心电图表现为深倒的 T 波，此时冠脉未完全闭塞。急性冠脉综合征不归为 Q 波型心肌梗死，ST 段抬高转变为 T 波倒置（再灌注型）。当患者再次发作心绞痛时，前降支再次闭塞，倒置的 T 波假性正常化（**B**），随后出现 ST 段抬高（**C**）

（图 9.18-3）。

我们将在本章后面解释缺血性心肌病临床过程中其他 T 波倒置形成的机制（如 NSTEACS、Q 波型心肌梗死）（图 9.25，图 9.34 和图 9.38）。

● **其他心电图表现**　罕见情况下，当倒置 T 波假性正常化时可能会见到倒置的 U 波，或者 STEACS 很快再通后可能残留一个倒置的 U 波。

9.2.4. 鉴别诊断

9.2.4.1. 心内膜下缺血引起高尖 T 波的鉴别诊断

必须记住心内膜下缺血时的高尖 T 波通常是短暂的，尽管有些病例报道 LAD 闭塞会伴有持续的高尖 T 波，有时也有 ST 段轻度压低，这些情况出现在 STEACS 的超急性期（见前面内容和 Bayés de Luna, 2012a）。

侧壁心肌梗死的慢性期，$V_1 \sim V_2$ 导联常有时可见 RS 波和高尖 T 波，这时相对的侧壁导联会有 Q 波和倒置 T 波的镜像改变（图 9.38）。

图 9.19 示心内膜下缺血以外原因导致的非短暂的高尖 T 波。

9.2.4.2. 缺血性 ST 段抬高的鉴别诊断

除 STEACS 急性期，ST 段抬高也可见于其他一些临床情况，如正常变异、高钾血症、Brugada 综合征等（图 9.20）。我们应该记住，在 STEACS 患者亚急性期，如果 ST 段仍持续性抬高，则为心脏破裂的危险标志。另外，心肌梗死后慢性期仍有 ST 段持续抬高则提示应该排除是否存在室壁瘤（图 9.45）。

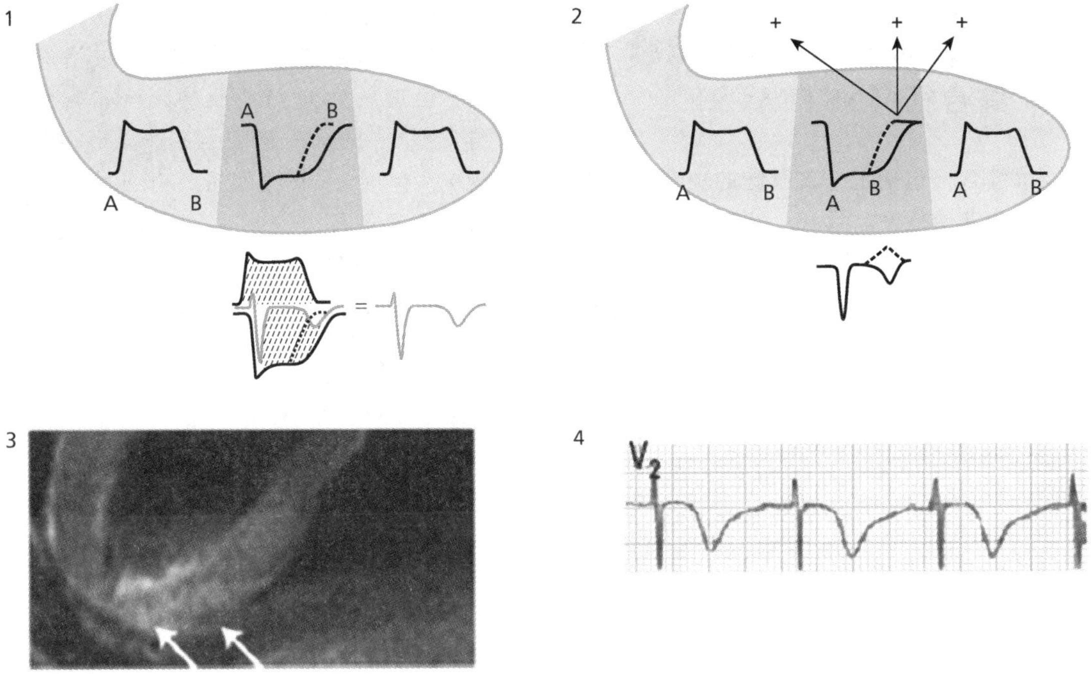

图 9.18　1 和 2. 深倒置 T 波的起源。1. 由于透壁缺血区 TAP 时程延长，而缺血区和相邻区 TAP 的总和较短，解释倒置 T 波的出现。2. 该解释源于缺血向量理论。3. 该病例为透壁缺血区（CMR）很快再通后形成深倒置 T 波（Migllore et al，2011），可见心肌透壁水肿。4. 该病例由于前降支短暂闭塞，在 V_2 导联形成深倒置 T 波（再灌注水肿性深倒 T 波）（图 9.18）

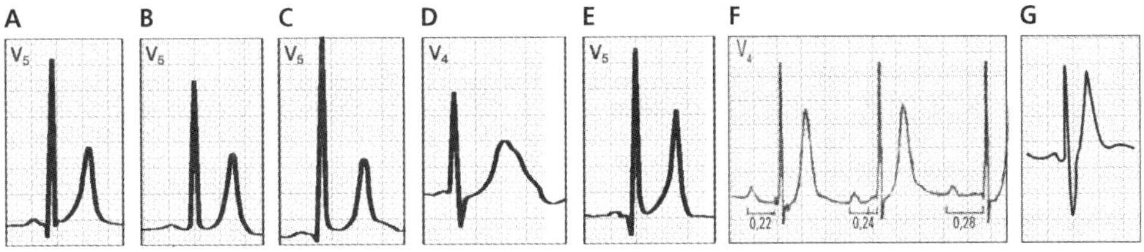

图 9.19　以下为非心肌缺血时出现的高尖 T 波。**A.** 正常情况下变异出现的高尖 T 波（迷走神经过度兴奋），**B.** 酒精中毒，**C.** 左心室肥大性心肌病，**D.** 脑卒中，**E.** 高钾血症，**F.** 先天性房室传导阻滞，**G.** 短 QT 综合征

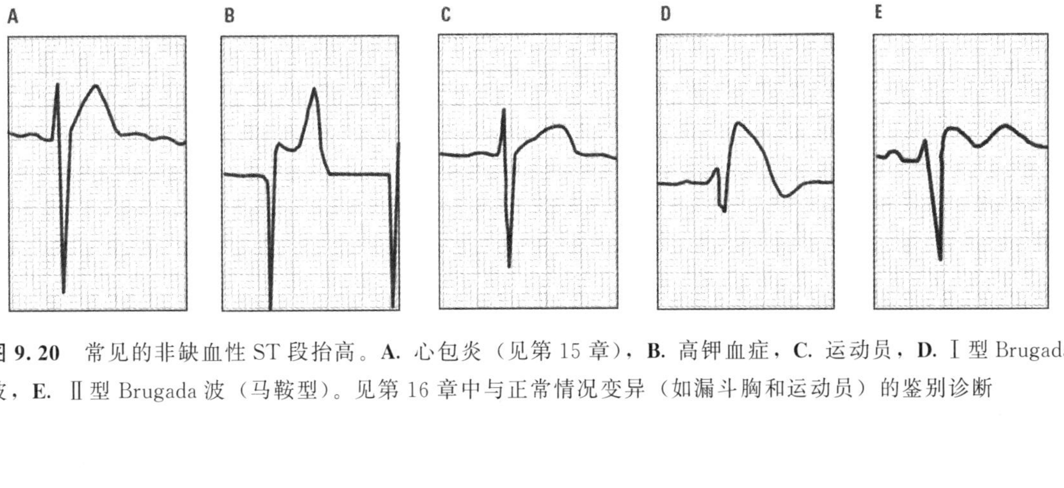

图 9.20　常见的非缺血性 ST 段抬高。**A.** 心包炎（见第 15 章），**B.** 高钾血症，**C.** 运动员，**D.** Ⅰ型 Brugada 波，**E.** Ⅱ型 Brugada 波（马鞍型）。见第 16 章中与正常情况变异（如漏斗胸和运动员）的鉴别诊断

9.3. 非 ST 段抬高型急性冠脉综合征（NSTEACS）

该综合征包括了**一支冠脉的次全血栓性闭塞，为非透壁性。**仅在一些较重的患者应该行急诊 PCI。低灌注影响最大的是心内膜下心肌，缺血会使其他部分心室肌形成片状坏死。

急性期最常见的心电图变化是 ST 段压低，QRS 波之后即开始压低。当临床情况好转时，心电图常变为 T 波低平或轻度倒置，甚至恢复到正常心电图。如果心绞痛再次出现，心电图可能会由 T 波低平或倒置进展为 ST 段压低。

如果一个患者到达医院后怀疑为 NSTEACS，此时患者已无胸痛，第一份心电图可能表现为 T 波低平或轻度倒置，或心电图正常或无改变。T 波倒置在复极的第 2 时相形成。

ST 段压低的患者预后较差，尤其是 ST 段在广泛导联上出现明显压低时（见后面章节）。

我们知道在 STEACS 心电图的演变过程中，ST 段压低可能伴随着高尖 T 波或深倒置 T 波。前者可能发生在 STEACS 的早期，即在冠脉被完全堵塞之前（图 9.16B）。STEACS 时深倒置的 T 波通常经过治疗之后，不会进展为 Q 波心肌梗死（非典型心电图 C 型）（见前面 STEACS 非典型心电图表现）。有时一个典型的 ST 段抬高的 STEACS 经过部分开通血管治疗后会变成 NSTEACS（ST 段压低）。

9.3.1. ST 段压低和 T 波低平倒置的电生理机制

9.3.1.1. ST 段压低的机制

9.3.1.1.1. TAP 总和（图 9.21A）

缺血心肌的严重低灌注会导致心内膜的 TAP 出现明显改变，伴上升支缓慢，在小部分区域会延长（甚至更长）。左心室的心内膜和其他部分残存心肌的 TAP 之和解释了 ST 段压低，有时也是 T 波直立的机制。

9.3.1.1.2. 严重心内膜缺血向量（损伤向量）（图 9.21B）

在已经低灌注的区域，如心内膜下，缺血进一步加重时，ST 段压低的另一种机制是严重缺血心肌的向量，即**损伤向量**。损伤向量由血供丰富、带更多负电荷的心外膜指向血供较少的心内膜，后者只部分除极，因此有较少负电荷，相对心外膜来说为正电荷（图 9.21B）。向量指向心内膜，体表记录为 ST 段

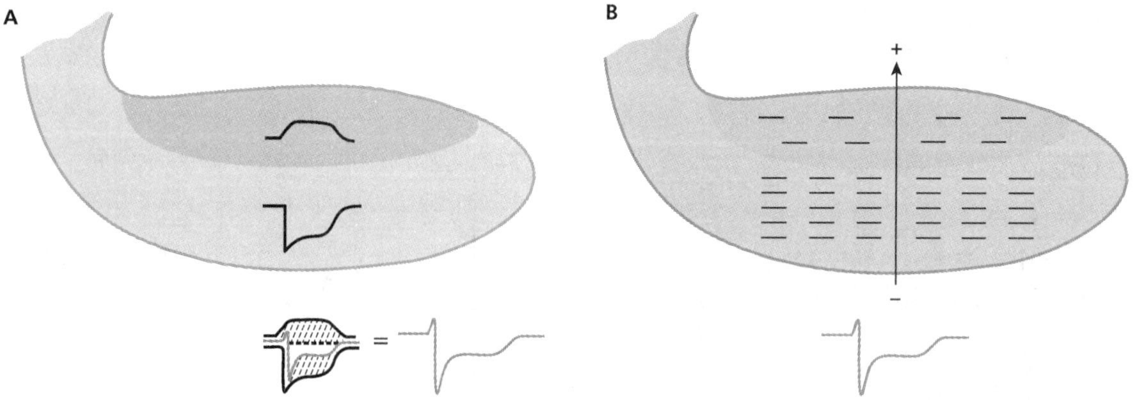

图 9.21　**A.** 心内膜下 TAP（较小区域的 TAP）和其余正常心肌 TAP 的总和解释了 ST 段压低。**B.** 与其余心肌相比，心内膜严重缺血区有较少的负电荷，则相对来说为正向量，由于这个原因，严重缺血区的向量指向心内膜，心电图记录下来后则表现为 QRS 波之后呈负向（见彩图 9.21）

压低。

9.3.1.2. NSTEACS 时 T 波低平或倒置的机制

这种类型心电图反映了症状缓解患者心内膜下心肌缺血得到了一定程度的改善。尽管对这种类型没有一个明确的电生理解释，可能是由于心室壁的 TAP 时程相似，这也许能解释为什么 T 波变平坦或仅轻度倒置。

正如前面所说，当低平或倒置的 T 波出现于 NSTEACS 时，它不会倒置得更深，而且在心绞痛时一般不会出现（见图 9.25）。相反，如果之前的心电图表现为倒置 T 波，心绞痛时 ST 段可能会压低（见图 9.26），这种争论更倾向于倒置 T 波不是由急性进行性心肌缺血引起的。

9.3.2. 心电图诊断

9.3.2.1. NSTEACS 的心电图诊断标准

9.3.2.1.1. 心肌缺血引起的 ST 段压低

● **ST 段压低，**有时在 1 个或 2 个导联有 ST 段抬高的镜像改变，大多是 aVR 和 V_1 导联，是 **NSTEACS 最常见的心电图表现。**

● ST 段压低提示心肌缺血：新出现的 ST 段压低，自 J 点测量≥0.5mm，2 个相邻导联 ST 段水平型或下斜型压低至少 80ms（Thygessen. 2012）。很多研究指出在 J 点测量（20mm、40mm 或 60mm）后方可使用这一测量方法。但是，异常 ST 段的测量方法是不同的（图 4.9）。

● **ST 段压低的 NSTEACS 可分成 2 组：**

A. 广泛型（环型）（图 9.22 和图 9.23；Nikus et al.，2010；Kosuge et al.，2011.）

（a）常由于左主干（LMT）或 2～3 支血管近端次全闭塞所致。少数情况是由于 LAD 近端严重次全闭塞，和极少数情况是由于优势型回旋支近端闭塞。

（b）此型的所有患者，ST 段压低≥7 个导联（有些专家认为≥8 个导联）。当 LMT 次全闭塞时（图 9.22），胸前导联 ST 段压低，不伴有 T 波直立，或仅稍微直立。当次全闭塞的血管为 LAD 近端或 2～3 个血管时，T 波直立更明显（图 9.23）。

（c）此型的所有患者 aVR 导联和 V_1 导联 ST 段均抬高。LMT 病变或 2～3 支血管病变

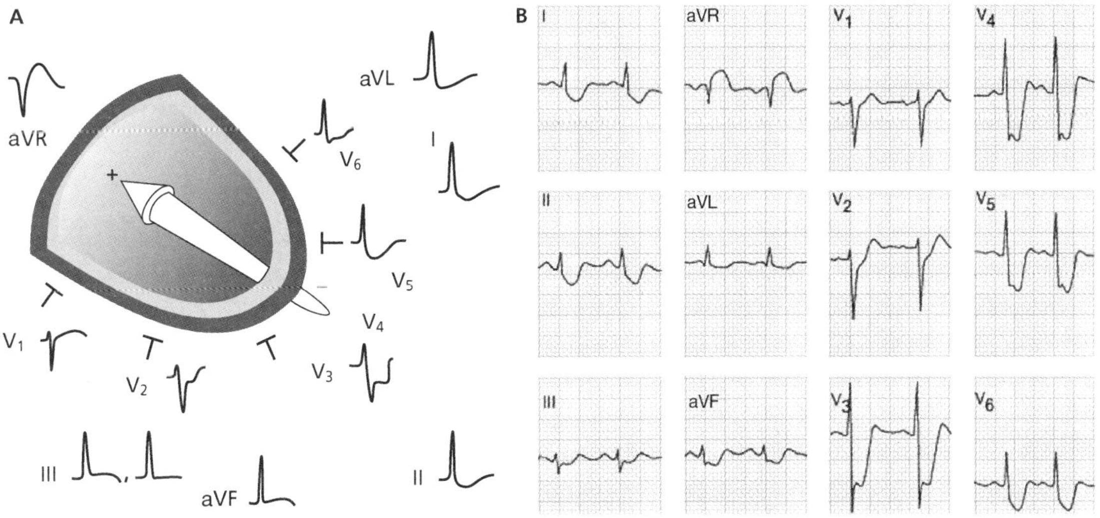

图 9.22　**A.** 一个 68 岁的左主干次全闭塞的非 ST 段抬高型急性冠脉综合征患者，损伤向量的指向为向上、向后、向右，解释了心电图特点。**B.** 7 个导联以上 ST 段压低的心电图，V_3～V_5 导联 ST 段压低最明显，ST 段末端无正向 T 波，注意 aVR 导联 ST 段抬高大于 1mm

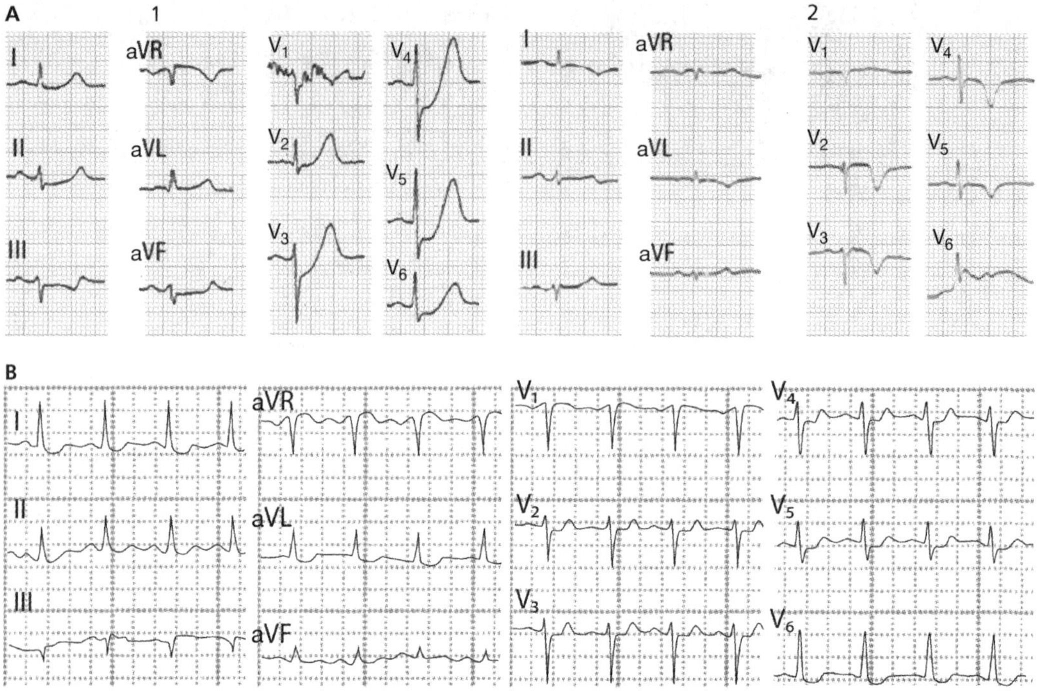

图 9.23　**A.** 前降支近段严重次全闭塞患者，心电图显示 8 个导联 ST 段压低，aVR 导联 ST 段抬高近 1mm，注意 V_3～V_5 导联 ST 段压低更明显，T 波高尖，注意此时患者如何进展为 Q 波型心肌梗死，同时伴随着典型的 T 波深倒，当血管完全闭塞时，非 ST 段抬高型急性冠脉综合征进展为 ST 段抬高型急性冠脉综合征，表现为 Q 波型心肌梗死。**B.** 非 ST 段抬高型急性冠脉综合征过程中，许多导联可见广泛轻度的 ST 段压低，尤其是Ⅰ、V_5、V_6 导联，同时Ⅲ、aVR、V_1 导联 ST 段轻度抬高，冠脉造影显示三支血管病变，同时前降支、回旋支近端闭塞

时更明显。

（d）通过心电图鉴别 2～3 支血管或 LAD 单支近端次全闭塞是困难的（图 9.23），因为两者在右胸导联或中胸导联 ST 段均压低。根据我们的经验，与 LAD 近端单只血管次全闭塞相比，2～3 支血管次全闭塞时显示 aVR 导联 ST 段抬高更显著，中胸导联 T 波不明显（图 9.23 A 和 B）。对于 LAD 近端严重次全闭塞的患者如果不及时治疗，经常会进展为 Q 波心肌梗死（图 9.23A），等同于 STEACS 的非典型 B2 型心电图表现（图 9.16B）。

（e）鉴别 LAD 近端严重次全闭塞和 LCX 闭塞并不容易，尤其是在超急性期过后。两者（见前述）均会有 V_1～V_3 导联 ST 段压低。但是 LCX 闭塞的超急性期常表现为 T 波倒置，但是接下来会出现正向 T 波，是侧壁心肌梗死的镜像改变（图 9.15B）。LAD 严重次全闭塞时，早期 T 波为直立，这与评估 PCI 的紧急程度相关。

总结：在 ACS 心电图演变的晚期出现 T 波直立，且 ST 段压低不明显，最有可能是 LCX 闭塞。LAD 次全闭塞患者，T 波自始至终为直立，常进展为完全闭塞（STEACS 和 Q 波心肌梗死）（比较图 9.15 和 9.23A）。

B. 局部型（图 9.24）

（a）常为 1～2 根冠脉血管病变。

（b）常见的心电图诊断标准：

ST 段压低＜7 个导联。

如果 aVR 导联 ST 段抬高，通常＜1mm。

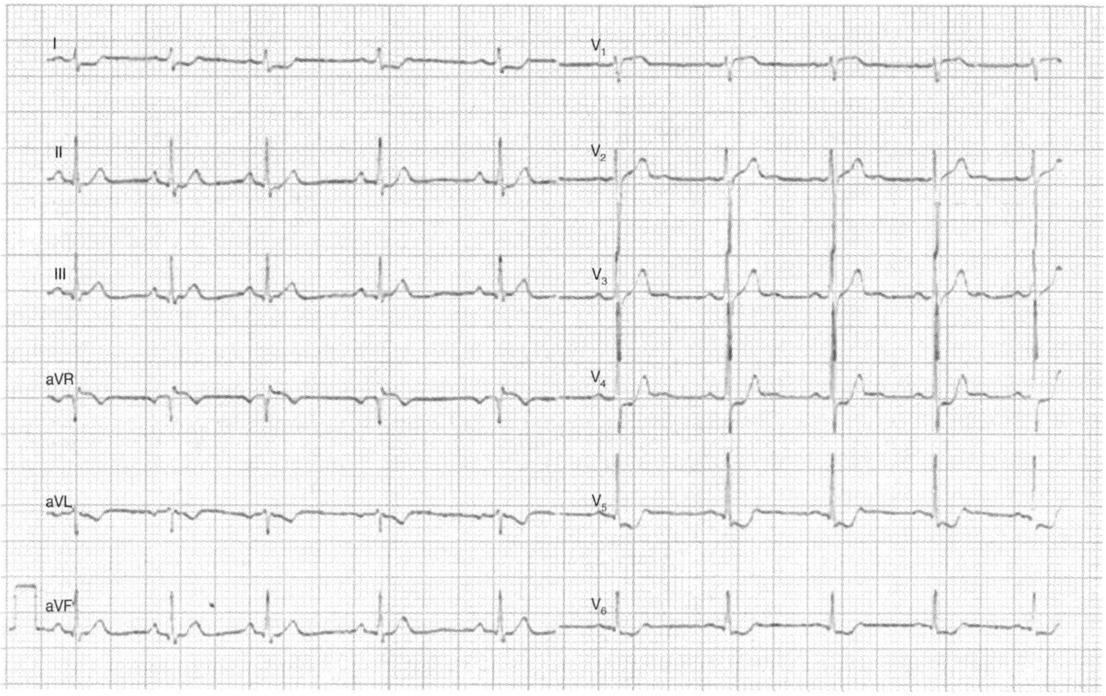

图 9.24　一个非 ST 段抬高型急性冠脉综合征患者心绞痛发作时心电图表现为少于 7 个导联 ST 段压低，病变血管很难断定，当Ⅰ导联 ST 段抬高时，病变血管为右冠脉

(c) 可见 ST 段压低 (Pride et al.，2010)：

V_1～V_4 导联：在 80% 的患者由于 LAD 次全闭塞。正如前面广泛型心肌缺血中所提到的（图 9.23），这些患者的 T 波是直立的，V_1 导联几乎没有 ST 段压低。一些肢体导联可有轻度 ST 段压低。正如前面（图 9.23A）所述，LAD 近端次全闭塞导致的局部型心肌缺血较广泛型更多见。

需要强调的是有 20% 患者 V_1～V_4 导联 ST 段压低是由于 LCX 完全闭塞，心电图表现相当于 STEACS（非典型心电图 A 型）（Pride et al.，2010）。这些病例急性期 ST 段压低常常不伴随 T 波直立，至少 V_1～V_2 导联无 T 波直立，常在下壁或侧壁导联有轻度 ST 段抬高（图 9.13A）（见前述）。我们前面已提到回旋支闭塞（STEACS）和前降支次全闭塞（NSTEACS）的鉴别诊断，后者常可进展为 STEACS（见前述）。

Ⅱ、Ⅲ和 aVF 导联：非常少见。由于 RCA/LCX 次全闭塞。

V_3～V_5、V_6 导联和一些额面导联：常由于 2～3 支血管病变引起，但是很难判定罪犯血管，尽管Ⅰ导联 ST 段压低，更常见的情况下是 RCA 受累（图 9.24）。

9.3.2.1.2. 低平或倒置的 T 波（图 9.25 和 9.26）

在 NSTEACS 时可能会表现为 T 波低平或轻度倒置，幅度通常不超过 2mm。

- NSTEACS 患者常**在心绞痛缓解期出现 T 波低平或轻度倒置**。心绞痛发作时，倒置的 T 波可能不会改变，或者进展为 ST 段压低（图 9.26）。
- 对称的低平或倒置的 T 波振幅不高（<2.5mm，常<1.5mm），常常在该导联伴有高 R 波。该情况也见于 V_1～V_3 导联，其他导联呈 rS 型（图 9.25 和图 9.26）。

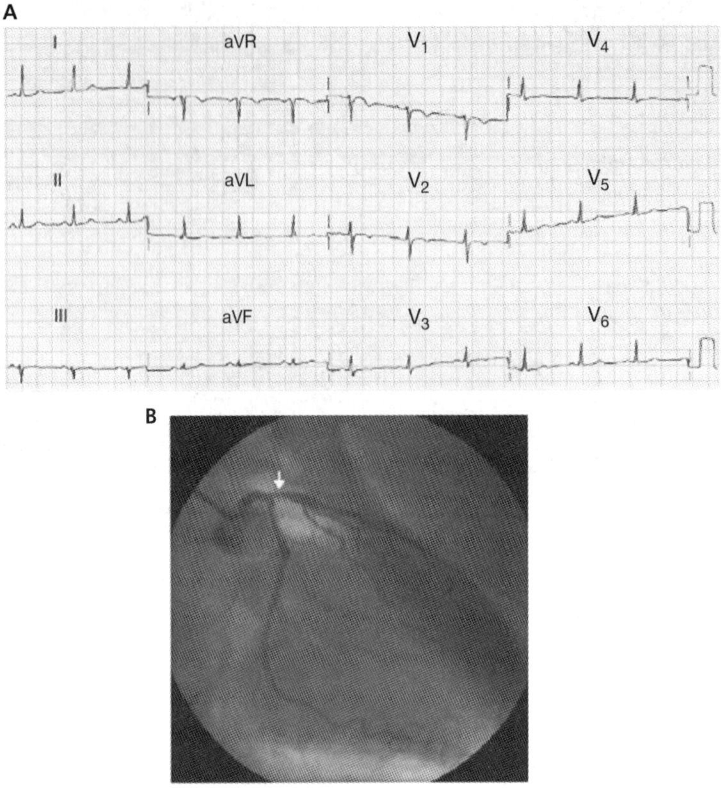

图 9.25 **A.** 心电图所示 V_1～V_4 导联 T 波低平或倒置，尽管心绞痛消失，心电图变化不是很明显，血管可能存在严重堵塞。**B.** 充分开通血管避免缺血进行性加重（无心绞痛）

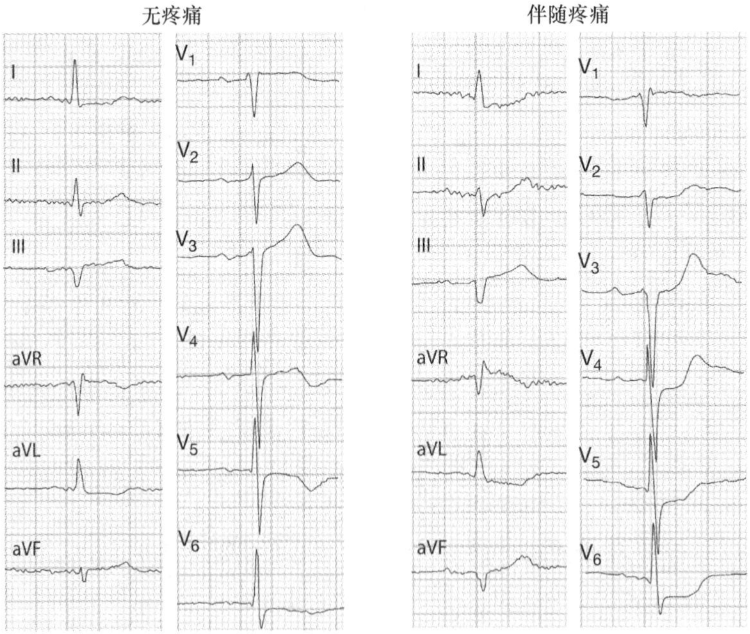

图 9.26 三支血管病变或左主干次全闭塞患者，无心绞痛时，心电图显示 V_4～V_6 导联 T 波倒置 2mm。出现心绞痛时，这些导联和下后壁导联 ST 段（包括 T 波）出现明显压低

● 我们认为，正如 Thygessen（2012）所描述，**相邻 2 个导联倒置 T 波振幅≥1mm 同时存在 R 波或 R/S，与急性心肌缺血无关。**但是它在急性心肌缺血之后会立即出现，就像 STEACS 及时再灌注（溶栓或 PCI 之后）或冠脉痉挛之后即刻出现深倒置的 T 波一样。

● 我们也必须知道 Q 波型心肌梗死之后出现的深倒置 T 波不提示急性心肌缺血（电窗效应）（图 9.30A）。

> 缺血产生的倒置 T 波可能由于不同的缺血机制引起
>
> （a）Q 波心肌梗死后，心室肌间类型（Wilson 窗效应）
>
> （b）再灌注后（STEACS 再灌注，冠脉痉挛），冠脉是开通的。
>
> （c）NSTEACS 进展期，心绞痛发作时不会出现。

9.3.2.1.3. U 波改变（图 9.27）

偶有在 ACS 过程中，当患者无自觉胸痛时（图 9.27B），经常无 ST 段抬高，而会有一个与 T 波不同极性的 U 波。有时 T 波和 U 波的振幅很低，如图 9.27 所见到的，但与正常心电图相比还是有很大区别（图 9.27A）。

9.3.2.1.4. 心电图表现为正常或无变化（约占 5%～10%）。

大体上来说，这些患者的预后良好。

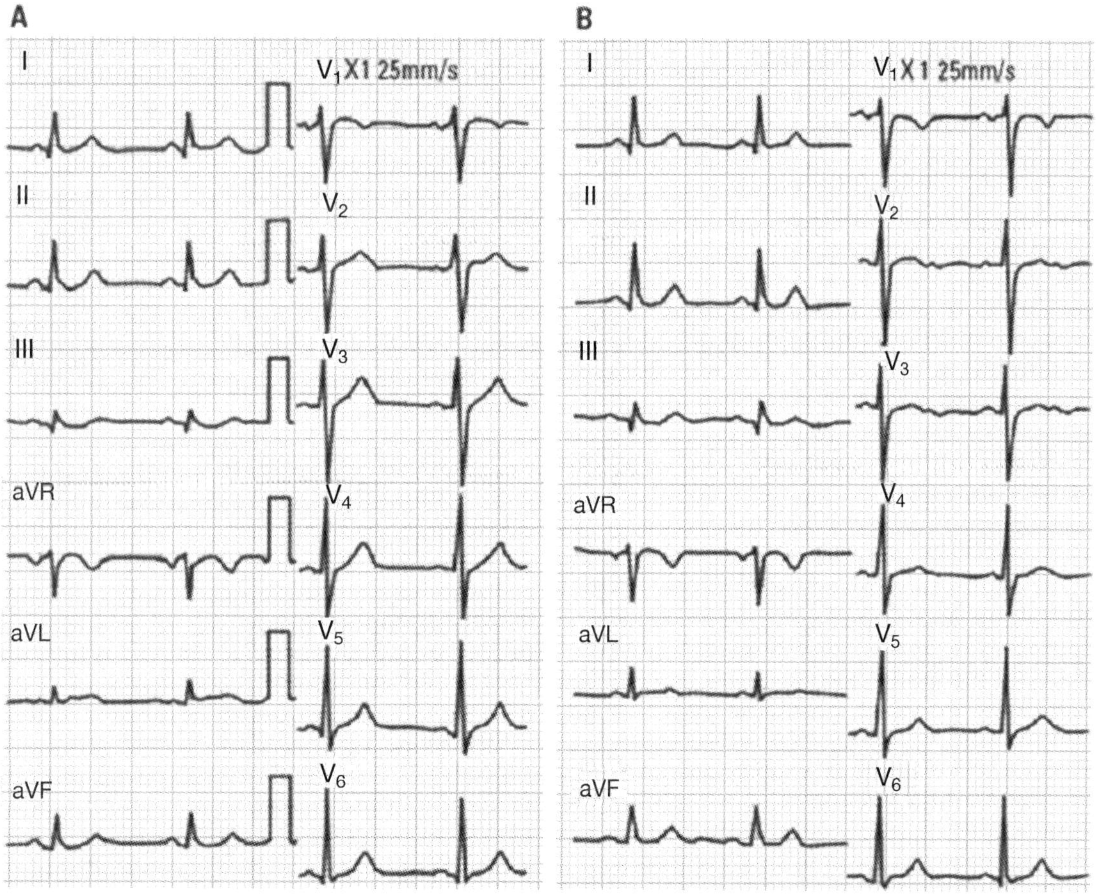

图 9.27　**A.** 52 岁男性患者的基础心电图表现为正常或与之前的相似。**B.** 胸痛后几小时，心电图显示 V_1 导联倒置 T 波、V_2～V_3 导联 T 波低平，并出现轻度倒置的 U 波，这提示存在着缺血性心肌病，缺血没有急性进行性加重，以上被冠脉造影检查所证实（严重前降支闭塞）

9.3.3. 表 9.2 列出了 STEACS 和 NSTEACS 的最重要的全部特征。

表 9.2 STEACS 和 NSTEACS 的心电图、临床特征、血管造影和病理改变

心电图	临床特征	血管造影	病理	治疗
ACS 中窄 QRS 波 STEACS（占 30%） • T 波高耸 • ST 段抬高 • 心肌梗死动态演变 • 非典型表现（表 9.3）	静息痛或相似症状	• 新鲜血栓引起动脉完全或次全闭塞 • TIMI 血流 0/1 级	通常斑块破裂。心内膜下梗死一段时间后形成透壁性均匀梗死	• 急诊 PCI • 医疗处理（参照学科指南） • 如果 PCI 不可行，选择溶栓
NSTEACS（50%）[a] （胸痛发作时）				
• ST 段压低（70%） • T 波低平或倒置（≈15%） • U 波改变（<1%） • 心电图正常或无改变（≈15%） • 有时无胸痛时心电图正常或接近正常	伴或不伴有永久性静息痛	• 有罪犯冠脉（70%患者） • 非完全闭塞的血栓（≈50%） • 10%～20%病例冠脉急性完全闭塞但有侧支循环/预适应	• 通常有溃疡的斑块 • 主要是心内膜下梗死 • 通常为非透壁性梗死，如为透壁性（占 10%～20%），一般发生在基底部	• 抗血栓和抗血小板药物（参照指南） • 除非高风险，不行急诊 PCI。但常规 PCI 是必需的（表 9.3）

[a]：剩余 20%是混合性 ACS 病例（见正文）

ACS：急性冠脉综合征；STEACS：ST 段抬高型急性冠脉综合征；NSTEACS：非 ST 段抬高型急性冠脉综合征；PCI：经皮冠状动脉成形术

9.3.4. 鉴别诊断

9.3.4.1. ST 段压低

除缺血性心脏病，ST 段下降可见于多种情况。经常表现为除极紊乱的一种继发性改变，例如分支阻滞或心室扩大。

其为一种心电图的主要改变，或者换句话说，ST 段改变并不只是全由于除极紊乱（扩大或阻滞）引起，也可能由于许多药物的作用、电解质紊乱、某些心肌病和其他心脏情况引起。图 9.28 显示了这些情况下的心电图。另外，第 6 章和第 7 章特别描述了这些变化过程。

9.3.4.2. T 波倒置的鉴别诊断

仅依靠心电图来确定 T 波倒置是否由缺血引起并不容易。缺血性心脏病（IHD）通常影响心脏特定的某些区域，与其相关的倒置 T 波定位更局限，且比影响整个心脏的因素包括心肌炎、心包炎、中毒或药物作用引起的倒置 T 波更深一些。

大多数 T 波倒置的心电图与缺血性心

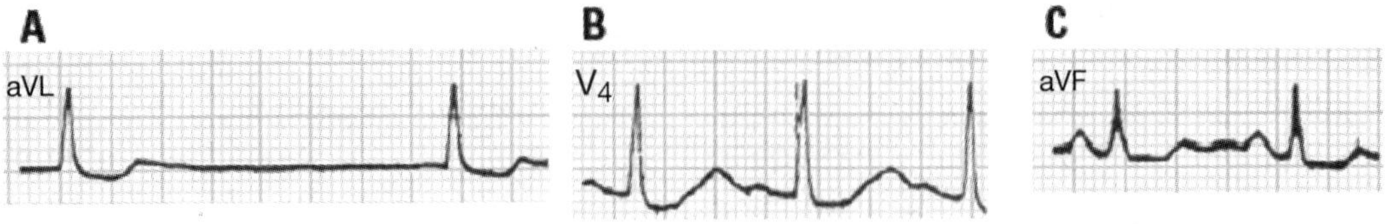

图 9.28 **A.** 洋地黄影响的 ST 压低。**B.** 应用高剂量利尿剂低血钾患者的 ST 压低。**C.** 二尖瓣脱垂的 ST 段压低

肌病没有相关性，而常见于心包炎的慢性期（图 15.1）、心肌炎和某些心肌病（图 17.6A）。

图 9.29 显示一些不是由缺血性心脏病或心包炎引起 T 波倒置或低平的病例。

9.4. ACS 患者心电图判读时的众多陷阱

表 9.3 总结了因为缺乏对 ACS 心电图变化的认识，在判读 ACS 患者心电图时的众多陷阱。为避免错误，认真学习这个表格很重要。

9.5. 坏死心电图

9.5.1. 坏死型 Q 波

9.5.1.1. 概念

没有经过快速有效治疗的 STEACS 经常会进展为心肌梗死。典型的心电图表现包括出现病理性 Q 波（见 9.5.1.2 部分）。以前观点认为坏死型 Q 波代表着存在透壁性梗死。现在得益于磁共振成像使我们认识到并不总是这样的。发生透壁性梗死也可能无 Q 波（参照 9.5.2 部分），而 Q 波也会出现在非透壁性心肌梗死中（Moon et al.，2004）。

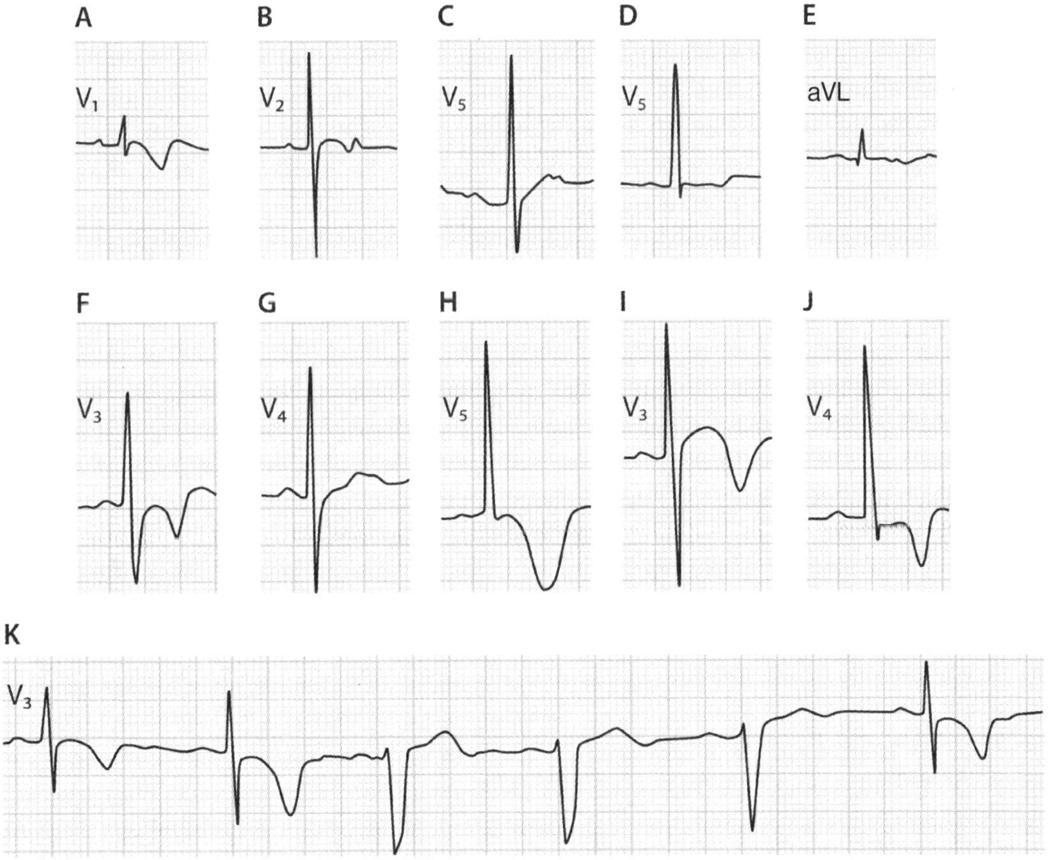

图 9.29　**A** 和 **B.** 健康 1 岁女孩的 V_1 和 V_2 导联心电图。**C** 和 **D.** 酒精性心肌病患者心电图；**E.** 黏液腺瘤；**F.** 初期心肌病患者阵发性心动过速的倒置 T 波；**G.** 长期胺碘酮治疗的伴长 QT 间期的双峰 T 波；**H.** 伴有宽基底部的倒置 T 波有时会出现在脑血管意外患者中；**I.** 先于 ST 段抬高出现的倒置 T 波出现于肥大性心肌病的健康网球运动员身上；**J.** 心尖心肌病患者的特别倒置 T 波；**K.** 不伴明显心脏疾病的间歇性左束支传导阻滞而心室激动正常患者的复合倒置 T 波

表 9.3 心电图解释中常见陷阱：ACS 类型和涉及的动脉、区域对应的心电图表现

心电图模式● 和陷阱—	ACS 类型和相关动脉	区域和特征	策略 急诊 PCI（1）或尽快 PCI（2）联合药物治疗
● $V_1 \sim V_4$ 导联 ST 段压低：在急性期，V_1 导联 ST 段明显压低而 $V_1 \sim V_2$ 导联无明显正向 T 波（图 9.14） —考虑 NSTEACS	—也许是发生了 STEACS（STEACS 同意义的）对 LCX 闭塞的镜像反应（极少数是右冠脉末端） —患者有持续性阳性症状	侧壁透壁性心梗	急诊 PCI（1）
● $V_1 \sim V_4$ 导联：位于基线的 ST 段伴有高耸直立 T 波，经常是瞬间模式（图 9.16） —考虑心电图是正常的	—有心绞痛患者的 STEACS 的超急性期 —几分钟内复查心电图 —演变为前降支完全闭塞	心内膜下心梗演变为透壁性心梗	可能急诊 PCI（1）
● $V_1 \sim V_4$ 导联：ST 段下降伴高直立 T 波至发展成 Q 波心肌梗死。这种改变发生在几小时内（图 9.16B 和 9.23A） —考虑不需急诊 PCI	—一般几小时内 NSTEACS 演变为 STEACS —一般前降支亚闭塞演变为完全闭塞 —患者有持续性症状	非透壁性梗死演变为透壁性梗死	急诊 PCI（1）
● $V_1 \sim V_3$ 导联：$V_1 \sim V_3$ 导联伴有等电位的 ST 段和轻微 T 波倒置的 NSTEACS（图 9.25） —考虑问题已解决	—NSTEACS 的恢复期（自发的，药物，PCI）。警惕 LAD 亚闭塞 —患者通常症状已缓解	非透壁性	最可能尽快 PCI（2）
● V_1 至 $V_4 \sim V_5$ 导联：等电位的 ST 段配有倒置对称的深 T 波（图 9.17）这时无心绞痛 —考虑 NSTEACS	—LAD 次全闭塞（或有侧支的完全闭塞）的 STEACS 的恢复期（自发的，药物，PCI） —患者一般症状缓解	如标准治疗，至少一些病例中透壁性水肿消失	尽快 PCI（2）
● Ⅰ 和 aVL 导联 ST 段抬高，$V_1 \sim V_6$ 导联没有明显 ST 段下降（图 9.37） —考虑 LCX 闭塞	—更多考虑第一对角支闭塞引起症状	透壁性梗死，涉及中、低前侧壁	急诊 PCI（1）
● ST 段下降≥7 个导联并 aVR-V_1 导联 ST 段抬高，$V_1 \sim V_2$ 导联没有明显直立 T 波（图 9.22） —不考虑左主干亚闭塞	左主干次全闭塞或三支病变的 NSTEACS	不是透壁性梗死	依据血流动力学状态行紧急或急诊 PCI（1，2）
● 在Ⅰ、aVL、V_2 到 $V_3 \sim V_6$ 导联 ST 段抬高，aVR 无 ST 段抬高，V_1 导联呈右束支传导阻滞并左前分支阻滞 —不认为是完全性左主干闭塞	左主干完全闭塞的 STEACS	透壁性梗死	急诊 PCI（1）

9.5.1.2. 电生理机制

以下两种理论可解释坏死型 Q 波。

9.5.1.2.1. 电窗理论（图 9.30A 和 9.31A）

面向左心室坏死区域的电极记录到负向 QS 波和负向 T 波。如果坏死并没到达心外膜下区域，QRS 波变成 QR 形态（图 9.31B）。可是，如果没有坏死的心外膜下区域运动减弱或不运动，心电图也可能表现为 QS 波和 T 波倒置。

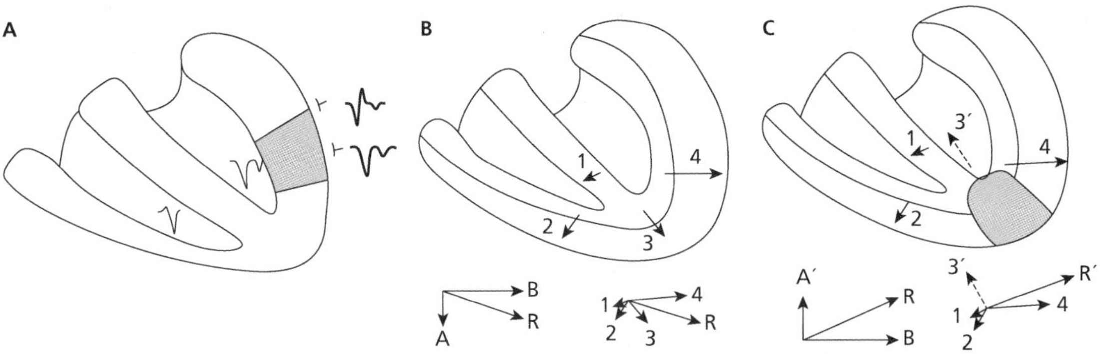

图 9.30 **A.** 当左心室存在均匀透壁性心肌梗死时坏死 Q 波出现，坏死 Q 波出现可以解释为什么坏死组织不能被激动，只能作为一个电窗允许左心室腔内的 QRS 波群（伴有倒置 T 波的 QS 波）从外部被记录。QR 波解释了正常激活的矢量 1、2 和 3，远离梗死区域。**B.** 实际上，在正常条件下，QRS 向量（R）由许多不同的左心室向量综合形成 1＋2＋3＋4。**C.** 如果存在坏死区域则梗死向量和以前的向量大小相同，只是移动方向相反（**C** 中 3′）。这种最初电的除极方向改变形成了一部分心脏坏死区，而且也使 R 波向量的总方向改变，从而 R 转变为 R′

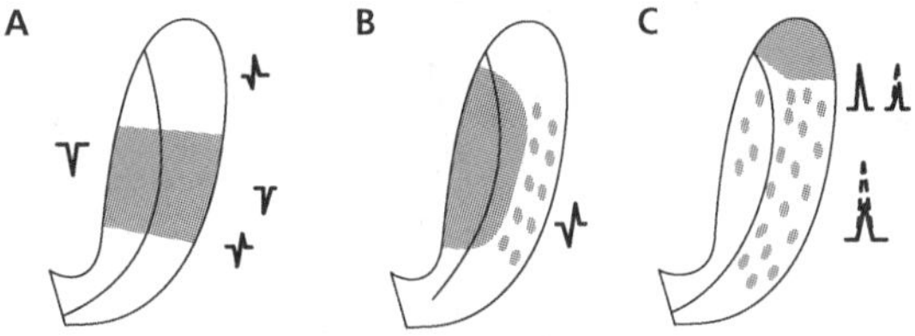

图 9.31 Wilson 的电窗理论解释了为什么临床透壁性心肌梗死起源于一个 QS 形态，而梗死影响心内膜下和部分心外膜会产生一个不透壁的 QR 形态。最后（**C**）为一个影响间隔或部分心肌壁的梗死，在非梗死区域的存活心肌允许除极向量形成，并被记录为低电压或锯齿碎裂 R 波（碎裂 QRS 波）

9.5.1.2.2. 坏死向量理论（图 9.30B 和 9.30C）

正如图 9.30C 所示，在坏死区域，因为心肌质量的丢失并不产生电势，这样就产生了一个背离这个区域的矢量（图 9.30C 和 9.31）。如此，心外膜电极就会面向这个矢量尾部，记录为负向。

9.5.1.3. 坏死型 Q 波诊断

心肌坏死产生 Q 波或其等位征（V_1 导联的 R 波）心电图的特点如下（Thygesen et al.，2012）：

- V_2～V_3 导联任一导联 Q 波≥0.02s 或 V_2、V_3 导联呈 QS 波。
- Q 波≥0.03s 并且振幅≥0.1mV，或Ⅰ、Ⅱ、aVL、aVF 或 V_4～V_6 导联中，任何连续导联组（Ⅰ、aVL、V_6；V_4～V_6；Ⅱ、Ⅲ、aVF）中的两个导联呈 QS 波。
- 在无传导障碍、右心室扩大或预激综合征情况下，V_1 导联 R 波≥0.04s 和 R/S≥1，伴随 T 波直立。我们曾报道心肌梗死后患者 V_1 导联有微小 s 波，并且 r/s≥0.5，高度提示侧壁梗死（Bayés de Luna，2008）。

9.5.1.4. 坏死型 Q 波定位

迄今为止，依据存在坏死型 Q 波的导联来定位梗死位置已经有 30 多年历史了（Surawicz et al.，1978）。如下所述：

- 间壁梗死：V_1～V_2；前壁梗死：V_3～V_4；侧壁梗死：V_5、V_6、Ⅰ和 aVL（aVL 高侧壁梗死）；下壁梗死：Ⅱ、Ⅲ和 aVF；后壁梗死：V_1 导联 R/S＞1（后壁导联 Q 波的镜像心电图改变）。
- 然而目前使用其与延迟增强磁共振成像（CE-MRI）的相关性证实了以下情况（Bayés de Luna，2006 a，b；Van derWeg，2009；Rovai et al.，2007）。

（a）有 7 种心电图表现与实时 CE-MRI

证明的坏死区域一致（图 9.33）。图中所示坏死区域定位及与之相关的心电图导联。依据这个分类，四种梗死类型与 LAD 不同程度闭塞有关（**前间壁区域**），三种梗死类型与 RCA 或 LCX 闭塞有关（**下侧壁区域**）。

（b）经典的后壁并不存在［Cerqueira 分类第 4 部分（2002）］，因为这部分没有向上弯曲，或只有很小程度（Bayes 和 Fiol-Sala，2008）（图 9.32）。这些病例中 V_1 导联依旧没有 R 波，因为在后壁不会出现一个 Q 波。这个区域的除极发生在最初 40ms 之后，而此时 QRS 波已经开始，并且在任何情况下都会形成 QRS 波的一部分。而且，即使产生一个坏死向量，方向也是朝着 V_3 导联而不是 V_1 导联（图 9.32）。

（c）V_1 导联上有显著 R 波提示侧壁而不是后壁梗死。（Cerqueira 分类中第 4 部分基底下部）（见图 9.40 和 9.41）。

（d）aVL 导联的 Q 波作为一个孤立表现，或伴随有 Ⅰ 导联的小 q 波，通常是前中区域梗死（第一对角支闭塞），而不是侧下区域梗死（左回旋支闭塞-高侧壁梗死）（图 9.37）。

9.5.1.4.1. 前间隔区域 Q 波梗死

这个区域包含 4 种类型梗死（图 9.33）：

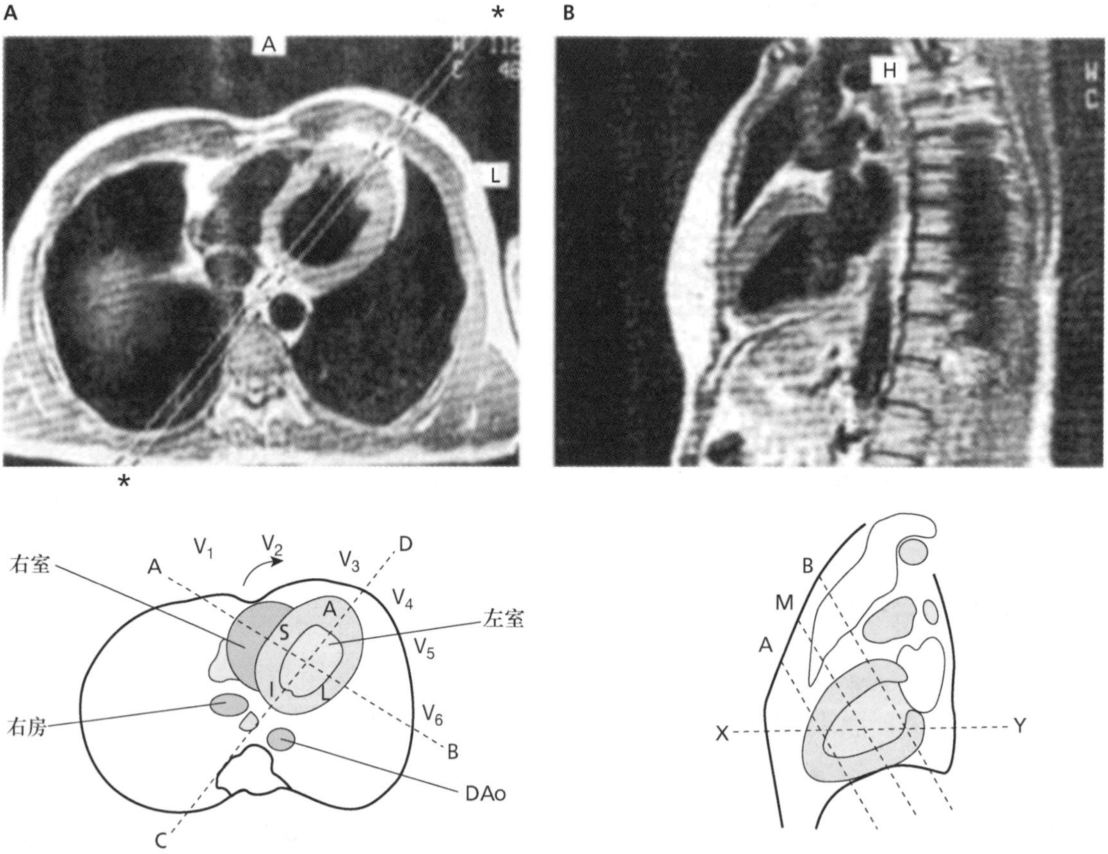

图 9.32 磁共振成像。**A** 图是矢状面的 XY 线水平（见右下图）的胸横截面。四个壁都能充分观察到：前（A），中隔（S），侧壁（L）和下壁（I），及在这个例子中向上弯曲的下间隔部分（Cerqueira 分类中的第 4 部分）。**B.** 图 **A** 中线（星号）的矢状面。B、M 和 A：基底部、中部和尖部。DAo＝降主动脉。在下壁基底部梗死例子中，R 波不是起源于 V_1 导联（后壁导联 Q 波镜像反应），因为基底部总是前 40ms 内除极，这时 QRS 波已经开始记录了。而且即使坏死向量（NV）能产生也是面向 V_3～V_4 导联，而不是 V_1 导联（参照 **A** 中星号和 **C**、**D** 线）（参见彩图 9.32）

名称	类型	心电图图形	梗死区域 (CE-CMR)	最可能的闭塞血管
前间隔区域，中间隔	A1	V_1、V_2导联Q波 SE: 100% SP: 97%		LAD
前心尖	A2	V_1~V_2，V_3~V_6导联Q波 SE: 85% SP: 98%		LAD
广泛前壁	A3	V_1~V_2，V_4~V_6导联Q波 SE: 83% SP: 100%		LAD
前中间隔	A4	aVL（I）导联出现Q波（qr或qr），有时也可能存在于V_2~V_3 SE: 67% SP: 100%		LAD
下侧壁区域，侧壁	B1	V_1、V_2导联RS波和（或）I、aVL、V_6导联q波，和（或）V_6导联R波振幅低 SE: 67% SP: 99%		LCX
下壁	B2	II、III、aVF导联Q波 SE: 88% SP: 97%		RCA　LCX
下侧壁	B3	II、III、aVF导联Q波(B2)及I、aVL、V_5~V_6导联Q波和（或）V_1导联RS波（B1） SE: 73% SP: 98%		RCA　LCX

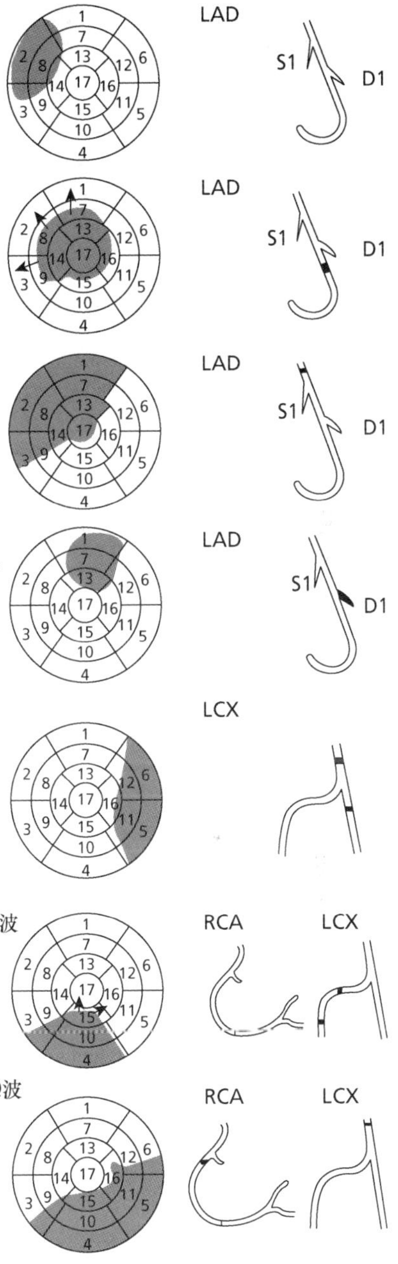

图 9.33　虽然存留的区域通常运动功能减退，但有 Q 波梗死的坏死部分并不都是透壁性的。与其相关的敏感性（SE）通常不是很高，故而一些部位梗死病例中会没有特征性心电图表现。可是相应于磁共振诊断的坏死区域，心电图特异性（SP）几乎是 100%。LAD：左前降支；LCX：左回旋支；RCA：右冠状动脉；S1：第一间隔支；D1：第一对角支

中间隔（A1）；前心尖（A2）；广泛前壁（A3）；前中间隔（A4）。

图 9.34 显示正常心电图与 LAD 近端支闭塞引起左心室 Q 波梗死心电图（**A3 型广泛前壁梗死**）的比较。坏死的向量背离后方指向右方，所以在胸前导联 V_1～V_4、V_5 有

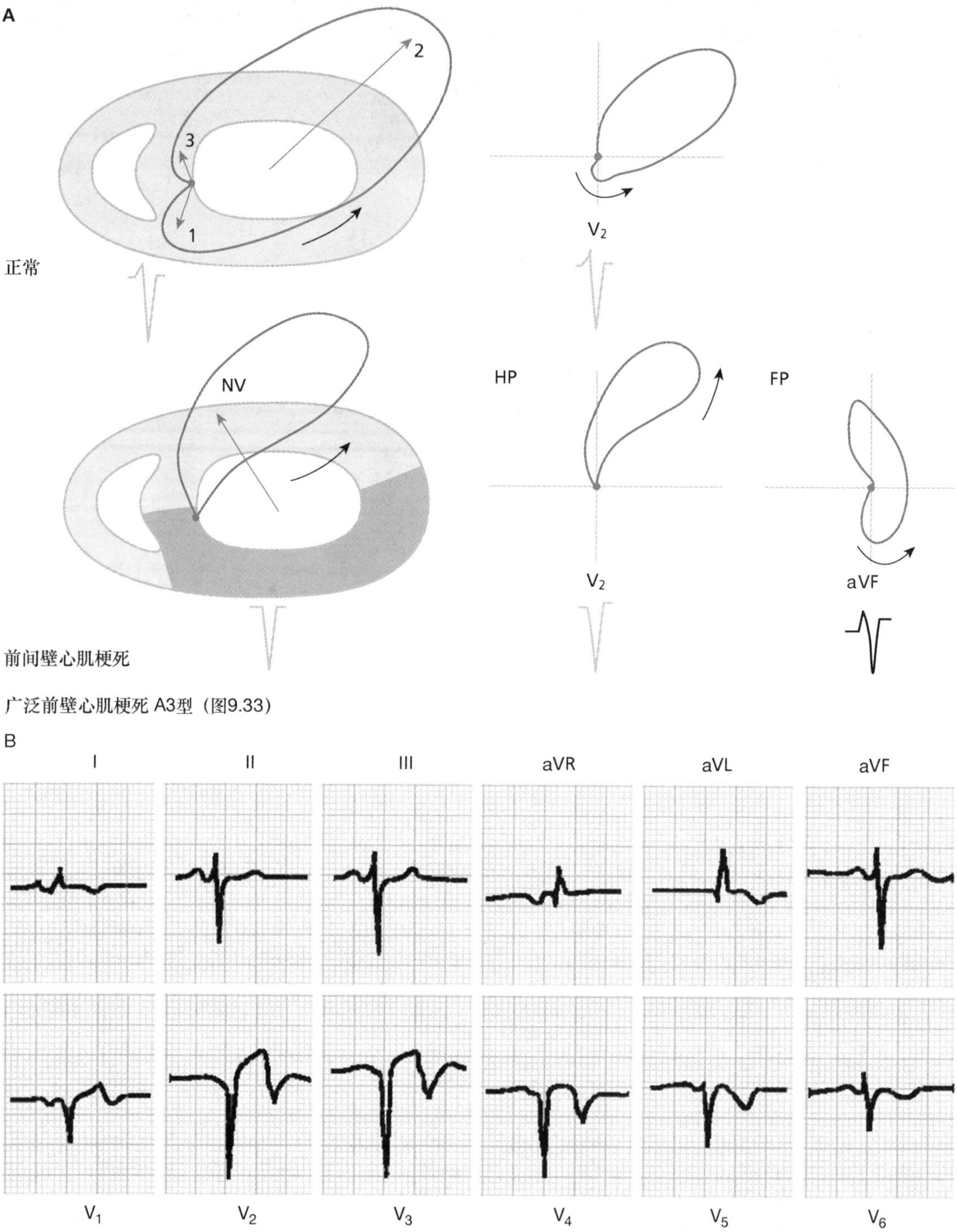

图 9.34　**A.** 正常激动和广泛前壁心肌梗死激动（在 V_2 和Ⅰ、aVL 导联的 Q 波）比较。在 FP 和 HP 中坏死向量（NV）的方向解释了心前区导联和Ⅰ、aVL 导联的形态。**B.** 这一区域坏死心电图举例。V_1～V_4 导联呈 QS 型，aVR、aVL 呈 qr 型（见彩图 9.34）

Q 波且 aVL 导联有 Q 波伴随 V_1 导联小 r 波。这也能解释 Q 波产生于电窗现象，这已在前文描述过。

图 9.35 和图 9.36 显示两个病例：一个

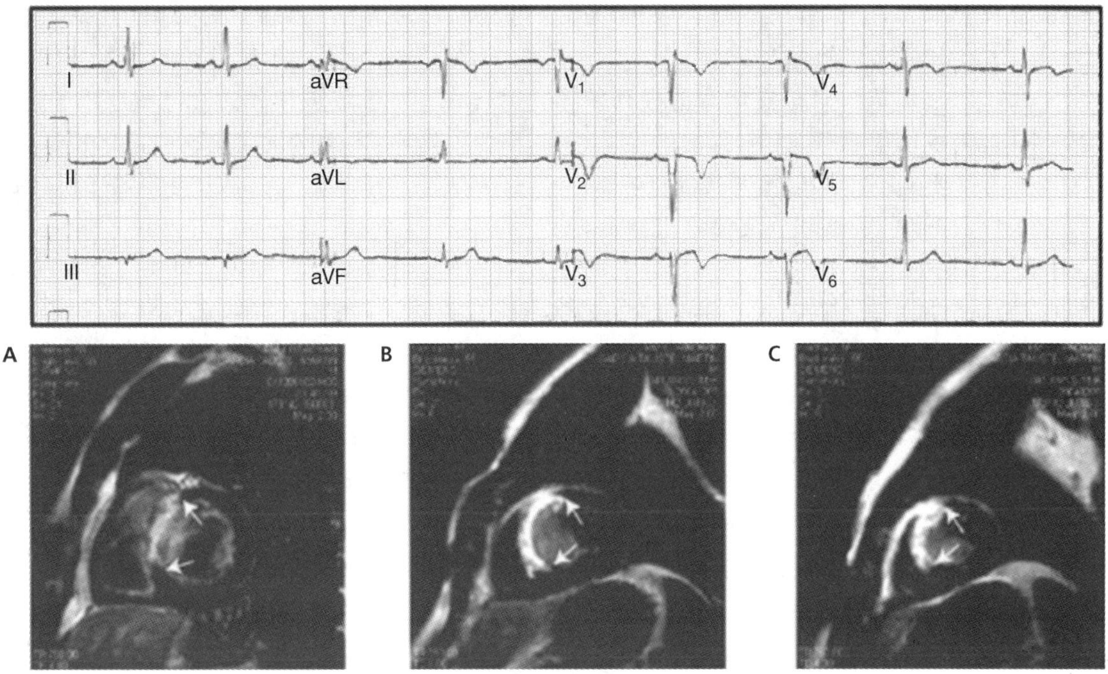

图 9.35　中间隔梗死（**A**1 型）的标准心电图（V_1～V_2 导联 Q 波、V_3 导联呈 rS 型）。MRI：中间隔梗死是广泛的，在横断面上来说，从各个层次影响大部分的室间隔［基部（**A**），中部（**B**），尖部（**C**）］。在中部和心尖水平面梗死向前壁有一个小的延伸（箭头）

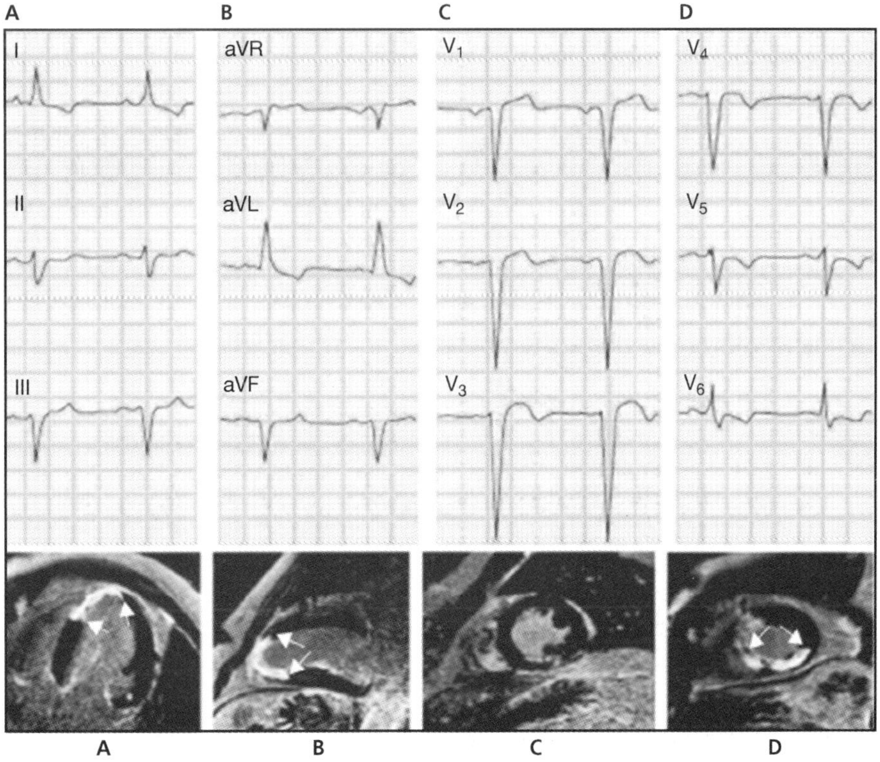

图 9.36　前间壁梗死（**A**2 型）（V_2 导联 Q 波，Ⅰ、aVL 导联无 Q 波）。在 HP 中，磁共振示中间隔和心尖部参与（**A**）。矢状面较额面能显示更多的下壁参与。在中下横截面（**C** 和 **D**，特别是 **D**）能看到中间隔和下壁参与

间隔梗死（A1），另一个是**前心尖梗死（A2）**，这与它们的 MRI 相一致。

图 9.37 显示**第一对角支闭塞的梗死病例（A4 型前中间隔梗死）**。依我们的经验，aVL 导联出现 Q 波（QR 波）提示第一对角支闭塞，但也可能是回旋支闭塞。然而，在回旋支闭塞的急性期，V_1～V_3 导联有明显的 ST 段压低，这不会出现在第一对角支闭塞中（图 9.37A），或者 ST 段下降不明显，伴随 T 波直立。此外，回旋支闭塞的亚急性期或慢性期 V_1 导联常有高 R 波（侧壁梗死）（图 9.39 和图 9.40）。

总之，心肌梗死后患者心电图最明显的特征是 aVL 导联出现 Q 波，这通常是因第一对角支闭塞（A4）引起而不是高侧壁梗死（B1）。

9.5.1.4.2. 下侧壁梗死的 Q 波

这个区包括 3 种类型梗死（图 9.33）：侧壁（B1），下壁（B2）和下侧壁（B3）。

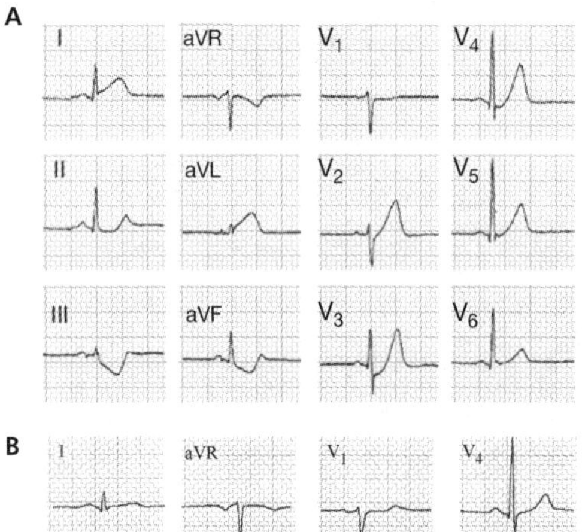

图 9.37 第一对角支闭塞的前间壁梗死（**A**4 型）。上图（**A**）显示急性期，下图（**B**）显示梗死已经形成（aVL 导联上 q 波，Ⅰ导联上低 R 波）

图 9.38 显示由于非常长的右冠脉闭塞引起的下侧壁 Q 波梗死的心电图（B3 型下侧壁梗死）。坏死向量向上、向前，稍微向右。这能解释Ⅱ、Ⅲ、aVF 导联存在 Q 波和 V_1 导联 RS 波。

图 9.39 显示了下壁孤立梗死的清晰心电图（B2 型），下壁上仅有 q 波，且 V_1 导联没有高 R 波，虽然实际上这种梗死包括 Cerqueira 分类第 4 部分（之前命名为后壁）。

最近，得益于 Q 波相关的 MRI 应用，才得出最重要的结论：**V_1 导联明显 R 波不是由于之前认为的后壁梗死**（Cerqueira 分类第 4 部分）（图 1.1），**而应是侧壁梗死**（第 5、6、11 和 12 部分）（图 1.1 和 9.33）。图 9.40 显示侧壁（A～C）（B1 型）和基底下部（旧后壁）梗死（D）（第 4 部分）（B2 型）。正如图中所示，基底下部梗死时 V_1 导联无高 R 波。

我们必须记住 V_1 导联高 R 波是侧壁梗死，特异性较高，暗示了梗死定位最可能是在此区域（我们的经验是 100%）。然而，有很多侧壁梗死 V_1 导联上并无高 R 波，主要是由于梗死更多地位于侧壁的基底部（敏感性相对低）。在 STEACS 患者侧壁梗死，V_1 导联有以下心电图形态表现（图 9.40A～C）：单一 R 波（A）；$R/S \geq 1$ 并且 S 波明显，R 波 $>$3mm（B）；$R/S > 0.5$，小 s 波，R 波 $<$3mm（C）。$R/S \geq 1$ 时，侧壁梗死的特异性是 100%。

图 9.41 显示对 Q 波下侧壁心肌梗死，旧分类法（左）和现在分类（右）的不同。

9.5.1.5. 坏死型 Q 波演变

通常，Q 波不消失，但在有侧支循环存在的情况下 Q 波可能会消失，尤其在下壁心肌梗死时（图 9.42）。

当出现束支传导阻滞，尤其左束支传导

A

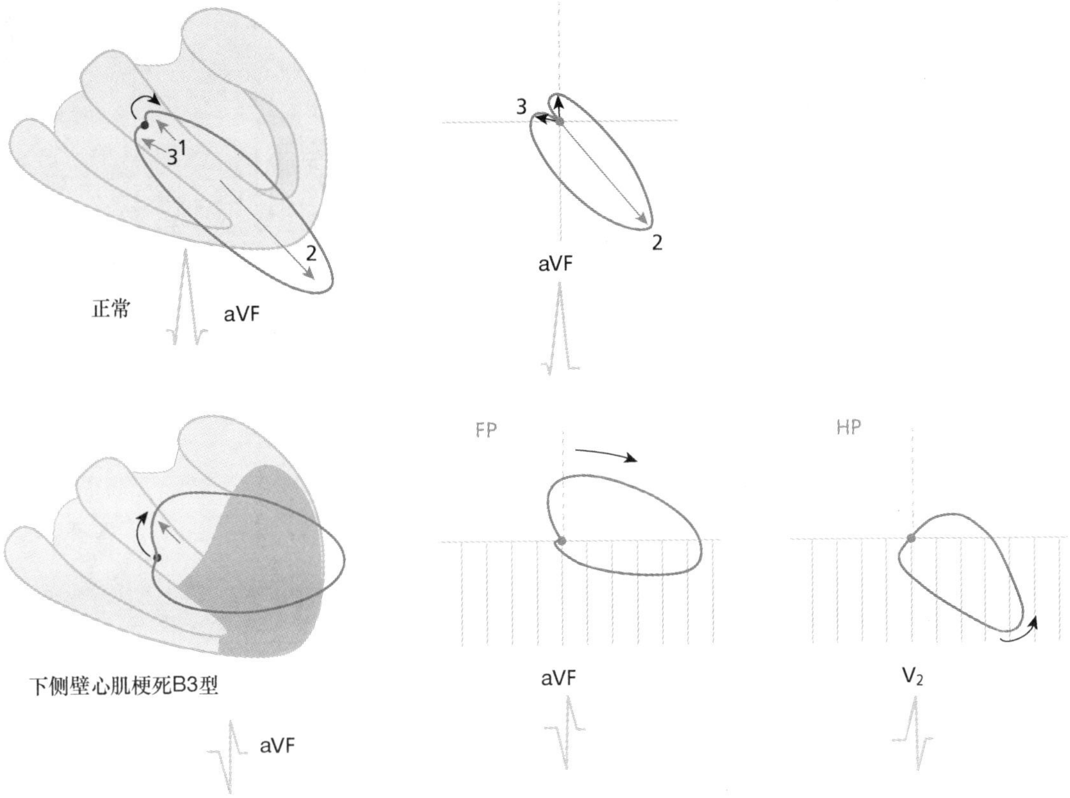

B　下侧壁心肌梗死B3型

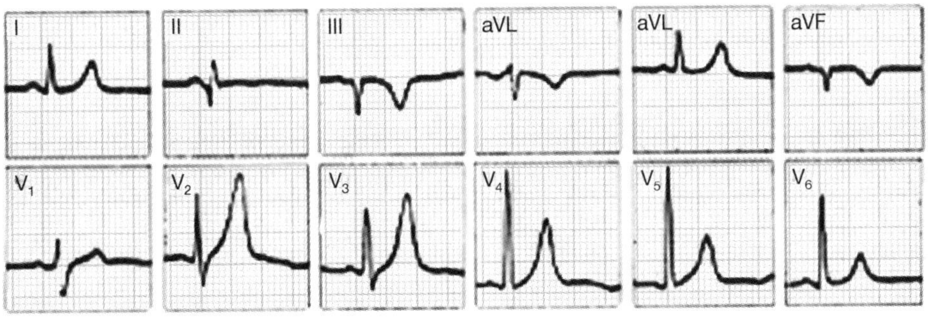

图 9.38　**A.** 正常激动和下侧壁梗死激动的比较（图 9.33 B3 型）。下壁梗死向量向上，在 FP 中环-半侧区域相关理论解释了下壁导联 Q 波出现。在 HP 中侧壁参与产生环的前部，也解释了 V_1 导联出现明显的 R 波。**B.** Ⅱ、Ⅲ、aVF 上有 Q 波，V_1 导联呈 RS 波，为下侧壁 Q 波梗死的例子（**B**3 型）（彩图 9.38）

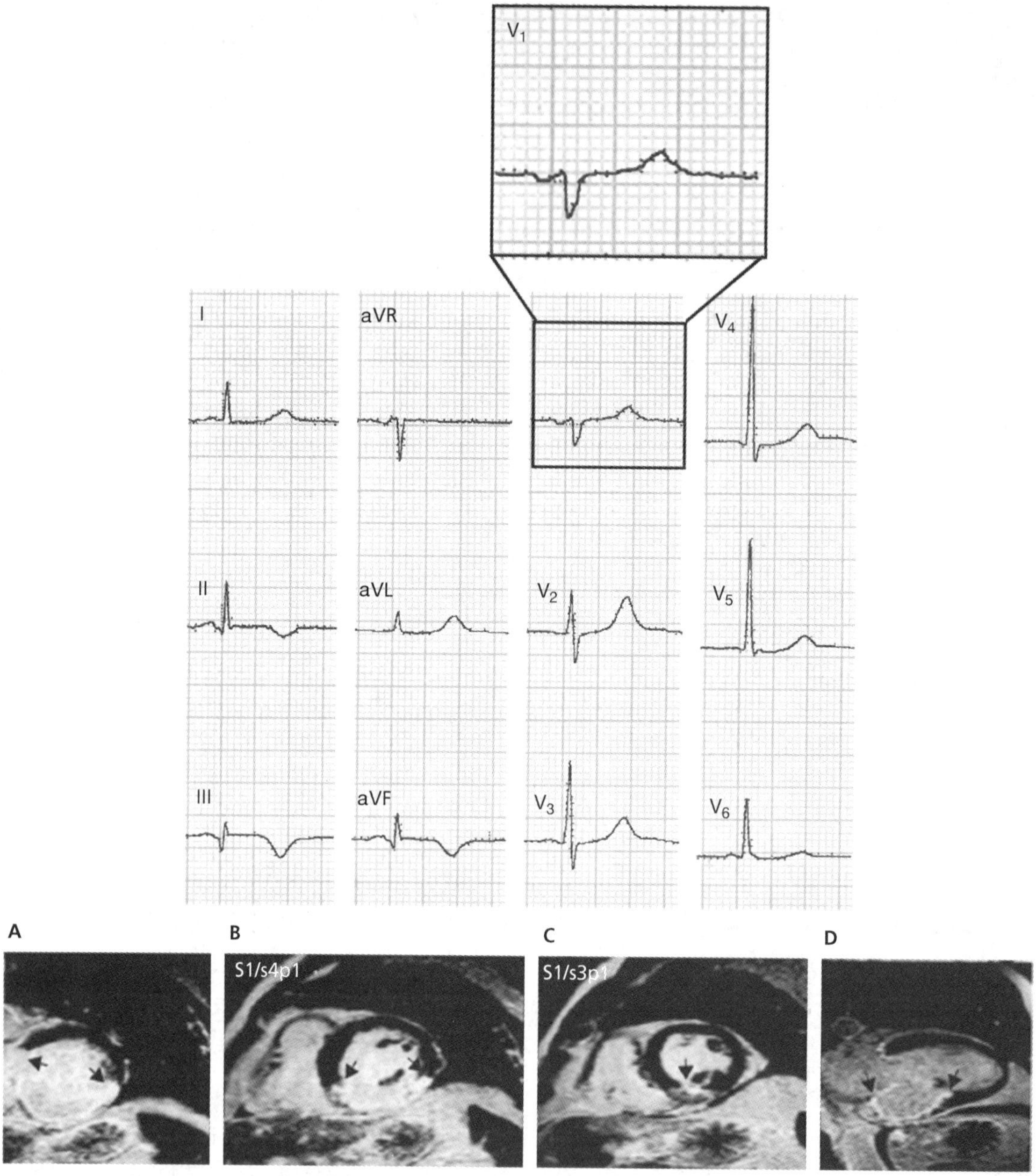

图 9.39 在下壁基底部分被 MRI 显示的孤立下壁梗死（以前的后壁）（**B**2 型）。**A**、**B** 和 **C.** 横向基底部、中部和下部。**D.** 侧壁部分。第 4 部分（以前的后壁）（**A** 和 **D**）参与，V_1 导联上无高 R 波（r=1mm）

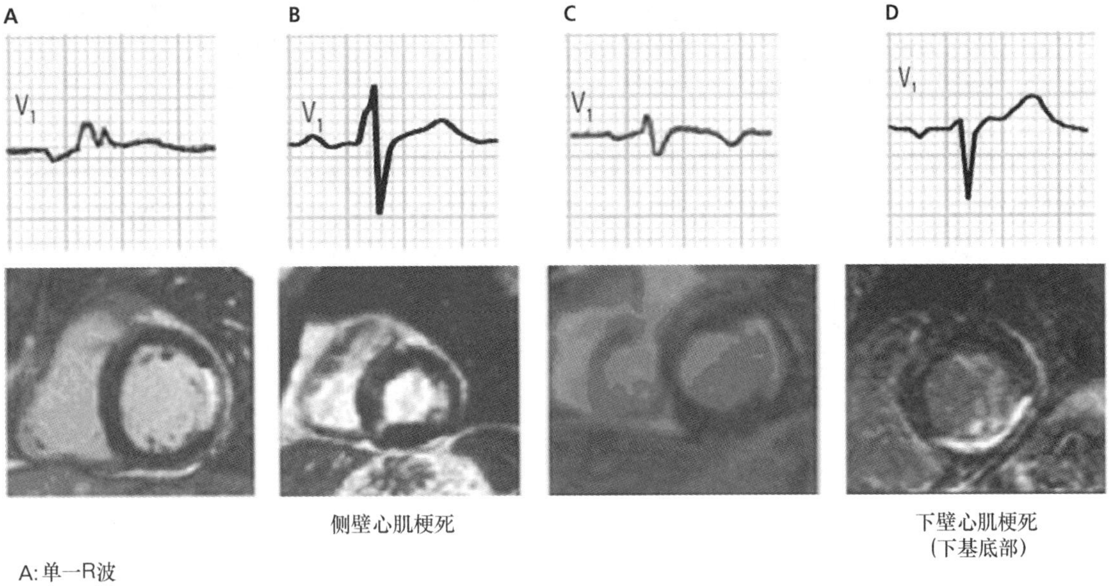

A: 单一R波
B: R/S=1，大S波，并且R>3mm
C: R/S>0.5，小S波并且R<3mm

图 9.40　磁共振成像的侧壁显像显示其横断面部分总是朝向间隔部。下壁总是位于侧壁和尖部之间。清楚的钆增强成像（白色区域）显示三个侧壁梗死（**B**1 型）（**A**、**B**、**C**）例子，形成以 R 或 RS 波占优势的三个独特模式。可是 **D** 图中 V_1 导联 r=1mm，与坏死区位于下壁第 4 部分（下基底部或以前的后壁）相符

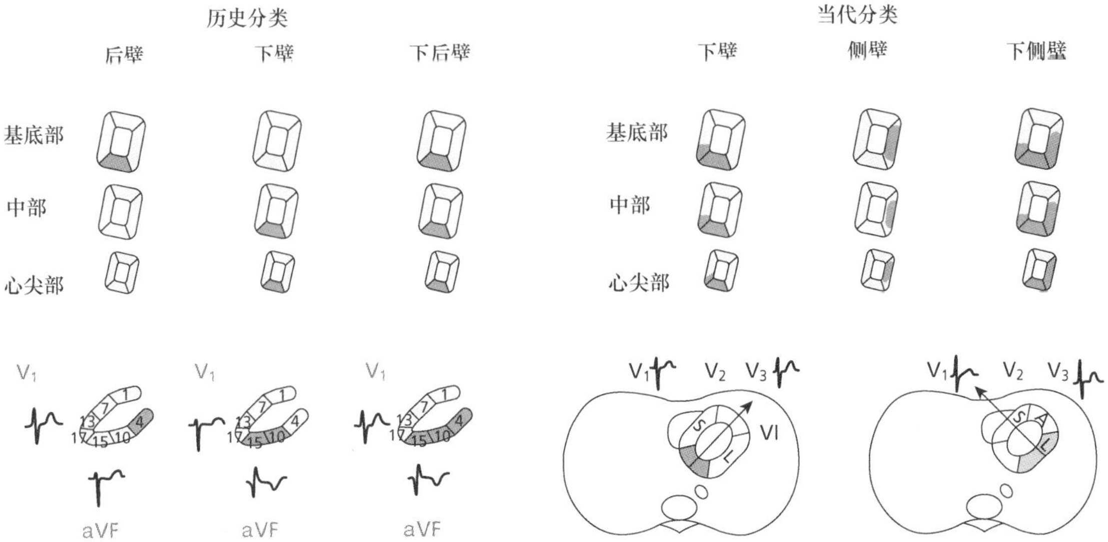

图 9.41　左图：依据历史分类在慢性期的传统心电图分类模式，涉及下、后、下后壁梗死。右图：这本书的新概念轮廓。后壁的概念或后壁梗死不再应用。V_1 导联 RS 用侧壁解释，下壁上的下基底部分梗死（以前的后壁）不产生 Q 波，因为其是延迟除极区域。这样，下侧壁梗死有三种类型：下壁（Ⅱ、Ⅲ、aVF 有 Q 波），侧壁［V_1 导联呈 RS 型和（或）侧壁导联有病理性 Q 波］，下侧壁（两种模式兼有）（参照图 9.33，9.39 和 9.40）

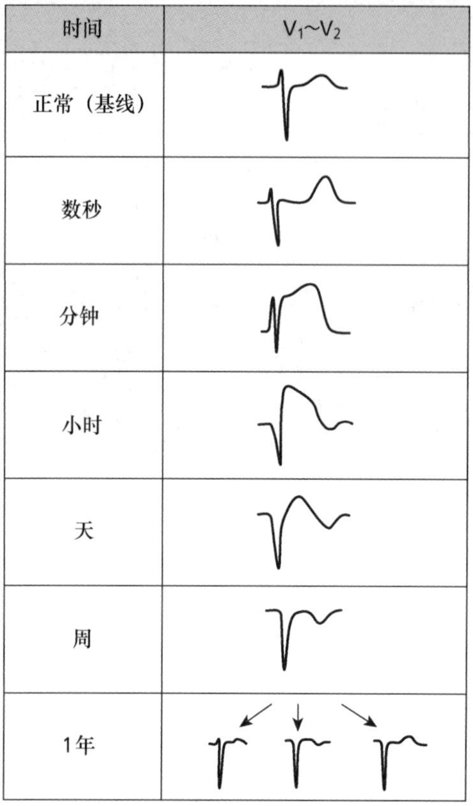

图 9.42　前壁 Q 波心肌梗死患者心电图的连续变化（发病初期，在 V_1～V_2 导联记录到矫正后的 ST 段和直立 T 波）。注意在发病的第一年内没有进行治疗时，心电图的不同演变

阻滞时，或者对侧区域梗死时，坏死型 Q 波也可能会消失（图 9.43）。

9.5.1.6. 坏死型 Q 波的鉴别诊断：非心肌梗死引起的病理性 Q 波。

众所周知，非坏死原因的病理性 Q 波也很常见。表 9.4 显示了最常见的例子：处于急性病程中，暂时表现，慢性表现。

9.5.2. 碎裂型 QRS 波

● **当坏死影响到延迟除极的区域，即使是透壁性梗死，Q 波也不会产生。**因为当刺激到达坏死区域时，QRS 波已经开始形成，这样在许多导联看不到 R 波起始。**在这种情况下，坏死的 Q 波被 R 波打断或在 QRS 波中表现为顿挫**（Das et al.，2006）（图 9.31C 和图 9.44）。

9.5.3. 可疑室壁瘤

有时，在慢性患者中会看到 ST 段有一定程度的抬高，伴有或不伴有碎裂性 QRS 波，提示室壁瘤存在（图 9.45），这种室壁瘤继发于有陈旧性坏死的缺血性心脏病。这不是一个很敏感的指标。

9.5.4. 无 Q 波型梗死（表 9.5）

这种类型梗死很常见，特别是在 NSTEACS 时，也会发生在 STEACS 刚开始治疗时；或者没发生梗死或是无 Q 波心肌梗死的情况。

表 9.5 列举了一系列没有产生坏死型 Q 波的心肌梗死。然而，一些潜在的梗死的确有时会出现这种 Q 波情况。

图 9.47 总结了这两种 ACS（STEMI 和 NSTEMI）所有可能的演变（见图注）。

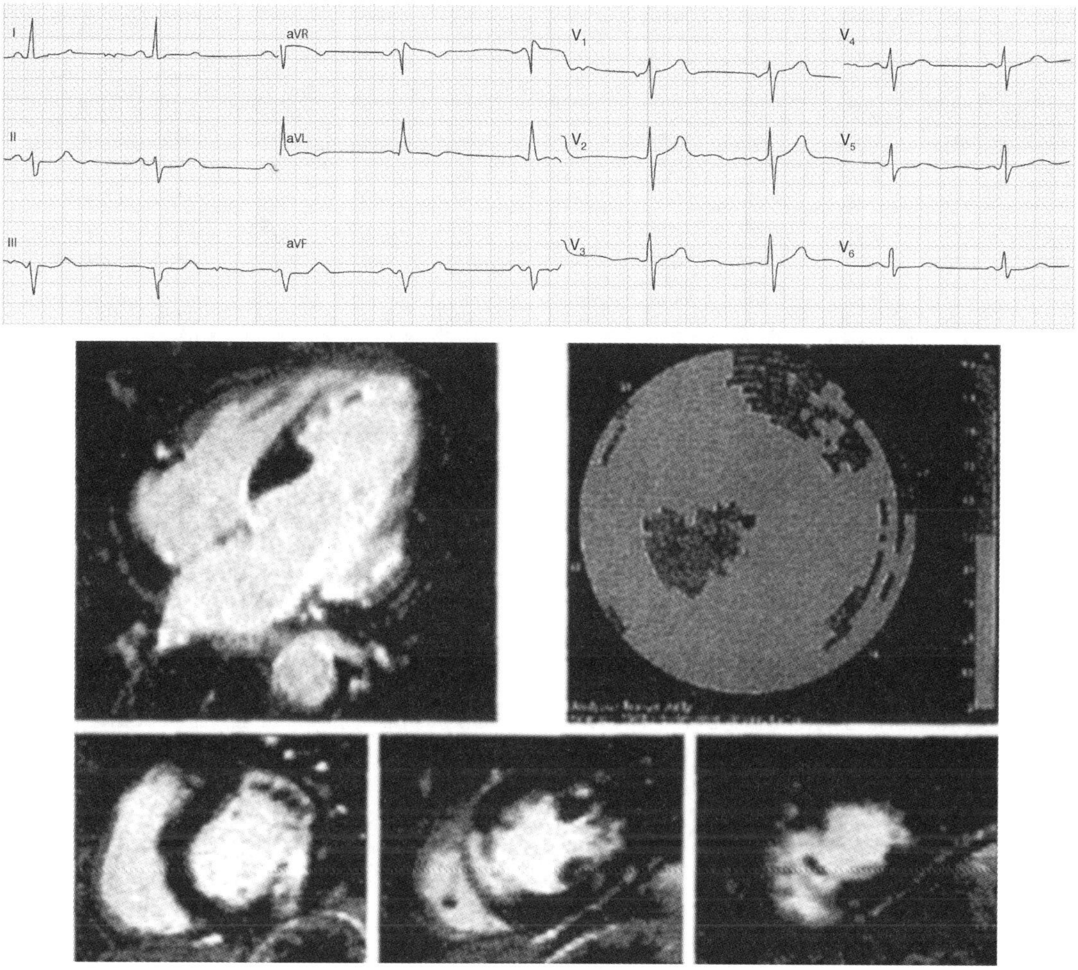

图 9.43　中间隔和侧壁梗死，用 MRI 的 CE-CMR 可清楚显现。实际上心电图图形是正常的，因为两个向量互相抵消了，看不见 Q 波（见彩图 9.43）

表 9.4　非缺血性心脏病的 Q 波

1. 急性期
心肌炎
应激性（图 9.54）
肺栓塞
其他：药物毒性等
2. 慢性期
正常变异（Ⅲ导联 Q 波）（图 4.26）
右心室扩大和（或）左心室扩大（第 6 章）
左束支传导阻滞（第 7 章）
渗透过程（淀粉样变性、结节病、心肌病）等（第 9 章和第 16 章）
WPW 预激综合征（第 8 章）
其他：嗜铬细胞瘤、先天性心脏病等（参照 Bayés de luna，2012a）

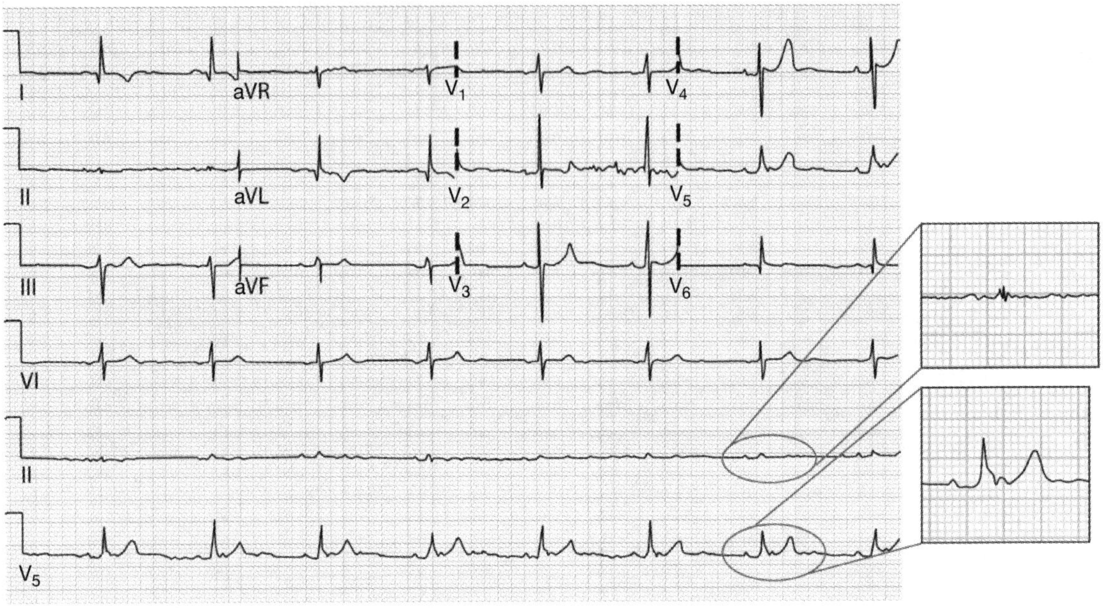

图 9.44 下侧壁两次心肌梗死患者的心电图，移植两支主动脉-冠状动脉桥。左心室有较大的动脉瘤。记录下 V_1 导联的 RS 波，侧壁导联的 Q 波，多个导联（放大的Ⅱ和 V_5 导联）可见不规则形态波（碎裂 QRS 波）

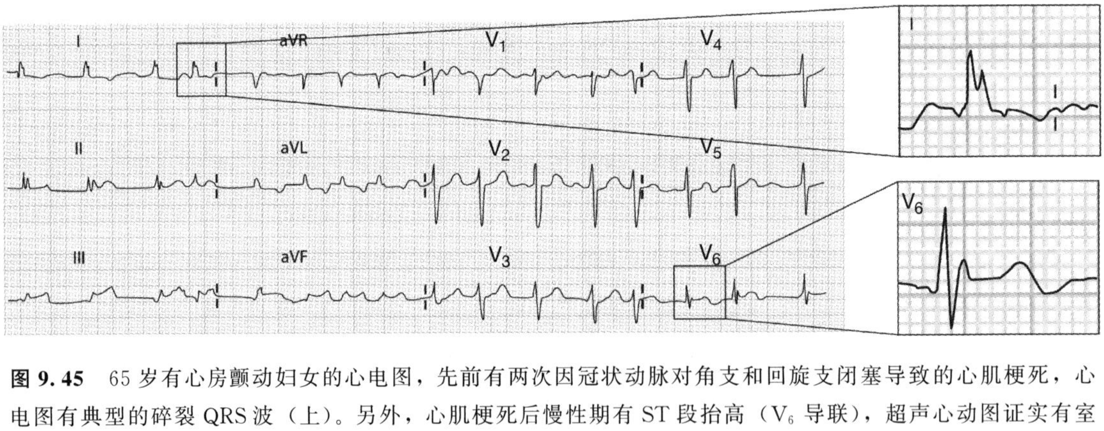

图 9.45 65 岁有心房颤动妇女的心电图，先前有两次因冠状动脉对角支和回旋支闭塞导致的心肌梗死，心电图有典型的碎裂 QRS 波（上）。另外，心肌梗死后慢性期有 ST 段抬高（V_6 导联），超声心动图证实有室壁瘤

表 9.5　无 Q 波型心肌梗死

无 Q 波型心肌梗死：ST 段压低，心肌酶升高
梗死区不产生 Q 波
- 心房：梗死从来不会只涉及心房，通常和广泛下侧壁梗死相联系
- 右心室：通常因右冠脉近端闭塞引起下壁梗死相关
- Ⅱ导联：通常无 Q 波但常有**碎裂性 QRS 波**（图 9.44）

—**微梗死**（坏死）。心电图上无改变，只有心肌酶改变的心肌梗死
—随时间**消失的 Q 波心肌梗死**（图 9.42）
—**Q 波吸收的心肌梗死**（图 9.6）
—**隐性 Q 波心肌梗死**（参见 9.6 部分）
- 存在两个以上部位梗死（图 9.43）
- 束支传导阻滞
- 起搏器植入
- 预激综合征

无 Q 波型梗死定义是 STEACS 伴有 ST 段压低和心肌酶的升高。也可以进展为 ST 段正常，T 波直立（图 9.46）。经常残存有复极紊乱［ST 段压低＜1mm 和（或）T 波低平或轻度倒置］

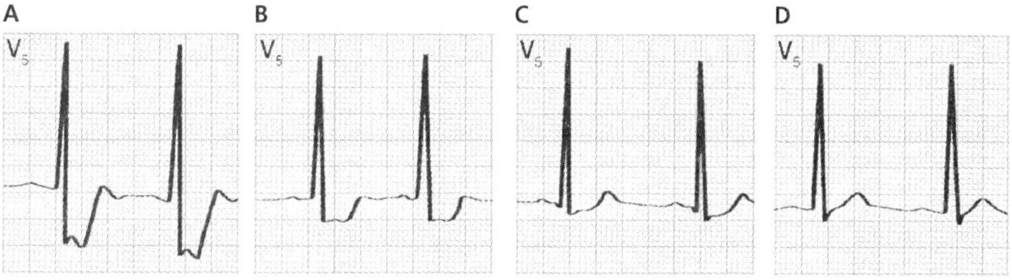

图 9.46　无 Q 波梗死过程，开始有明显 ST 段下降，几周后恢复正常

9.6. 缺血或坏死患者合并混杂因素引起的心电图异常

9.6.1. 束支传导阻滞和左心室肥厚伴 ST-T 改变

相对左束支传导阻滞来说，右束支传导阻滞和左心室肥厚时更容易确定缺血和坏死。

- **STEACS**：急性期观察 ST 段抬高常比较容易（A），甚至在左束支传导阻滞中（图 9.48A）（Sgarbossa 标准）（1996），在慢性期心电图会正常化（图 9.48B）。
- **NSTEACS**：观察比较困难，经常是基础心电图和缺血心电图混杂在一起。图 9.49 显示了一个左心室肥厚伴 ST-T 改变的心电图。
- **Q 波型心肌梗死**：一般右束支传导阻滞存在时判读没问题。Q 波容易看到。可是在左束支传导阻滞时，阻滞常隐藏在坏死 Q 波中。图 9.50 是经 MRI 证实的广泛梗死，Q 波和 QRS 顿挫仍然容易看到。
- **左心室肥厚伴 ST-T 改变**

在急性期，缺血相关的 ST 段压低可能会改变（混合模式）。

同时，左心室肥厚伴 ST-T 改变时，中间隔 Q 波消失，V_1 导联呈 QS 波。这种心电图可能会与间隔梗死相混淆。当 V_2 导联也表现 QS 波，并有明显的复极紊乱（负向 T 波）提示坏死。

9.6.2. 分支阻滞

通常分支阻滞存在时，心肌梗死和缺血可以诊断，虽然可能有些困难。也许最具挑战性的是在 ÂQRS 左偏患者中认识到Ⅱ、Ⅲ和 aVF 导联 Q 波，无论是否存在与下壁心

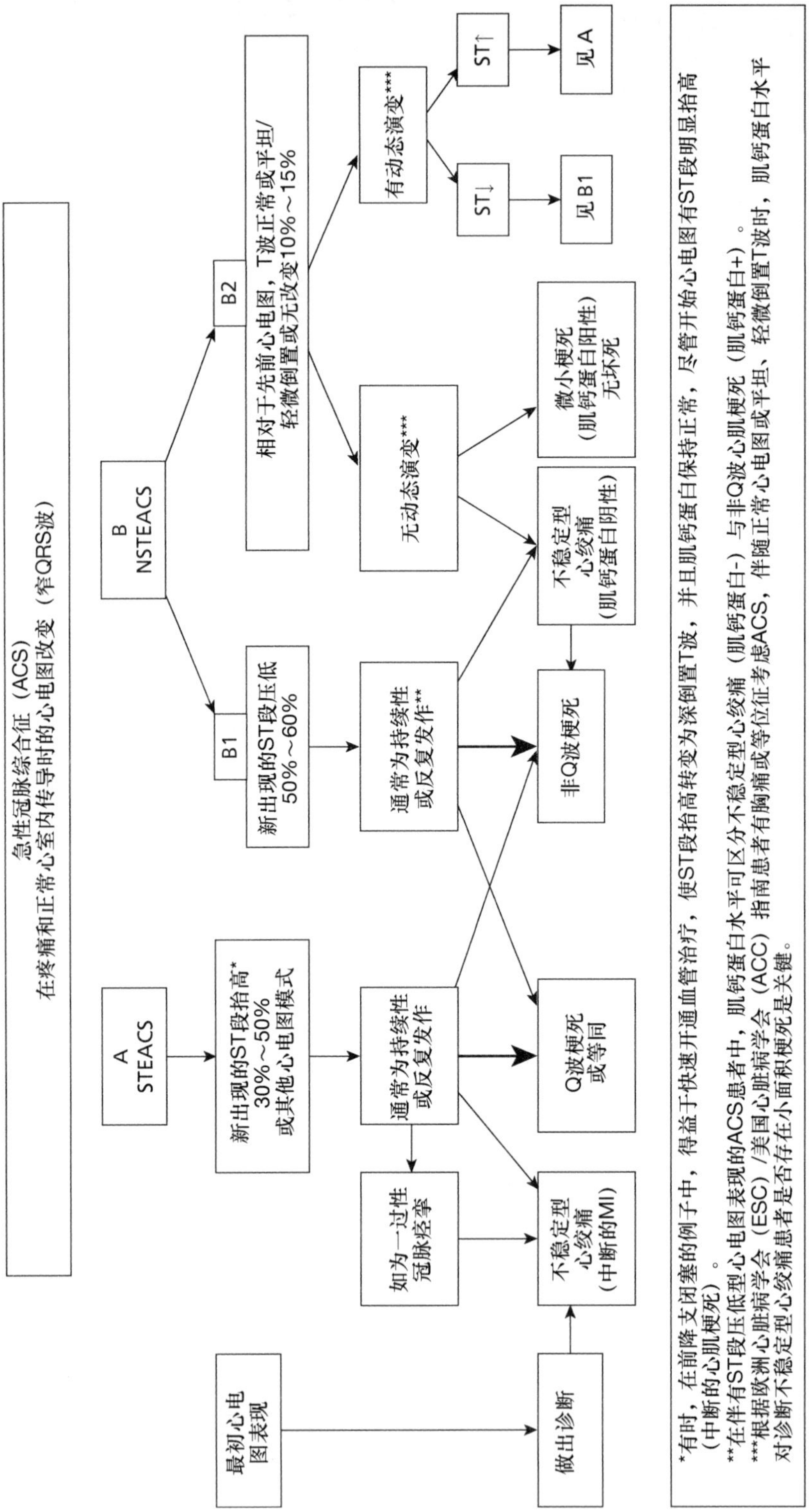

图 9.47　急性冠脉综合征（ACS）：根据心电图异常进行合理诊断

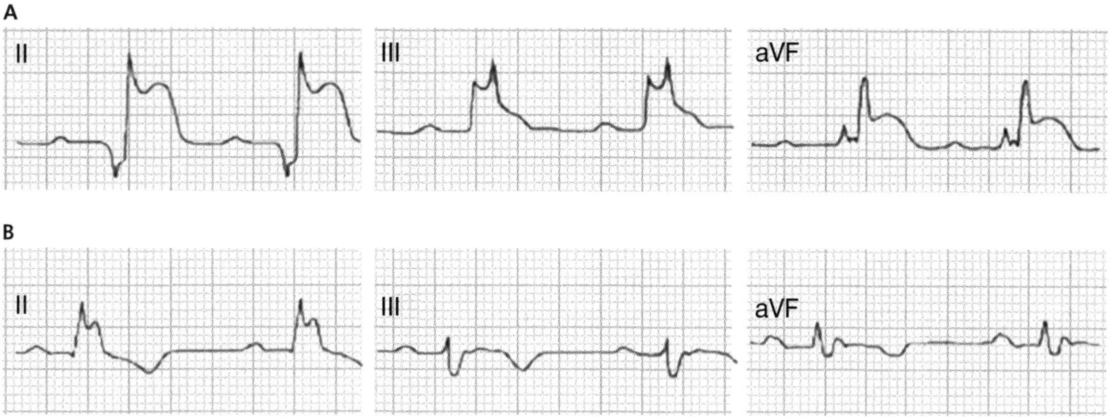

图 9.48 **A.** 高度左束支传导阻滞患者梗死急性期，清楚记录了 ST 段抬高。在慢性期（**B**），Ⅲ导联对称 T 波（复极干扰模式的复合）与缺血有关

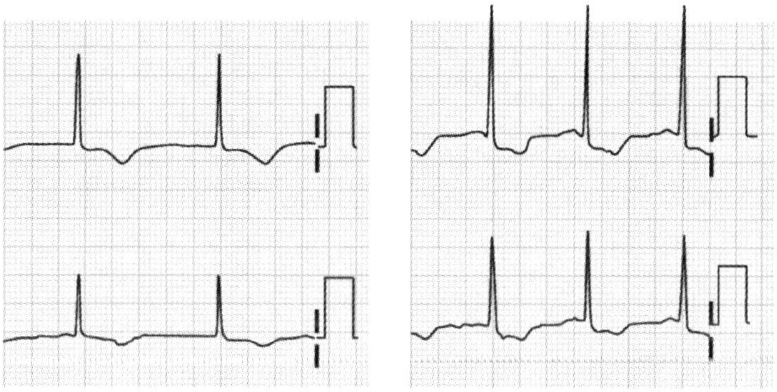

图 9.49 62 岁高血压患者出现 NSTEACS。左图示无疼痛时，出现混合的倒置 T 波，左心室肥厚伴 ST-T 改变。右图示，疼痛时出现明显 ST 段下降

梗相关的左前分支阻滞。图 9.51 显示了如何用体表心电图进行诊断，这得益于坏-半侧区域理论。

更多的关于坏死和混杂因素相关的信息，可参照 Bayés de luna，2012。

9.7. 非动脉粥样硬化血栓引起的心肌缺血

我们将讨论在临床中最经常看到的三个真实 ACS 心电图。更多信息参照表 9.1 和 Bayés de Luna，2012。

9.7.1. 冠脉痉挛（图 9.52 和 9.53）

在冠脉痉挛超早期典型的异常心电图是 T 波高尖，接着 ST 段抬高，持续约 1～3min（Bayés de Luna 等，1985）（图 9.53）。如果痉挛非常严重，影响大面积心肌时，痉挛结束时可能出现一个简短的、深倒置 T 波（图 9.51）。当长时间严重痉挛时，有潜在的危险，会发生 ST 段紊乱（ST-T 改变）和室性心律失常。

9.7.2. Takotsubo 综合征（图 9.54）

Takotsubo 综合征的特点是与儿茶酚胺大量释放和（或）冠脉张力有关的一过性心尖球形扩张。图 9.54 显示典型的冠脉造影和心电图表现。

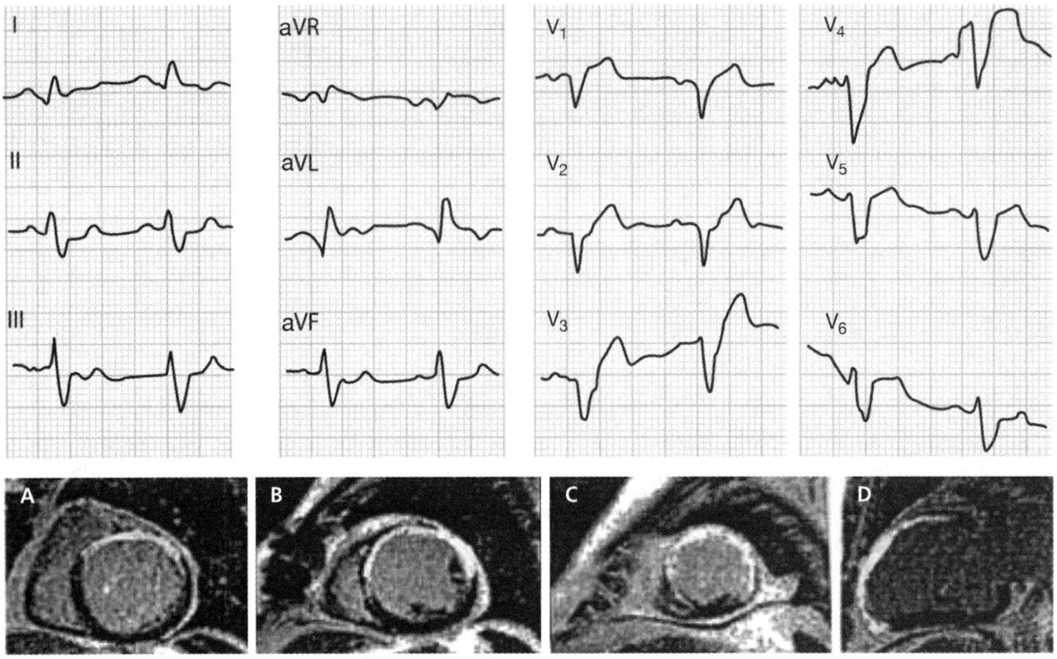

图 9.50 患者心电图显示与心肌梗死相关的左束支传导阻滞。心电图特点提示为广泛前壁心肌梗死（Ⅰ导联 qR，aVL 导联 QR，$V_3 \sim V_6$ 导联低电压且有顿挫提示前间隔心肌梗死）。心脏磁共振成像（**A**～**D**）显示前间隔区域广泛梗死（**A**3 型）（前降支近段闭塞）。下壁无坏死（**D**），因为前降支没有绕过心尖部。磁共振横断面成像显示梗死影响了大部分前壁、间隔和侧壁，虽然高侧壁没有受到影响（**A**），因为其由回旋支供血。下壁没有受到影响是因为前降支不长

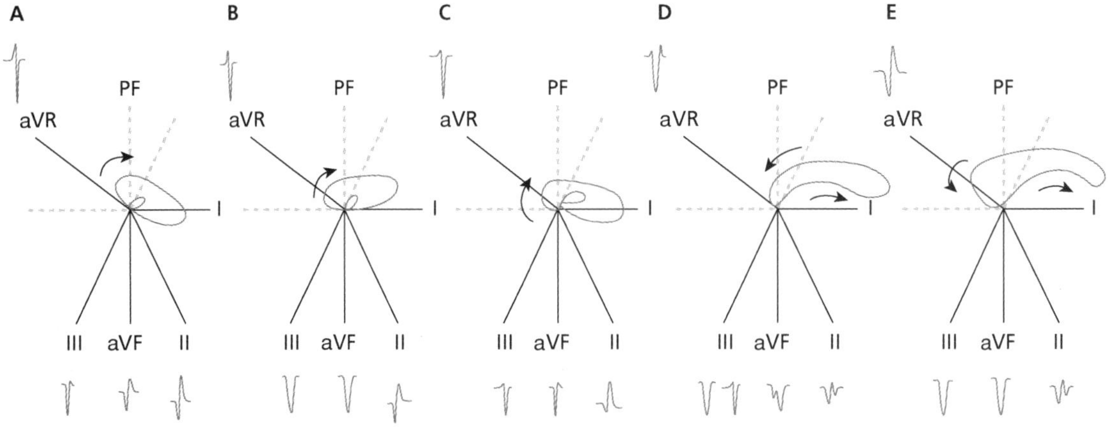

图 9.51 **A**～**E**. 不同下壁心肌梗死的心电向量环，其中 **D**、**E** 伴有左前分支阻滞。在 **D** 和 **E** 两个病例中，向量环终末部分在Ⅱ导联为负向，是由于左前分支阻滞使向量环产生特异旋转，从而在 aVR 导联出现终末 'r' 波（**D** 和 **E**）。所以，在Ⅱ、Ⅲ、aVF 导联表现为 QS（或 qs）波，但没有终末 'r' 波（虽然可见 qrs 波），在 aVR 导联出现终末 'r' 波提示存在左前分支阻滞。在无左前分支阻滞时，即使整个心电向量环位于 X 轴之上（Ⅰ导联）（**B**），至少在Ⅱ导联也总会出现终末 r 波，有时较小，但绝对不会在 aVR 导联出现 r 波（**A**～**C**）（见彩图 9.51）

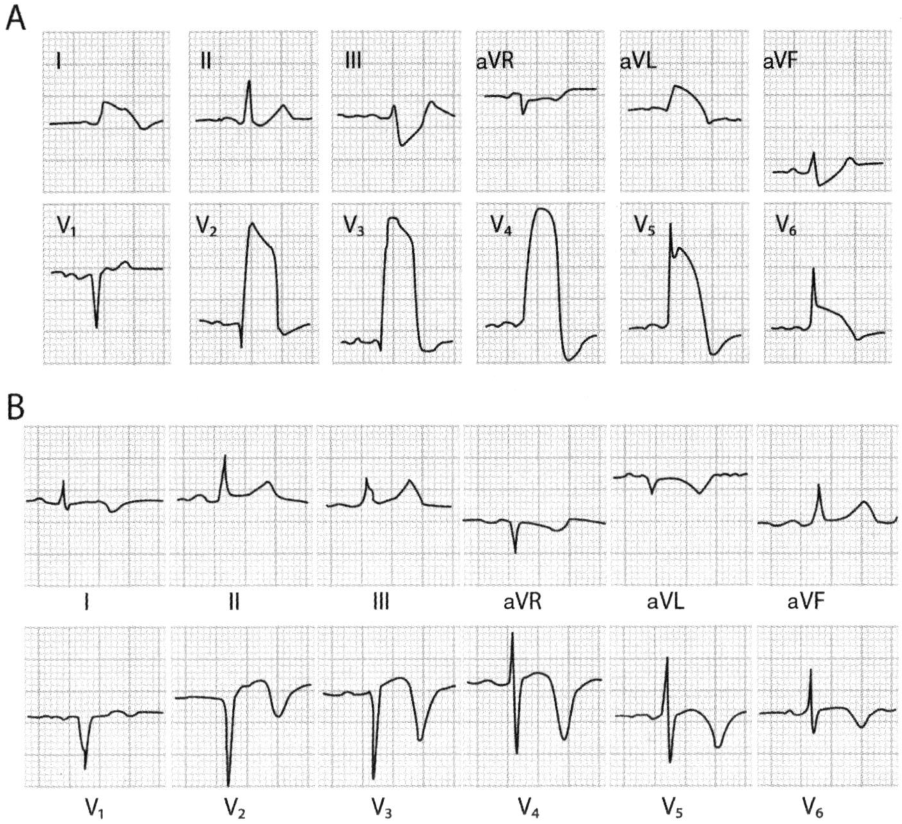

图 9.52　**A.** 65 岁男性的体表心电图，有典型变异型心绞痛，在疼痛最剧烈时 ST 段像跨膜动作电位（TAP）似的抬高。这个病例反映为对角支以上前降支近端一过性完全闭塞。（V_2～V_6、Ⅰ、aVL 导联 ST 段抬高，下壁导联，特别是Ⅲ、aVF 导联 ST 段压低）。aVR 导联上无 ST 段抬高，V_1 导联有轻度 ST 段抬高，V_6 导联有明显 ST 段抬高——如果 V_6 导联位置放的准确——当第一间隔支也闭塞时通常不会看见 V_6 导联 ST 段抬高（参照图 9.9）。这是在 20 世纪 70 年代早期看到的第一例变异型心绞痛。没有行冠状动脉造影术但心肌酶是正常的。**B.** 在严重情况过去几小时后，所有心前区导联呈典型的 T 波倒置（再灌注模式）

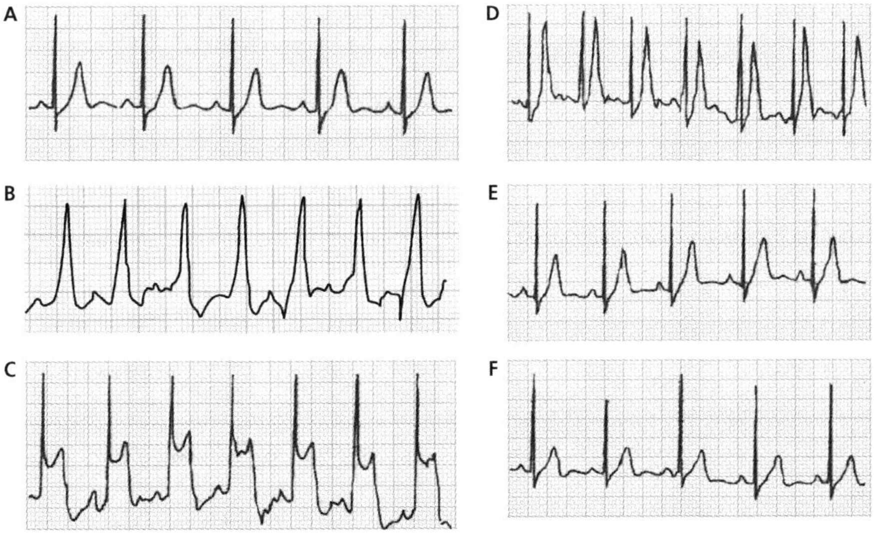

图 9.53　动态心电图记录的冠脉痉挛危险期（变异型心绞痛）。**A.** 对照。**B.** 高尖 T 波开始（心内膜下缺血）。**C.** ST 段抬高的巨大模式。**D**～**F.** 向正常恢复过程。整个危险期持续 2min

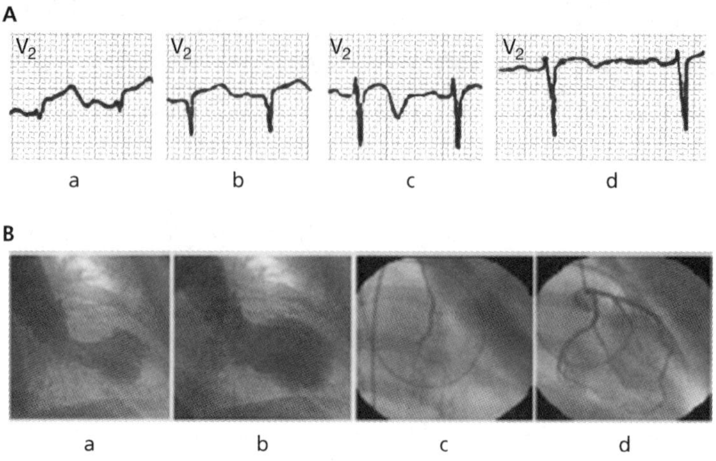

图 9.54　**A.** 3～4 天内 V_2 导联的心电图变化（**a～d**）。记录下有 Q 波的 ST 段抬高至伴深倒置 T 波的 rS 波形。**B.** 典型的血管造影图像（**a，b**）和正常的血管树（**c，d**）

9.7.3. X 综合征（图 9.55）

通常 X 综合征（与冠脉微循环障碍相关的心绞痛类型）在休息时出现。基础心电图是正常的，或者伴有复极扩布紊乱，特别是 T 波和（或）轻度 ST 段压低（图 9.55A）。活动时 ST 段压低可加重（图 9.55B）。

9.8. 需求增加引起心肌缺血的心电图

经常在负荷试验中，伴随着胸前区疼痛，心电图 ST 段会有一定程度的压低。这种 ST 段压低有特异的表现（图 9.12B 和图 9.56A～C）。如果这个 ST 段压低迅速上升（图 9.12A

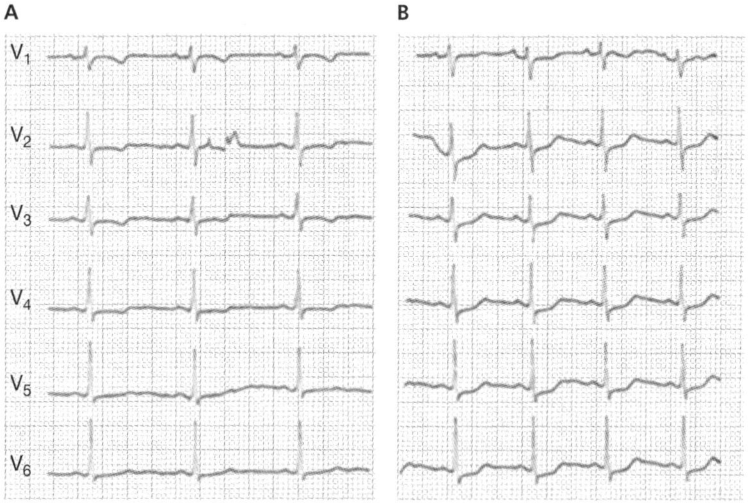

图 9.55　**A.** 一位 60 岁患者有典型的 X 综合征和正常冠状动脉。多数导联上有轻度弥漫性 ST 段压低和 T 波低平。**B.** 运动后可见明显 ST 段压低，尤其在水平面导联上

和 9.56D），考虑患者可能正常。在动态心电图记录中出现自发性心绞痛患者中也可看到同一类型的异常 ST 段压低（图 9.57）。

受影响区域发生 ST 段压低是由于心内膜灌注不足和血液需求增加所致。

另外，负荷试验中心电图还会出现 ST 段抬高或 T 波高尖（因为痉挛导致透壁性改变）。也可以看到心律失常，一般为室性早搏，表明应立即停止试验。最后，过度换气会改变复极，通常引起 T 波低平，但无临床意义（图 4.25）。

在任何情况下，ST 段压低的假性正常化可发生在负荷试验和动态心电图记录中，此类心绞痛患者可能没有心电图改变（参照 Bayés de Luna，2012）。

9.9. 缺血性心脏病（IHD）相关的心律失常

9.9.1. 急性期

急性缺血可发生各种类型主动或被动的心律失常。最常见类型包括以下几种。

A. 室上性心律失常。心肌梗死时早搏和心房颤动的发生率为 10%，尤其有心房梗死情况下。

B. 室性心律失常。室性早搏很常见，一般在严重缺血的患者可能会触发心室颤动（VF）和猝死（SD）。急性缺血事件作为猝死的原因大约占 50%（Burke et al.，1997；Subirana，2011；Bayés de Luna，2012）。

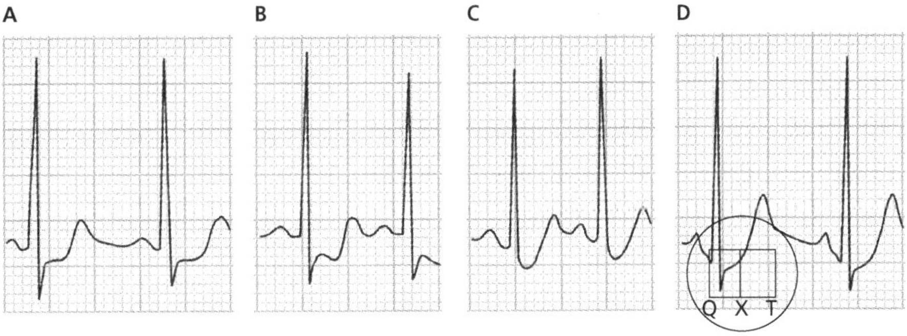

图 9.56　在运动试验中可见各种典型心内膜严重缺血图形：**A.** ST 段水平下降；**B.** ST 段下斜型下降；**C.** ST 段凹面下降；**D.** ST 段在 J 点下降，然后迅速上斜型上升：QX/QT＜0.5（图 4.12）。通常在正常病例中可见到。在 **A**、**B**、**C**，冠脉造影是异常的，而 **D** 正常。在以 R 波主导的导联，特别是 $V_3 \sim V_4$ 至 $V_5 \sim V_6$、Ⅰ、aVL，和（或）以 R 波主导的下壁导联，这些变化更容易看到

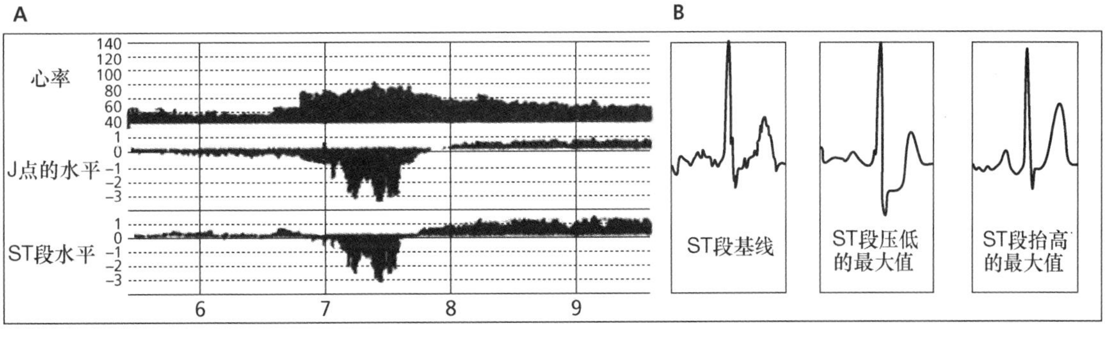

图 9.57　劳累性心绞痛患者 ST 段变化。**A.** ST 段和心率变化趋势；**B.** ST 段的不同形态

患者在重症监护治疗病房一旦出现心室颤动，通常能够抢救过来，与长期预后没有相关性。

C. 房室传导阻滞，特别是在分出房室结动脉前的右冠脉闭塞。这种情况可引起完全性房室传导阻滞，偶有猝死。

D. 束支传导阻滞。STEACS患者由于左主干完全闭塞或邻近第一对角支和第一间隔支的左前降支近端完全闭塞特别容易出现右束支传导阻滞。

9.9.2. 慢性期

心肌梗死后第1个月监测特别重要，因为这时室性心动过速（室速）和心室颤动（室颤）的风险很高。事实上，90%猝死的病例是缺血性心脏病，50%在急性期。发生于慢性期的猝死，主要由于围绕先前梗死所致的陈旧瘢痕区的持续性室速。

急性期的室颤和之后的室速/室颤风险没有相关性。但是与射血分数（EF值）紧密相关。室速和室颤更常见于低EF和Holter显示有大量室性早搏的患者（Bayés de Luna，2012）。事实上，猝死患者80%～90%见于缺血性心脏病（其中50%在超急性期）（Subirana，2010）。

9.10. 缺血性心脏病中T波低平或倒置的意义

在急性缺血性心脏病（STEACS和NSTEACS）和慢性缺血性心脏病（Q波型心肌梗死后）的过程中所见的T波平坦或倒置，虽然它经常出现在再灌注后，但并不是由于急性缺血所致。我们不能再讲倒置T波就意味着缺血和少量心外膜下缺血。心外膜原因所致的T波倒置仅见于心包炎。

无论倒置的T波是非常深（Q波型心肌梗死后的STEACS的不典型心电图）还是浅（NSTEACS）的心电图表现，均应考虑为缺血后，往往是缺血（再灌注）后的即刻表现，但并非是因为急性缺血所造成，因为下列原因：

A. 它出现在Q波型心肌梗死的演变阶段，疼痛已过去，坏死正在进展，甚至仍有一些ST段抬高存在。这代表了左心室内的心电图表现（Wilson电窗效应）（图9.30A）。如果心外膜区域无梗死［有赖于磁共振（钆）成像证明此处经常发生此种情况］，这一区域经常活性降低或无活性，并且出现复极延迟，和（或）无跨膜动作电位形成，这也解释了在临床中T波倒置甚至出现QS波的机制。心肌梗死后倒置T波的正常化，是梗死区存活心肌功能恢复的标志（Bayés de Luna，2012a）。

B. 它出现在STEACS进程终止的情况（特别在前降支闭塞时发生自溶、溶栓或PCI后），在V_1～V_2导联能很好地记录到rs波。换句话说，坏死Q波未进展（再灌注表现）。这个时程较短，这片区域心肌透壁水肿和跨膜动作电位延长，伴随着T波直立消失（图9.16）。偶尔，动脉仍然闭塞，但已有侧支循环形成。

C. 它出现在严重的冠状动脉痉挛结束时，持续时间较短，这是由于在其支配的区域，再灌注延长了跨膜动作电位时程（参照图9.52b）。

D. 在NSTEACS过程中，T波低平或倒置预示着比ST段低平存在时ACS预后更好。这时，患者不再感到疼痛，这并不意味着动脉将发生严重的次全闭塞，至少会保持部分通畅，或有很好的侧支循环（图9.25）。

例外的是，在负荷试验中T波由直立变为显著倒置是由于急性缺血。然而，在一些情况下（过度换气等）也会出现T波低平/倒置（假阳性）（图4.25）。在运动试验中几乎总能见到的提示缺血的心电图标准是ST段压低拉低正向T波。在极少数情况下，记录到高尖T波可能是一种异常反应。

窄 QRS 波群患者冠脉血栓所致缺血性心脏病的心电图改变（QRS-ST-T）总结

急性期

T 波改变

T 波高尖、对称： STEACS 的超急性期（急性缺血）。

偶尔，会持续更长时间，然后也可能伴随 ST 段下降。

T 波倒置

—深度（≥3～4mm）和对称

- Q 波型心肌梗死：Q 波梗死演变时期的左心室内心电图改变（电窗效应）（图 9.30）。
- 再灌注后：LAD 闭塞时通常伴 rS 波：①至少部分血管开通的 STEACS 演变期（图 9.17），药物治疗后自溶；②PCI 或溶栓后；③冠脉痉挛后（图 9.52）。

—T 波低平或轻度倒置（＜2.5mm）（图 9.25 至图 9.27）

- NSTEACS 演变期，一般不疼痛：通常伴 R 或 RS 波形；可能是再灌注心电图表现，有心绞痛时可进展为 ST 段压低。

ST 段改变

ST 段抬高： 未经治疗的 STEACS 非典型标志，数小时后有发展为 Q 波型心肌梗死趋势。

我们必须记住心电图镜像表现（LCX 闭塞），可能类似于 NSTEACS，是 STEMI 的不典型心电图表现。

在 STEACS 的亚急性期，如果 ST 段持续抬高是心脏可能破裂的标志。

aVR 和 V_1 导联的 ST 段抬高可见于 NSTEACS。

ST 段水平或下斜型压低： NSTEACS 的典型特征。

经常出现于患者心绞痛时，而其基础心电图正常或 T 波低平，甚至 ST 段有一点儿压低。当急性缺血（心绞痛）过去后仍有 ST 段压低。在 V_1～V_3 导联其可能是 STEACS 的等位心电图表现（LCX 闭塞时）。

B. 慢性期

Q 波： STEACS 演变为 Q 波心肌梗死，经常出现在透壁性梗死的亚急性期。

碎裂 QRS 波： 易出现在基底部梗死时，常与 Q 波共存。

复极异常：

—ST 段抬高（室壁瘤除外）或 **ST 段压低**（残留表现）。

—T 波倒置：

- **深倒置：** STEACS 中再灌注的残存表现或 Q 波型心肌梗死的慢性期。
- **低平或轻度倒置：** 见于有 Q 波型心肌梗死的 STEACS 时的某些导联上，经常在其他导联上并存 T 波深倒置。

在 NSTEACS 时一些导联上可看到 T 波平坦或轻度倒置，作为残留表现存在。

—T 波对称直立： 在 V_1～V_2 导联，是慢性侧壁心肌梗死的镜像表现。

自测题

A. 针对动脉粥样硬化相关的冠状动脉闭塞血流量减少的患者，临床对策是什么？

B. 血液需求增长的临床对策是什么？

C. 描述 STEACS 时心电图演变过程？

D. 解释 STEACS 超早期心内膜下缺血出现高尖 T 波的电生理机制？

E. 解释 STEACS 时高尖 T 波出现后 ST 段抬高是怎样发生的？

F. 在 STEACS 中 ST 段抬高的特点是什么？

G. 在广泛而剧烈缺血的评估中 ST 段特征性抬高的意义是什么？

H. 在 STEACS 中 ST 段的镜像心电图

表现是什么？它们为什么有相关性？

I. STEACS过程的非典型心电图表现（无ST段抬高）是什么？其电生理机制是什么？

J. 心内膜下缺血时T波高尖的鉴别诊断是什么？

K. 缺血性ST段抬高的鉴别诊断是什么？

L. 描述NSTEACS患者的心电图表现？

M. NSTEACS中ST段压低的电生理机制是什么？

N. 缺血性ST段压低的心电图标准是什么？

O. NSTEACS中ST段压低的两种心电图类型是什么？

P. 什么情况下在NSTEACS中T波是平坦或倒置的？

Q. 怎样对ST段压低进行鉴别诊断？

R. NSTEACS中T波倒置的鉴别诊断是什么？

S. 坏死型Q波是什么？是怎么发生的？

T. 坏死型Q波是如何诊断的？

U. 坏死型Q波和左心室梗死区域的相关性是什么？

V. 为什么 V_1 导联有显著R波是侧壁梗死而不是后壁梗死？

W. 心肌梗死中坏死型Q波的鉴别诊断是什么？

X. 碎裂QRS波是什么？

Y. 无Q波型心肌梗死有几种类型？

ZA. 在混杂因素（束支传导阻滞、左心室肥大等）存在时怎么证实心肌缺血？

ZB. 非动脉粥样硬化血栓因素（冠脉痉挛、心尖球囊综合征、X综合征等）引起心肌缺血时的最典型心电图异常表现是什么？

ZC. 心肌血流量需求增加引起心肌缺血的最常见心电图表现是什么？

ZD. 列出缺血性心脏病时最常见的心律失常。

ZE. 缺血性心脏病中T波平坦或倒置的相关意义是什么？

第 3 部分
心律失常心电图
The ECG in Arrhythmias

第 10 章描述心律失常的基本概念，以理解心律失常的不同起源。

第 11 章、12 章和第 13 章，讲述相关的体表心电图表现，以助于对主动性室上性、室性心律失常及被动性心律失常进行诊断。并且，也简要介绍了起搏心电图表现。

最后，第 14 章概括了上述要点，以求用最佳的方法对心律失常进行判读。

我们希望读者能充分掌握上面所有的要领，将来能轻松识别心律失常。也请参考相关参考文献。

第 10 章
心律失常的概念、分类及机制
Concepts, Classification, and Mechanisms of Arrhythmias

10.1. 概念

除正常窦性心律以外的任何心脏节律异常，均被认为是心律失常（第 4 章 4.2.1 部分）。

心电图是诊断心律失常的“金标准”之一。

10.2. 分类和机制：初步分类

心律失常可以是主动的或被动的。

A. 主动的心律失常出现在基础节律之前。这是由于以下原因。

- 激动的形成异常
  - -自律性增强：异位病灶引起的早搏及并行收缩。
  - -触发的电活动：在正常的动作电位之后触发电活动。
- 激动折返
  - -经典的激动折返：解剖学上的激动折返。这要求三个基本条件：①存在解剖环路；②存在单向阻滞区；③缓慢的传导速度。环路可以是微观的或宏观的（见后述）。
  - -很多心律失常可能通过一个功能性的折返激动发生（如复极化扩散的不均一性、转子等）（见后述）。

B. 被动的心律失常出现在基础节律被替代时。它们是由于：

- 自律性降低；
- 传导性减慢：传导阻滞。

本章将详细讨论每一种情况。

10.3. 前期准备工作

分析心律失常心电图之前，有些前期准备工作必须要做好。

A. 放大镜及分规两者缺一不可。

B. 足够时长的 12 导联心电图必不可少。

C. 阵发性心动过速进行颈动脉窦按摩时，必须记录心电图（图 10.1）。

D. 询问患者病史和怀疑心律失常的相关问题。

E. 应回顾评估患者的检查结果（如运动负荷试验、24h 动态心电图、直立倾斜试验）。

F. 确诊的秘诀在于确定心房及心室的活动，及房室是否有相关性。**Lewis 图表**对此非常有用（图 10.2）。

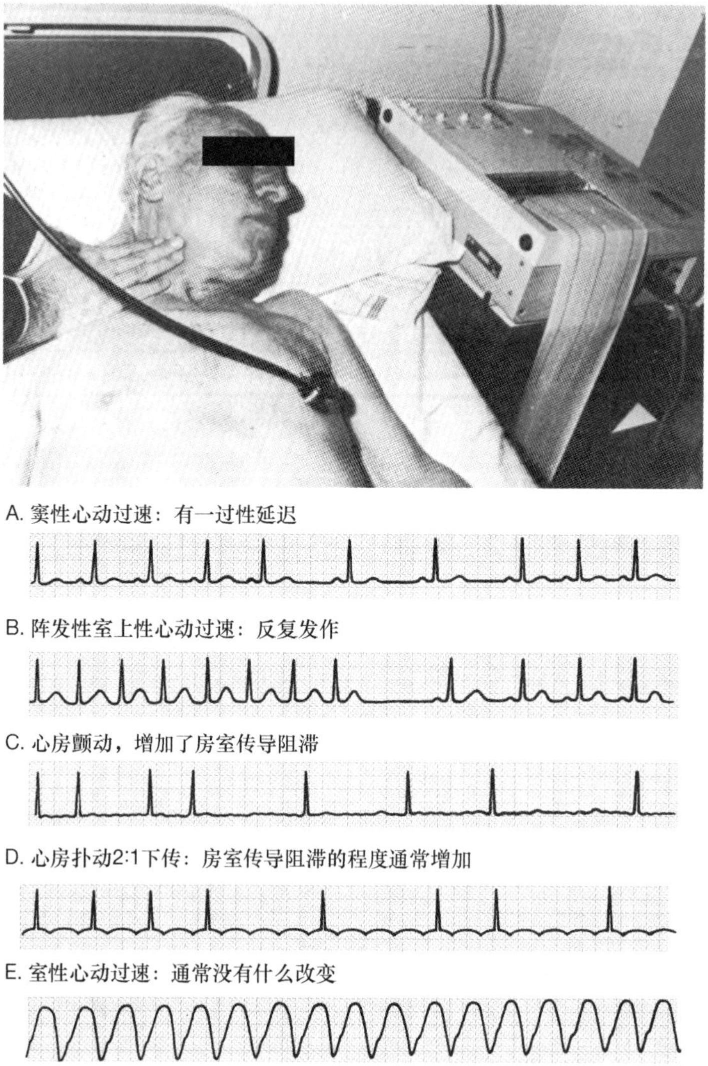

图 10.1　注意正确的颈动脉窦按摩（CSM）手法。手指的力度类似于挤压一个网球，时间持续 10～15s，并且每一边应重复 4～5 次，以右侧开始。但切忌同时按压双侧颈动脉窦。对于老年人及有颈动脉窦综合征病史的患者应高度警惕。整个过程必须连续记录心电图及听诊心率的变化。**A～E** 显示在进行颈动脉窦按摩时不同的心律失常变化

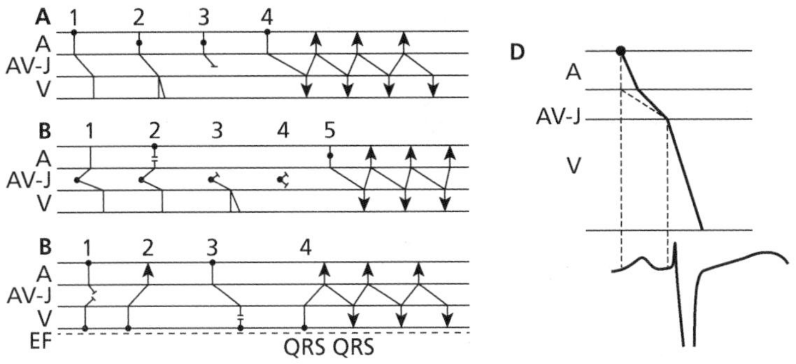

图 10.2 **A.**（1）正常房室（AV）传导；（2）房性早搏（波群）伴室内差异性传导；（3）房性早搏阻滞于房室结（AV-J）（房早未下传）；（4）窦性激动伴缓慢房室传导诱发一次房室交界区折返性心动过速。**B.**（1）交界性早搏前向传导慢于逆向传导；（2）交界性早搏与窦性激动同时使心房除极（心房融合波）；（3）交界性早搏伴单纯前向传导，并且，同时有室内差异性传导（见心室内的两条线）；（4）交界性早搏隐匿性前向和逆向传导；（5）房性早搏诱发房室结折返性心动过速。**C.**（1）窦性激动和室性早搏在房室结相互干扰；（2）室性早搏逆传至心房；（3）窦性激动与室性早搏同时使心室除极（室性融合波）；（4）室性早搏触发一次房室交界区折返性心动过速。**D.** 激动按照示意图所示传导路径通过房室结。实线显示激动通过心脏的真实路径，通常，由虚线替代，因为它代表心房、心室开始激动的部位。因此，激动传导通过房室结的时间，这一最重要的信息，更为直观。**EF**：异位激动

10.4. 颈动脉窦按摩的反应（CSM）（图 10.1）

颈动脉窦按摩不可两侧同时进行，操作同时应进行听诊和心电图记录。图 10.1 显示怎样实施按摩以及不同心动过速的反应。

10.5. Lewis 示意图

这些示意图阐述了窦性节律时和特别的主动性及被动性心律失常时电激动传导路径。图 10.2 显示窦性心律（D）和不同的主动的心律失常，包括房性（A）、交界区（B）以及室性心律失常（C）时怎样获得 Lewis 示意图。贯穿本书我们都将会看到 Lewis 示意图在这些主动性和被动性心律失常中的价值（第 11 至 13 章）。

10.6. 主动性心律失常机制（Bayés De Luna，2011）

10.6.1. 自律性增强

其为基础节律之前出现的提早激动，起源于室上性或室性的早搏或并行收缩的异位激动点。可以孤立出现（早搏或并行收缩）或反复出现（自律性房性或室性心动过速，或触发的折返性室上性心动过速和房性或室性的扑动和颤动）。

早搏与提前出现的激动有关，并且伴有一个固定的联律间期。在基础节律的每一次激动后早搏的起源部位仍然能被除极是因为这部分区域没有被一个传入阻滞所保护，同样在并行收缩中也存在这种现象。因此，一个新的激动在下一个基础节律的激动到达之前仍可以使邻近的心肌细胞除极，这可以解释固有的联律间期（图 10.3）。**相反，并行心律的联律间期是可变的，**因为自律性增强部位不依赖于之前的节律点（与其前的波群

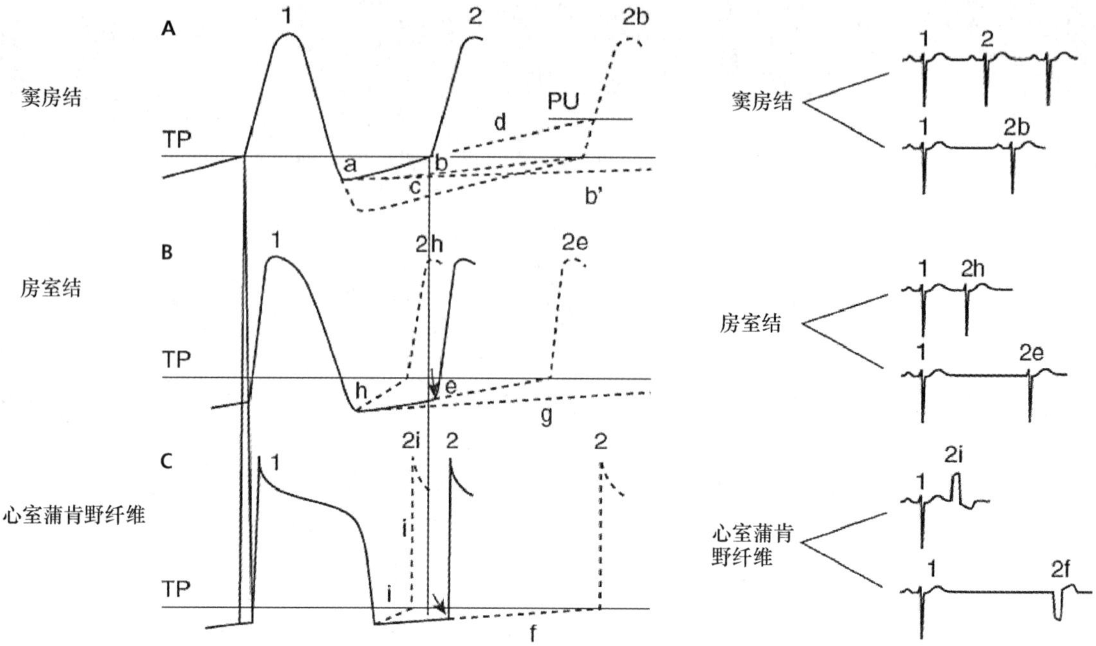

图 10.3 **左图**：可见窦房结、房室交界区和心室浦肯野系统的跨膜动作电位。图中示主动性和被动性心律失常的产生是由于自律性紊乱：(a) 窦房结正常舒张期除极曲线；(b) 减小的舒张期除极曲线；(c) 起始心率慢而后心率加快至正常范围的窦房结正常舒张期除极曲线；(d) 阈电位小的正常舒张期除极曲线；(e) 房室交界区正常舒张期除极曲线；注意曲线完成前（即其达到阈电位之前），窦性激动（箭头）诱发一个新的动作电位（实线的尾端"3"）；(f) 心室浦肯野系统正常舒张期除极曲线（与e中相同）；(g) 房室交界区自律性显著降低；(h) 房室交界区自律性增高；(i) 心室浦肯野系统自律性增高。因此，在病理条件下，房室交界区（h）和心室浦肯野系统（i）自律性增加比窦房结（主动节律）要大。有时，房室交界区（e和g中的虚线）和心室浦肯野系统（f中的虚线）的自律性会替代被抑制的窦性心律（b和b′）（被动节律）。**右图**：不同电生理条件下心电图表现（正常窦性心律：1～2；窦性心动过速：1～2b；交界区早搏：1～2h；交界区逸搏：1～2e；室性早搏：1～2i；和室性逸搏：1～2f）

并无关系）（见下文）（图10.4）。

10.6.1.1. **早搏**

异位的心房、房室交界区或心室激动在动作电位4相时表现为快速除极，这可以解释为什么能在下一次基础节律到达之前，异位激动区域能提前到达阈电位产生一个过早激动。实际上，连续早搏的联律间期是固定的，因为所有与前面激动相关的4相除极速度增加所致（图10.3h和10.3i）。

- 图10.3解释了主动性心律失常（早搏）和被动性心律失常（逸搏）的产生是由于窦房结或异位兴奋点4相曲线的斜率发生不同变化所致。
- 同时，异位激动自律性处于亚阈值时，如果它发生在跨膜动作电位终末的超常传导期便可产生一个伴固定联律间期的过早激动。
- 大约10%的室上性心动过速（图11.4、图11.5、图11.9和图11.10）是由于一个异位激动点的自律性反复增加而诱发的。最后，近来研究证实大多数阵发性心房颤动是由于一个异位心房激动点自律性增高所致（图11.15B）。

10.6.1.2. 并行心律

并行心律与其前的波群并无关系，因此联律间期可以多变。而且，它们具有传入阻滞，能阻止来自基础节律（通常为窦性心律）所引起的除极（图10.4上图）。

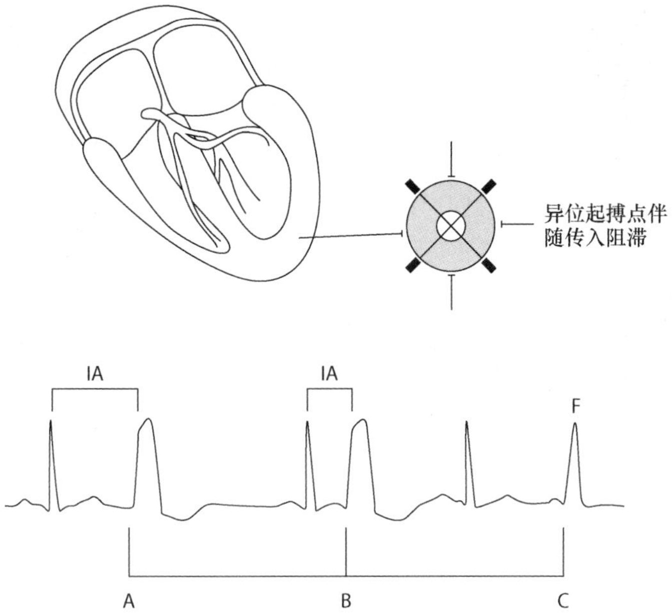

图 10.4　并行心律的发生机制通常认为异位起搏点存在传入阻滞。中心点代表并行心律起源点，周围存在一个传入阻滞区（阴影部分）。并行心律发出的激动可通过这一区域传出，但外部激动不能传入。通常情况下，也同时存在某种程度的传出阻滞。下图：室性并行心律的三种特征性心电图表现：可变的联律间期、多种异位间期和室性融合波（见第 12 章）

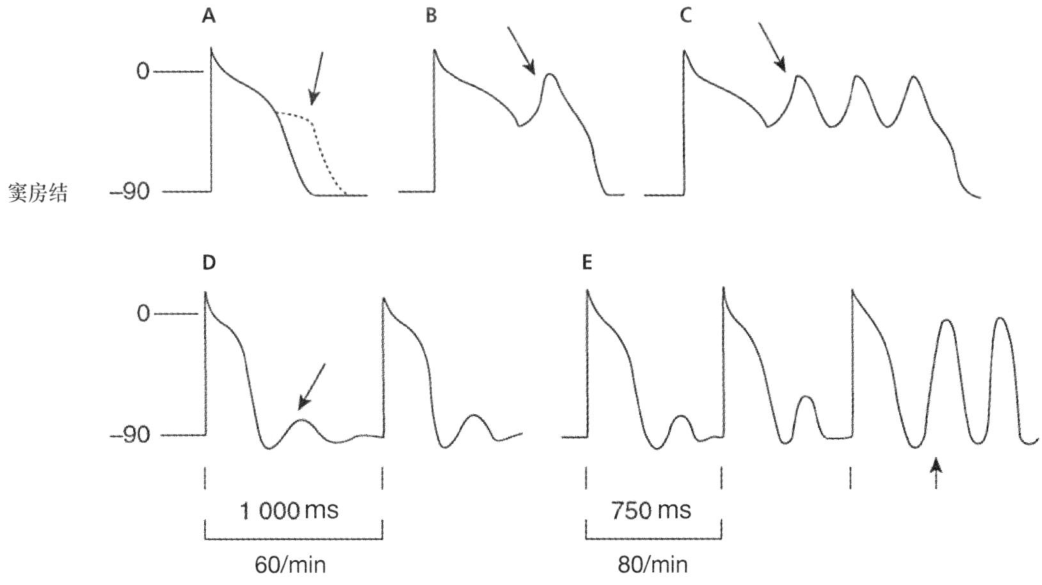

图 10.5　早后（A～C）和晚后（D 和 E）电位可解释由触发活动引起过早激动的发生机制

● 当并行激动到达已脱离不应期的周围组织，就可产生**联律间期不固定的异位激动，**经常记录到**融合波**。由于不依赖于基本节律，并行心律可出现多种表现形式。

图 10.4 显示以往描述的并行心律的诊断标准，图 12.3 是一个很好的室性并行心律的心电图图例。

10.6.2. 触发活动

此为跨膜动作电位3期或其终末部分产生激动的异常能力，诱发早后（图10.5A、B、C）或晚后电位（图10.5D和E）。这些后电位能够产生一个伴有固定配对间期的激动反应（图10.5）。

10.6.3. 折返现象

解释由单一的期外收缩引起和触发反复性心动过速。

10.6.3.1. 经典折返

这个机制包含一条关键的折返环路。早搏时，一个房性或室性的微环路即可形成，例如，通过3个或更多心肌细胞连接成环路，在环路除极的同时，前面的激动能产生一个新的激动。因为这个新激动和前面的激动有关系，所以其有一个固定的联律间期。

一个经典的折返所必需的条件如下文所示（Moe & Méndez，1966）（图10.6和图10.7）。

A. 必须存在一条折返激动能在其中循环的环路。如前所述，单一的激动多为微环路折返。

B. 环路中的某部分必须存在一个单向传导阻滞区。

C. 环路中的传导速度必须适中。不能

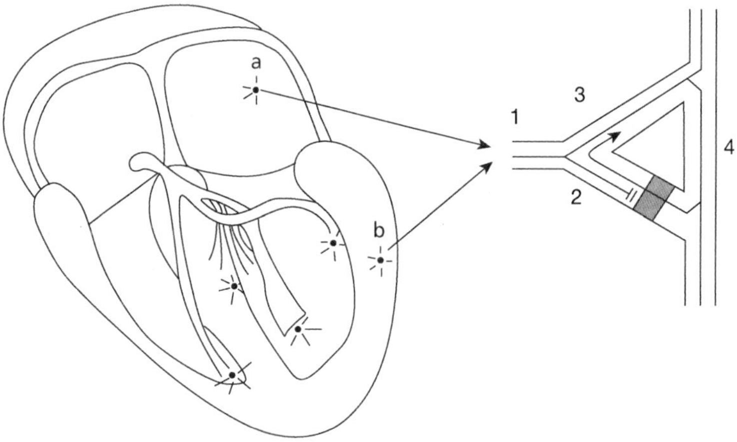

图10.6　折返环位于浦肯野纤维-心房肌之间的连接（**a**）和浦肯野纤维-心室肌之间的连接（**b**）（微折返）。这些环路显示了具有固定配对间期的心房或心室期前收缩的形成（见第10.6.3.1部分）

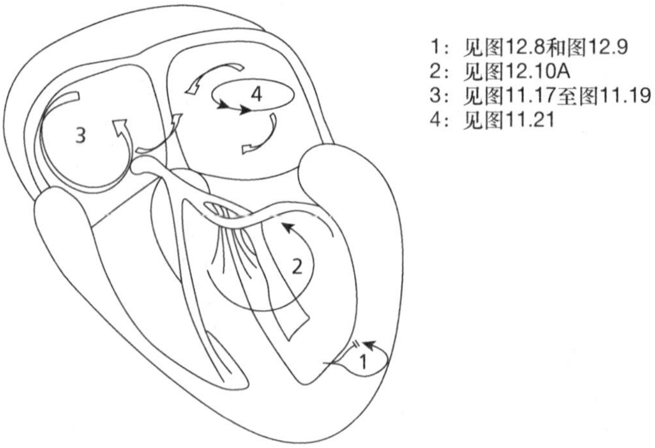

图10.7　折返环位于心室坏死区（1），或折返环涉及左心室特殊传导系统（2）或心房，造成心房扑动（3）或大折返性心动过速（4）（见第11章）

太快，因为传导过快，激动可能阻滞于环路中仍处于不应期的某个部分；也不能太慢，因为此时下一次窦性激动可能已经使环路除极。

10.6.3.1.1. 微折返环路

图 10.6 显示一个房性或室性早搏是如何通过微折返机制产生的。

窦性激动（SS）1 到达微折返环路所在的部位。它很容易通过路径 3，但受阻于存在单向传导阻滞的路径 2。窦性激动从路径 3 通过环路的两侧 4 激动静息的心肌。然而，当激动到达路径 2 中单向传导阻滞部位的对侧，窦性激动穿过它，从路径 3 折返回来产生一个新的激动，如果这个环路位于心房，就形成一个房性早搏，如果环路位于心室，则形成一个室性早搏。

如果这种现象重复出现，就不再是一个孤立的早搏，而形成房性、交界区或室性心动过速，这取决于微环路所在的部位。

从临床的观点来讲，大多数早搏是微折返机制起源的（如上所述）。微折返性早搏也可以是触发某些类型心房颤动或心室颤动的机制（见第 11 章和 12 章）。

10.6.3.1.2. 大折返环路

这些环路产生不同类型的心动过速，如下所述：

A. 心室折返环路：大折返环室性心动过速起源于心室瘢痕组织周围心肌（心肌梗死后室速）（图 10.7-1）或特殊传导系统的两个分支之间（束支-束支折返）（束支-束支折返性室速）（图 10.7-2）。后者因其体表心电图呈类似左束支传导阻滞图形使诊断困难。

B. 心房折返环路（图 10.7-3、4 和图 10.8）：心房水平的大折返机制可用于解释房扑和大折返性房性心动过速（其被认为是非典型房扑，见后述）。

- **心房扑动（房扑）**：图 10.8 显示**①典型房扑**的折返环：其在右心房折返环呈逆时针传导（A）和**②非典型或逆向房扑**，其在

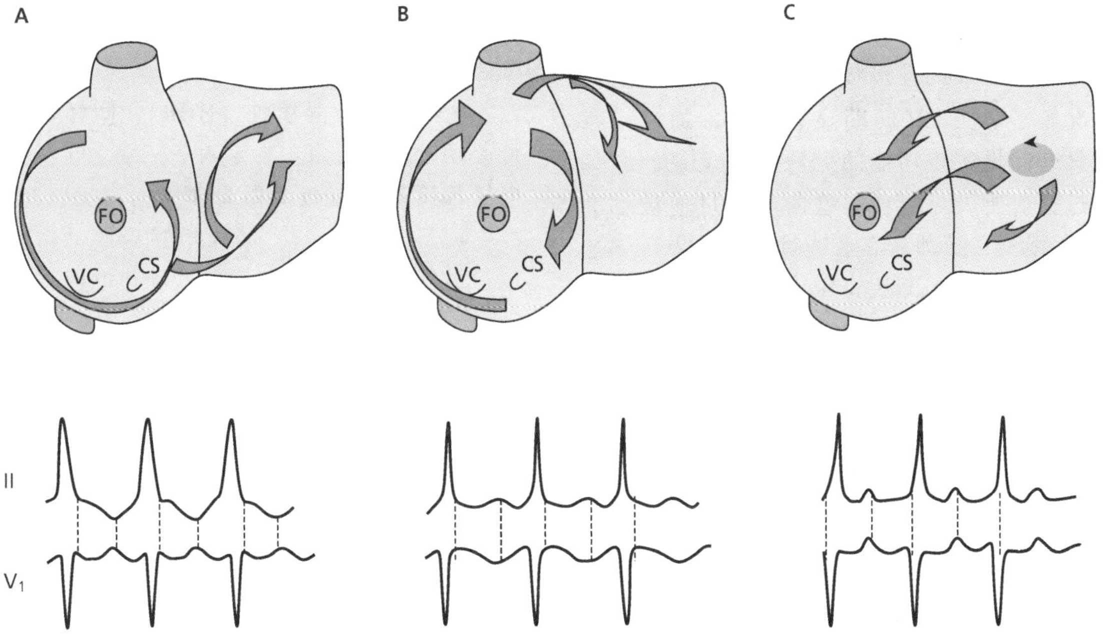

图 10.8　典型房扑呈逆时针传导环路示意图（**A**）；非典型（逆向）房扑呈顺时针传导环路示意图（**B**）；以及一例起源于左心房的非典型扑动（**C**）（见 10.8 部分）。FO：卵圆窝；VC：腔静脉；CS：冠状窦（见彩图 10.8）

右心房折返环呈顺时针传导（B）。这两种类型的房扑在Ⅱ和 V_1 导联心电图均呈现最常见的图形。**在典型房扑中，Ⅱ、Ⅲ和aVF导联心电图没有清晰可见的等电位线**（图11.17）（第11章）。

● 与所有折返机制介导的心律失常一样，一个房性早搏传导至处于相对不应期的环路，传导缓慢，可形成折返，触发房扑，两种最常见的房扑类型都是通过大折返机制触发的，如图10.8A和B所示。也可存在其他类型的非典型房扑（Garcia Cosio et al.，1990）。图10.8C和图11.21显示了一例左心房起源的非典型房扑。

● **大折返机制引起的房性心动过速（房速）**：表现为Ⅱ、Ⅲ和aVF导联心电图存在等电位线。**它与非典型房扑的区别**主要在于心房率（>200～220次/分被认为是非典型房扑）。其机制为围绕心房的大折返环，经常与外科手术后或射频消融术后瘢痕相关（图10.7-4）。

C. 房室交界区折返环：引起房室交界区折返性心动过速（JRT）。

● **最常见为阵发性**。极少数情况下，可表现为永久性或反复性。这些少见的情况始于窦性RR间期显著缩短，通过一条具有缓慢逆传功能的旁路产生反复的心动过速。所以，这种类型的心动过速被称为快-慢型（激动从心房通过房室交界区快速传导至心室，再从心室通过一条旁路缓慢逆传至心房）（RP′>P′R）（Farre et al.，1979）（图11.8）。

● **折返机制介导的阵发性心动过速**。在阵发性心动过速中，房室交界区作为环路的一部分（占窄QRS波室上性心动过速的80%），参与慢-快型折返性心动过速的发生（RP′<P′R）（图10.9，图11.6和图11.7）。

折返环路可仅局限于房室结（图10.9A）**或房室结与旁路共同组成折返环路**（图10.9B）。因此，可表现为**仅涉及房室结（房室结折返性心动过速）（JRT-E）或房室结与旁路共同参与（JRT-AP）的阵发性心动过速**。其他英文专著中通常将仅有房室结参与的折返性心动过速称为房室结折返性心动过速（AVNRT），有一条旁路参与的折返性心动过速称为房室折返性心动过速（AVRT）。在本书中，我们更喜欢把它们称为JRT-E和JRT-AP。然而，这两种术语都可以使用。图10.9显示了上述两种心动过速的触发机制，由一个房性早搏（AE）因房室结的β路径（图1.3C）或旁路处于不应期，导致折返性心动过速发作（图10.9）。

请注意在JPT-AP中为何P′波与QRS波分离但RP′<P′R（慢-快型），而在JPT-E中为何P′波埋藏于QRS波中或在QRS波后，且不易发现。这是由于JPT-AP中通过旁路逆传所需要的时间要比JPT-E中逆传的时间长（图10.9，图11.6和图11.7）。

10.6.3.2. 其他形式的折返

还有许多其他类型的折返（Bayés de Luna，2011），描述如下。

● **转子理论**：转子是一种高频的螺旋波，这或许是心房颤动或心室颤动的发生机制之一（图10.10）。

● **复极离散异质性（HDR）**：同样折返性心动过速也可由于心室两个区域之间存在电压梯度导致复极离散异质性（HDR）而产生。其中之一具有一个较长的跨膜动作电位，另外一条具有较短的跨膜动作电位，和（或）不同的形态学，在跨膜动作电位2相的起始阶段产生折返而触发心室颤动（图10.11）。HDR可以解释遗传性心脏病（长或短QT综合征和Brugada综合征）患者发生心室颤动导致猝死的原因（图10.11）（见第16章）。

10.6.4. 心房颤动的机制（图10.12）

心房颤动（房颤，AF）可能存在3种机制：①**心房内存在多个折返**；②**肺静脉内具有纤维传导功能的异位兴奋点**（阵发性房

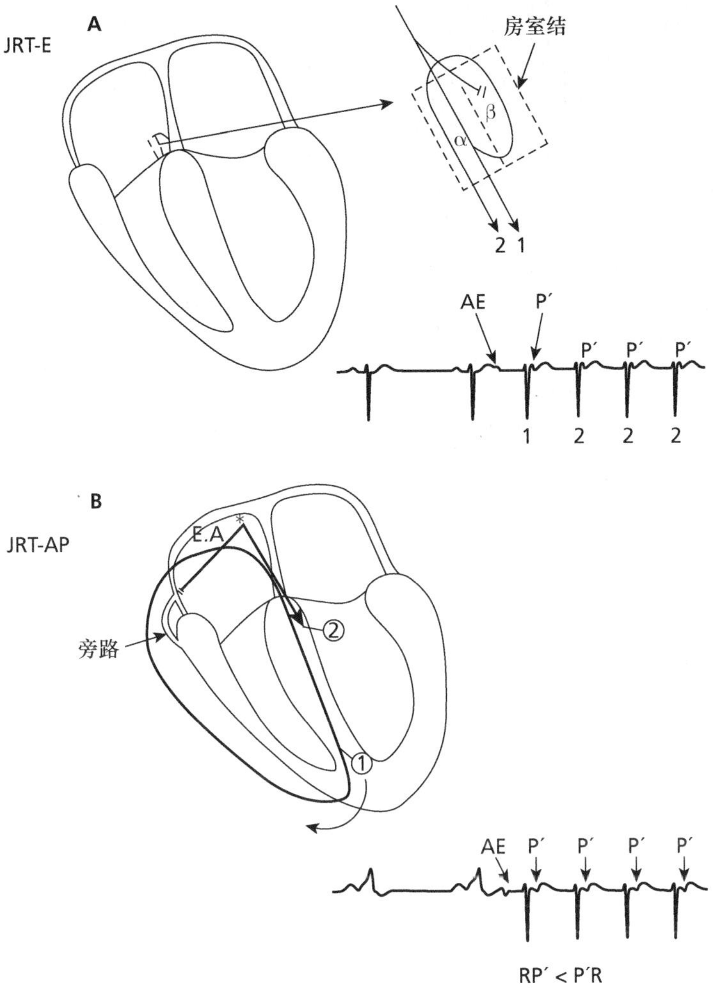

图 10.9　折返性心律失常的环路仅涉及房室交界区(JRT-E)（**A**）或也包括一条旁路（JRT-AP）(**B**)。第一份心电图中（**A**)，房性早搏（AE）没有通过 β 路径前传，而是仅通过 α 路径（慢径路）以较长的 P′R 间期向前传导，但是有快速逆传激动心房（P′)，P′波可以隐藏在 QRS 波之中或出现在 QRS 波的终末部分（表现为小 r′或小 s 波)。第二份心电图中（**B**)，折返环路由以下部分组成：希浦系统-心室肌-旁路-心房肌-希浦系统。房性早搏（AE）在存在单向传导阻滞的旁路受阻，通过正常通路前传，因此，最终波群（1）不显示 δ 波。折返激动通过旁路逆传激动心房，诱发一个窄 QRS 波折返性心动过速（2)（无 δ 波)。在这个例子中，房性早搏以较 JRT-E（见 **A** 图）中更短的 P′-R 前传，由于旁路逆传时间较长，可记录到距 QRS 波较近但仍有一定距离的 P′波（RP′＜P′R）

颤最常见的发生机制)；以及③由一个心房早搏诱发的**高频转子（能量来源)**。

10.6.5. 心室颤动的机制（图 10.10 和 10.11）

心室颤动（室颤）通常由一个心室激动（一般为早搏）诱发，像房颤一样存在**多个折返环**。近来结果表明**室颤是由一种螺旋波（转子）引起**的（图 10.10)。螺旋波蜿蜒无秩序传导（B)，最后形成纤维颤动样传播（C 和 D)。它可以触发室性心动过速（室速）或室颤，是一种复极离散异质性表现（图 10.11 和 10.6.3.2 部分)。

室颤发生前常伴有室速或心室扑动。心室扑动也可以看作是非常快的室速（频率 250～

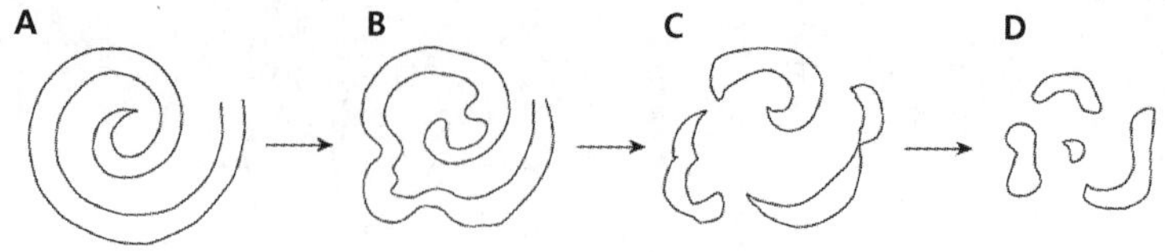

图 10.10 图中可见一个转子（**A**）如何被扰乱，逐渐演变成蜿蜒曲折运动（**B**），随后演变为无序传导，直至完全碎裂，呈颤动样传导（**C** 和 **D**）

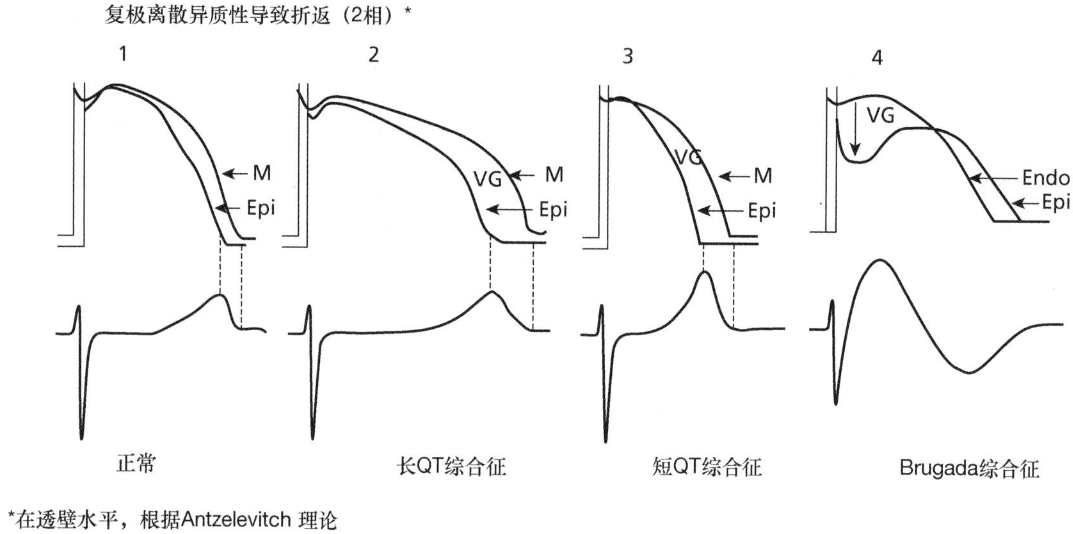

图 10.11 因复极离散异质性（HDR）导致 2 相折返。根据 Antzelevitch 理论，在跨膜水平发生离散。与心室壁其余部分相比，M 细胞的动作电位时程最长。HDR 使较长动作电位的区域和较短动作电位的区域产生心室梯度（VG），是长 QT 间期综合征（2）和短 QT 间期综合征（3）的患者发生室速或室颤的原因。在 Brugada 综合征（4）患者，HDR 发生在右心室心内膜（Endo）和心外膜（Epi）动作电位 2 相起始，这是因为一过性外向 Ito 电流占优势

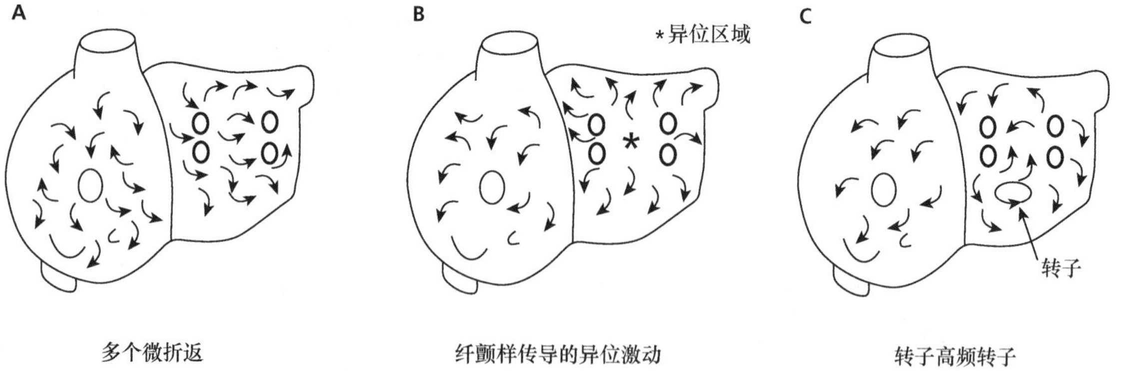

图 10.12 这三种发生机制解释房颤的发作和维持。**A.** 异位激动点的微折返环诱发多个折返（经典机制）；**B.** 自律性增高的异位区域（肺静脉）（星号）和纤颤样传导；**C.** 异位区域的心房早搏诱发高频转子，从而发生纤颤样传导的持续性房颤

300 次/分），仅表现为重复出现的 QRS 波而无可见的复极波。

10.7. 被动性心律失常的机制

这部分内容包括自律性降低，发生于窦房和房室水平的典型阻滞以及传导异常和隐匿性传导。心房和心室水平的传导阻滞在第 5 章和第 7 章已经阐述。

10.7.1. 自律性降低

由于窦房结自律性下降出现心动过缓（窦性心动过缓）（图 10.3 和第 13 章）。罕见情况下，窦性心动过缓继发于主动性心律失常，如室性早搏对窦房结产生隐匿性传导使其除极从而致窦房结节律重整（见第 13 章 13.2 部分）。

10.7.2. 心脏传导阻滞

正如第 5 章所述，心脏传导阻滞是指激动不能下传到心脏的任何部位。典型的心脏传导阻滞可以发生在窦房结、心房（第 5 章）、房室交界区和心室（第 7 章）。可以表现为一度传导阻滞（传导减慢），三度传导阻滞（传导完全被阻滞）和二度传导阻滞（正常传导或一度传导阻滞时的激动有时能够传导下去，有时受到阻滞）。我们现在将讨论**在窦房和房室水平的心脏传导阻滞**（房室传导阻滞）。

我们也将讨论心室和罕见的心房传导异常，以及在某些传导紊乱患者中发生的隐匿性传导的概念。我们必须牢记折返机制（主动性心律失常）总会存在单向传导阻滞（图 10.6）。

10.7.2.1. *窦房传导阻滞*（图 10.13）

此时激动阻滞于窦房结和心房之间。同心房和心室传导阻滞一样，窦房传导阻滞也存在一度（图 10.13A）、二度（图 10.13B）或三度（图 10.13C）传导阻滞。二度窦房传导阻滞和房室传导阻滞都可以分为两类：①阻滞进行性加重，如文氏或莫氏Ⅰ型阻滞；或②传导中断，莫氏Ⅱ型阻滞。图 10.13 显示了窦房传导阻滞的不同类型（第 13 章和图 13.3）。

10.7.2.2. *房室传导阻滞*（图 10.14）

此类阻滞部位发生在房室结。图 10.14 显示了房室传导阻滞的不同类型，也分为一度、二度或三度传导阻滞。为明确阻滞的准确部位（希氏束以上、以下还是希氏束内）需要通过心内电生理检查记录希氏束电图（第 13 章）和图 13.4。

10.7.3. 传导异常

是指室上性激动传导至心室（Singer and Ten Eick，1971；Rosenbaum，1973）或心房过程中存在传导异常或一过性不同步。我们将主要阐述心室传导异常。在第 5 章提到了心房传导异常（当间歇性心房传导阻滞时心电图 P 波形态有突然、短暂的改变，但确诊需要与其他心电图异常相鉴别，如逸搏、融合波和干扰）。

心室差异性传导：通常表现为早搏（3 相差异性传导）伴短联律间期（CI）下传落入其中一个束支的不应期中（正常情况下右束支的不应期最长）时，出现传导异常。因此，图 10.15（B）中的 P′波被阻滞，而（A）图中的 P 波则不会被阻滞。差异性传导也与之前的舒张期有关，因为舒张期时间越长，其后跨膜动作电位间期就越长。因此，当一个早搏伴一个短联律间期以及其前一个较长的舒张期（**Gouaux-Ashman 现象**）时，更容易出现差异性传导。图 10.15C 显示此时 P 和 P′波是如何产生差异性传导的。

房颤时，Gouaux-Ashman 准则并不适用。因为许多 f 波对房室结产生隐匿性传导作用，改变了房室结的不应期从而影响传导。然而，房颤（或窦性心律）时提前出现的 QRS 波的形态有助于鉴别差异性传导和异位搏动。如果 V_1 导联 QRS 波呈型提示差异性传导，呈型则更支持异位搏动。V_6 导联 QRS 波的形态同样有鉴别价值。如果呈型支持异位激动，而呈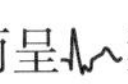型则支持差异性传导（图 10.16）。

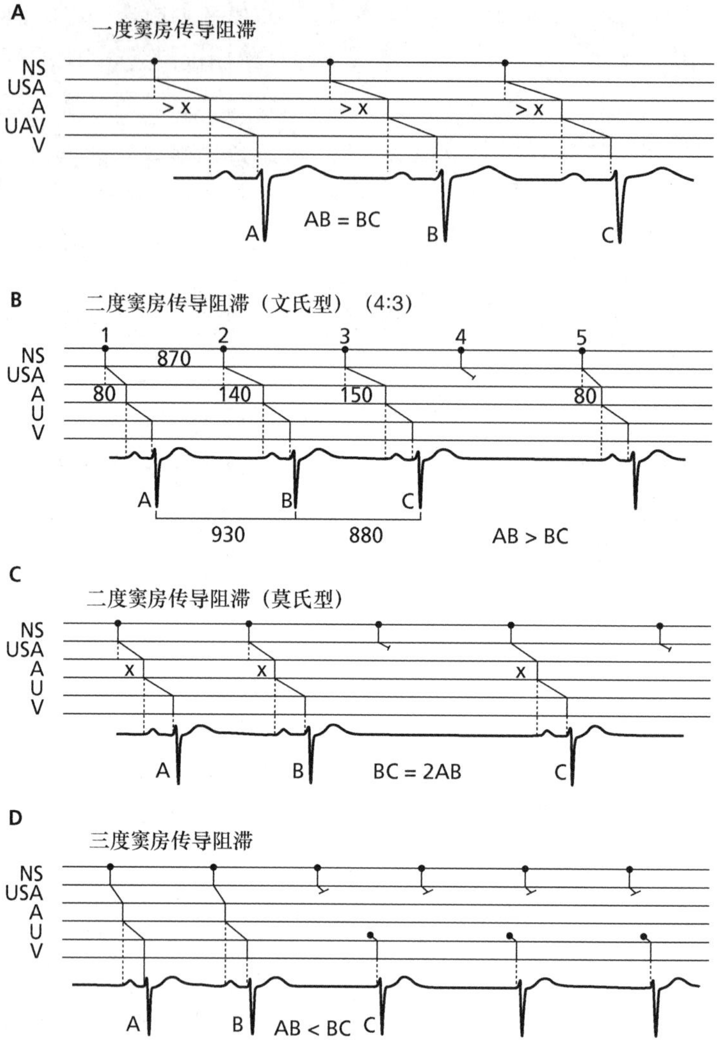

图 10.13 **A.** 一度窦房传导阻滞：窦房传导速度恒定缓慢（＞x），但这在体表心电图上无法显现（x＝正常窦房传导时间）。**B.** 二度窦房传导阻滞（文氏型，4∶3）：窦房传导时间从正常（80ms）逐渐增加到相对阻滞［x（＝80），x＋60，x＋70］和完全阻滞。第一个 PP 间期的距离（930ms）大于第二个以及第三个 PP 间期的距离（880ms）。窦房传导的时间无法确定。但是，鉴于 1～2、2～3、3～4、4～5 之间的距离是相同的，假定窦性心律的节律间期是 870ms，理论上讲 1、2、3、4 和 5 也起源于窦房结。因此，我们假设这一周期第一个激动的窦房传导时间是 80ms，其后窦房传导时间逐渐延长可以解释 PP 间期的逐渐缩短和随后的激动未下传，其后的窦房传导时间应该是 80＋60（140）和 140＋10（150）。这样文氏型窦房传导阻滞可以解释为在第一周期中每个序列的窦房传导时间的延长量都达到最大增加值，直至出现传导阻滞（AB＞BC）。PR 间期恒定不变。第二 RR 间期缩短了 50ms，这是由于第一个 RR 周期和第二个 RR 间期之间的窦房传导时间的增加量不同所致。实际上，第一个 RR 间期等于 870＋60＝930ms，而第二个 RR 周期等于 930－50（50 是第一个周期增量 60 和第二个周期增量 10 之间的差值）＝880ms。**C.** 二度窦房传导阻滞（莫氏型）：在激动下传被完全阻断（BC＝2AB）之前，窦房传导时间（正常或减慢）是恒定的（x）。**D.** 三度窦房传导阻滞：出现逸搏心律（此例为交界区逸搏心律），心电图中没有明确的 P 波（AB＜BC），逸搏心律可以逆传激动心房（此图未出现）

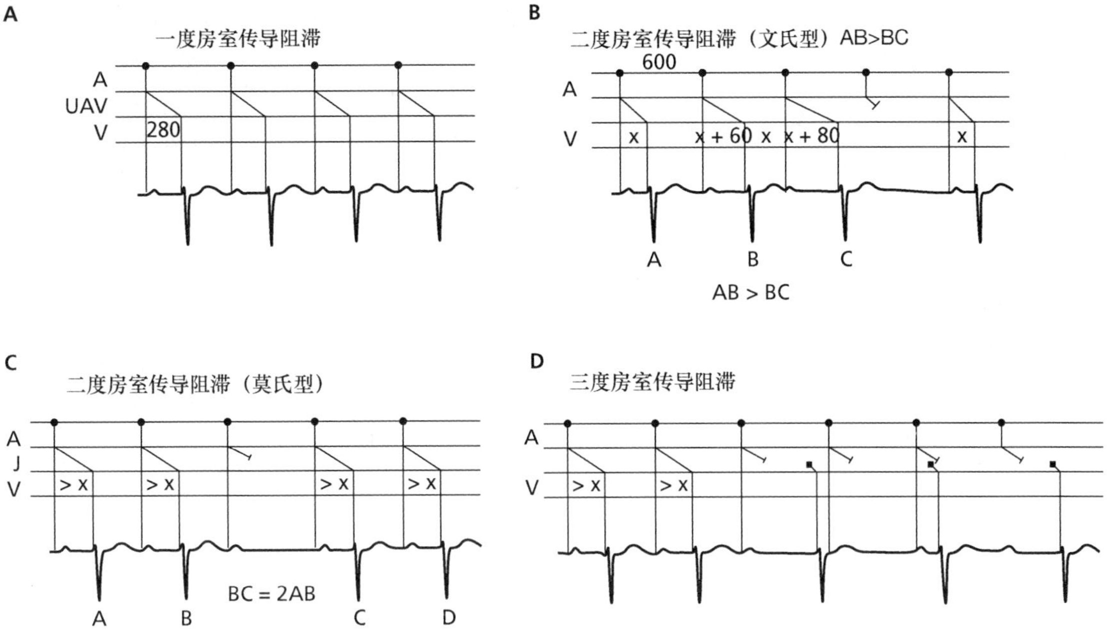

图 10.14　**A.** 一度房室传导阻滞。PR 间期总是延长的（>200ms）。**B.** 二度房室传导阻滞 4∶3（文氏型）。标准 AB>BC 也适用于这种情况（见正文和图 13.4）。**C.** 二度房室传导阻滞（莫氏型）（BC＝2AB）。**D.** 三度房室传导阻滞。房室分离清晰可见。两个窦性激动下传心室产生 QRS 波之后，出现一个停顿，随后出现 QRS 逸搏节律（以较慢的频率），与 P 波分离。此例中为交界区逸搏心律（窄 QRS 波）

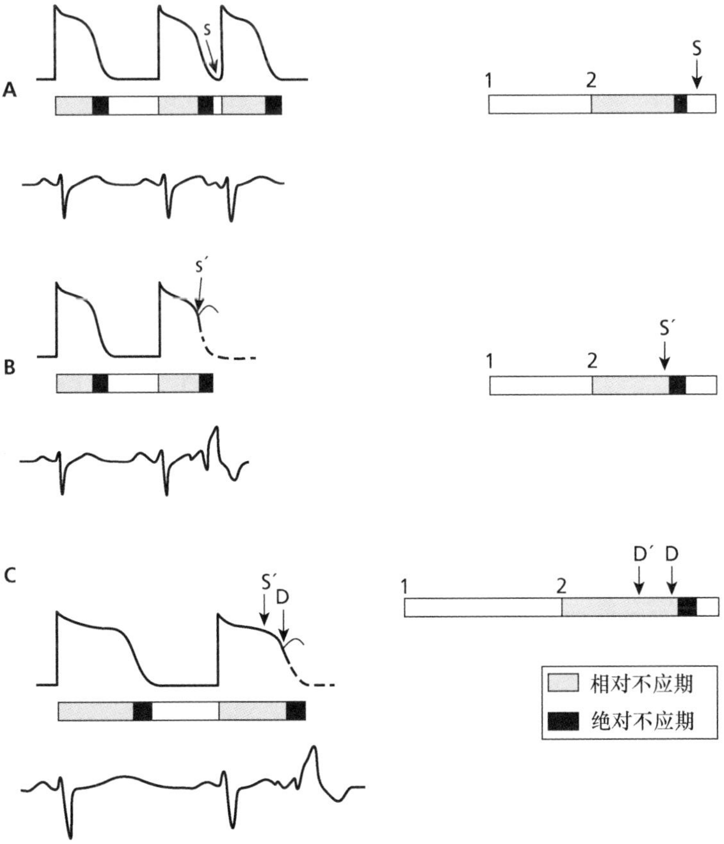

图 10.15　**A、B** 和 **C.** 三种不同情况下的一个心房早搏刺激（S）后的右束支（RBB）动作电位（TAP）、右束支（RBB）的绝对和相对不应期时程以及体表心电图。期前激动 S 由于落在右束支的不应期之外而未出现差异性传导。**B.** 然而，较早的期前激动 S′落在了右束支的绝对不应期而表现出右束支传导阻滞的差异性传导图形。**C.** 由于之前的 RR 间期较长，其后右束支的动作电位时程也延长，当给予刺激 D 和 D′时，由于它们落入到右束支的绝对不应期而出现差异性传导

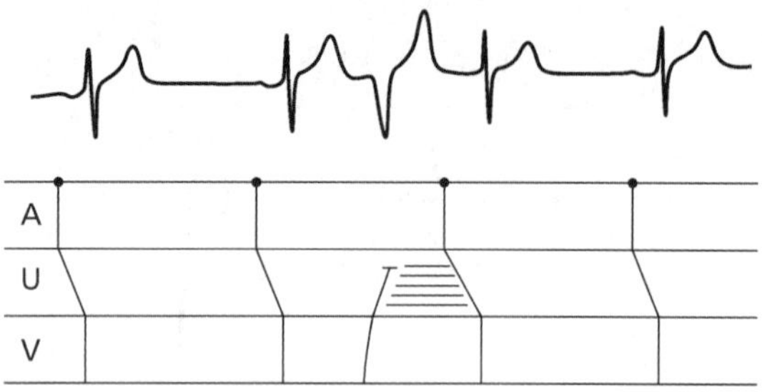

图 10.16 插入性室性早搏。由于早搏对房室结的隐匿性传导作用，使得其后的 P 波以较长 PR 间期下传激动心室

延迟出现的波群也可出现差异性传导（**4 相差异性传导**）（见 Bayés de Luna，2011 and 2012a）。

室内差异性传导也可以重复出现，其可在窦性心律相关的心动过速、心动过缓甚至心率没有变化时发生。这些情况产生二度束支传导阻滞（BBB）（图 7.9 和图 7.19），此内容已经在第 7 章涉及。室上性心动过速或逸搏心律也可出现差异性传导（图 12.10B 和图 13.1）。

10.7.4. 隐匿性传导

有时，一个结构（例如房室结）由于激动还没有完全通过它，仍有部分结构在进行除极。这部分除极在体表心电图是看不见的，但它可以影响下一个激动的传导性。例如，一个室性早搏部分逆传至房室结，使得下一个窦性激动传导至房室结时出现传导延迟（PR 间期）（图 10.14）。房颤时（AF），由于前面的 f 波对传导系统有不同程度的隐匿性传导作用，致使相对延迟出现宽或窄 QRS 波（Bayés de Luna，2011 and 2012）。

自测题

A. 描述心律失常的概念。

B. 掌握心律失常的分类。

C. 掌握 Lewis 示意图。

D. 早搏伴固定联律间期及规则的心动过速的发生机制是什么？

E. 什么是并行心律？

F. 解释经典的折返现象。

G. 大折返性心动过速有几种类型？

H. 房扑的发生机制是什么？

I. 房室结折返性心动过速的发生机制是什么？

J. 房颤的发生机制是什么？

K. 室颤的发生机制是什么？

L. 解释心脏传导阻滞的概念。

M. 房室传导阻滞的类型有哪些？

N. 窦房传导阻滞的类型有哪些？

O. 什么是室内差异性传导？

第 11 章 室上性心律失常心电图

ECG Patterns of Supraventricular Arrhythmias

本章描述室上性心律失常心电图的特点。其发生机制已经在第 10 章阐述。

11.1. 房性早搏（图 11.1）

提前出现的 QRS 波，通常是因房内微折返产生的早搏（房性并行心律罕见——见 Bayés de Luna，2011），能正常或差异性传导至心室，或对房室结产生隐匿性传导。可表现为正常或差异性传导的心电图图形（图 11.1A～C）。

当早搏为宽 QRS 波时，鉴别是差异性传导还是异位激动非常重要。表 11.1 列举了每种情况时的心电图诊断标准（见第 10 章）。

11.2. 窦性心动过速（图 11.2 和 11.3）

窦性自主心率超过 90～100 次/分时称为窦性心动过速。极其罕见的发生机制是窦房折返。窦性心动过速可见于自发性或诱发性交感神经亢进和与之相关的疾病（例如发热、甲状腺功能亢进、心力衰竭）（图 11.2 和图 11.3）。也常与运动、情绪波动有关，此时窦性心率迅速进行性升高，随运动或情绪波动的程度增加或下降。图 11.2 显示在一个精神高度紧张的试验（跳伞）中心率加速和减慢的过程。在罕见情况下，会出现无原因的窦性心动过速（不适当窦性心动过速）。

11.3. 单形性房性心动过速（E-AT）（图 10.4）

此时 P 波不是窦性而是异位的（通常窄而高尖），通常是由于一个异位兴奋点自律性增加或心房内微折返或大折返诱发。在心动过速发作开始和结束时其频率逐渐加速和减速（图 11.4）。心动过速的起源位点可根据异位 P 波的形态来定位：如果 P 波在 V_1 导联呈负向或正负双相，那么起源于右心房；如果 P 波呈正向或负正双相，则起源于左心房；如果 P 波在Ⅱ、Ⅲ和 aVF 导联呈负向，则起源于房室交界区的心房下部或其周边组织。一般来说，P 波位于 QRS 波之前，并且存在以下关系：P'-QRS＜QRS-P'（$P'R$＜RP'）（图 11.4）。通常，P' 波下传表现出一定程度的房室传导阻滞（图 11.5）。

11.4. 房室结折返性心动过速（图 11.6）

第 10 章已阐述了其发生机制（图 10.9）。

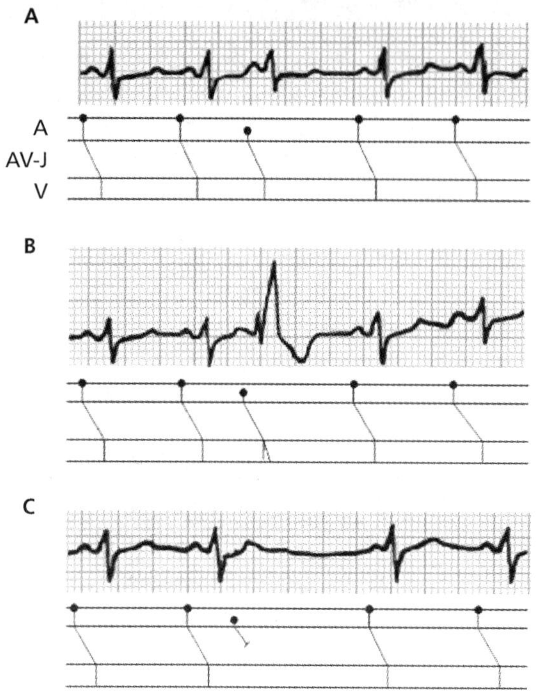

图 11.1 窦性心律伴阵发性房颤（AF）患者，频繁出现室上性早搏（PSVC）。**A.** 一个室上性早搏正常传导。**B.** 由于发生较早，一个室上性早搏出现差异性传导。**C.** 由于室上性早搏出现更早，前面的舒张期较长，其传导中断。其后长间期是因主动性心律失常而非被动性心律失常所致

表 11.1 窦性心律时单一的宽 QRS 波群的早搏是异位激动还是差异性传导鉴别诊断的心电图标准

1. 提示异位激动：室性早搏

● 宽 QRS 波前面没有 P′波（异位早搏 P 波）（需要确认 P′波没有隐藏在前面的 T 波里）

V_1 导联 QRS 波形态呈：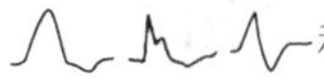和 V_6 导联 QRS 波形态呈：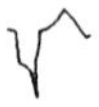

● 伴完全性代偿间期。

2. 提示差异性传导：室上性早搏

● P′波在宽 QRS 波群之前（注意识别前面 T 波的轻微变化）

● V_1 导联 QRS 波形态呈：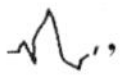，尤其 V_6 导联 QRS 波形态呈：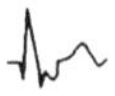

● 同时存在提前出现的宽和窄 QRS 波时，应确认宽 QRS 波是否符合 Gouaux-Ashman 标准（见正文）。

特异性≥90%

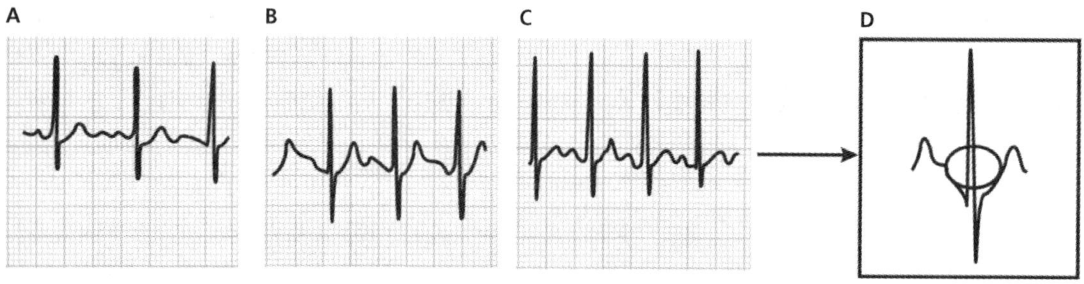

图 11.2 动态心电图记录了一位 32 岁男性在跳伞过程中不同时间的心电图。**A.** 跳伞前；**B** 和 **C.** 跳伞过程中记录到一个典型的交感神经亢进的心电图表现（心率 140 次/分），此时 PR 段和 ST 段都构成拱围的一部分（示意图 D）

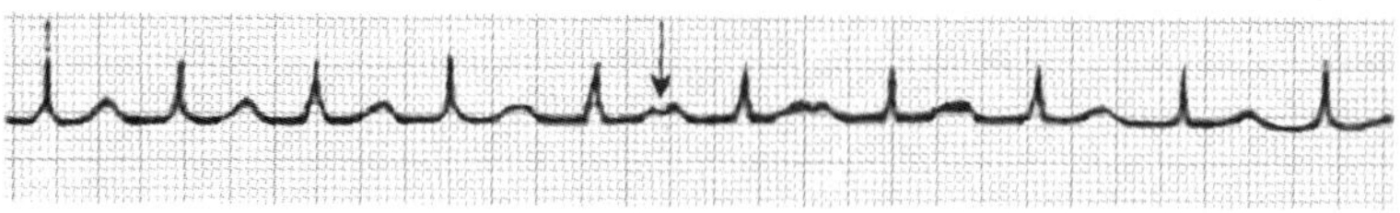

图 11.3 发热患者心电图示窦性心动过速（100 次/分）。P 波隐藏在前面的 T 波里，且可在呼吸期间看到（箭头所示）

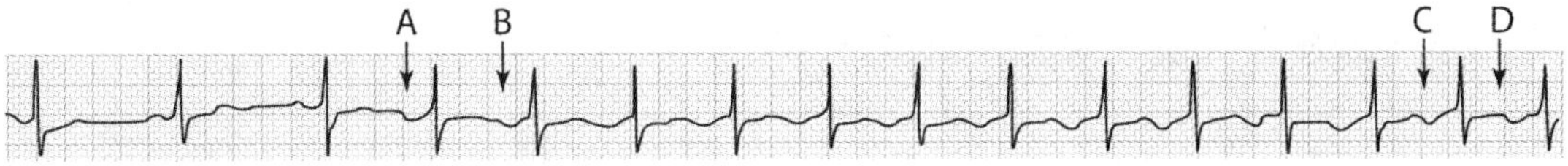

图 11.4　一位 20 岁扩张型心肌病患者，由于异位病灶的兴奋性逐渐升高而出现无休止性房性心动过速。(AB=0.64s 和 CD=0.52s)

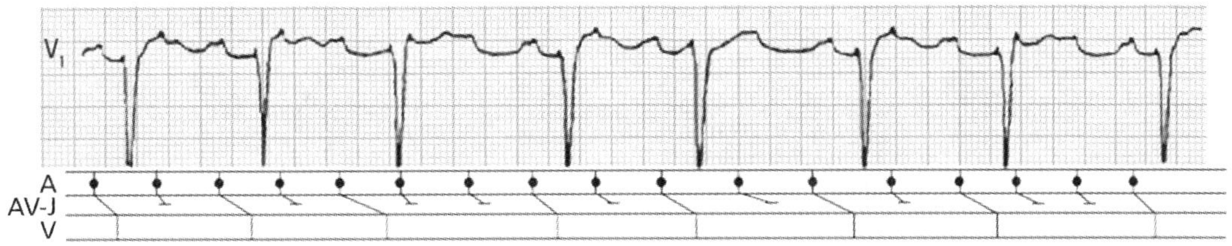

图 11.5　洋地黄中毒患者，异位兴奋点诱发房性心动过速（心率 175 次/分），P 波形态不同于前面的窦性 P 波，但并不窄。心房波形态有一定的变化规律以及存在不同程度的房室传导阻滞

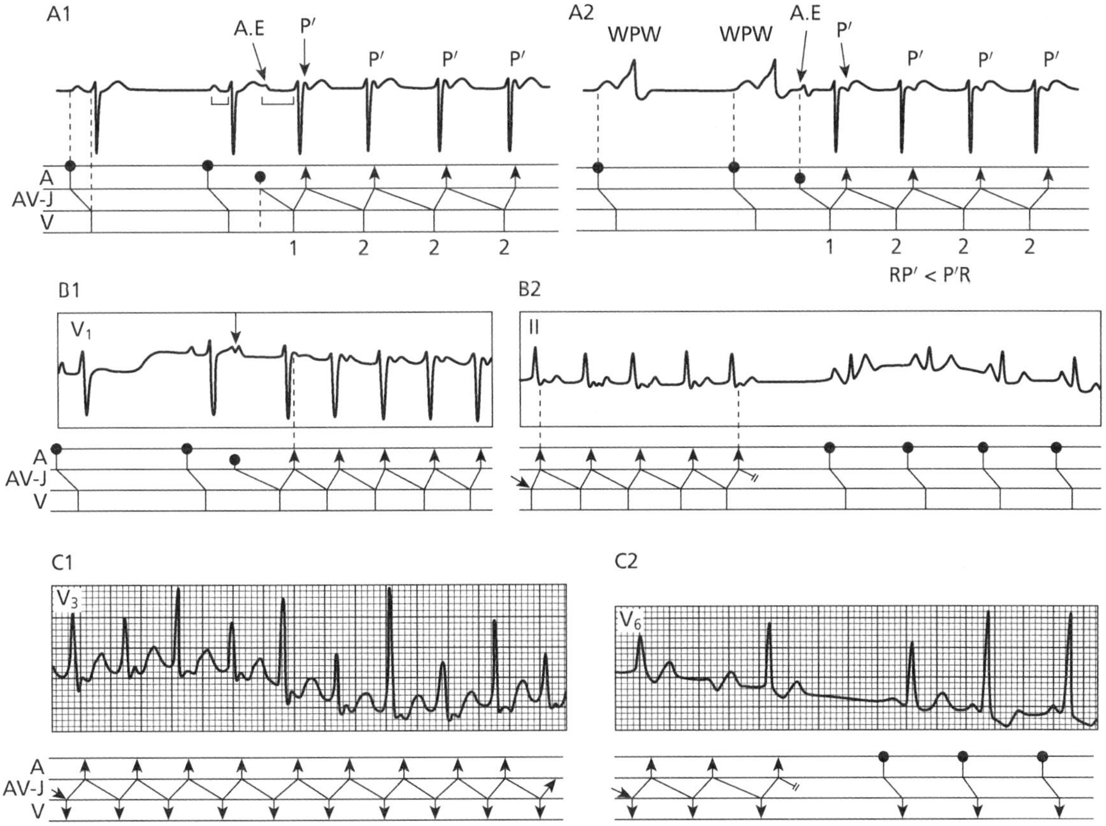

图 11.6　**A1.** 房室结折返性心动过速（AVNRT，JRT-E）的发作。房性期前收缩（A.E）使 PR 间期延长；P′波隐藏在 QRS 波终末，见 Lewis 示意图。**A2.** JRT-AP 发作。房性期前收缩（A.E）使 PR 间期延长，虽然没有上个病例那么长。同样在 Lewis 示意图中可见，RP′<P′R（其中 P′是与 R 分开的，没有连在一起，同 JRT-E 一样）。**B.** JRT-E 的发作和终止（**B1** 和 **B2**）。我们可以观察到初始 P′R 长度和由于 P′与 V_1、Ⅱ、aVF 导联 R′的重叠，使 QRS 波有微小变化。**C.** JRT-AP。C1：V_3 导联可见 QRS 波电交替。**C2**：在 V_6 导联可见 JRT-AP 终止时，前传终止于房室结。心动过速过后，第二个窦性激动出现心室预激

11.4.1. 折返环路仅限于房室结的阵发性交界区折返性心动过速（JRT-E）（图 11.6A-1 和 B）

在第 10 章（图 10.9A）中，我们已经讨论了这种慢-快型心律失常的发生机制，及其发生和终止特点。

此类心律失常，心房活动一般与 QRS 波无法分开，因而 P′R 的关系不易分辨（图 11.7）。

11.4.2. 折返环路包括旁路的阵发性交界区折返性心动过速（JRT-AP）（图 11.6A.2 和 C）

这种心律失常的发生机制已在图 10.9B 中讨论，RP′<P′R。

图 11.6C-1 显示心动过速时发生 QRS 波电交替，提示有房室旁路参与心动过速（发生率 20%）。同时，心电图上也能看到 QRS 波后逆行 P′波与 QRS 波很近，且 P′R >RP′。

在心动过速结束后的第二个波群可见清晰 δ 波（心室预激）（图 11.6C-2）。

11.4.3. P 波定位对阵发性室上性心动过速诊断的意义（图 11.7）

对 RR 间期规则的阵发性心动过速的不同类型进行鉴别诊断，P′波的定位非常重要。图 11.8 总结了所有的可能性（见图解）。

11.4.4. 逆向型心动过速（经房室旁路前传）

这种类型的心动过速必须与室速相鉴别（见第 8 章 8.2.4 部分和第 12 章 12.2.3.2 部分）。

11.4.5. 反复性房室交界区折返性心动过速（PJRT）（图 11.8）

1974 年，Coumel 首先报道了这种类型的心动过速，非常罕见，且多见于儿童。它由一个非常重要的短 RR 窦性心律开始，属于快-慢型心动过速，通过房室结特殊传导系统（SCS）前传，通过一条慢旁路逆传（Farré et al，1979）。

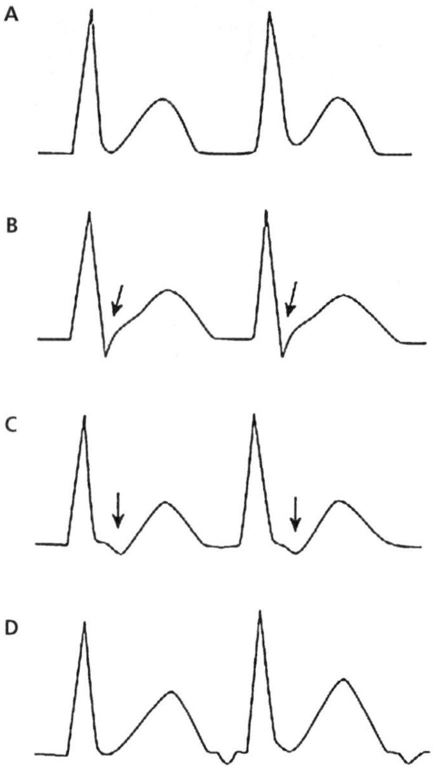

图 11.7 阵发性室上性心动过速的 P′波定位。**A.** 无可见 P′波，隐藏在 QRS 波中（折返环路仅限于房室交界区）。**B.** P′波使 QRS 波终末部分变形（出现小 s 波）（同样折返环路仅限于房室交界区）。**C.** P′波与 QRS 波分离，但 RP′<P′R（折返）（旁路参与折返环）。**D.** P′波出现在 QRS 波之前，伴 P′R<RP′（心房环路或心房异位兴奋点）

11.5. 房室结异位性心动过速（JT-EF）

这种心动过速可以是阵发性的（图 11.9 和 11.10）或非阵发性的（逐渐开始和终止）。在过去，由于洋地黄中毒，这种心动过速经常能看到，但是现在非常罕见。

常有房室分离。基础心律可为**窦性**（A）（图 11.9）、**心房颤动**（图 11.10A）或**心房扑**

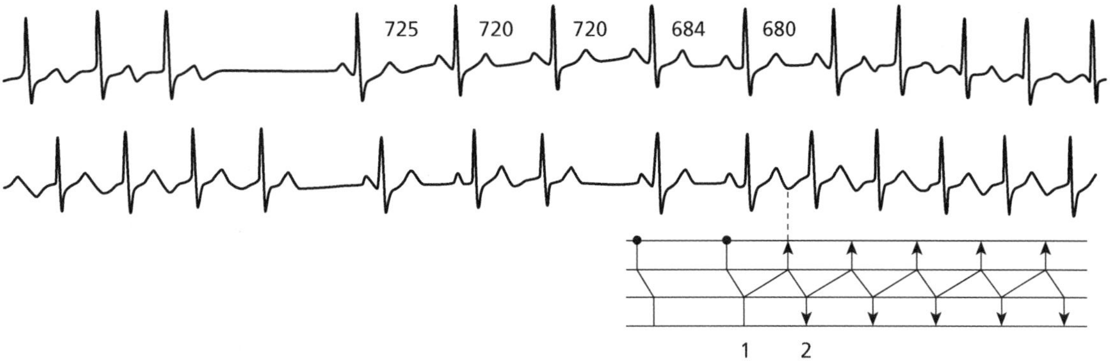

图 11.8　动态心电图连续记录。无休止性交界区折返性心动过速伴快-慢型 AVRT。慢传导径路构成环路的逆传支。下部：心动过速发作时对应的 Lewis 图解

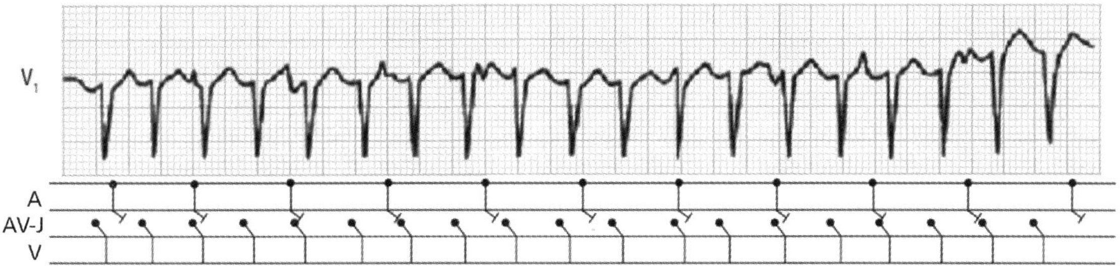

图 11.9　一例快速交界区异位心动过速（180 次/分）伴完全性房室分离。心房节律为窦性心律

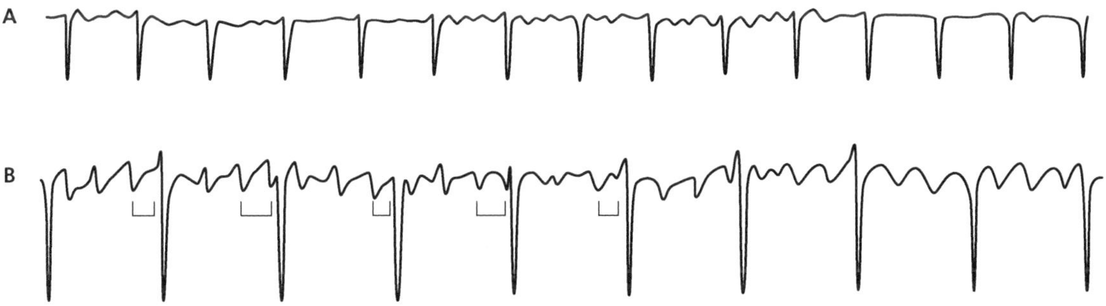

图 11.10　**A.** 房颤伴规律 RR 间期。心电图来自一位洋地黄中毒患者，出现交界区心动过速，心房律为房颤。**B.** 房扑 F 波形态多变，变化 FR 间期伴随固定 QRS 间期，从而支持交界区存在一个异位兴奋点，且它与心房节律（心房扑动）分离

动（B）（图 11.10）。当房室交界区的异位性心动过速与心房扑动出现分离时，呈现出规则的 RR 间期和不规则的 FR 间期（图 11.19B）。心房颤动时表现为快频率规则的 RR 间期，这可以用房室交界区内存在分离的异位性心动过速来解释（图 11.10A）。

11.6. 伴规律 RR 间期的窄 QRS 波阵发性室上性心动过速的鉴别诊断（图 11.11 和表 11.2）

图 11.11 的流程图显示了根据是否能看

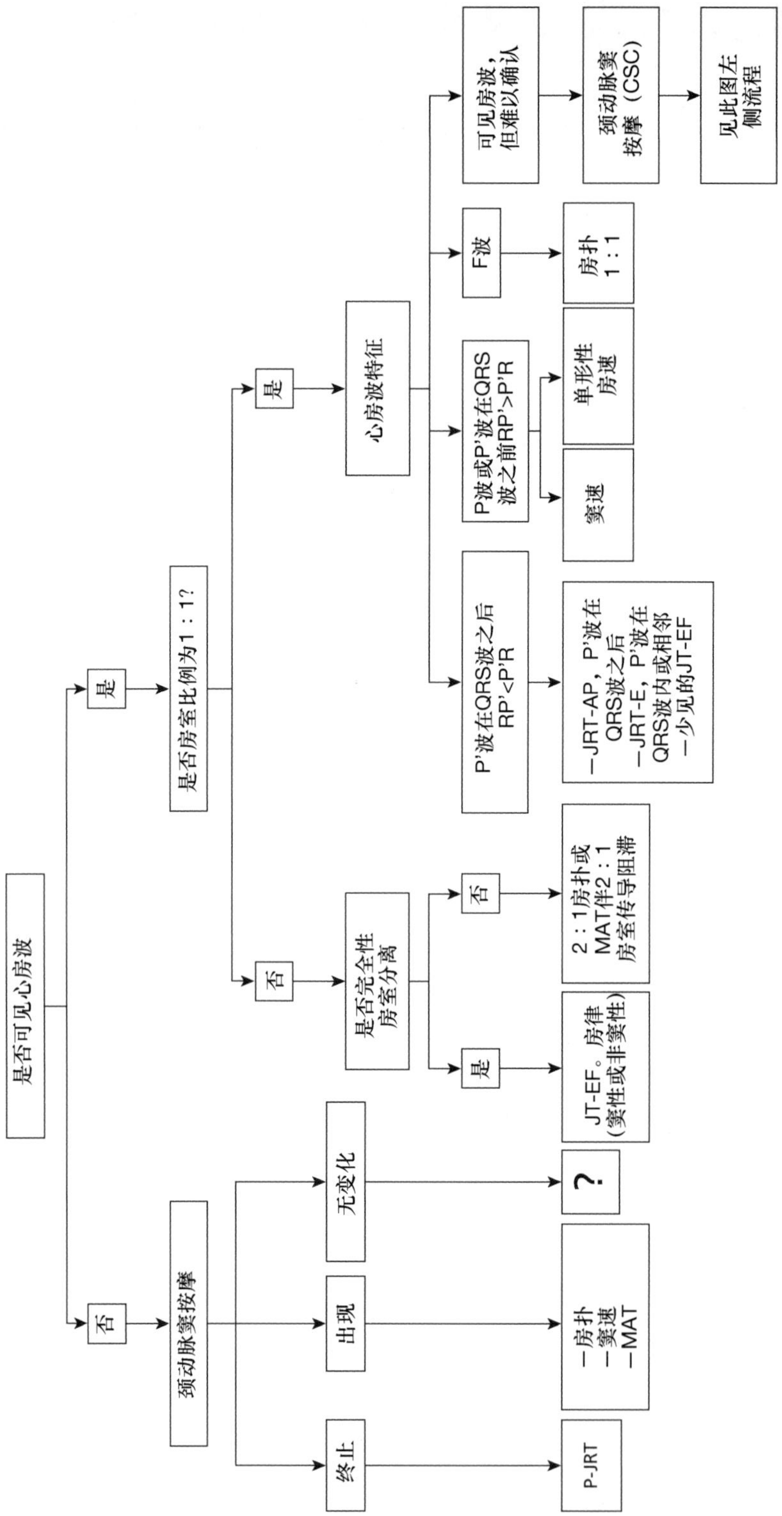

图 11.11 伴规律 RR 间期的窄 QRS 波主动性室上性心律失常的诊断流程（表 11.2）

表 11.2　伴规律 RR 间期的窄 QRS 波群不同类型的阵发性室上性心动过速的心电图特点

		心房扑动	交界区折返性心动过速（JRT）[1]		窦性心动过速	单形性房速（MAT）[4]	交界区异位性心动过速（JT-EF）
			JRT-E[2]	JRT-AP[3]			
心动过速发作	心动过速的起始	通常始于一个室上性早搏	触发心动过速 P′波形态不同于随后 P′波	触发心动过速 P′波形态也不同于随后 P′波	连续的 P 波无特征性的显著变化	起始 P′波与随后 P′波一致	发作和终止为渐进性。起始 P′波与随后 P′波一致
	心动过速时心房活动特点（P、P′或 F 波）	房扑波。扑动波与 QRS 波比例常为 2∶1，极少是 1∶1	P′波埋藏在 QRS 波内，占 65%；P′波在 QRS 波后，但距离很近，占 30%	P′波完全位于 QRS 波之后，且 RP′<P′R	窦性 P 波位于 QRS 波之前。通常为 P-QRS<QRS-P	P′波位于 QRS 波之前，且 P′-QRS<QRS-P′	通常隐藏于 QRS 波。房室分离多见
	存在室内阻滞	取决于基础疾病和心率	很难看到，几乎总表现为 RBBB 图形	有时可见	取决于基础疾病和心率	取决于基础疾病和心率	取决于基础疾病和心率
	QRS 波电交替（电压差异>1mm）	无	无	约占 20%	无	无	无
	房室分离	常出现 2∶1 房室传导阻滞	从不出现，与交界区异位性心动过速表现不同	无	一般不存在	可有 2∶1 房室传导阻滞	多常见于心脏病患者
	机制及临床表现	心房的大折返，常出现在有基础心脏病的患者	折返仅存在于房室结。通常呈阵发性	经旁路折返，通常呈阵发性	通常由于生理性自主神经兴奋	可能因为局灶兴奋（阵发性或持续性）或大折返（MR）	可见持续性类型

[1]基础心电图有或无 WPW 型预激。[2] JRT 的折返环路仅包括房室结，JRT-E 也称为 AVNRT。[3] JRT 的折返环也包括旁路，JRT-AP 也称为 AVRT。[4] MAT 可由于局灶性兴奋（MAT-EF）或心房大折返（MAT-MR）引起

见心房波以及它的定位，对所有伴有规律RR间期的窄QRS波快速性心律失常类型进行鉴别诊断，表11.2显示不同类型规律性的窄QRS波室上性心动过速的心电图特征。

11.7. 紊乱性房性心动过速（图11.12）

这种少见类型的心动过速特别常见于肺源性心脏病（肺心病）患者的失代偿期（缺氧），其**诊断标准**如下（图11.12）：

A. 可变的P′P′间期和P′R间期，使心律不规则。通过触诊的方法将其与心房颤动相鉴别是非常困难的。

B. 存在3种或3种以上的P′波形态。

C. P′波之间存在一条等电位线。

D. 缺乏主导节律。

11.8. 心房颤动

心房颤动的发生机制已在前面章节中进行了阐述（图10.12）。

这种常见的房性心动过速的心电图特点如下。

A. 房颤波（f波）电压较低，房颤率波动在350～700次/分（图11.13）。

B. 心室节律不规则，这是由于f波对房室结有不同程度的隐匿性传导。心室频率也取决于房室传导阻滞的程度（图11.13）。

C. QRS波群可窄可宽（差异性传导或合并束支传导阻滞）。

D. 不与房性早搏共存，但常有提早出现的宽QRS波（室性早搏或差异性传导）（图11.16）或滞后的宽QRS波（室性逸搏）。

E. 有时，f波非常细小以至于不能清晰

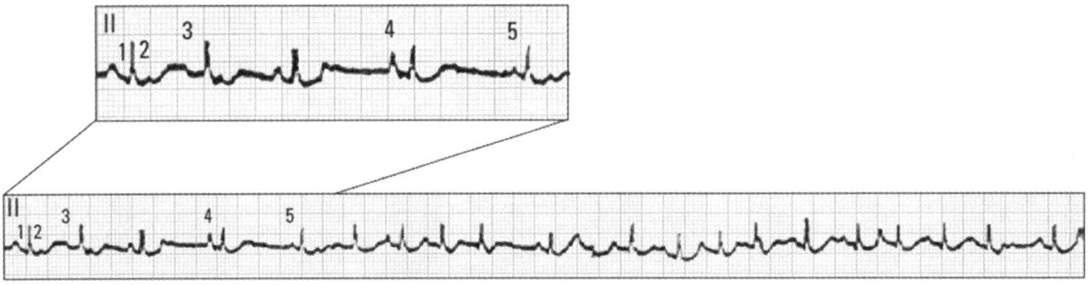

图11.12　一例失代偿期慢性阻塞性肺疾病患者的心电图显示多源性或紊乱性房性心动过速的所有特征。注意最初的五个QRS波显示5种不同类型的P′波形态

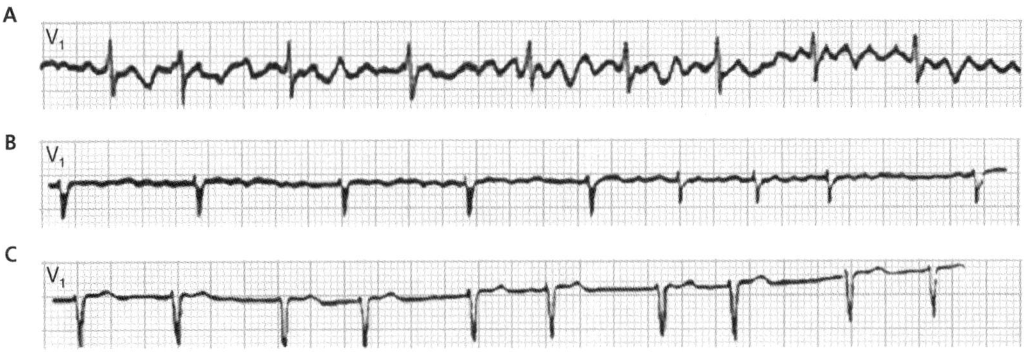

图11.13　**A.** 心房颤动（AF）伴高电压f波。**B**和**C.** 低电压的f波

显现。在 V_1 导联更容易观察到（图 11.13 和图 11.14）。

F. 心房颤动**终止时**，有时可以出现一个**长间歇**伴或不伴窦性 P 波（**病态窦房结综合征**）。

G. **快-慢综合征**（图 17.9）表现为在心房扑动或心房颤动终止后窦性心律出现之前的一段长间歇。

H. 心房颤动可以呈阵发性也可以呈永久性（图 11.15）。

I. 阵发性心房颤动常开始于一个非常早的房性早搏（图 11.15）。如果改变生活习惯（如戒酒）或药物治疗后心房颤动仍未得到改善，可以考虑进行肺静脉消融术。

11.9. 心房扑动

在前面的章节已阐述过其发生机制（图 10.8）。**这种常见的心律失常通常是短暂性的，其心电图特点如下。**

A. 很好辨认的规则而**快速的心律失常**，心房波频率 250～350 次/分，形态、振幅一致（房扑波），之间无等电位线。

B. 服用某些药物可减慢房扑率（约 200 次/分）。

C. 房室传导常为 2∶1，且固定，但也可呈 1∶1、3∶1 或多种比例房室传导，且传导比例常可变换（图 11.17 和图 11.20）。

D. 典型房扑中，F 波产生于右心房内呈逆钟向折返；**在非典型房扑（逆向房扑）**中，产生于右心房内呈顺钟向折返（图 11.8A 和 B）。

E. 心电图 F 波的特点如下。

- **典型房扑**：①在Ⅱ、Ⅲ和 aVF 导联，房扑（Fl）波无等电位线，呈锯齿状显著倒置；②V_1 导联 F 波直立（图 11.18）。
- **非典型房扑（逆向房扑）**：①在Ⅱ、Ⅲ和 aVF 导联通常宽而直立，无等电位线；②在 V_1 导联 Fl 波明显倒置（图 11.19）。

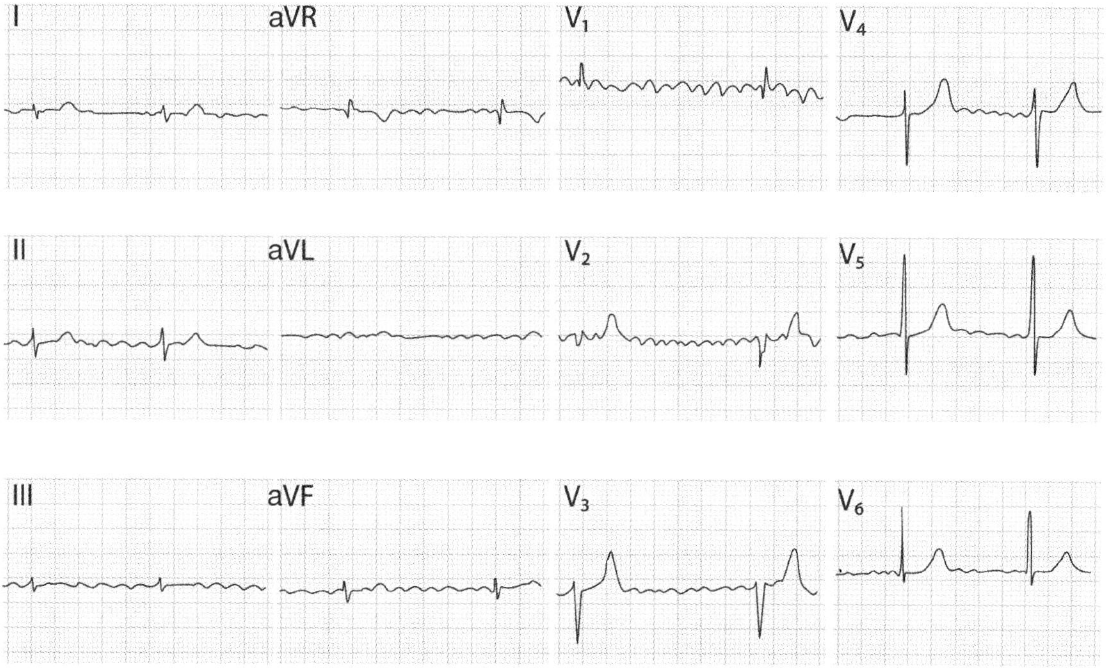

图 11.14　一位 45 岁严重二尖瓣狭窄和轻度主动脉瓣反流患者的心电图。注意有典型的心房颤动（AF），在 V_1 导联上 f 波容易看到，波形呈中等程度大小

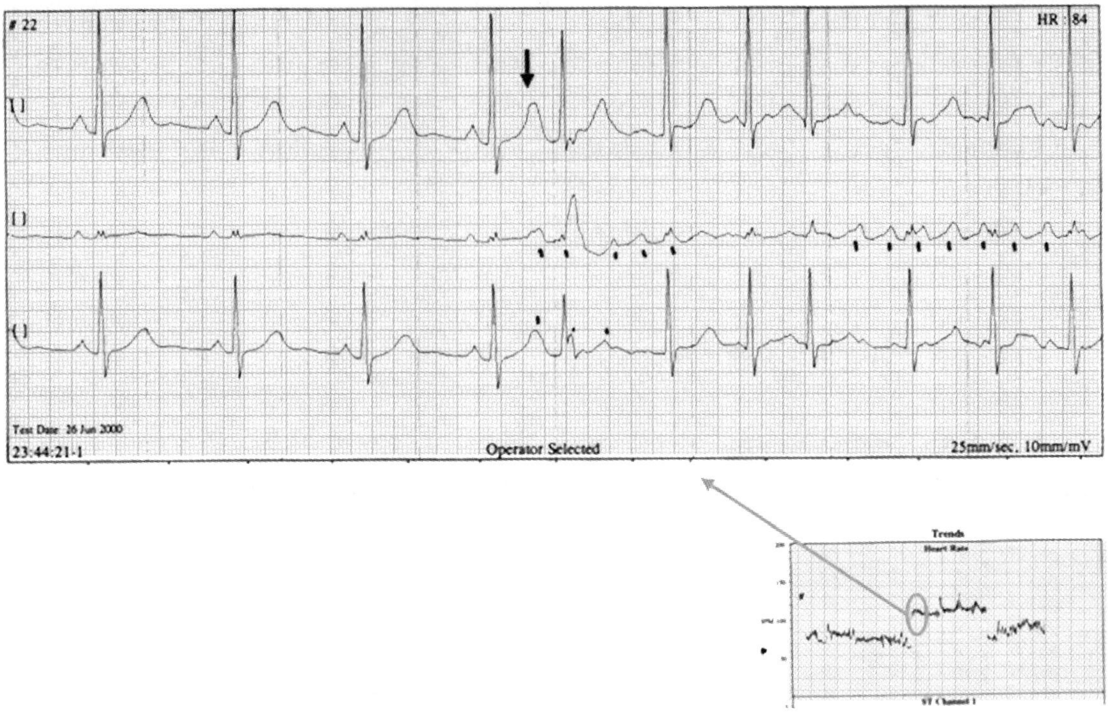

图 11.15 一位 37 岁患者的心电图，虽然已使用药物治疗，但仍频繁发作阵发性心房颤动，这类患者是射频消融术的强适应证。可以看到阵发性心房颤动始于一个非常提前出现的房性早搏，它与前面的 T 波重合以致 T 波形态改变（箭头），其后紧随一个畸形的 QRS 波。底图：房颤发作和结束时的 24h 动态心电图记录的心率趋势

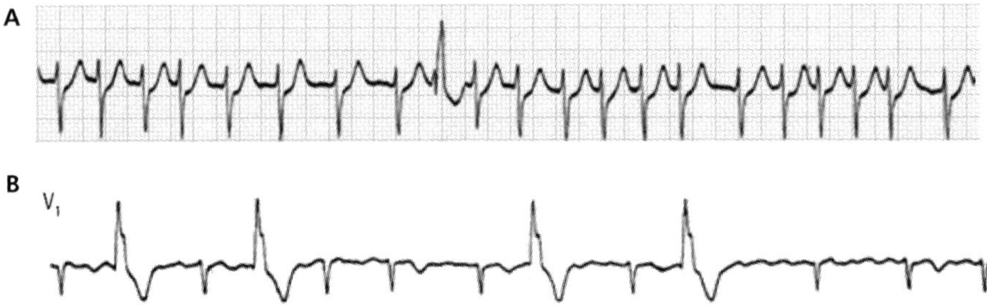

图 11.16 两例伴宽 QRS 波的心房颤动。**A.** 心房颤动患者，在 V_1 导联出现提前的形态异常的宽 QRS 波。通常 Gouaux-Ashman 现象在鉴别心房颤动伴宽 QRS 波是差异性传导还是异位搏动方面不像其在窦性节律时那么有用。不过在本例中，V_1 导联呈 rsR′型，提示差异性传导的可能性大。**B.** 心房颤动患者 V_1 导联中的宽 QRS 波群呈单一 R 波型，其 QRS 波降支的切迹及固定的联律间期有助于诊断异位搏动，而不是差异性传导

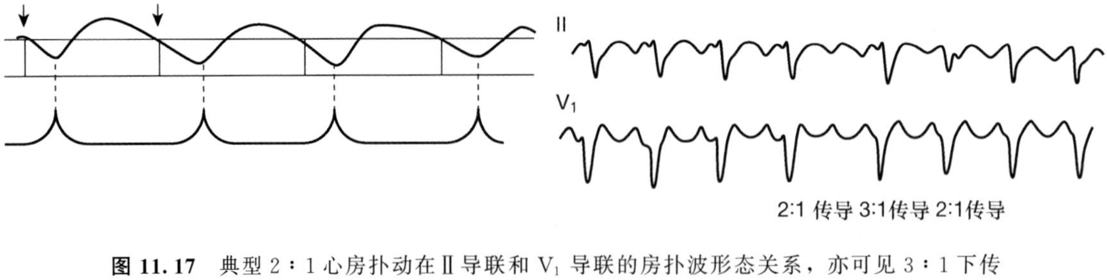

图 11.17 典型 2∶1 心房扑动在Ⅱ导联和 V_1 导联的房扑波形态关系，亦可见 3∶1 下传

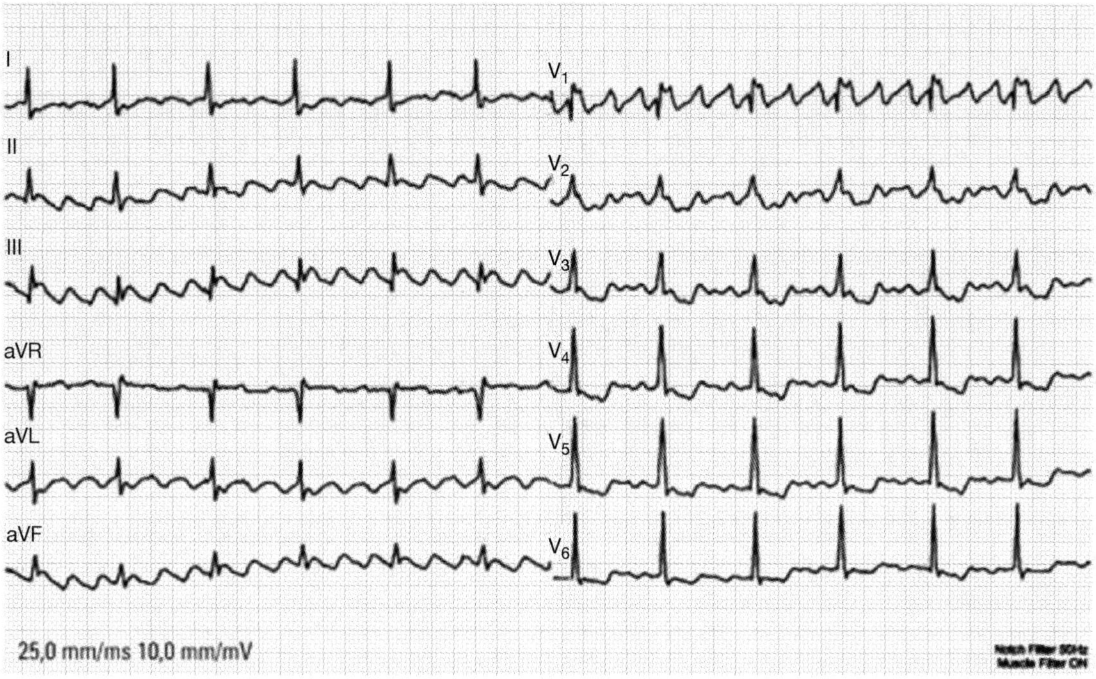

图 11.18　一例 15 岁 Ebstein 畸形患者，其心电图显示典型心房扑动呈 3∶1 下传伴锯齿状的房扑波。由于其心房扩大，故房扑波的电压也较正常增大

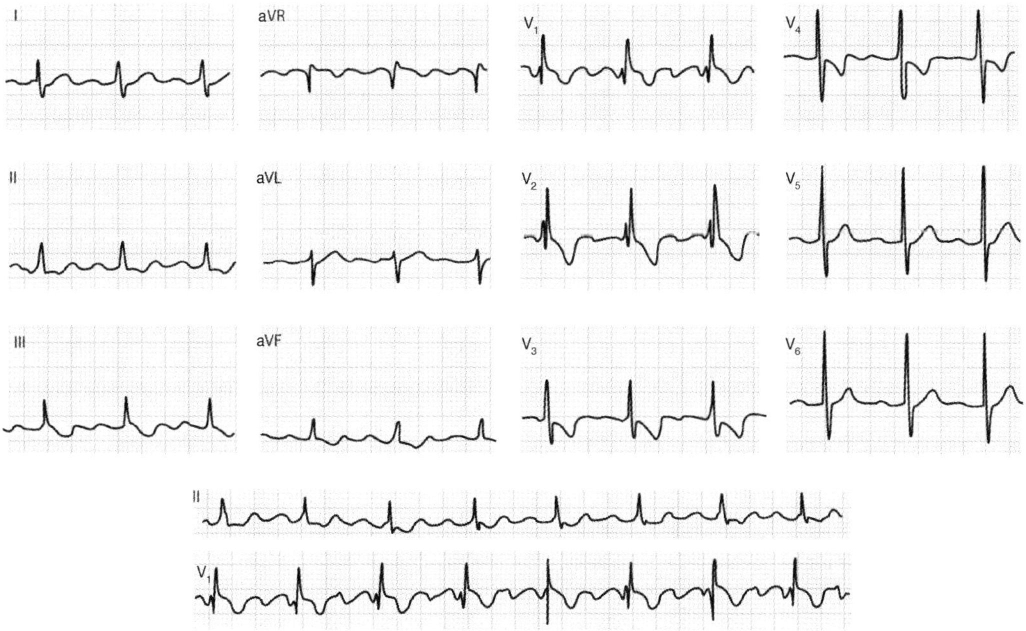

图 11.19　肺静脉异位引流术后顺钟向房扑的示例图（房扑波在Ⅰ、Ⅱ、Ⅲ及 aVF 导联直立，在 V_1 导联宽大倒置）

● 其他类型的房扑有不同的形态，也包括在**不典型房扑**中（见前文）。左心房起源的非典型房扑的心电图特征在第10章已阐述。其心电图表现为T波在 V_1 导联和Ⅱ、Ⅲ、aVF导联直立，在Ⅰ导联倒置。频率＞200～220次/分。至少在一些导联可见等电位线（图10.8C和图11.21）。事实上，左心房起源的大折返性心动过速也会产生类似的形态，但是心房率会较慢（＜200次/分）（见上文）。

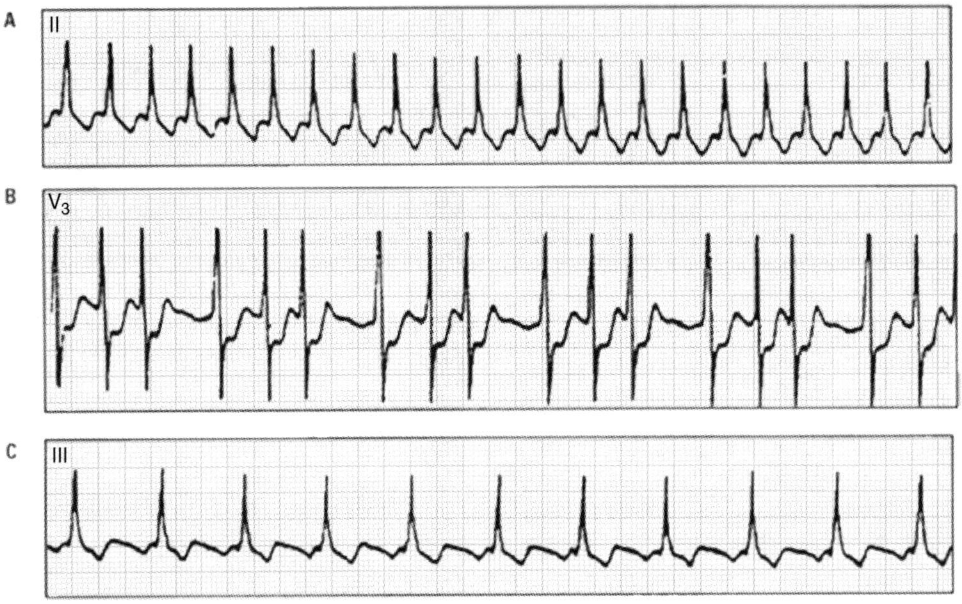

图11.20 重度二尖瓣狭窄患者，心房扑动呈1∶1下传（**A**），服用抗心律失常药物后变为文氏4∶3下传（**B**）及最终转变为2∶1下传（**C**）

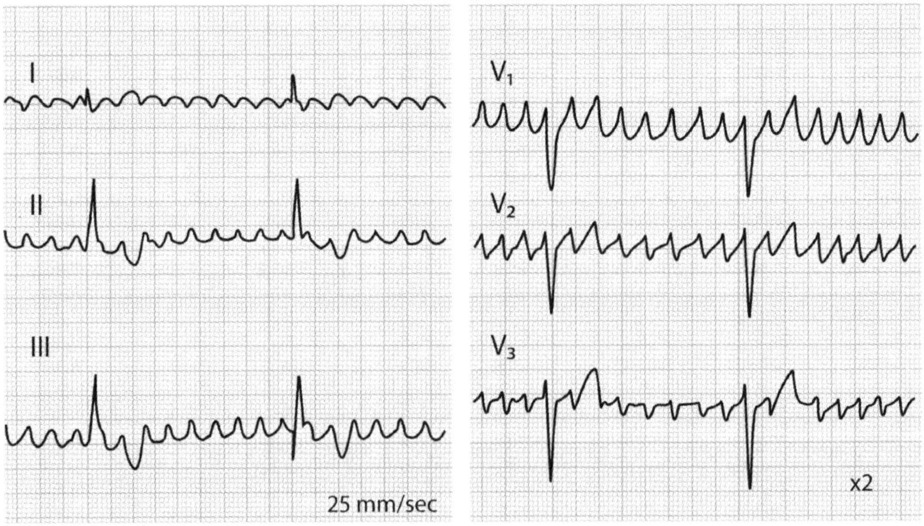

图11.21 不典型心房扑动伴快速心房率（约280次/分），其Fl波在Ⅰ导联呈明显倒置，而在Ⅱ、Ⅲ及 V_1 导联呈直立。这种类型的心房扑动常见于左心房逆向激动和房间阻滞加剧的患者

自测题

A. 描述室上性早搏的概念。

B. 宽的室上性早搏，如何鉴别诊断差异性传导和异位激动？

C. 如何诊断心房异位心动过速？

D. 如何诊断折返环路仅限于房室结的阵发性交界区折返性心动过速（JRT-E）？

E. 如何诊断折返环路包括旁路的阵发性交界区折返性心动过速（JRT-AP）？

F. 为什么 P 波定位在诊断阵发性心动过速中是重要的？

G. 如何诊断房室交界区异位性心动过速？

H. 列出规则而窄 QRS 波室上性心动过速鉴别诊断的关键点。

I. 列出紊乱性心房律的关键点。

J. 列出房颤的关键点。

K. 什么是慢快综合征？

L. 阵发性房颤是怎么开始的？

M. 房扑的心电图特征是什么？

N. 典型房扑 F 波的特点是什么？

O. 逆向房扑 F 波的特点是什么？

P. 不典型房扑 F 波的特点是什么？

第 12 章
室性心律失常心电图
ECG Patterns of Ventricular Arrhythmias

本章描述室性心律失常的心电图特征，其机制已在第 10 章介绍。

12.1. 室性早搏

12.1.1. 室性早搏（VE）：联律间期固定

其机制已在第 10 章介绍，现在我们来看看其心电图表现。

- **室性早搏的 QRS 波形态取决于起源部位。**如果室性早搏起源于右心室（RV），其形态类似左束支传导阻滞（LBBB），如果起源于左心室，形态类似右束支传导阻滞（RBBB），V_1 导联可见 R 波。通常情况下，室性早搏的形态（如在水平面导联全部直立或倒置）与分支阻滞不同。

- **健康人，室性早搏的 QRS 波形无切迹，其后的复极 T 波与 QRS 波方向相反且两支不对称。**当出现相关的病理情况时，常常有切迹，尤其是在 QRS 波群顶部。图 12.1 显示了室性早搏在心房的三种传导类型：①室性早搏终止于房室交界，随后的窦性激动也被阻滞，出现完全性代偿间歇（BC＝2AB）；②室性早搏逆传到心房并引起窦房结除极，改变其节律，出现不完全性代偿间歇（BC＜2AB）；和③室性早搏逆传阻滞于房室结而未逆传到心房，但下一个 P 波可以下传，因隐匿性传导现象（插入性室性早搏）一般伴有 PR 间期延长（第 10 章）。

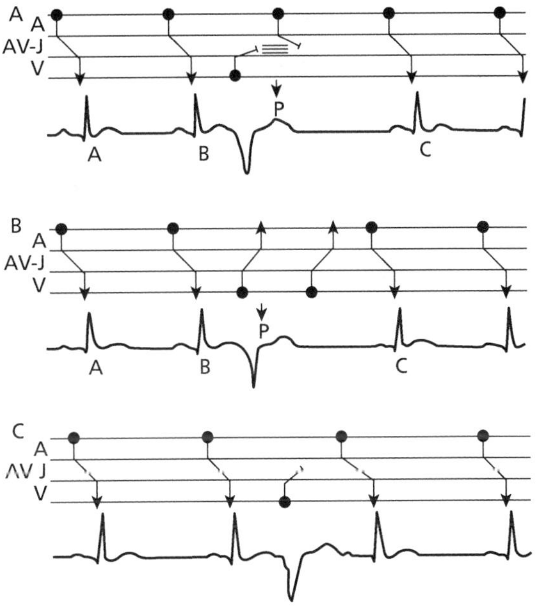

图 12.1 **A.** 室性早搏（PVC）在房室交界处隐匿性传导，抑制了随后的窦性 P 波下传。**B.** PVC 逆传到心房并引起窦房结除极，重整了窦性节律。**C.** 室性早搏逆传至部分房室结，引起随后的 P 波下传至心室，伴 PR 间期延长

12.1.2. 室性早搏严重程度（从低到高）的 Lown 分级

Lown 和 Wolf（1971 年）把室性早搏分成五类：①单发的；②频发的（＞30 次/小时）；③多形性的；④重复的：（a）成对室早和（b）连发成室速；以及⑤R-on-T 现象（图 12.2）。

临床实践中，患者的风险与室性早搏出现的临床疾病最相关。最严重的情况是急性

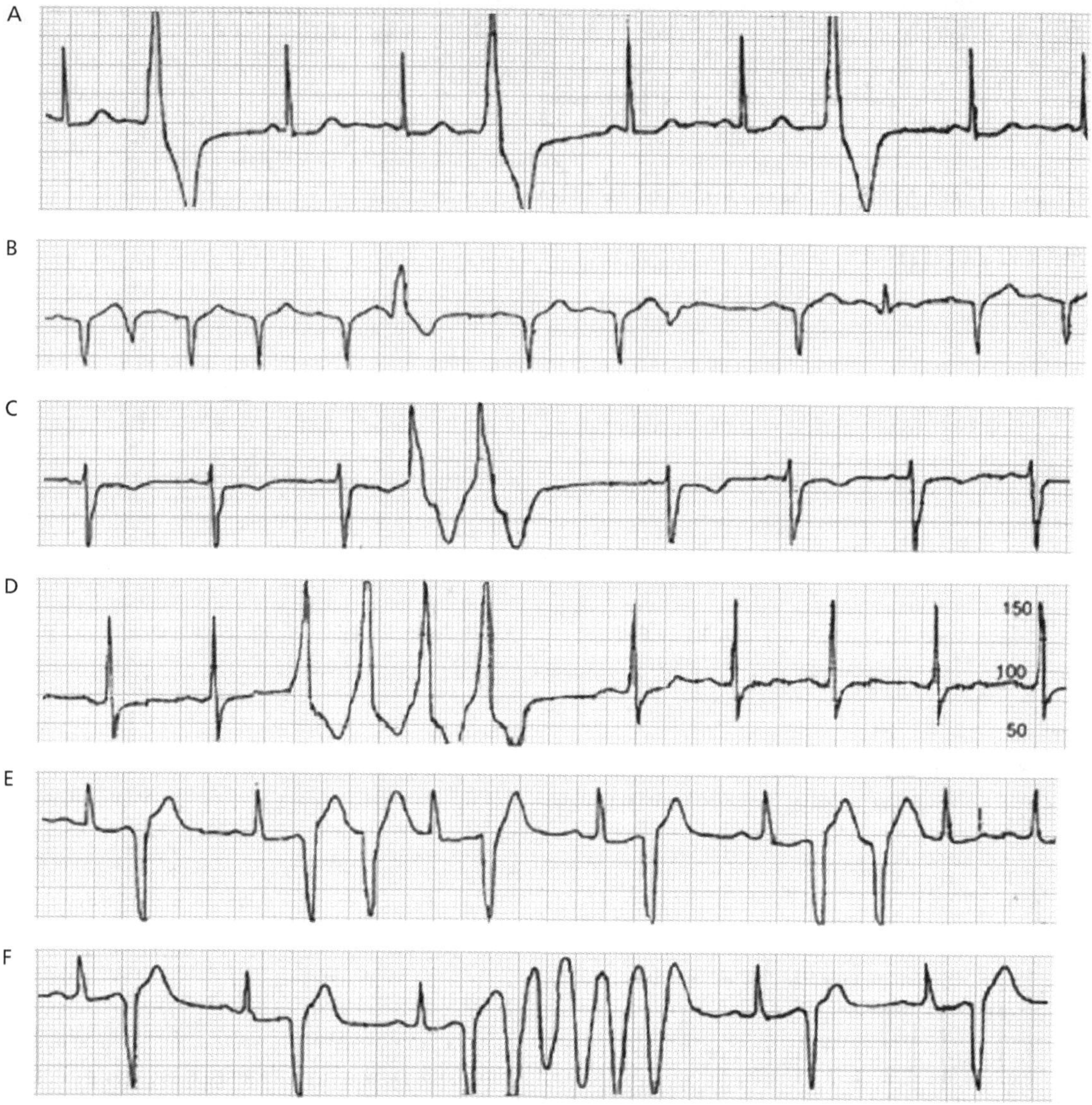

图 12.2 根据 Lown 分级的不同类型室早（PVC）：**A.** 频发 PVCs；**B.** 多形性 PVCs；**C.** 成对 PVCs；**D.** 短阵室速；**E** 和 **F.** 成对室早和室速的 R-on-T 现象

缺血和低射血分数（＜30％）患者的室性早搏，在这些患者很可能出现室速（VT）/室颤（VF），特别是在 Lown 分级较高时。急性缺血时 R-on-T 现象特别危险。

12.1.3 室性并行心律：联律间期不恒定

非常少见，仅出现在罕见病例中，通常表现为短阵室速，且心室率较缓慢。

图 12.3 是一个室性并行心律的例子：**联律间期不恒定**（560～1000ms），有**多个异位激动位点和融合波的表现**（F），后者出现在窦性节律和异位节律重叠时。

12.2. 室性心动过速

室速的机制已在第 10 章阐述。室速可以为持续性，也可以为阵发性。

12.2.1. 分类

形态

主要指**典型的室速**（QRS≥120ms）。室速可以是特发性的，通常为局灶性起源

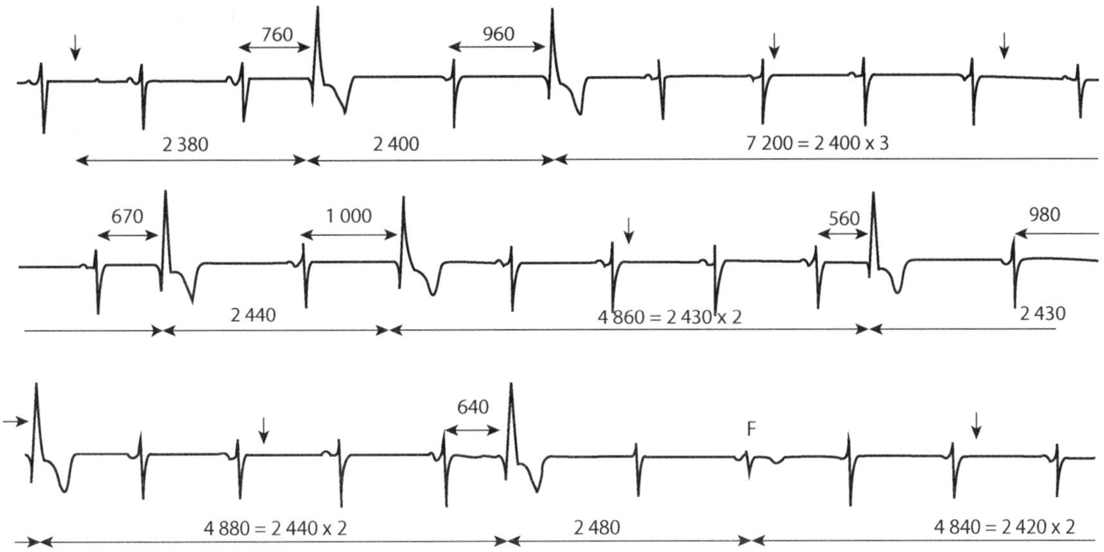

图 12.3　室性并行心律心电图。注意联律间期不恒定，如 760ms 等，室性异位搏动间期不恒定，为 2380ms、2400ms、2400ms×3 等，出现室性融合波（F），在室性融合波出现前即可做出室性并行心律的诊断

（自律性增高或微折返），或者出现在心脏病患者（可能是局灶性或由于瘢痕或束支-束支引起的大折返）（图 10.6）。

偶有室速起源于分支的上部，呈窄 QRS 波（<120ms），形态类似于室内传导阻滞。另外，室速可以是并行心律。这些不在本书探讨范围内（见 Bayés de luna，2011 and 2012a）。

多形性室速

最常见的类型是尖端扭转型室速。其他还有双向性室速、儿茶酚胺敏感型室速等（见 Bayés de Luna，2011—2012）。

12.2.2. 特发性单形性室速

特发性单形性室速可以起源于两个心室（图 12.1），其形态类似 LBBB（通常起自右心室）或 RBBB（总是起自左心室）。

如果室速起源于左心室的左后分支，其机制为微折返，对维拉帕米敏感；如果机制为触发机制，其对腺苷敏感；如果机制为自律性增高，其对普萘洛尔敏感。

室速表现为持续性或短阵发作，表 12.1 显示了根据起源位置不同，不同类型特发性室速的最重要心电图特点，图 12.4 和图 12.5 分别为呈 LBBB 和 RBBB 图形的特发性室速心电图。

12.2.3. 心脏病患者典型的单形性室速

持续性单形性室速是相对常见的心律失常，特别是在缺血性心脏病（急性和慢性期）、遗传性心脏病和心力衰竭时。在某种情况下，室速可诱发室颤和猝死。

在这些疾病状态下，室速由单一或多个危险因素（自律性增强、HDR、转子、大折返环）触发（见第 10 章）。

12.2.3.1. 心电图诊断（图 12.6 至图 12.12）（也见于 Bayés de Luna，2012a）

根据定义，典型室速的 QRS 波是增宽的（QRS≥120ms），形态多变，通常与典型束支传导阻滞不同。与束支传导阻滞最相似的室速类型是束支折返性室速。事实上，这种类型的室速与室上速伴左束支差异性传导鉴别非常困难（图 12.9）。其他情况时室速类似 LBBB，V_1 导联通常呈 rS 波且 r 波宽

表 12.1　不同类型的特发性单形性室速的心电图特点、起源部位和发生率

起源位置和发生率	心电图特点	QRS 电轴	额面 QRS 波	V_1 导联 QRS 形态	胸前导联 RS 移行
三尖瓣环 5%～10%	LBBB	从不右偏 ≈+60°至+30°	Ⅰ和 aVL 导联 R 波	QS 或 rS	超过 V_3 导联
右室流出道，肺动脉瓣和高位间隔，60%～65%	LBBB	右偏	Ⅱ、Ⅲ和 aVF 导联 R 波	QS 或 rS	一般超过 V_3 导联
主动脉瓣下≈5%	LBBB	右偏	Ⅱ、Ⅲ和 aVF 导联 R 波	-qrS -RS -rS	在 V_2～V_3
二尖瓣环	不典型 LBBB	右偏	Ⅱ、Ⅲ和 aVF 导联 R 波	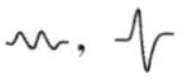	一般在 V_1、V_3 导联
束支，通常为左后分支，10%～20%	RBBB	左偏。如果右偏，起源于左前分支	取决于 QRS 电轴	R	V_1 导联 R 波

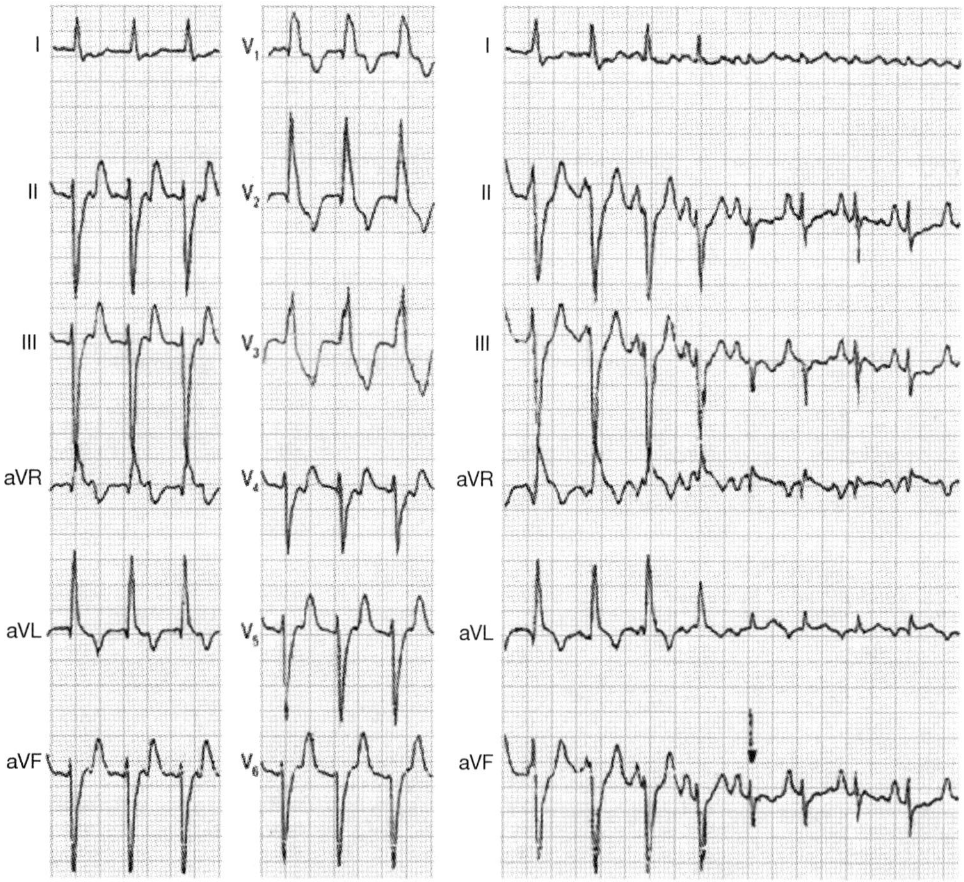

图 12.4　维拉帕米敏感性室速（VT）心电图。注意形态呈 RBBB+左前分支阻滞，但是 V_1 导联呈 qR 型。右图显示运动时窦性心动过速（窦速）频率超过室速的过程（见彩图 12.4）

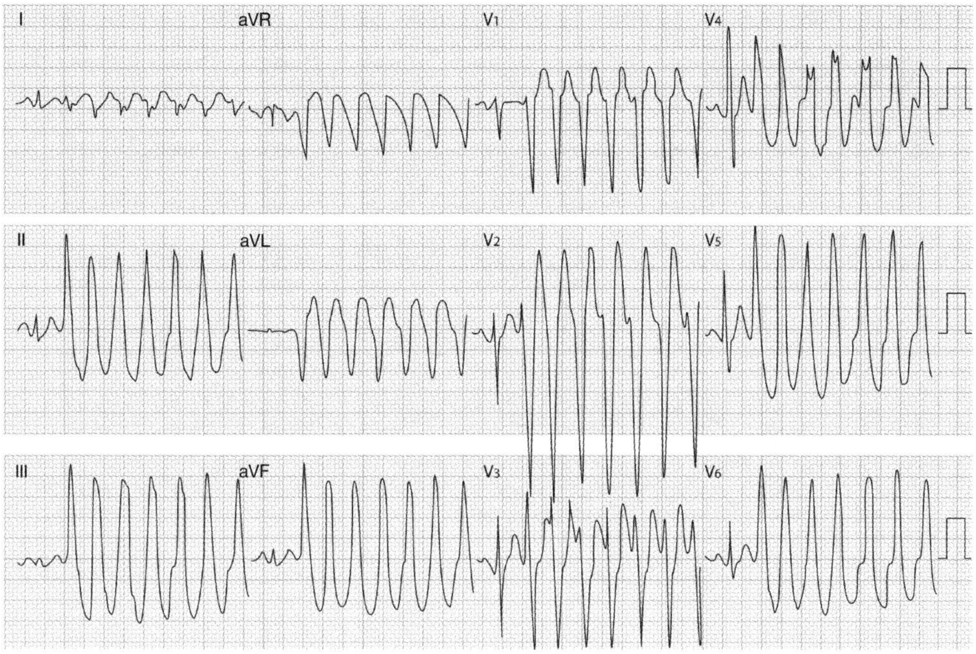

图 12.5　无器质性心脏病的患者，在运动试验中出现短阵室速，呈 LBBB 型，电轴右偏（彩图 12.5）

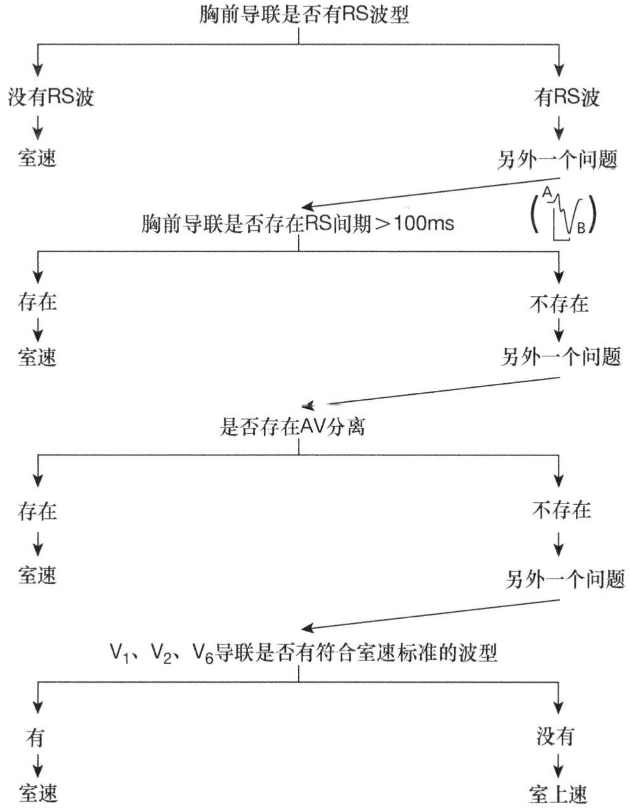

图 12.6　宽 QRS 波心动过速的鉴别流程图。**第一步**：当任一胸前导联无 RS 波时，能诊断室速（VT）。**第二步**：当一个或多个胸前导联有 RS 波时，测量最长的 RS 间期（从 R 波起始到 S 波最低点-见插图）。如果 RS 间期＞100ms，能诊断室速。**第三步**：如果 RS 间期＜100ms，进一步要检查是否有房室分离。如果有房室分离，能诊断室速。**第四步**：如果房室分离不存在，室速的鉴别诊断的形态标准应该看 V_1 和 V_6 导联。根据这些，我们可以诊断室速或室上速（Source：Brugada et al.，1991. Reproduced with permission of American Heart Association，Inc.）

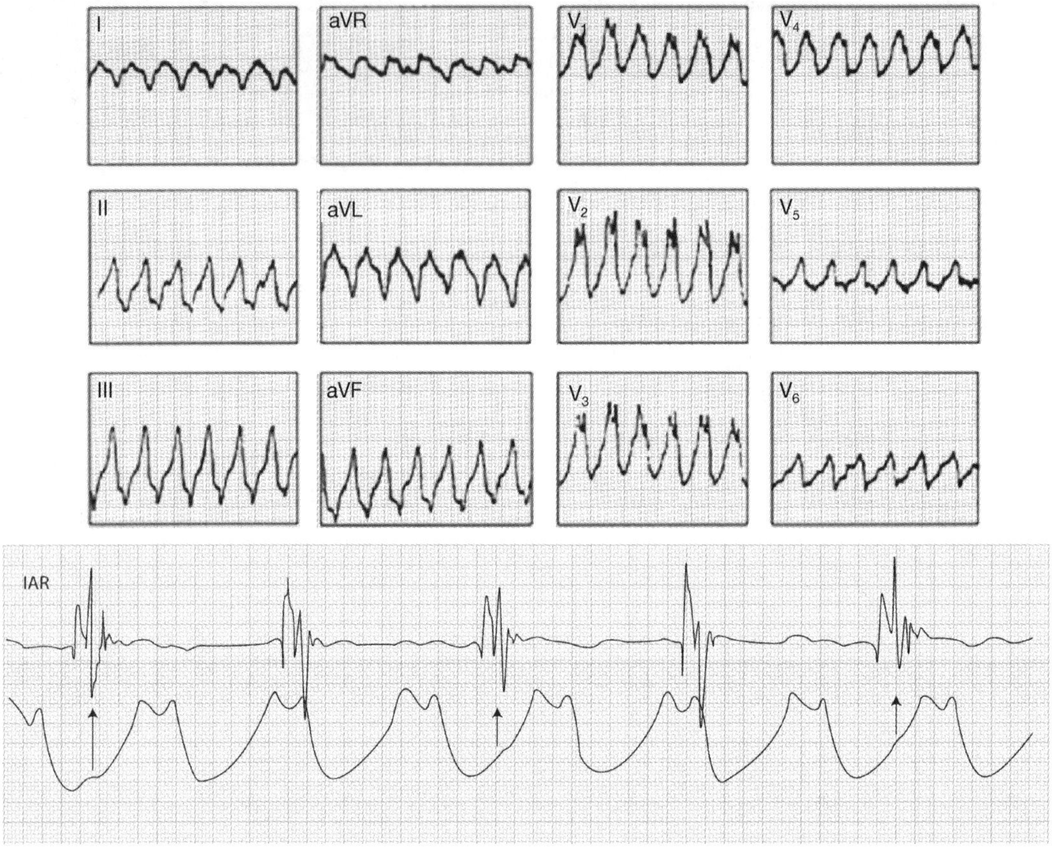

图 12.7　单形性持续性室速（VT）的心电图。室房分离可通过右心房内导联（IAR）及快速走纸记录的心电图证实，图中可看出 QRS 波的微小变化，和与之对应的心房活动（箭头所指）。V_1 导联的 R 波与 V_6 导联的 rS 波形态也支持室速起源

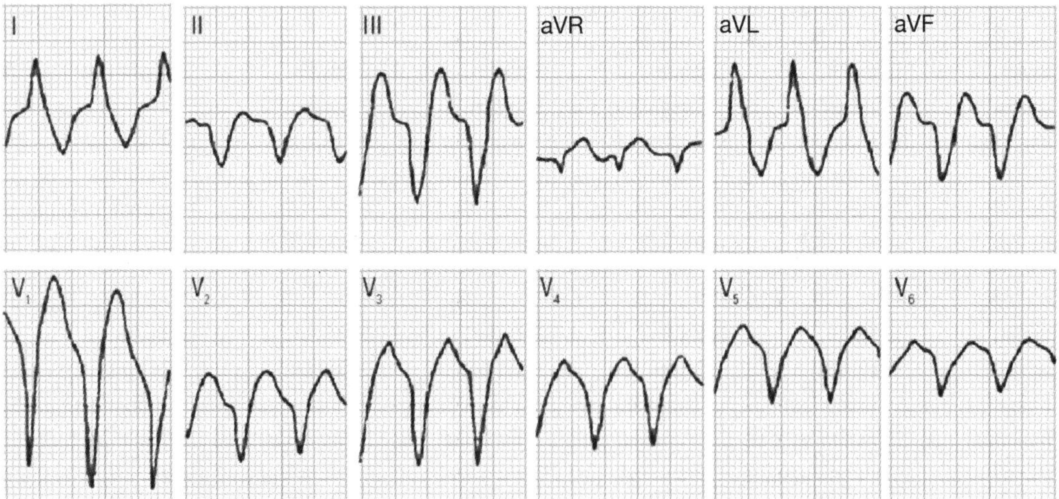

图 12.8　QRS 波额面电轴左偏，与 LBBB 的某些情况类似。但水平面所有 QRS 波负向（胸前导联 QRS 波一致性），这与束支传导阻滞的任一类型均不同，支持室速的诊断

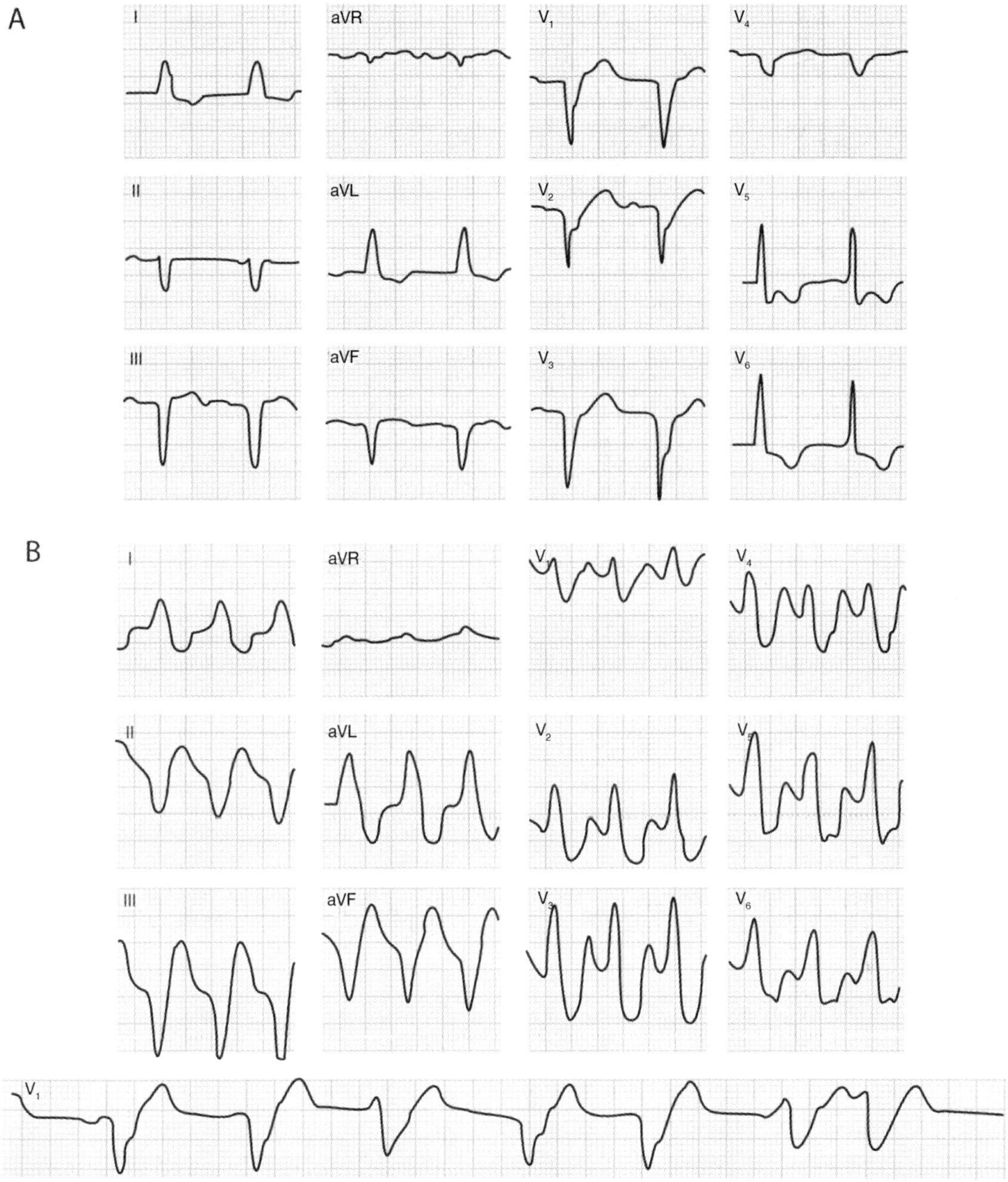

图 12.9　一位 75 岁缺血性心脏病患者的心电图。基线心电图（**A**）显示新发的 LBBB 伴电轴极度左偏，V_1～V_4 导联 R 波递增不良，且 S 波升支切迹，提示与心梗相关。患者出现阵发性心动过速，心室率 135 次/分，呈完全性 LBBB 图形（**B**）。尽管心动过速时心电图呈 LBBB 型且患者基线心电图示 LBBB，我们仍诊断为 VT，原因包括：①心动过速时 V_1 导联的 R 波较窦性心律时明显增高。另外，下面的图显示窦性心律时室早（PVC）形态与心动过速时 QRS 波形态相同。第 1 个和第 2 个 PVC 较晚，落在 PR 段上，第二个室早后出现反复搏动。②依据 Brugada 流程图（图 12.6），某些胸前导联呈特征性 RS 型，R 波起始到 S 波最低点的时限＞100ms

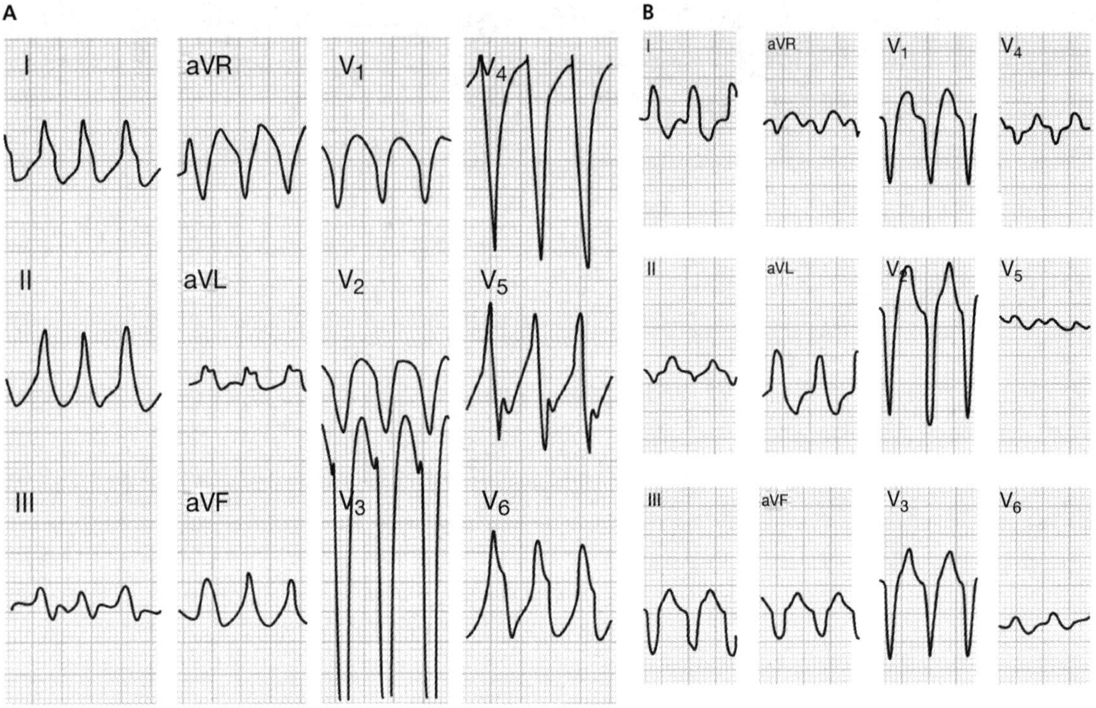

图 12.10 **A.** 典型完全性 LBBB 型室速的心电图（可见 V_1 导联呈 QS 波）（见图 10.7 中 2）。**B.** 阵发性室上性心动过速伴 LBBB 患者的心电图，窦性心律时已存在 LBBB，其 V_1 导联也呈 QS 波。二者心电图非常相似

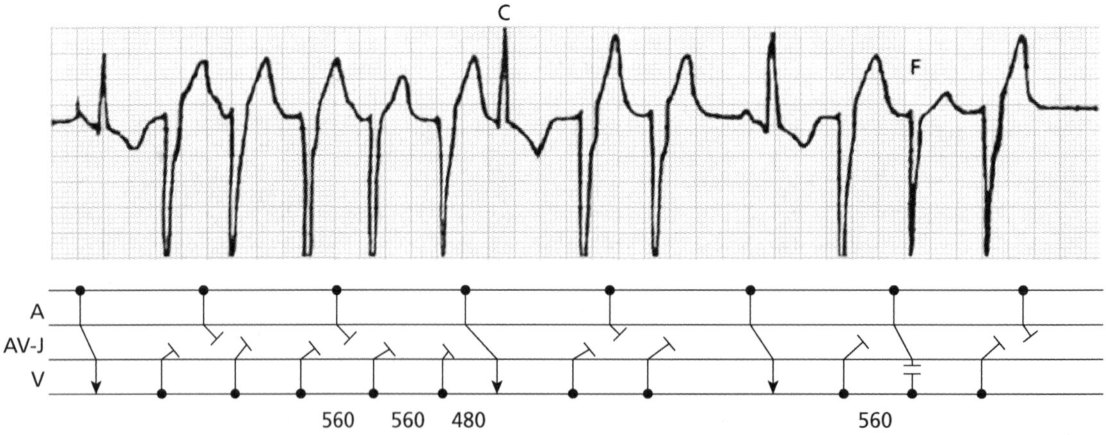

图 12.11 窦性心律后出现连续 7 次的阵发性室速。Lewis 梯形图显示完全性房室分离。第 5、6 个室速波之间可见典型的心室夺获（C）（与基线窦性心律相同形态的 QRS 波）。此后，一个正常窦性心律之后（不提前），有连续 3 个短阵室速。中间的一个波群是室性融合波（F），其与另外两个波形态不同（窄 QRS 波和 T 波略低），而且 RR 间期不变

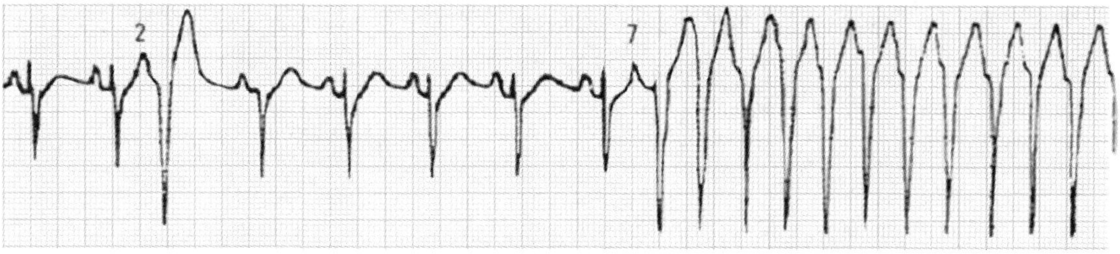

图 12.12　一位51岁女性反复发作短阵心动过速。注意在心律失常发作前的第2个和第7个T波变尖，实际上为房性早搏引发了单个早搏和反复室内差异性传导

度>1mm（图 12.9）。

室速的诊断需排除室上性心动过速（室上速）伴差异性传导（差传），可以依据Brugada等的鉴别流程图（1991年）来区分。流程图中第1、2、4步的QRS波形态特点及室房分离对室速诊断有帮助。其他的标准也有助于诊断，如下。

A. 形态学标准：表12.2显示了宽QRS波心动过速是室上速伴差传或是室速的经典的心电图形态，包括了Brugada诊断流程4步法、Pava等（2010年）方法（Ⅱ导联R波到达顶峰时间>50ms支持室速）、Verekei等（2008年）方法（aVR导联的R波或者Q波的初始40ms缓慢有顿挫支持室速）。

表 12.2　宽QRS波心动过速的室上速伴差传和室速的鉴别

考虑室速：
1. V_1 导联呈
2. V_1 导联呈　特别在 V_6 导联表现为：
3. Ⅱ导联R波增宽（Pava et al，2010）
4. aVR 导联　（Vereckei et al，2008）
5. aVF 导联：
（1）宽QRS波伴RBBB时
（2）宽QRS波伴LBBB时
6. 所有胸前导联QRS波正向或负向
考虑室上速伴差传：
1. V_1 导联　特别在 V_6 导联表现为：
2. aVR 导联
3. aVF 导联：
（1）宽QRS波伴RBBB时
（2）宽QRS波伴LBBB时
4. 典型的右或左束支传导阻滞图形（除外束支-束支室速）

B. 房室分离（图 12.7）：这是诊断室速的绝对标准。同Brugada鉴别流程第3步。

C. Brugada 法诊断流程，基于部分已提及的标准，这个流程非常有助于鉴别室速和室上速伴差传，如图12.6所示。第1步是寻找胸前导联有无RS型，如果没有RS波提示室速（图12.10）；第2步，如果胸前导联有RS波，测量RS间期（图12.6），如果大丁100ms，提示室速。如果小丁100ms，进入第3步：寻找室房分离（图12.9）。如果没有室房分离，进入第4步，即表12.2所示的形态学标准。

图12.7至图12.9是根据QRS波形态标准和Brugada诊断流程鉴别室速和室上速伴差传的三个清楚的例子（图12.7和图12.9依据第1条标准，图12.8依据第2、3条标准）。

D. 其他重要标准

- **夺获和室性融合波**。这些波形的存在确诊室速（图12.11）。
- **第一个宽QRS波群心动过速之前有相应的心房激动**证实为室上性心动过速（图12.12）。

12.2.3.2. 宽QRS波心动过速鉴别诊断

前述的诊断标准（Brugada流程及其他方法）有助于正确诊断宽QRS波心动过速

中室上速伴差传和室速，其具有较高的敏感性和特异性。

诊断最困难的病例是束支折返性室速，因为其心电图通常与LBBB者非常相似（图12.10）。

另一方面，**Kent束和房束纤维介导的逆向性房室折返性心动过速**和持续性室速的鉴别困难。但是，与房束纤维相比，Kent束介导的逆向性房室折返性心动过速胸前导联R波移行在V_4导联之前（见第8章8.2.4部分）。Brugada流程对交界区折返的逆向性心动过速和室速的鉴别没有帮助，二者鉴别可以使用Steurer方法（1994年）。满足下列条件支持室速诊断：①V_4～V_6导联QRS波负向；②V_2和aVL导联有一个导联有QR波；③ÂQRS在－60°至＋150°。

12.3. 多形性室速（图12.13）

多形性室速最重要的类型是尖端扭转型室速，这类室速的特点是**QRS波极性变化(Dessertene，1966)，在某些导联更常见，伴QT间期延长。**图12.13为长QT综合征患者发生尖端扭转型室速。

典型的室速、单形性室速和尖端扭转型室速的鉴别特征见图12.14。

其他类型多形性室速的更多内容见Bayés de Luna，2011 and 2012a。

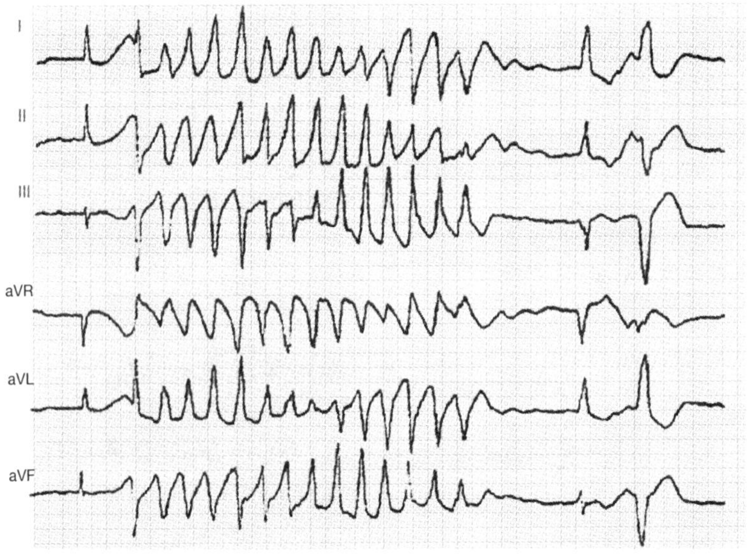

图12.13　典型的尖端扭转型室速心电图。记录于长QT综合征患者，注意某些导联（Ⅲ、aVF和aVL导联）心电图的典型特征更明显

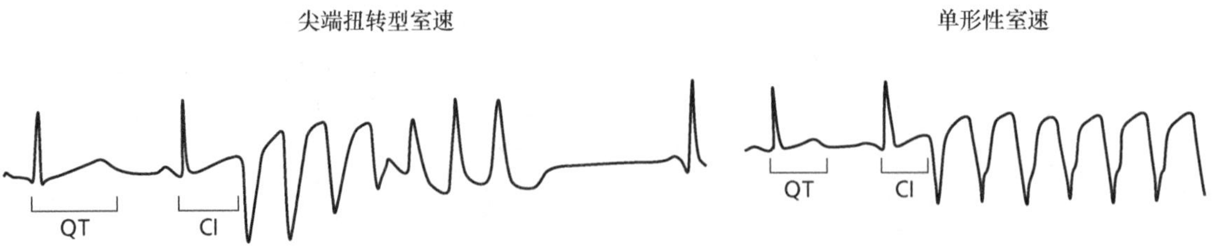

图12.14　尖端扭转型室速和典型的单形性室速的特征形态。CI：联律间期

12.4. 加速性室性自主心律（图 12.15）

宽 QRS 波心室律，频率不超过 100 次/分提示加速性室性自主心律（AIR），因为真正的室速频率要超过此频率。

AIR 可发生室性融合波，其形态介于室性节律和窦性心律之间，而且二者频率接近时容易发生。由于心室异位节律或窦性节律激动心室的数量比例不同，所以存在不同程度融合的 QRS 波群（图 12.15）。QRS 形态表现为完全夺获波群（整个波群都是窦性心律激动引起，图 12.7）到窦性心律和心室异位节律不同程度融合波，甚至完全心室异位搏动。融合波的融合程度取决于室性异位节律与基础心律的接近程度（图 12.13）。

12.5. 心室扑动（图 12.16）

心室扑动（室扑）**是快速（≈300 次/分）而规律的室性心律失常。QRS 波之间无等电位线，看不到心室复极。**

尽管室扑时看不到复极标志，但仍与快速室速难以进行鉴别诊断。另外，它可能会与 1∶1 房扑伴差异性传导相混淆（Bayés de Luna，2012a）。

室扑常会诱发室颤/猝死，除非患者处于重症监护中（图 12.16）。

12.6. 心室颤动（图 12.17 和图 12.18）

室颤**是快速而不规则的室性心律失常，心率大于 300～400 次/分，可起源于①多次折返、②螺旋波（转子）或③HDR（第 10 章）。**室颤时心脏不能产生机械收缩而致心脏停搏和死亡，除非患者的室颤为自限性，或经电除颤或之前植入的埋藏式心脏复律除颤器（ICD）除颤而转复。

室颤的心电图（图 12.17）表现为快速而不规则的节律，QRS 波形态和振幅多变，看不到复极波。当其波幅较低时，恢复到基础心律就更困难了。

在慢性缺血性心脏病患者，室颤一般由持续性室速诱发（Holter 记录）（图 12.18A）。其他情况下（图 12.18B），室颤为原发性

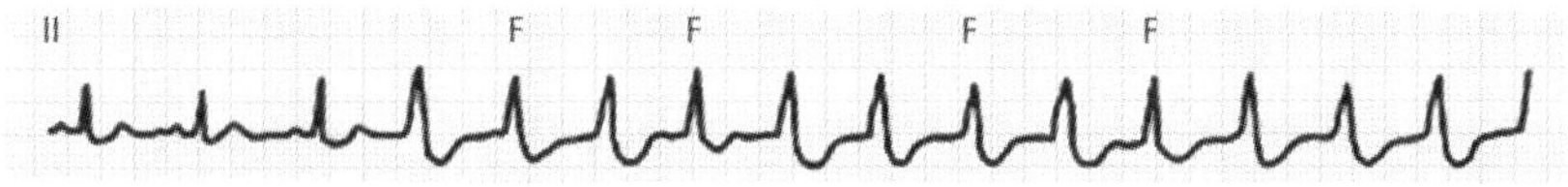

图 12.15　加速性室性自主心律患者不同程度融合波的心电图（心率约 100 次/分）

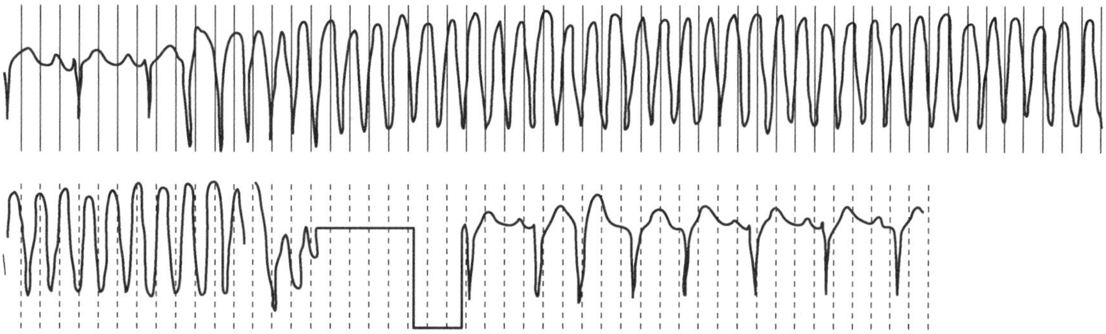

图 12.16　埋藏式心脏复律除颤器（ICD）植入患者的室扑心电图。除颤器放电中止心律失常

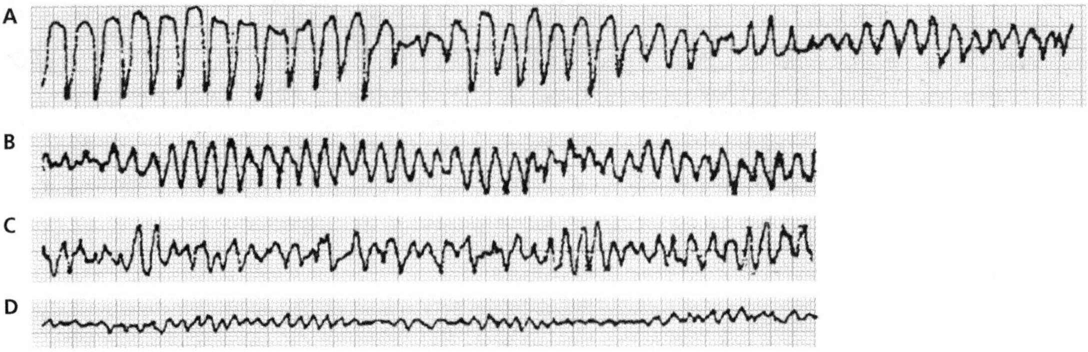

图 12.17　**A.** 非常快的心室律，特点介于室速（频率太快）和室扑（导联上没有典型的 QRS 波）之间，很快转化成室颤（VF）。**B**、**C** 和 **D.** 显示不同类型的室颤波

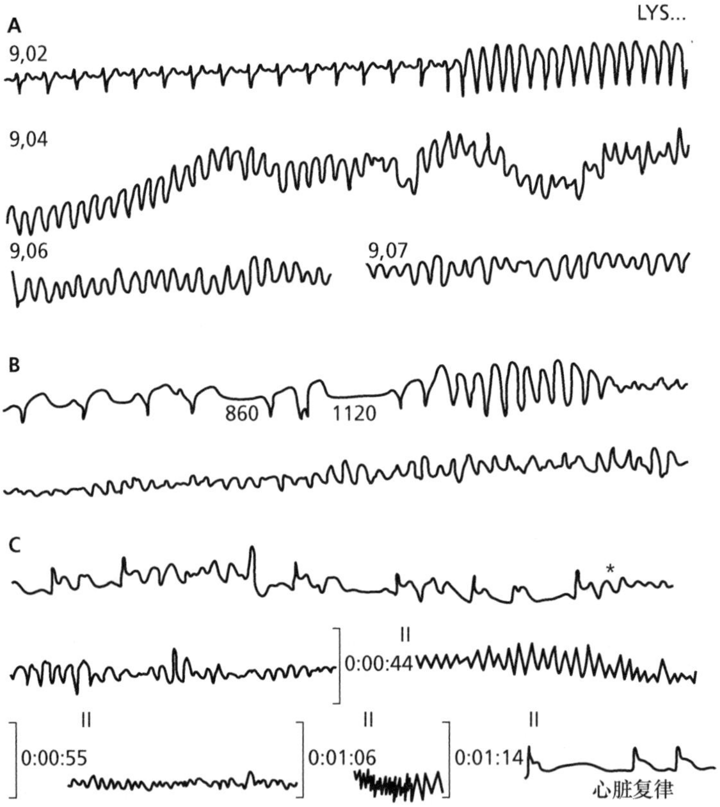

图 12.18　**A.** 一例缺血性心脏病患者因频繁室性早搏（PVCs）使用胺碘酮治疗，突发室颤引起心脏性猝死。9：02am 患者出现单形性室速，随后室速心率和宽度增加，于 9：04am 出现室颤，随后室颤频率加速，室颤波增宽。**B.** 由继发于长间歇后的短联律间期室早诱发室颤出现心脏性猝死。注意该事件由一个房早开始，引起第一个短间歇。**C.** 为心脏监护治疗病房（CCU）住院的急性心梗患者发生室颤，由电除颤终止

的，见于心肌梗死患者，很少发生于非卧床患者（Bayés de Luna et al.，1985）。室颤被室早*触发，并且非常罕见会自行终止（图 12.18C）。如果室颤发生于重症监护治疗病房或 ICD 植入的患者，可因电除颤而恢复（图 12.16C）（见 Bayés de Luna，2011 and 2012a）。

自测题

A. 描述室早的心电图特点。

B. Lown 分级?

C. 室早和室性并行心律的心电图鉴别标准是什么?

D. 室速是如何分类的?

E. 特发性室速最典型的心电图表现是什么?

F. 器质性心脏病患者室速最重要的形态学特点是什么?

G. 描述宽 QRS 波心动过速伴差异性传导的 Brugada 鉴别流程。

H. 尖端扭转型室速的心电图特点是什么?

I. 加速性室性自主心律的定义?

J. 描述心室扑动的定义和心电图特点。

K. 描述心室颤动的定义和心电图特点。

第 13 章
被动性心律失常心电图
The ECG Patterns of Passive Arrhythmias

13.1. 逸搏和逸搏心律（图 13.1）

逸搏和逸搏心律**产生于窦房结以下部位，是因为在窦房结被抑制**或出现窦房传导阻滞或房室传导阻滞。一般情况下，房室交界区逸搏心率为 40～50 次/分，但是如果房室交界区功能也被抑制，会出现心室逸搏或逸搏心律，心率非常慢，为 20～40 次/分。

偶尔，夺获单独出现或作为逸搏心律出现。**夺获**指的是比室速（图 12.9）或逸搏心律（图 13.1）更早发生的窦性激动。

13.2. 窦性心动过缓

窦性心动过缓可出现在睡眠中、运动员以及迷走神经张力过高时，这种窦性心动过缓是生理性的，但可能很重要。图 13.2A 为运动员的窦性心动过缓心电图，还表现出与呼吸相关的显著的心律不齐，可见呼吸时心率明显减慢变化。

比较常见的是，窦房结病变（或窦房传导阻滞）导致**病理性窦性心动过缓。**如果伴随有反复发作的室上性快速性心律失常，就构成了慢快综合征（图 17.9）。

罕见的是，窦性心动过缓并非由于窦房结自律性降低，而是由于房早二联律隐匿性传导未下传。图 13.2B 显示了心率为 30 次/分的严重窦性心动过缓心电图，最后一个 RR 间期心率突然达 50 次/分，这是由于在前 3 个波群中的隐匿性房早二联律消失所致。箭头所指的是隐藏的 P′波。

13.3. 窦房传导阻滞

在第 10 章已经讨论了不同类型的窦房传导阻滞（图 10.13）。

图 13.3 显示了一个 4∶3 窦房传导阻滞的心电图，与房室传导阻滞时 PR 间期可以被测量相反，窦房传导阻滞时窦房传导延迟不可以被测出，但我们知道延迟大约 80ms（图 13.3）。在窦房传导阻滞时，PR 间期正常而 RR 间期逐渐缩短，直至出现长间歇（图 13.3）。

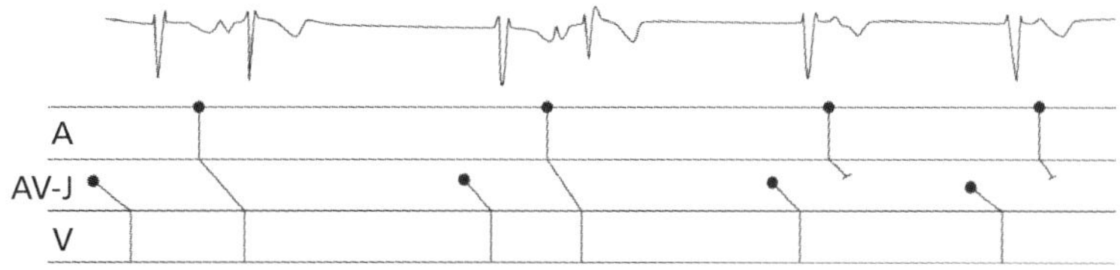

图 13.1 有缓慢逸搏心律（第 1、3、5、6 个波）和窦性夺获（第 2、4 个波）的不完全性房室分离心电图。前两个 P 波出现较晚引起夺获，最后两个 QRS 波群后的 P 波因发出较早，落在房室交界区不应期内未下传

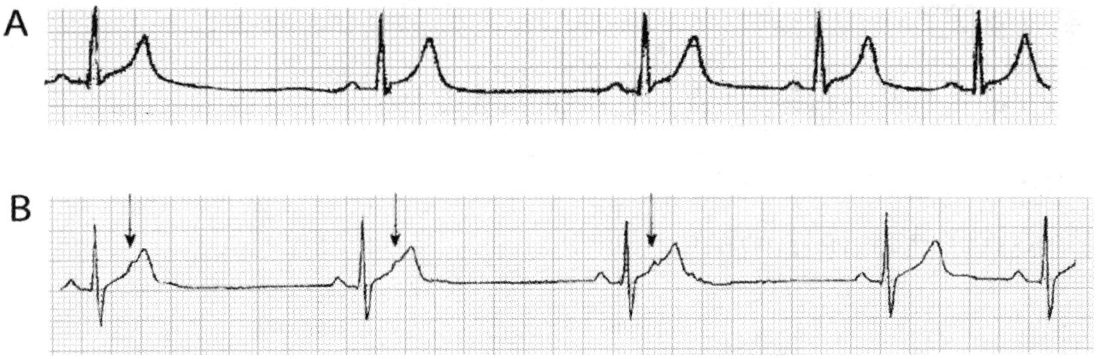

图 13.2 **A.** 健康年轻运动员的心电图，窦性心动过缓伴有显著的 RR 间期不齐。**B.** 窦性心律下连续记录的心电图，频发隐匿性房早（T 波升支上可见切迹，箭头所示），使本来就缓慢的心电图节律变得更加缓慢

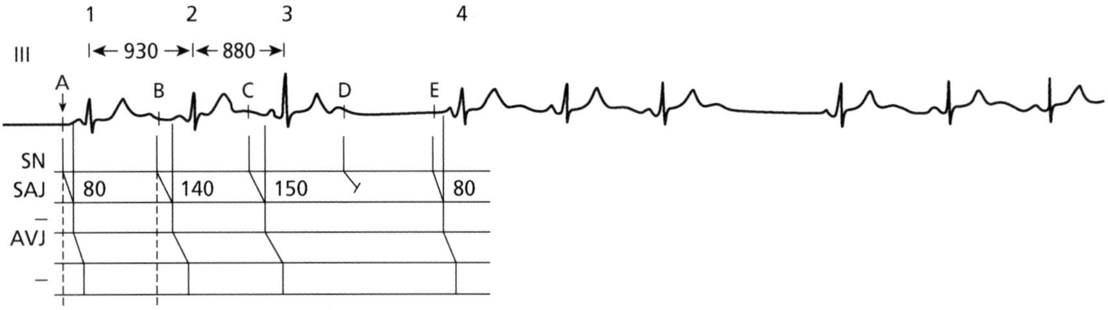

图 13.3 二度文氏型窦房传导阻滞（4∶3）心电图。窦房传导时间进行性延长，从正常（80ms）（A 到第一个 P 波）逐渐延长直至发生完全性阻滞（D 后无相应的 P 波）。第一个 RR 间期（930ms）长于第二个和第三个 RR 间期（880ms），窦房传导不能被测出。理论上，A、B、C、D、E 代表窦房结激动的起源。A-B、B-C、C-D 和 D-E 为窦房结周期（870ms）。还有，推测第一个窦房传导时间为 80ms（从 A 至第一个 P 波的距离），窦房传导时间的逐渐延长（80＋60＝140 和 140＋10＝150）导致 RR 间期缩短并出现停搏。所以，在一个文氏周期，停搏后第一个 RR 间期的延长最明显（1-2＞2-3）。PR 间期无改变，由于第 1 个和第 2 个窦房传导时间增量不同，第 2 个 RR 间期比第 1 个 RR 间期缩短 50ms（930ms 与 880ms）。实际上，第 1 个 RR 间期为 870＋60＝930ms，第二个 RR 间期为 930－60＋10＝880ms（图 10.13）

3∶2 窦房传导阻滞可表现为二联律，这与房早二联律很难鉴别。在 3∶2 窦房传导阻滞时，二联律之前的 RR 间期与二联律的短 RR 间期相似。而在房早二联律，它们是与二联律的长 RR 间期相似（Bayés de Luna et al.，1991）。

最后，在严重心动过缓时，运动试验有助于鉴别自主神经抑制还是窦房传导阻滞。前者运动时心率逐渐增快，后者运动时窦房传导阻滞消失，心率突然增快。

13.4. 房室传导阻滞

- 第 10 章已经介绍不同类型的房室传导阻滞的机制（图 10.4）。**图 13.4** 显示一度房室传导阻滞（A）、二度文氏型阻滞（B）和莫氏型阻滞（C）、2∶1 房室传导阻滞（D）以及三度房室传导阻滞（E）心电图。P-QRS 波的关系可以很好地解释各种程度的房室传导阻滞（图 13.4）。
- **运动员常在白天出现窦速，而夜间出现二度文氏型房室传导阻滞，**但这并无特别

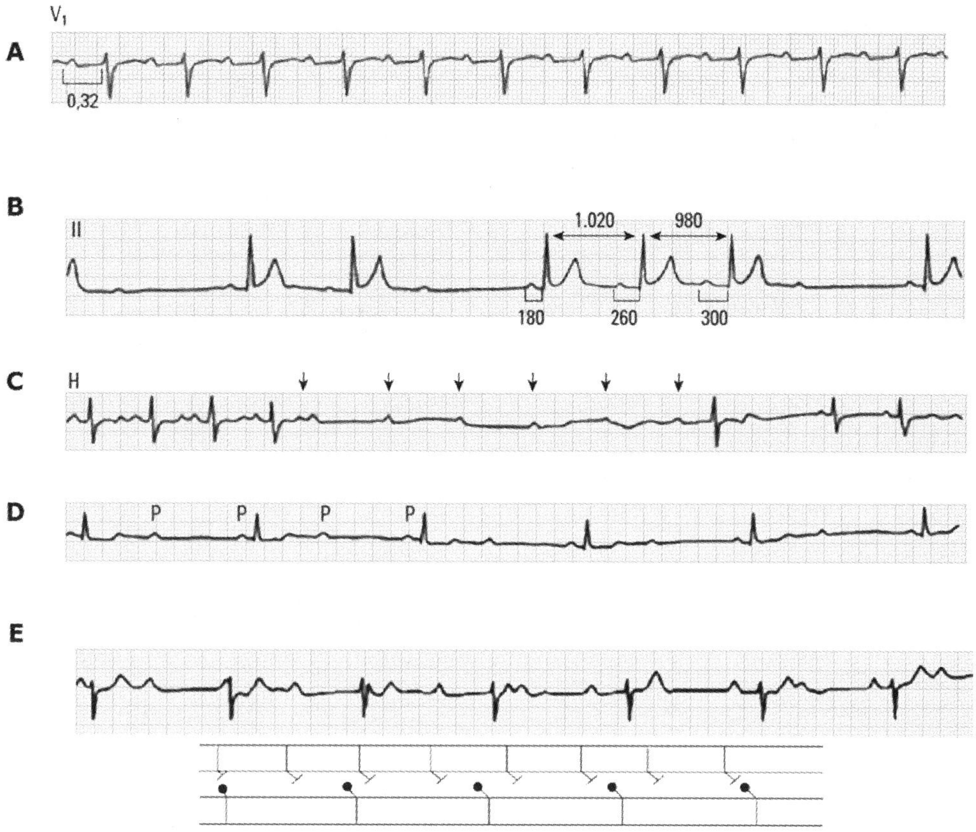

图 13.4　A. 一度房室传导阻滞（PR=0.32s）。B. 二度Ⅰ型房室传导阻滞（可见文氏现象）。C. 阵发性二度房室传导阻滞（莫氏型）。注意 6 个未下传的 P 波前无 PR 间期延长，其后的 QRS 波为逸搏，特点是非常长的 PR 间期。最后两个 P 波下传。D. 二度 2∶1 房室传导阻滞。E. 三度或高度房室传导阻滞，可见房室分离

危险，但如果存在较高程度的房室传导阻滞建议减少运动量。患者白天运动时出现心动过速，房室传导阻滞消失（PR 间期正常，P 波均下传）（图 13.5）。

- **先天性房室传导阻滞**常常与孕妇在怀孕期间的系统性疾病有关，可引起胎儿心肌炎，累及房室结。对这类患者选择植入起搏器的时机并不容易（图 13.6）（参考 Bayés de Luna，2012）。

13.5. 起搏心电图

起搏器植入对因自主神经张力低下和窦房传导阻滞及房室传导阻滞引起的晕厥和猝死治疗中的获益是毋庸置疑的。

在起搏器植入的患者心电图，要看到起搏钉信号（快速而短暂的钉子样信号），心室除极波和复极波。起搏信号可以是单极或双极，单极信号振幅较大，双极信号振幅较小，甚至不清。

起搏电极常位于右心室，通常 QRS 形态类似于 LBBB 图形（图 13.7）。

起搏心腔可以是心室（V）、心房（A）或心房及心室（A+V）（D），探测心腔（感知）可以是心室（V）、心房（A）或心房及心室（A+V）（D），反应方式可以是触发（T）或抑制（I）。**所以，根据起搏心腔、感知心腔和反应方式，起搏器以三位数编码表示**（Ⅰ=起搏心腔，Ⅱ=感知心腔，Ⅲ=反应方式）。表 13.1 列出了目前最常用

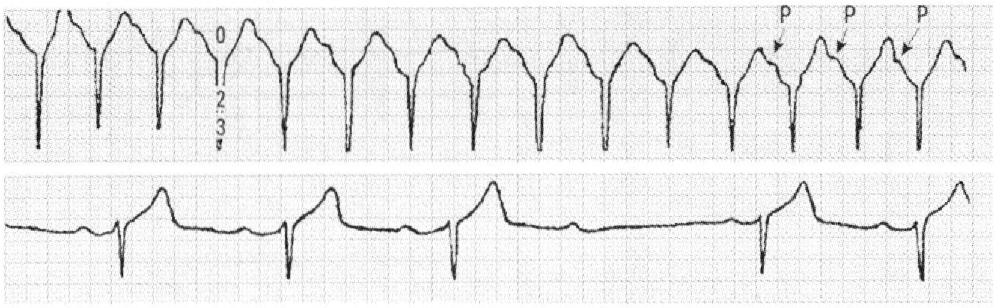

图 13.5 一位 25 岁运动员的心电图，白天（上图）交感神经亢进，无明显心动过缓，而夜间因左侧迷走神经刺激频繁出现文氏型房室传导阻滞（下图）

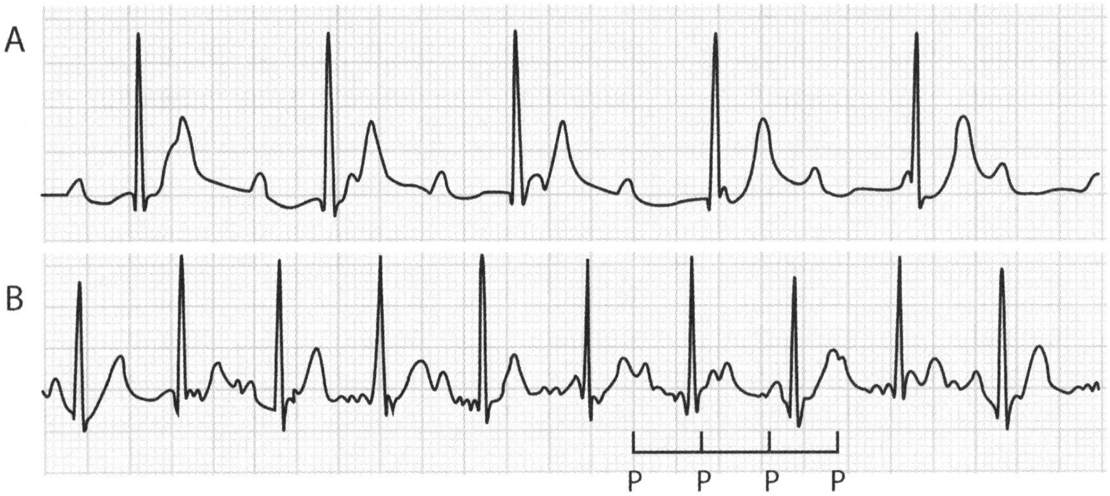

图 13.6 **A.** 一位 20 岁先天性房室传导阻滞患者的心电图，显示房室分离。P 波与 QRS 波无关，心室逸搏频率 60 次/分。注意 T 波高尖。**B.** 运动试验时仍存在房室分离，虽然窦性心率＞130 次/分（PP），加速性逸搏心室率超过 100 次/分。该例显著先天性房室传导阻滞患者仍未要求植入起搏器

的三类起搏器特点：AAI、VVI 和 DDD（图 13.8）。

目前，**起搏器为适应人体日常需要可增加起搏频率。**为达到这个目的，起搏器使用了能感知 P 波或肌肉运动的生物传感器。这种反应方式称为频率应答（R），可应用于 DDD 起搏器（DDDR）和 VVI 起搏器（VVIR）（图 13.9）。

还有，起搏器可以使用计算方法完成最小化心室起搏（MVP），这样可减少起搏造成的心室不同步（图 13.10）。

图 13.10 阐述了不同类型心动过缓选择最佳起搏器类型的流程。近年来，通过冠状静脉窦将起搏电极植入冠状静脉以起搏左心室已非常普及，目的在于激动左心室侧壁使心脏同步化收缩（**再同步化起搏器**），对合并 LBBB 且 QRS＞130～140ms 的心力衰竭患者非常有利。图 13.11 列举了一个这样的例子。起搏信号后 QRS 波在 aVL 导联起始负向，V_1 导联起始正向，提示左心室侧壁起搏。QRS 时限变窄，术前窦性心律时呈 LBBB，QRS 时限 160ms，起搏器植入后 QRS 时限 115ms，说明再同步化治疗成功。更多的内容详见 Bayés de Luna，2011 and 2012 a。

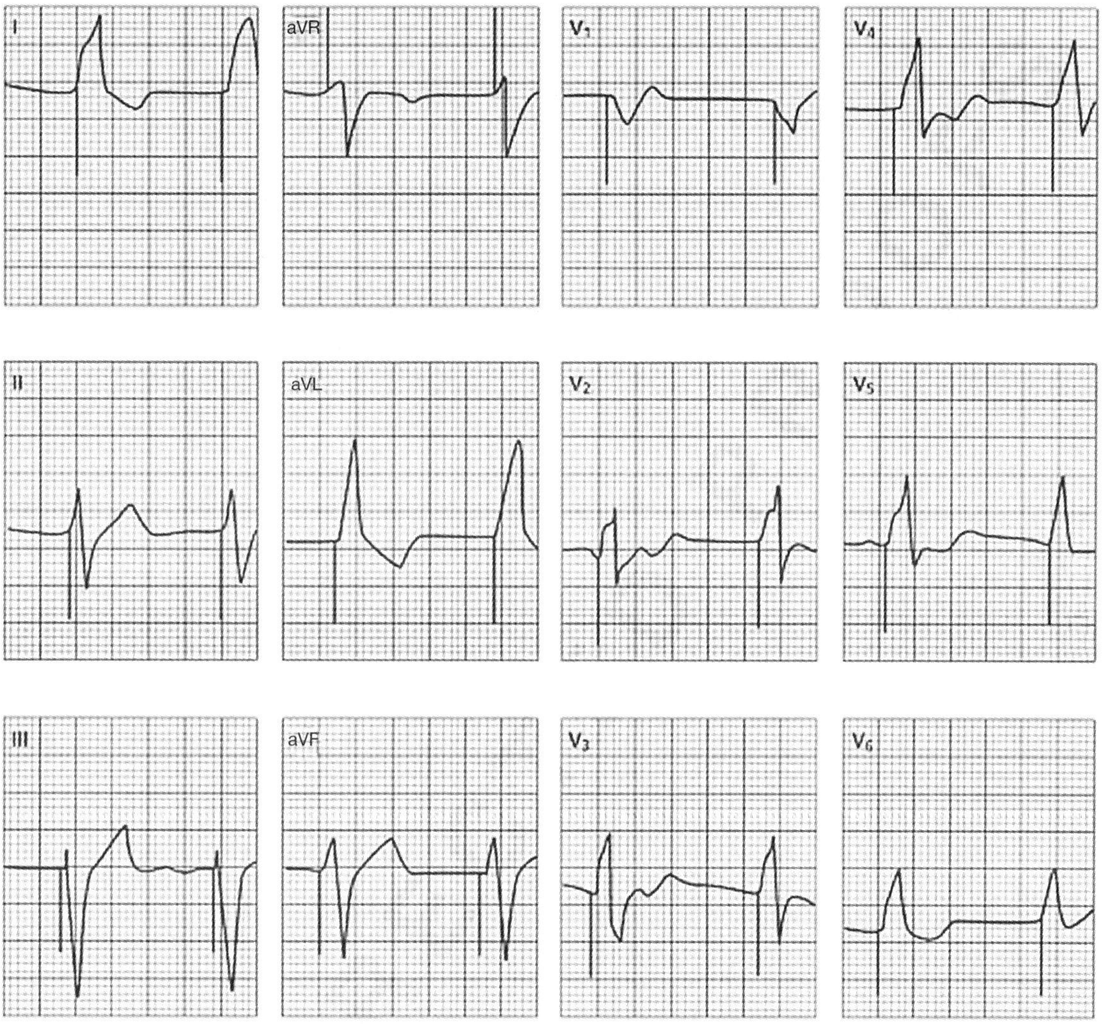

图 13.7　电极植入右心室心尖部的起搏心律心电图（呈 LBBB 图形）

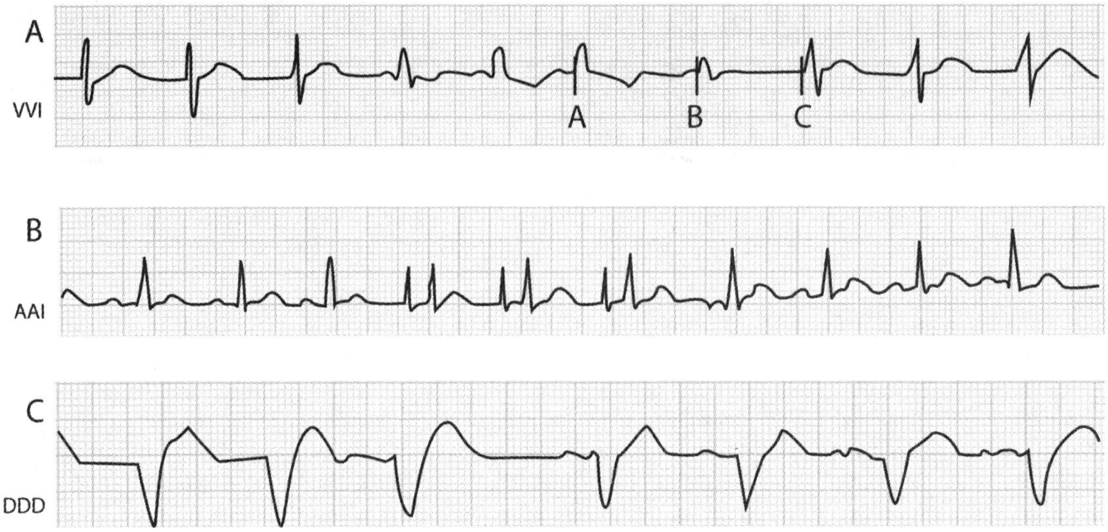

图 13.8 A. VVI 起搏心电图，心室按需起搏。当自身心率低于起搏器设定频率时起搏器工作。可见融合波（第 6 个和第 7 个）。在两个窦性激动（第 4 个和第 5 个）后起搏器再次开始工作，起搏脉冲延迟发放考虑为滞后功能打开（AB>BC）。**B.** AAI 起搏心电图。前 3 个和后 3 个为窦性心律，心房起搏信号后可见心房除极波（P 波）。第 8 个周期之后窦性心律占优势，起搏心律被抑制。**C.** DDD 起搏心电图。生理性（顺序）起搏的心电图。前 3 个为心室起搏（心房感知），其后窦性心律频率下降，出现房室顺序起搏（两个起搏信号）

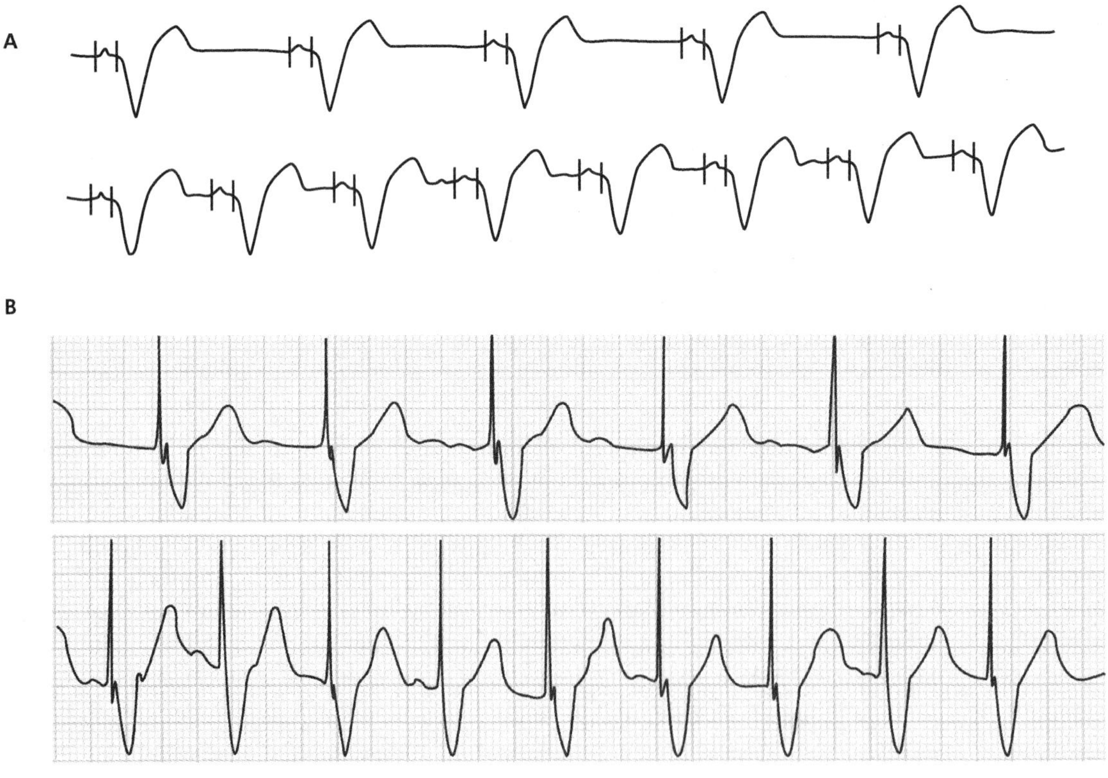

图 13.9 A. 病态窦房结（病窦）综合征及房室传导阻滞患者 DDDR 起搏器心电图。注意运动时起搏心率如何增加。**B.** 房颤合并房室传导阻滞患者 VVIR 起搏器心电图。注意运动时起搏心率如何增加

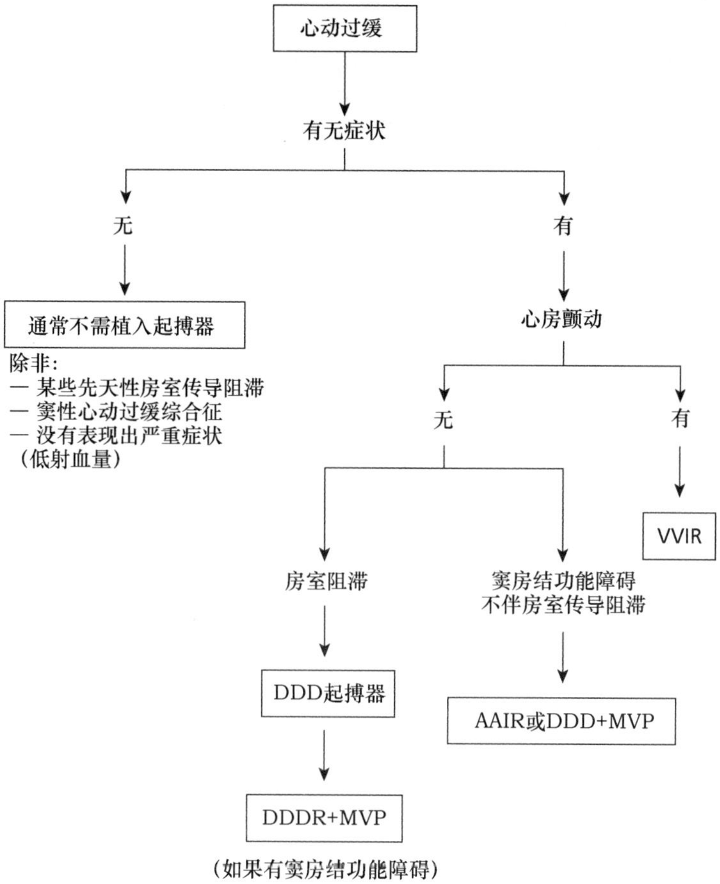

图 13.10　起搏器选择流程图。对所有心动过缓病例进行起搏治疗的选择，而不考虑其病因（见 Nielsen, 2010）（表 13.1）。MVP＝最小化心室起搏

表 13.1　目前最常用的三种起搏器的特征

字母位置（Ⅰ Ⅱ Ⅲ）	模式描述	适应证
VVI	心室按需起搏器（R 波抑制）（图 13.8A）。起搏器可感知自身 QRS 波。如果没有出现自身搏动，起搏器按照设定的频率发放起搏脉冲。VVIR 型起搏器可按需增加起搏频率（图 13.9B）	特别适用于房性心律失常患者，尤其是房颤，慢心室率，老年患者，久坐生活方式，心动过缓不频发和起搏器介导的心动过速
AAI	心房按需起搏器（P 波抑制）（图 13.8B），功能类型 AAIR 起搏器	特别适用于房室传导未受损的窦房结疾病和预计短期随访中不会出现房颤的患者
DDD	常用。心房和心室感知和起搏（图 13.8C）。包含不同类型的程序参数设计。DDDR 型可按需增加起搏心率（图 13.9A）	适用于窦房结疾病和所有类型的房室传导阻滞患者。在持续性房颤时，与 VVI 相比不能提供更多的获益。存在室房逆传时可能出现起搏器介导心动过速，可以通过程控起搏器关闭心房感知预防

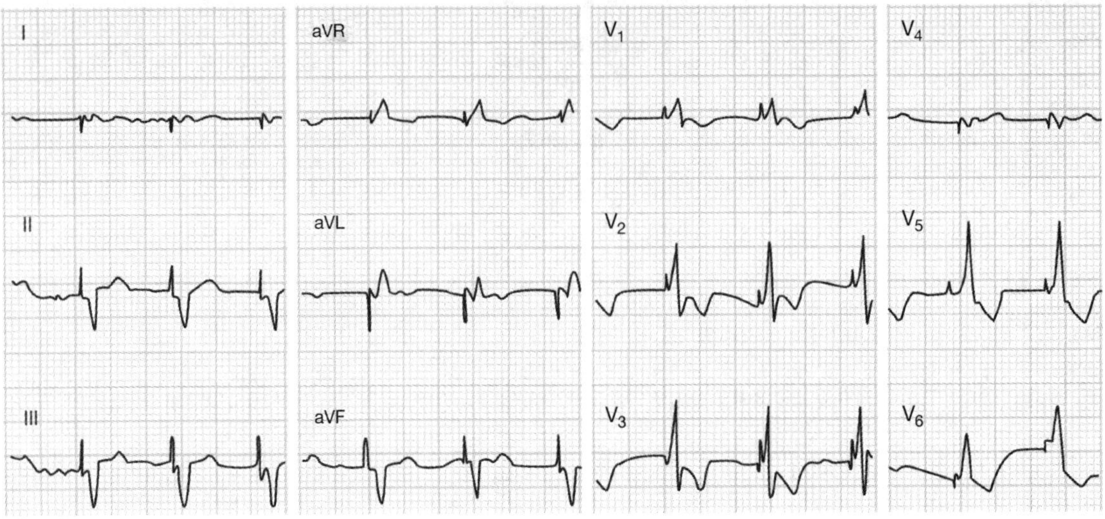

图 13.11 双心室起搏患者（再同步化起搏器）心电图。QRS时限较术前窦性心律时明显缩短。左心室起搏可解释 ÂQRS 及各导联上 QRS 波的形态（V_1 导联呈 R 型而 aVL 导联呈 QR 型）

自测题

A. 逸搏或逸搏心律的定义。

B. 心室夺获的定义。

C. 病理性窦性心动过缓的定义。

D. 列出诊断窦房传导阻滞的基本点。

E. 列出诊断房室传导阻滞的基本点。

F. 在运动员中会发现何种类型的二度房室传导阻滞？

G. 起搏器心电图的组成包括什么？

H. 用于分类不同类型起搏器的三个字母代码是什么？

I. 起搏器是如何适应日常需要的？

J. 什么是再同步化起搏器？

第 14 章
如何分析心律失常心电图
How to Interpret ECG Tracings with Arrhythmia

如果大家仔细阅读本章并且尝试去记住前面提到的所有概念，那么这一看似简短章节学习起来事实上需要花很多时间。

在临床实践中分析一份心律失常心电图时，建议使用下述方法做出正确诊断。这一过程中将用到第 10 至 13 章所描述的信息。

A. 确定存在心房波，明确心律类型(窦性或异位)、心率、形态以及在 RR 周期中心房波的位置。

B. 分析 QRS 波：时限和形态。

C. 分析房室关系，识别正常传导和逆传（图 10.2）。

D. 分析早搏（期前收缩、并行心律、窦性夺获）及确定反复激动（自律性或折返激动）。

E. 分析间歇。识别自律性降低、传导阻滞或隐匿性房早二联律。

F. 分析延迟的窦性搏动、逸搏和逸搏心律。

G. 分析二联律。图 14.1 列出了最常见原因。

H. 分析在规律 RR 间期出现时的 **QRS 波形态变异。**当 QRS-ST-T 的改变是由于心肌的固有疾病时，它能提示真性电交替（图 14.2）。另外，当继发于心电活动改变时（如 2∶1 分支阻滞或 2∶1 预激），会出现假性电交替。非常延迟的室早二联律与室早落在 PR 间期时也容易引起混淆。

当存在疑问时，按照这个流程，参考第 10 至 13 章的内容几乎可对所有的心律失常做出正确诊断。而且，它可用于选择最适宜的治疗和做出更好的预后评估。如有必要，可行进一步检查（如动态心电图检测、负荷试验、倾斜试验、电生理检查）。

二联律

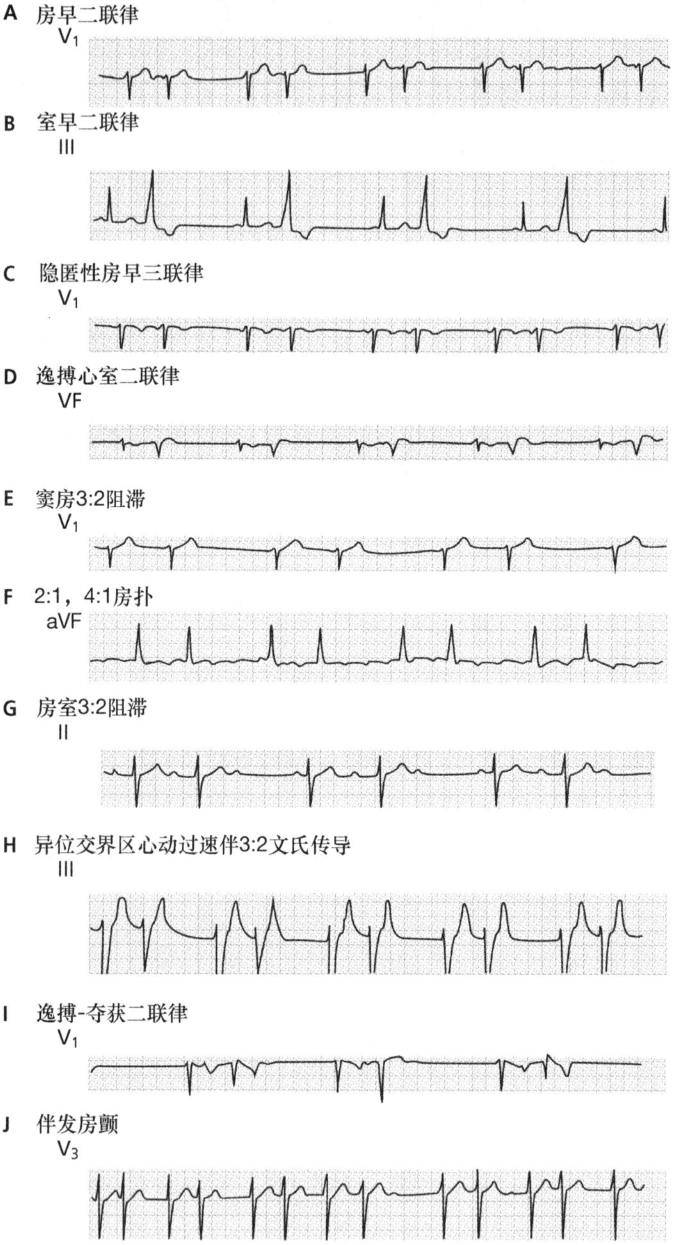

图 14.1　不同类型的二联律 QRS 波。图中介绍了其不同机制

QRS 形态变异

注意：本章没有自测题，因为正文是自测题的一种形式。

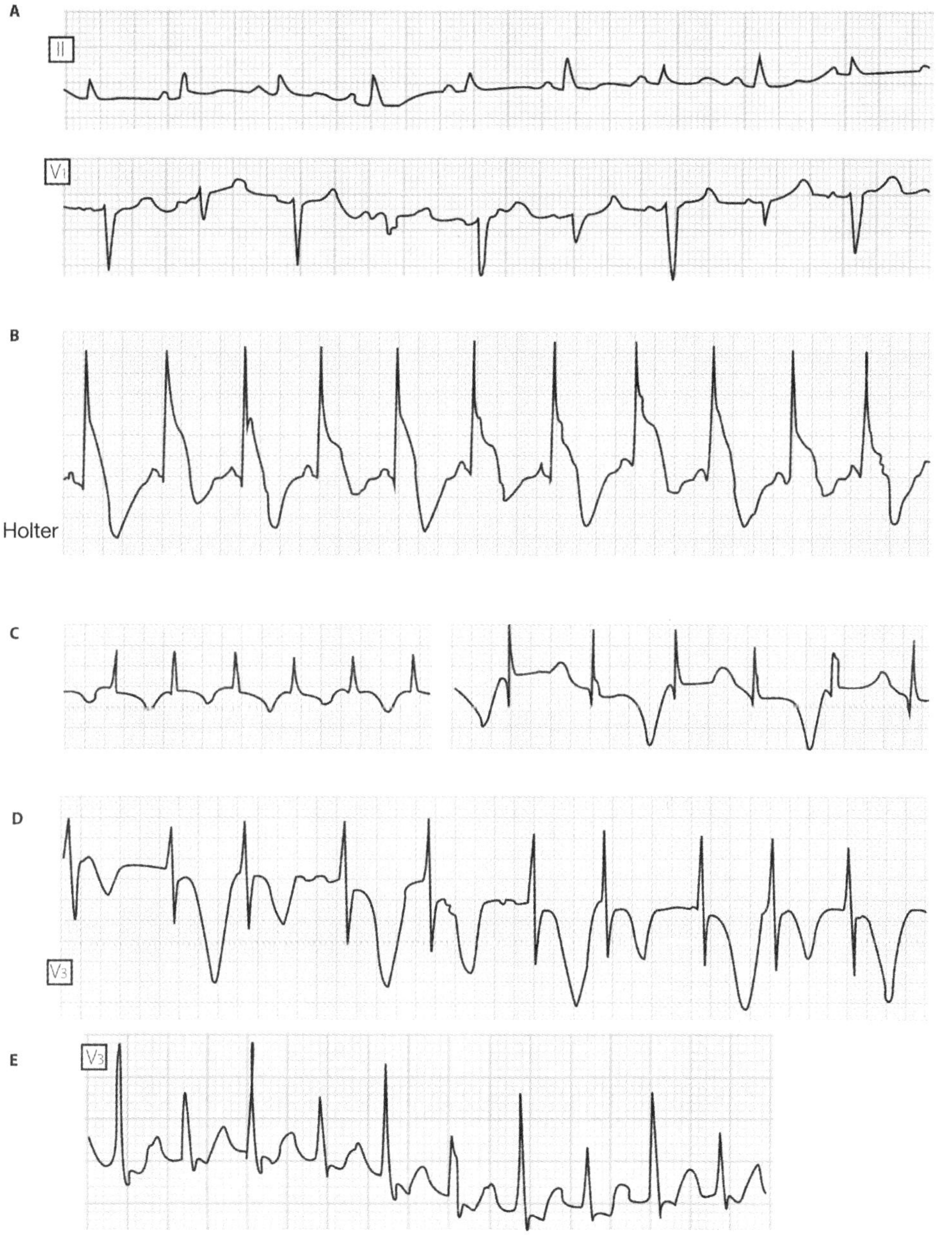

图 14. 2　电交替的典型心电图。**A.** 心脏压塞患者 QRS 波电交替。**B.** 变异型心绞痛患者 ST-T 交替改变。**C.** 先天性长 QT 综合征患者 T 波电交替。**D.** 伴随房颤的严重电解质紊乱患者的 T 波电交替。**E.** 折返性房室交界区心动过速（JRT-AP）的 QRS 波电交替

第 4 部分 心电图的临床应用

ECG in Clinical Practice

在临床实践中，心电图是非常有用的。在心律失常的诊断（第 3 部分），还有第 5、第 7 和第 8 章中涉及的房性和室性阻滞以及预激综合征的诊断中，我们知道心电图是金标准。

在第 9 章，我们了解到心电图的重要性不仅在于它对电生理机制的描述，而且在于它能对缺血与坏死相关的不同综合征进行临床诊断。

心电图在诊断心房和心室肥大方面也是很有价值的，尽管影像学技术对此更胜一筹。然而，心电图提供的信息常常具有更多的预测价值。

作为此书的最后一部分，**第 15 章**分析患者症状相关心电图的重要性。在此，我们强调心电图在全面评估“心前区疼痛”症状方面的重要作用，正如已在第 9 章中深入讨论过的。胸痛患者临床表现、心电图检查和心肌坏死标志物之间的相互关系是非常重要的。心电图对经历心肌缺血事件后患者的随访也非常重要。我们将在这一章中进一步讨论呼吸困难、心悸和晕厥时的心电图表现。

第 16 章分析心电图在其他心脏疾病和多种状态下的应用价值。

第 17 章概述无临床症状但预后不良疾病的主要心电图表现。它包括遗传性心脏疾病的心电图表现，还有其他无临床症状但预后不良疾病所记录到的心电图表现。在这些情况下，结合心电图的发现，进行详细的病史询问和细致的体格检查就显得尤为重要。

最后，**第 18 章**讨论在病史询问及体格检查均正常的患者记录到异常心电图的重要性。相反，正常心电图也常会出现在有非常严重的心脏病患者中。

第 15 章
从症状到心电图
有胸痛及其他症状时的心电图
From Symptoms to the ECG
ECGs in the presence of precordial pain or other symptoms

15.1. 胸痛

15.1.1. 缺血性心脏病 *vs*. 心包炎或其他原因导致的胸痛

在急诊室以胸痛就诊的患者可能有 3 种病因。

A. 明确的缺血性胸痛，既往病史、心电图动态改变（第 9 章所述），结合心肌坏死标志物是确诊的关键。

B. 非缺血性胸痛：可能是心血管原因，也可能不是。前者包括的疾病通常是良性的，比如心包炎，或者是非常危险的，比如主动脉夹层。详细询问病史、体格检查评估、心电图表现和影像学检查对最后的明确诊断都非常重要。表 15.1 列举了 **5 种导致胸痛最重要的心血管疾病：急性冠脉综合征（ACS）、心包炎、心肌炎、肺栓塞和主动脉夹层的鉴别诊断要点。**同心电图的描述一起，也概括了相关的病史和生物学标志物。

非心血管性胸痛包括：①疼痛来源于胸壁和骨骼肌肉（很常见）；②呼吸痛（气胸、胸膜炎等）；③疼痛来源于消化道和结肠炎；④心理性疼痛（焦虑、过度换气等）。需要记住的是过度换气可以导致心电图的变化，特别是引起 T 波低平/倒置（图 4.25）。

C. 有 25%～30%的胸痛患者到医院就诊时难以诊断。胸痛的原因需要追踪，在明确诊断之前，进行心电图检查，如有必要，还需进行其他的检查。

15.2 急性呼吸困难

急性呼吸困难可能由下述病因所导致，心电图表现对病因的诊断十分重要。

A. 左心衰竭。ACS 或快速性心律失常的过程中出现急性肺水肿或亚急性肺水肿时，心电图常常出现房颤，少数情况下也会出现室速。ACS 患者常常伴有心绞痛症状，无缺血性心脏病的心动过速患者有时也可有胸痛症状。此时，病史及心电图表现对诊断非常重要。

B. 肺栓塞。此时呼吸困难较胸痛更突出。如果存在引起肺栓塞的危险因素，一定要明确这些危险因素。

心电图非常重要，因为它可能出现异常心电图的典型表现，如 $S_{I}Q_{III}T_{III}$ 负向图型（McGinn-White 征）（图 15.4），还可以出现完全性右束支传导阻滞（RBBB）（图 15.5）。症状突发时心电图常表现为窦性心动过速（但有窦房结功能障碍的老年人除外），这点对疑似本诊断非常重要。进一步检验和影像学检查也非常重要。

表 15.1 急性冠脉综合征、心包炎、主动脉夹层和肺栓塞的鉴别诊断：心电图特点

	ACS	心包炎	心肌炎	主动脉夹层	肺栓塞
呼吸道感染史	无	有	无	无	无
疼痛特点	心绞痛扩散至上臂、下颌、背部、胃部等	心前区疼痛随呼吸加重	多表现为呼吸困难而非胸痛，随吸气加重	主要位于后背部	多表现为呼吸困难而非胸痛
ECG	1. 表现为典型或非典型 STEACS 或 NSTEACS 特点（见第 9 章） 2. 急性缺血可能并非由于动脉粥样硬化血栓形成引起（见表 9.1）	1. 可能在初始阶段表现为 ST 段抬高，这与 STEACS 易混淆。心电图 T 波倒置可能持续较长时间（图 15.1）* 2. PR 段在 aVR 导联抬高，Ⅱ导联压低，无 Q 波，有时为异常的唯一表现 3. 负荷试验时心电图无改变。在早复极病例中抬高的 ST 段会随运动而降低（见图 15.2）	● 低电压 ● 窦性心动过速 ● 复极异常 ● 有时存在坏死性 Q 波	1. 无典型心电图特点 2. 心电图特点与相关疾病有关（如高血压等） 3. 有时 ST 段在 $V_1 \sim V_2$ 导联抬高，等同于左心室肥厚劳损时 $V_5 \sim V_6$ 导联的镜像表现（见图 15.3）	1. 窦性心动过速 2. $S_{Ⅰ} Q_{Ⅲ} T_{Ⅲ}$ 负向（图 15.4） 3. RBBB 伴 ST 段改变（图 15.5） 4. $V_1 \sim V_3$ 导联 T 波负向
生物标志物（肌钙蛋白）	一般升高，但也可能正常（不稳定型心绞痛）	一般正常，但可能升高，这与心肌炎有关	通常为阳性	一般肌钙蛋白阴性，D 二聚体升高（敏感性高，特异性低）	通常肌钙蛋白阴性，D 二聚体阳性
临床进程	取决于治疗，可产生 Q 波梗死或非 Q 波梗死	预后好。通常负向 T 波是由于心外膜下受累改善所致。 无 Q 波	预后通常是好的。偶有进展为心肌病，甚至猝死	预后差。 紧急外科手术	多变。 预后可能非常差。 有时会猝死

* ST 段抬高伴 T 波倒置可以解释为心外膜直接受累，其初始表现为 ST 段抬高（重要的心外膜心肌损伤图形）。随后 T 波倒置，类似于急性心肌缺血后出现的心电图改变（Bayés de Luna，2012）

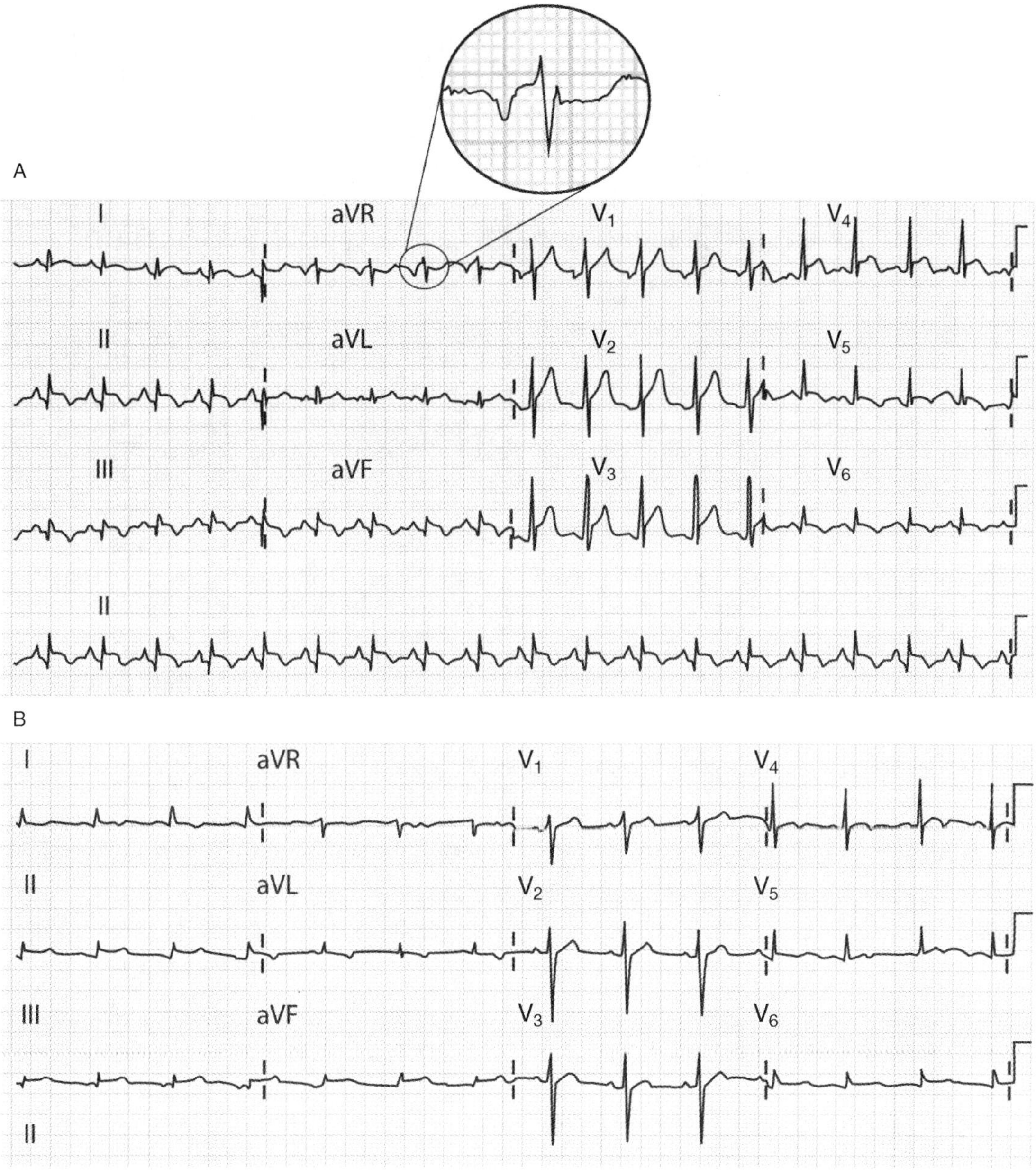

图 15.1　**A.** 一位 39 岁患者持续非缺血样胸痛。多个导联 ST 段抬高，部分导联有终末部 T 波倒置，但是无 Q 波，同时 PR 段在 aVR 导联抬高，于Ⅱ导联压低（急性心包炎）。病史和心电图随访（**B**）显示动态演变符合心包炎诊断（T 波低平，无 Q 波）

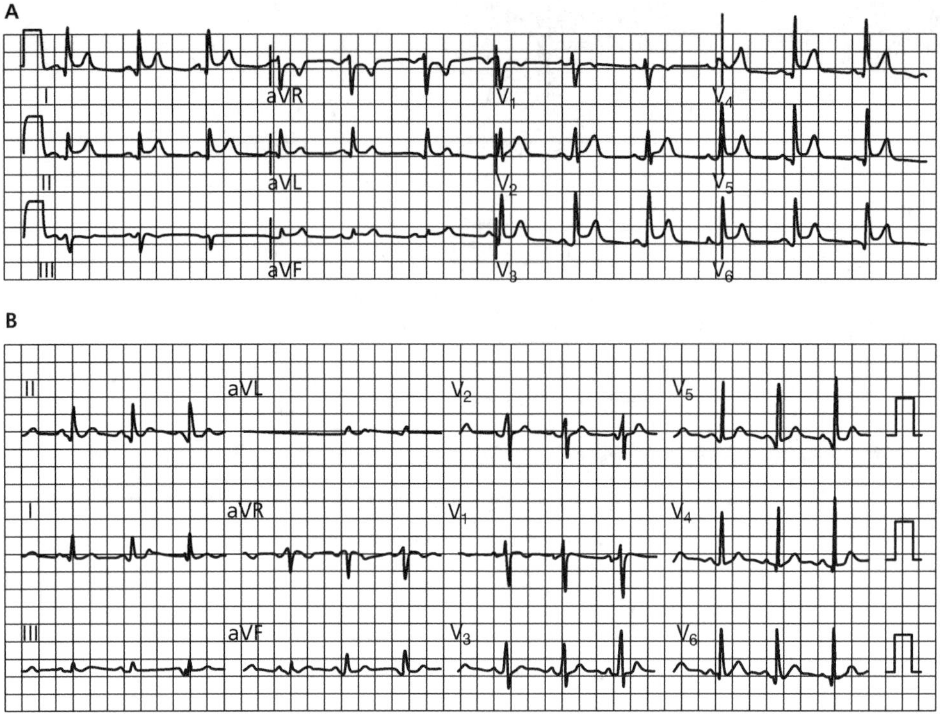

图 15.2 **A.** 一位胸痛患者，多个导联轻度 ST 段抬高，心电图自动诊断为心包炎。**B.** ST 段抬高因运动而消失，支持早复极的诊断。这是心电图自动诊断而误诊的实例

C. 慢性肺心病失代偿期。通常由于在慢性阻塞性肺疾病的基础上新发呼吸道感染引起。

体格检查、病史、血氧饱和度、心电图和生物标志物对诊断很重要（图 6.5）。

D. 支气管哮喘发作。可见于年轻人，病史、体格检查是关键。

心电图在不伴有心脏疾病的患者可表现为相对正常（窦性心动过速、高尖 P 波伴 P 波电轴指向右侧）。

E. 气胸。病史和胸部 X 线检查可明确诊断。

心电图也很有用。心电图经常表现为正常，但左侧气胸时胸前导联 QRS 波电轴右偏和低电压。有时，会发生可逆的、罕见的复极异常。

F. 呼吸困难是心绞痛的等位征。在急性心肌缺血发生时，呼吸困难可能是主要表象，可作为心绞痛的等位征。结合病史和心电图及血生化标志物通常能明确诊断。

G. 慢性心力衰竭可以表现为呼吸困难症状加重，原因为疾病的临床进展和一些之前提到过的相关因素，特别是心动过速、呼吸道感染或肺栓塞。

心电图、临床过程和生物标志物（NT-pro-BNP）对于确诊及精确的预后都非常重要。

15.3. 心悸

如果患者表现出心悸症状，那么患者有可能是某种特殊的心律失常，在病史、体格检查基础上，**心电图是有效的确诊工具**，如果存在心律失常则可以明确诊断，或无明显表现，心电图可提示某种可能（如 WPW 预激波，Brugada 波，Ⅱ、Ⅲ、aVF 导联 P 波正

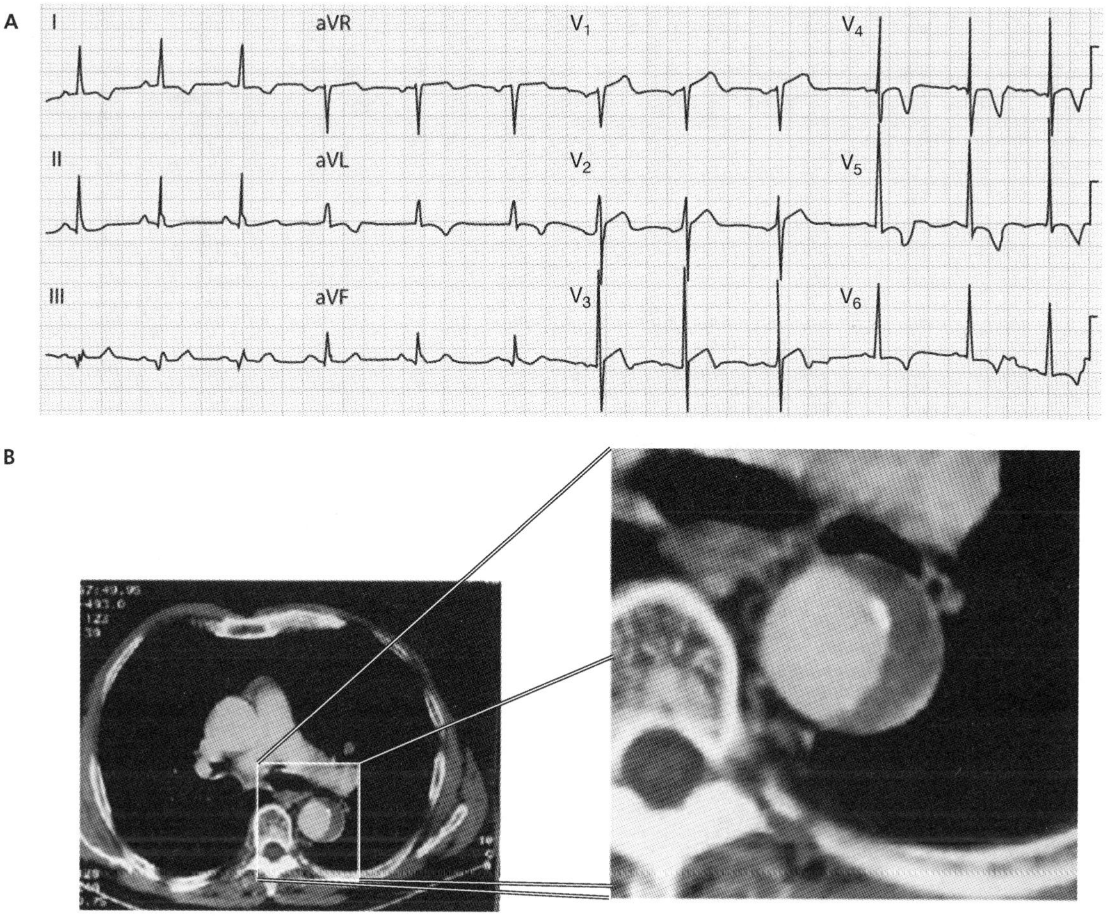

图 15.3　**A.** 一位主动脉瘤的胸痛患者。$V_1 \sim V_3$ 导联 ST 段抬高可能因为高血压导致左心室明显增大（V_6 导联）的镜像改变。此患者 ST 段抬高被误诊为 ACS，结果给予抗栓治疗，不仅无助反而有害。**B.** CT 扫描图像显示主动脉夹层。此病例说明在诊断 STEACS 之前，应该排除其他导致 ST 段抬高的疾病

负双相）。需要知道心动过速伴较快的心室率时，通常 ST 段会上斜型压低。然而有时候，即使在没有心脏病的年轻人，至少在某些导联的 ST 段也可以表现为水平型压低（图 15.6）。体格检查时未见心律失常，病史就起到关键的作用。正确的病史采集可以得出以下结论。

A. 患者诉有一个提前的单次收缩导致空虚感或诉心脏漏跳一次，这种情况可能是早搏。

B. 老年人会突然发生快的不规则的心律失常（房颤）或是规则的心律失常（可能是房扑）。有时，患者会抱怨胸部不适较心悸更严重，这种危险持续时间较长时，则要考虑 ACS 可能。

规则的阵发性心动过速可出现在年轻人，如果患者感觉颈部悸动，极有可能是房室结内唯一折返环的折返性心动过速。如果事件发生开始于儿童时期，这种阵发性心过速可以是旁路参与的房室折返性心动过速。同样道理，房扑时的心室率可以随 F 波经房室结下传心室比例不同而变化，通常情况下，心室率固定在 150～160 次/分以上（图 11.7 至图 11.10）。图 11.11 显示可用以鉴

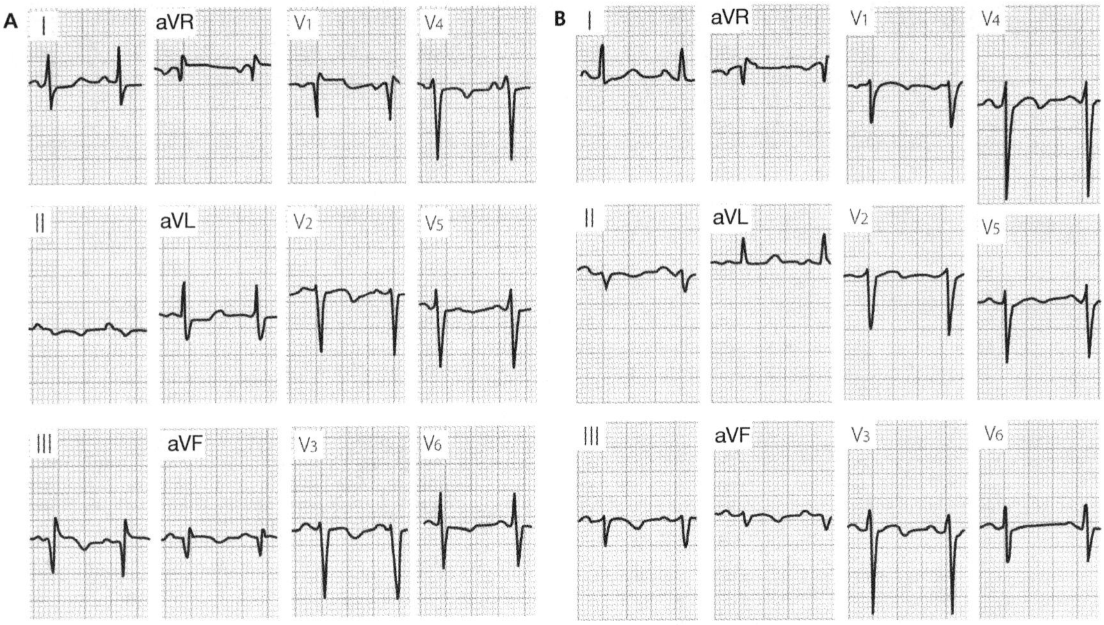

图 15.4　**A.** 一位 59 岁肺栓塞患者，具有典型的 McGinn-White 征：$S_{I}\ Q_{III}\ T_{III}$。**B.** 患者康复后的心电图

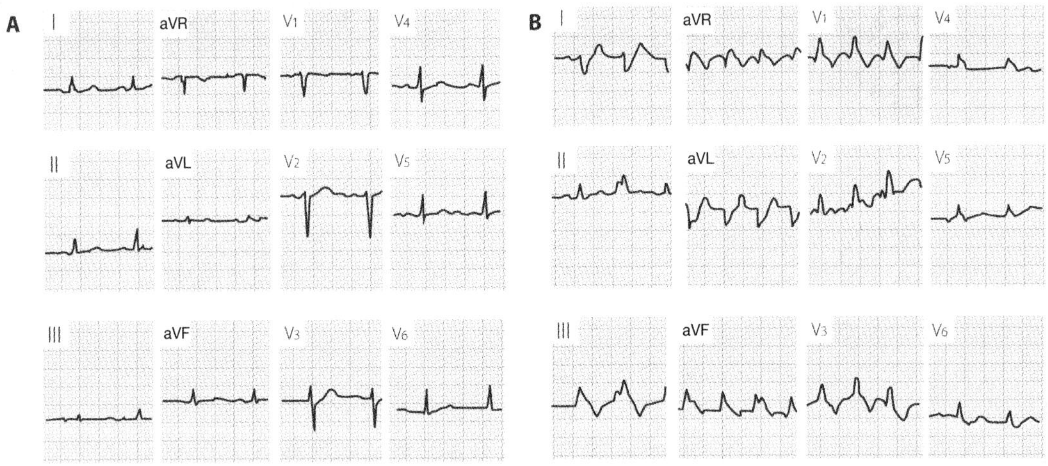

图 15.5　**A.** 一位 58 岁无心脏疾病的女性患者的术前心电图。**B.** 术后期间，患者出现大面积肺栓塞，心电图表现为突发电轴右偏，完全性右束支传导阻滞，窦性心动过速。患者于数分钟后死亡

别诊断规律的窄 QRS 波心动过速的流程图，这基于对心电图的仔细研究。

如果体格检查和心电图并没有发现心律失常，只有病史提供此可能性，那么应当进行动态心电图记录和直立倾斜试验，当然，其他的一些测试也是有必要的（Bayés de Luna 2011，2012）。

15.4. 晕厥

15.4.1. 概念

由于脑血流突然减少引起突发的短暂的意识丧失。它可以是良性症状，也可能是有猝死危险的严重心律失常的标志。

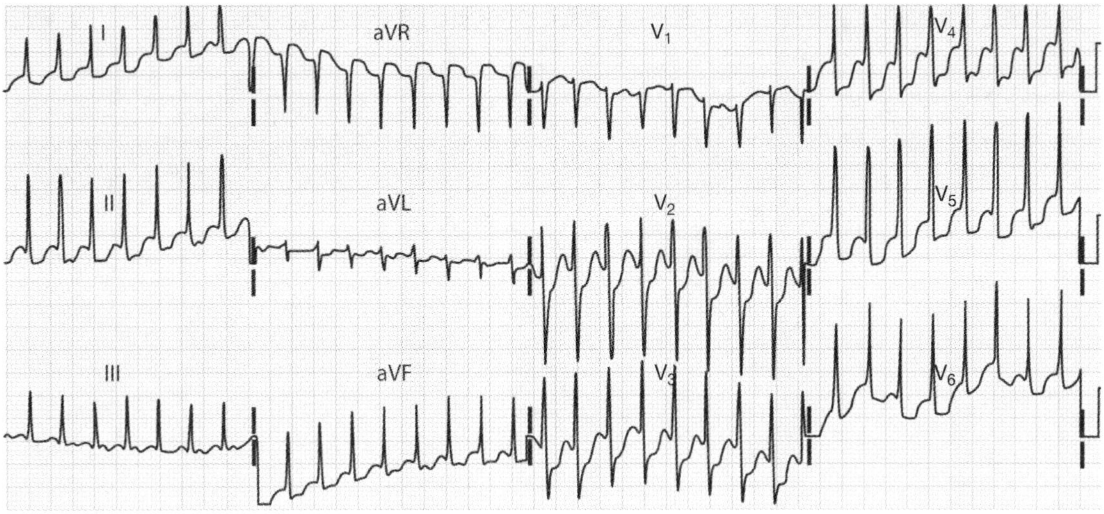

图 15.6　一位年轻患者，发作非常快的房室结折返性心动过速。患者诉胸部不适，心电图显示 ST 段显著压低，但患者无缺血性心脏病病史

15.4.2. 晕厥的发生机制如下。

A. 神经介导的（占晕厥原因的＞50％）。迷走神经参与反射性晕厥，包括咳嗽导致的晕厥、直立性晕厥、静脉穿刺性晕厥、直立性晕厥和颈动脉窦高敏感性晕厥。可以分为血管抑制型（最常见的类型）、心脏抑制型（很少，但有时与长时间停跳有关，需要植入起搏器）及混合型。

B. 心源性。最常见的类型，原因为心动过速或心动过缓。最严重的晕厥是室速或室颤导致的晕厥，因为此种情况下在第一次晕厥时即可发生猝死（见于缺血性心脏病、心力衰竭、遗传性心脏病）（见第 17 章）。

- 通常，**心动过缓导致的晕厥**（严重的窦性心动过缓、窦房或房室传导阻滞）会有头晕目眩或站立不稳的症状，但**首次晕厥往往不会引起猝死**。更多严重情况是发生于急性心肌梗死的过程中（右冠脉在房室结动脉发出前闭塞）。有些心动过缓性晕厥要考虑到高度束支传导阻滞，尤其是左束支或双束支传导阻滞合并 PR 间期延长的情况（见 Bayés de Luna，2012）。通常，三束支传导阻滞（右束支合并分支阻滞）与其他心动过缓相关性晕厥一样需要植入起搏器。

晕厥也能发生于血流闭塞的情况（例如，动脉狭窄、肥厚型心肌病、黏液瘤）。

C. 神经源性晕厥。这种类型的晕厥或头晕感觉可出现在短暂脑缺血发作时。

15.4.3. 怎样选择最好的管理方式

病史（猝死家族史或儿童期迷走性晕厥），静息或运动性晕厥的表现类型，体格检查结合心电图表现（主动性或被动性心律失常和束支传导阻滞，尤其是高危患者）（第 17 章），心脏超声和倾斜试验（对确诊迷走性晕厥有用），所有这些都可用来确定晕厥的机制和选择最佳的治疗方案。对运动员来说，运动性晕厥是预后不良的一个标志，需要进行全面的检查，包括行冠脉造影和影像学检查；在其他人群中，需排除缺血性心脏病、冠状动脉和主动脉异常和遗传性心脏病（见 Bayés de Luna，2011）。

自测题

A. 在急诊室里，可能有多少种类型的胸痛？缺血性胸痛怎么诊断？

B. 列举最常与缺血性胸痛相混淆的疾病。

C. 负荷试验有助于区分 ST 段抬高是早复极还是心包炎吗？

D. 列举急性呼吸困难的常见原因，描述心电图在这些疾病鉴别诊断中的作用。

E. 心包炎急性期心房复极异常表现是什么？

F. 为什么心电图对心悸患者诊断很重要？

G. 为什么心电图对晕厥患者诊断很重要？

第 16 章
遗传性心脏病预后不良心电图及其他预后不良的心电图类型
The ECG in Genetically Induced Heart Diseases and Other ECG Patterns with Poor Prognosis

16.1. 概念

有时，一份无症状的**窦性心律心电图**就可以诊断预后不良性心脏病，通常是因为有潜在的严重心律失常风险。

当然，**主动性或被动性心律失常，特别是三度房室传导阻滞或室性心动过速，都极具风险**，在本章不再讨论。

本章讨论的心电图可分为两组：①遗传性预后不良心电图；②非遗传性预后不良心电图（表 16.1）。

16.2. 遗传性预后不良心电图

这些心电图可以引起室速/室颤，并且需要植入 ICD（Bayés de Luna，2011）。

16.2.1. 长 QT 综合征

是一种离子通道病（不伴有心脏结构异常的离子通道病），源于钾通道的缓慢激活和钠通道的不完全失活。这正是长 QT 间期易发生恶性室性心律失常和猝死的原因（Moss and Robinson，1992；Schwartz et al.，1993）。

表 4.2 显示不同年龄和性别的正常 QT 时限。测量 QT 间期时选择同一次心电图记录中不同导联进行测量很重要，以便确定 QT 间期的起点和终点（取 5 个周期的平均值）。QT 间期必须根据心率矫正。通常 QTc>460ms 是病理性的（第 4 章）。

心电图表现

图 16.1 显示研究已明确的 3 种类型先天性长 QT 综合征（Ⅰ、Ⅱ和Ⅲ型）的最典型的心电图形态（显示了基因型与表型的关系）（Zareba et al.，1998；Zareba and Cygankiewicz，2008）。

正如图 16.2 中所见，ST-T 电交替是非常典型的心电图特点。

恶性室性心律失常（通常是尖端扭转型室速），经常继发于宽而倒置的 T/U 波之后。

16.2.2. 短 QT 综合征

是一种罕见的离子通道病，特点是**短 QT（<300ms）和高尖对称的 T 波**（图 16.3）。有时候其与年轻人房颤和早期复极有关。

16.2.3. Brugada 综合征

这种综合征为遗传性疾病（Brugada and Brugada，1992）。是由于右心室流出道钠离子通道的失活以及一过性外向钾电流（Ito）明显增加致使右心室心外膜与心内膜形成电位差，从而引发恶性心律失常和猝死（各种形式的室速/室颤）。

表 16.1 预后不良的心电图图形

(A) 遗传诱导的

- 无结构参与的离子通道紊乱（离子通道病）
  1. 长 QT 综合征
  2. 短 QT 综合征
  3. Brugada 综合征
  4. 其他类型：儿茶酚胺性室速；遗传性尖端扭转型室速等
- 特定类型的心肌病
  1. 肥大性心肌病
  2. 致心律失常性右心室发育不良
  3. 非致密性心肌病

(B) 非遗传诱导的

1. 严重窦房结功能障碍
2. 高度房内传导阻滞
3. 二度房室传导阻滞
4. 预后不良的心室肥大
5. 高风险室内传导阻滞
6. 预激综合征
7. 慢性和急性心肌缺血患者的高风险心电图
8. 低体温症
9. 离子通道障碍
10. 获得性长 QT 综合征
11. 起搏器植入

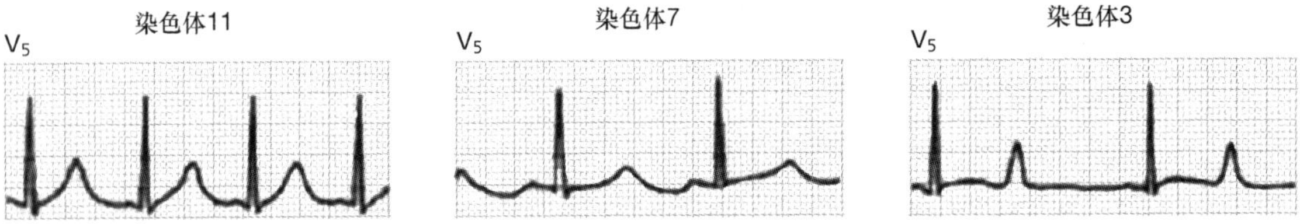

图 16.1 不同基因型相关的 3 种类型的先天性长 QT 综合征心电图：LQTⅠ、LQTⅡ、LQTⅢ

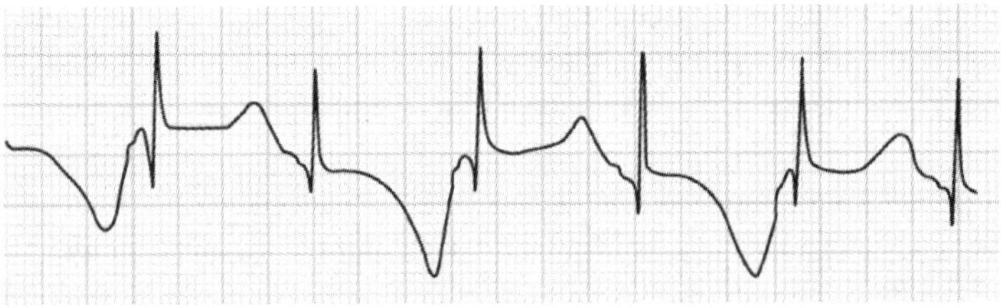

图 16.2 一例先天性长 QT 综合征患者的复极电交替（见彩图 16.2）

16.2.3.1. 心电图表现

如前描述，Brugada 综合征心电图共分为三种类型，但就 $V_1 \sim V_3$ 导联心电图特点来说，目前有两种明确定义的心电图图形。（图 16.4）（Bayés de Luna，2012a，b）。

A. Ⅰ型（下斜型）：在 QRS 终末出现圆拱形抬高，幅度通常≥2mm（可疑病例介于 1～2mm 之间），继之有一个凹面或者直线下降曲线。类似于无症状的 STEACS 心电图。这种心电图是最危险的，可以出现室速/室颤（图 16.4A）。

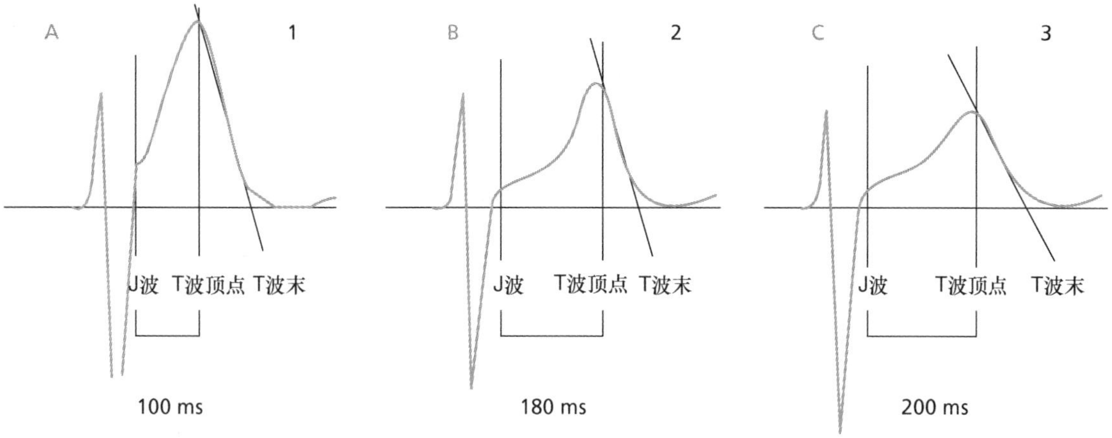

图 16.3　有症状的短 QT 综合征患者的 QT 图形（**A**），无症状的短 QT 综合征患者的 QT 图形（**B**），正常 QT 间期心电图（对照）（**C**）（见正文）（引自 Anttonen et al.，2009）（见彩图 16.3）

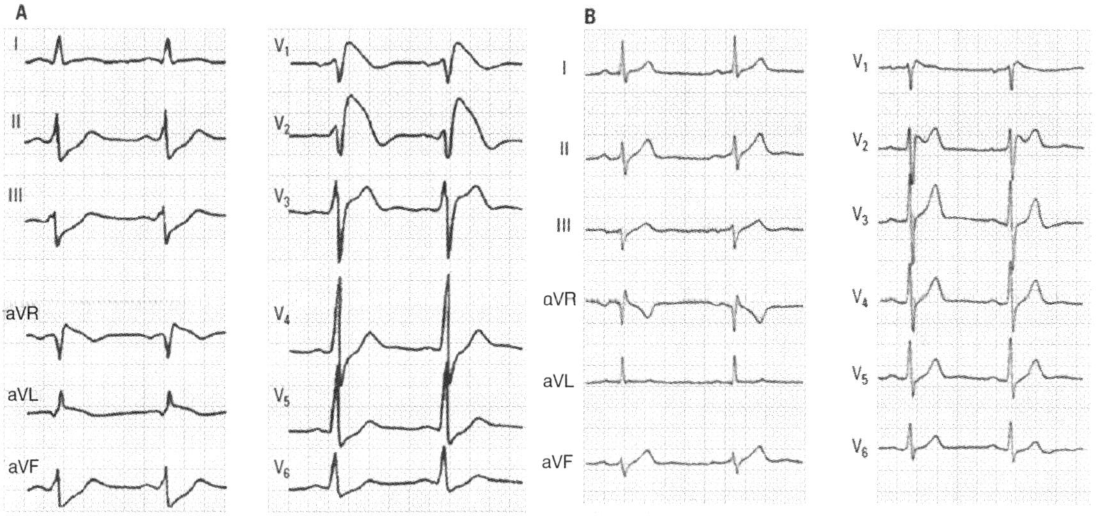

图 16.4　典型的Ⅰ型 Brugada 波心电图（穹隆形）和Ⅱ型（鞍背形）（见正文）

B. Ⅱ型（马鞍型）：这种心电图有一个圆形的 r′（有时候被称作 J 波），幅度抬高≥2mm，继之下降并与抬高的 ST 段（高于基线至少 0.5mm）相延续。ST 段之后是 T 波，其在 V_2 导联直立，在 V_1 导联有多种形态（图 16.4B）。

- **这两型的 QRS 时限 V_1 导联长于 V_6 导联**（图 16.6），正如致心律失常性右心室心肌病中一样。正常变异者，如漏斗胸患者、运动员或者不完全性右束支传导阻滞的患者，V_1 导联中无 r′。

- 它的特征是**不同肋间 QRS 波形态是不同的**。通常需要在第 2 肋间和第 4 肋间记录 V_1～V_2 导联图形（图 16.5）。

- 多种因素可致心电图动态变化（例如：发热、某种药物）（见 www.brugada-syndrome.net/）。作用于钠通道的药物（阿义马林或其他类似药物）有助于使 Brugada 图形显现或者从Ⅱ型转变为Ⅰ型。

- **Brugada 心电图形模拟：这个术语来自 Perez Riera 和 Baranchuk 的建议**，他们成功复制了典型的 Brugada 心电图图形

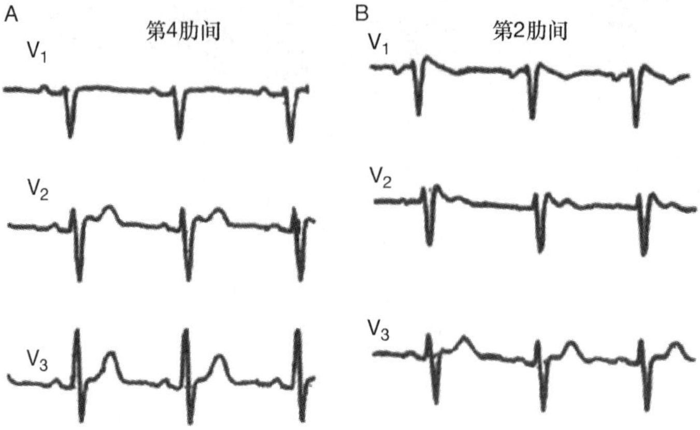

图 16.5 发作晕厥的患者，典型的Ⅱ型 Brugada 波在第2肋间较第4肋间（A）明显

（Baranchuk，2013），这种复制图形并非是遗传性因素导致的。这些复制的 Brugada 图形是暂时性的，通常与影响右心室的因素有关，如右心室心肌缺血、肿瘤、肺栓塞等。这种心电图的预后尚不清楚，但一定不同于真正的 Brugada 心电图。

16.2.3.2. Brugada 心电图的鉴别诊断

图 16.6 显示 V_1 导联呈 rSr′的不同形态之间的区别。下部的四种心电图是病理性的（Brugada Ⅰ型和Ⅱ型）、致心律失常性右心室心肌病（ARVD）和高钾血症；其他四个是正常变异（V_1 导联放置较高、漏斗胸、运动员和不完全性右束支传导阻滞）。

• 有时候，Brugada Ⅱ型心电图与 V_1 导联有 r′波的其他心电图鉴别比较困难（图 16.6）。所以评估 r′波的特点很重要（Bayés de Luna，2012a）。Brugada 心电图的 r′波的上升支和下降支的角度较大（Chevalier，2011），所以我们提出了距 r′波顶点 5mm 处的基底部的距离（图 16.7 中的 AB），Brugada Ⅱ型中通常≥4mm，而在漏斗胸、部分右束支传导阻滞患者及运动员中＜4mm（Bayés de Luna et al.，2012b；Serra et al.，2014）。这种标准比测量β角更容易。

• ARVD 患者 V_1 导联有一个正向波（ε波），有时与 QRS 波稍分离，通常没有 ST 段的抬高。

• 漏斗胸患者 V_1 导联 P 波通常负向，r′波窄。这也见于运动员和不完全性右束支传导阻滞的患者。

• 图 16.6 也显示两种类型 Brugada 综合征、高钾血症和 ARVD 时的心电图，V_1 导联和中/左胸导联两条垂线之间的 QRS 时限不同。这并未出现在其余4个 V_1 导联呈 rSr′波的心电图中，其属于正常变异。从第1条垂线到第2垂线（位于 80ms 处）显示在 Brugada 两种类型中 $V_1 \sim V_2$ 导联 ST-T 曲线下斜形改变，而在运动员、漏斗胸和不完全性右束支传导阻滞的患者中，至少在 V_2 导联 ST-T 曲线是上升的（Corrado 指数）（Corrado et al.，2010；Bayés de Luna et al.，2012b）。

• 图 16.7 展示了我们认为最有助于鉴别诊断的流程图（baranchuck et al.，2014）。

16.2.4. 肥厚型心肌病

• 这是一种遗传性疾病，特点是肌节蛋白异常导致纤维排列紊乱，左心室肥大和有室速/室颤风险（McKenna，2002；Maron，2010）。

• **95%患者心电图异常**，并且有的患者在超声心动图检测到左心室肥大之前心电图就已经表现出异常。与长 QT 综合征不同，

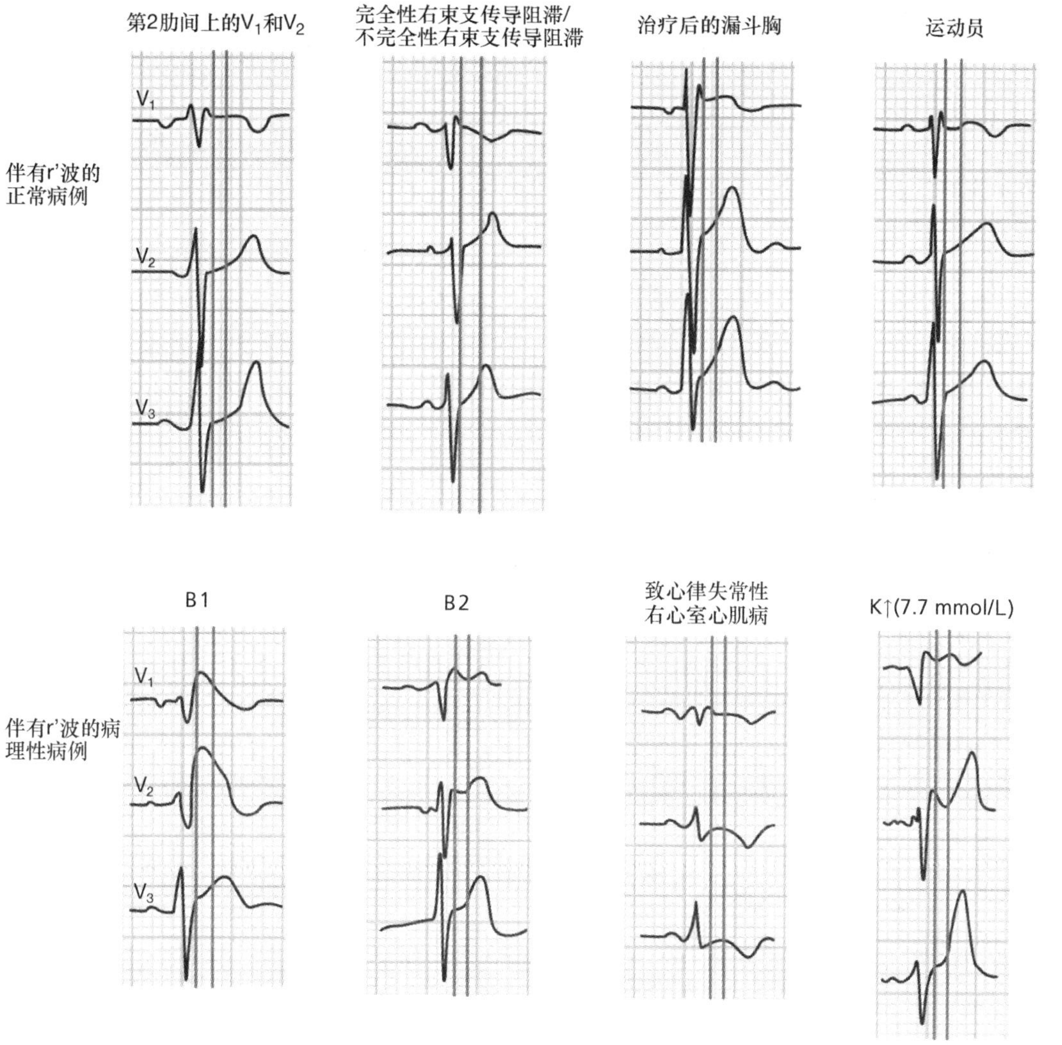

图 16.6　此图清晰显示 Brugada Ⅰ型（B1）和Ⅱ型（B2）、AVRD 及高钾血症患者的心电图中 V_1 和 V_3 导联 QRS 时限的不同（第一条垂直线）。然而，在四个正常变异心电图中，$V_1 \sim V_3$ 导联 QRS 波时限是相同的。第一条垂直线后 80ms 即第二条垂线，清晰显示 $V_1 \sim V_2$ 导联 BrugadaⅠ型和Ⅱ型心电图的 ST 段是下斜型抬高的（J 点处 ST 段抬高数值与 80ms 后 ST 段抬高数值比>1）（Corrado 指数），但是在正常变异心电图中至少 V_2 导联 ST 段是上斜型抬高的（比率<1）（见正文和图 17.10）。（见彩图 16.6）

其没有明显的基因型和表型关系。

- 通常，心电图会显示左心室肥大高电压及继发性 ST-T 改变的图形，其很难与其他病因引起的左心室肥大相鉴别。

然而，可以见到两种类型的心电图表现：①高电压 R 波后有一个尖而倒置的 T 波（心尖部肥大）和②小 q 波，有时候因间隔肥大可见深的 Q 波（QS 型），有时呈低电压（图 16.8）。

16.2.5. 致心律失常性右心室心肌病

这是一种遗传性疾病，其特征是脂肪浸润和右心室纤维化，可致室速/室颤。**80%的患者心电图异常。心电图异常的最典型表现（Marcus，2009）包括：**

- 不典型右束支传导阻滞图形且 QRS 时限 $V_1 > V_6$（图 16.9）。

- 在一些病例（约 10%），能记录到右

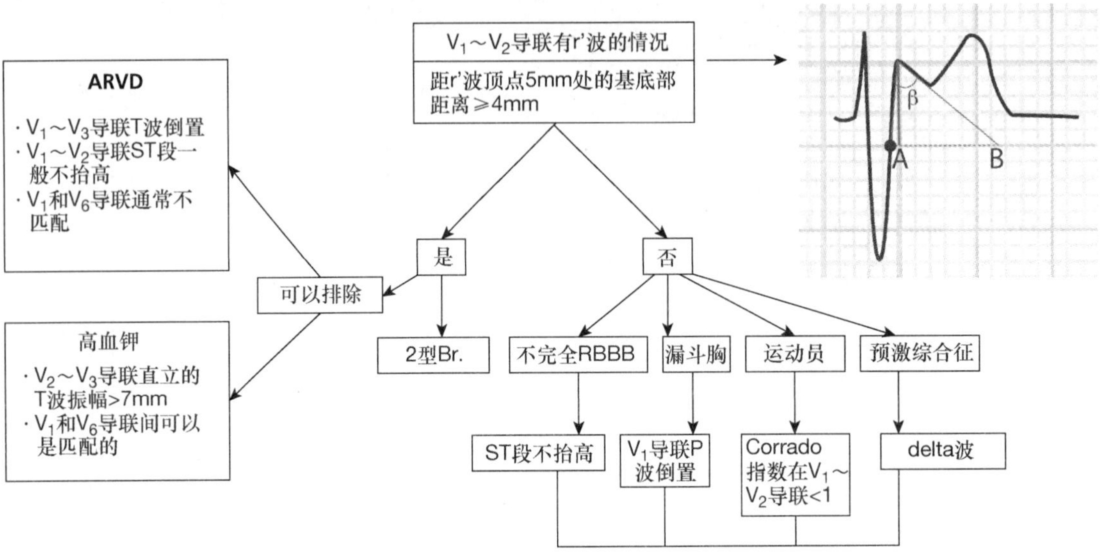

图 16.7 根据测量 V_1～V_2 导联 r′波三角底部的长度来进行鉴别诊断的流程图。如果 AB≥4mm，非常支持其为 BrugadaⅡ型（见正文和 Baranchuk et al.，2014）（见彩图 16.7）

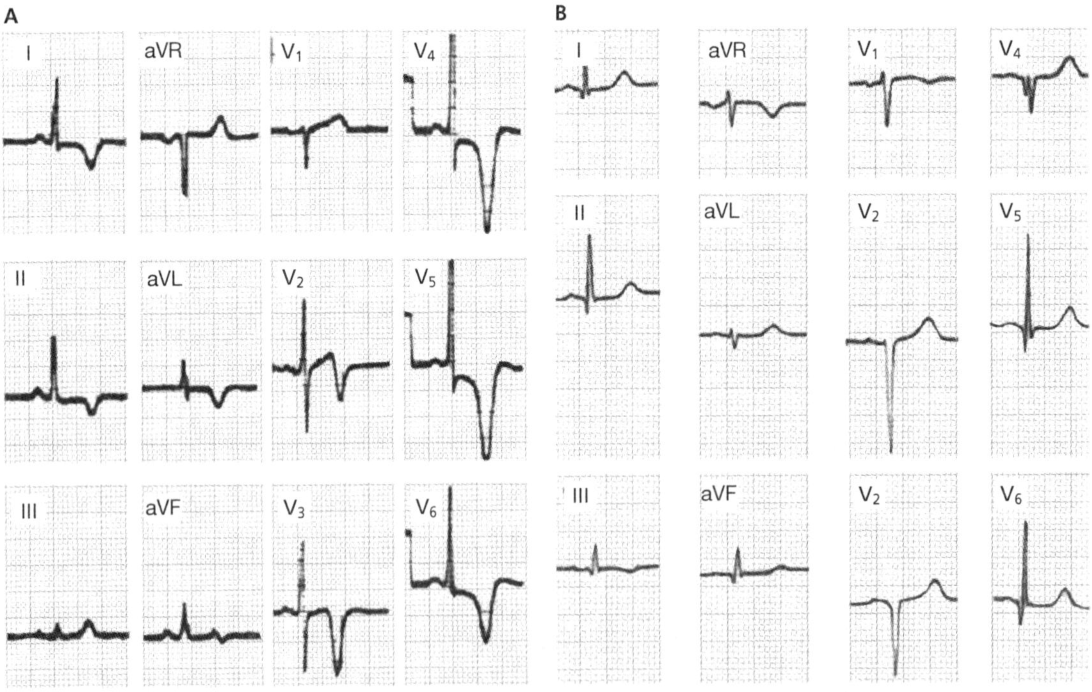

图 16.8 **A.** 心尖肥厚型心肌病（HCM）心电图。深倒置的 T 波需与缺血性心脏病（IHD）鉴别诊断。**B.** 肥厚型心肌病心电图。前侧壁导联可见深的 q 波，误认为缺血性心脏病中的 q 波。然而，肥厚型心肌病心电图中的 q 波通常是小而窄的

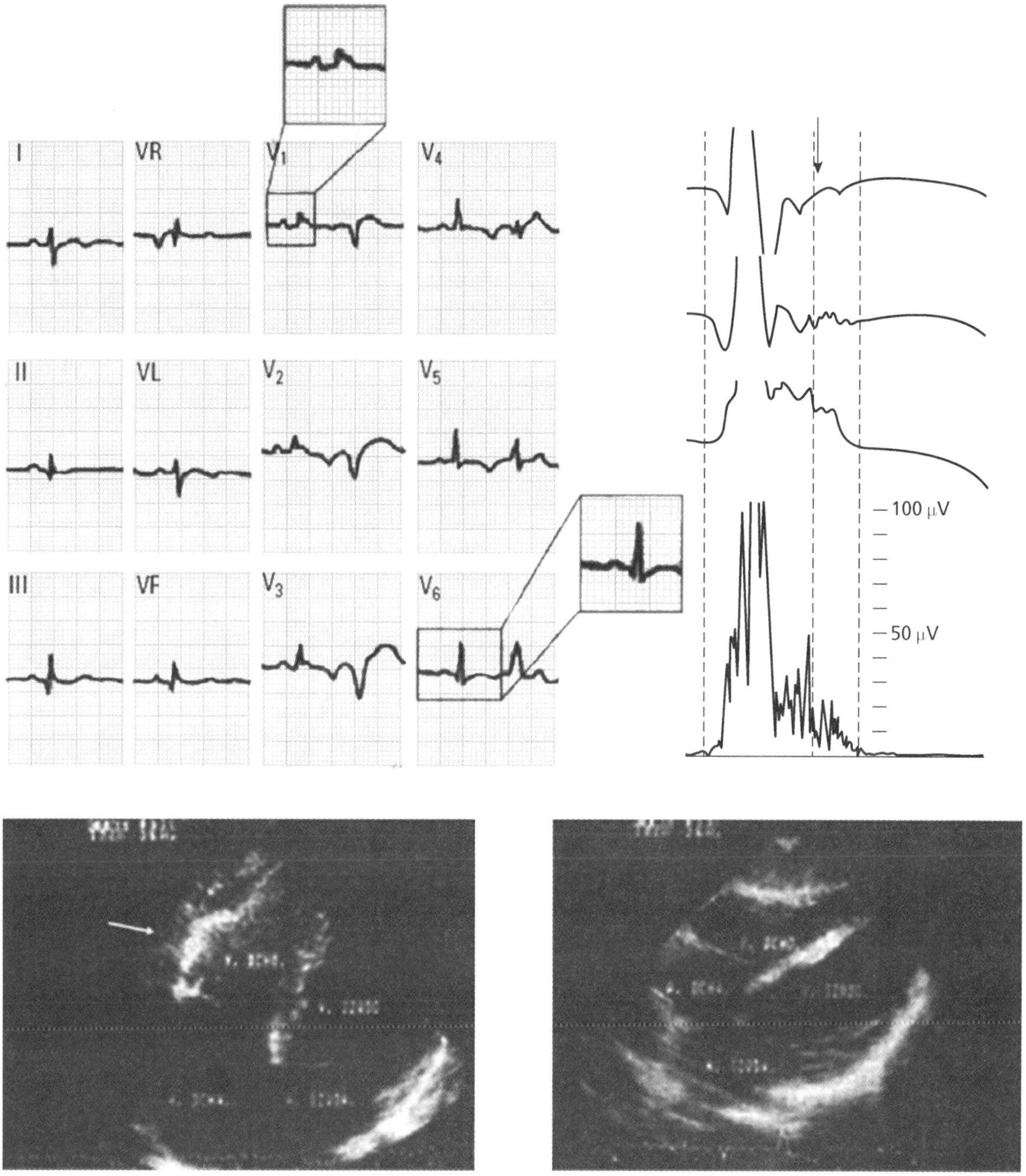

图 16.9　图为致心律失常性右心室心肌病（ARVC）患者的典型心电图。记录不典型右束支传导阻滞（RBBB），右心室来源的室早和 V_1～V_4 导联的倒置 T 波。我们可以看到 V_1～V_2 导联 QRS 波时限明显长于 V_6 导联的 QRS 波时限。这名患者为延迟电位阳性（右图）。下图：超声心动图显示右心室收缩扭曲变形（箭头所示）

心室延迟电活动的波（ε 波），与 QRS 波稍分离，类似于不完全性右束支传导阻滞图形（图 16.6）。表达这一活动的延迟电位是正向的（见图 16.9）。有时候 ε 波非常小，但是它的存在对诊断非常重要。

- 频发的右心室室早，可诱发类似左束支传导阻滞的室速，ÂQRS 左偏。
- V_1～V_2 导联 ST 段通常不抬高，或

者仅有轻度抬高。

● 从 V_1 到 V_2～V_4 导联 T 波是倒置且对称的。

16.2.6. 心肌致密化不全心肌病

● 这是一种遗传性疾病，其诊断有赖于心血管磁共振成像。特点是右心室肌小梁增加。

● 95％的病例心电图异常，**最典型的表现（70%）是除 V_2 导联之外的胸前导联 T 波对称倒置**（V_1 到 V_3～V_5）（参见图 16.10）。

● 这种心电图不要与年轻人正常倒置的 T 波相混淆，年轻人倒置的 T 波通常不对称，且仅存在于 V_1～V_2 导联。

● 室内传导阻滞、左心室肥大和长 QT 间期也很常见。

● 遗传所致的其他类型室速很少见（表 16.1），不在这里描述（参见 Bayés de Luna，2011 and 2012a）。

16.3. 非遗传因素所致的高风险心电图

16.3.1. 严重窦房结功能障碍

虽然它也可能是遗传起源的，但通常更常见于窦房结功能退化的老年患者，有时候与某些药物有关。

心电图表现为显著的心动过缓。这是**病态窦房结综合征**的表现之一，多与房室结自律性降低有关，并有频发室上性心动过速风险。患者可以出现因心动过速导致的各种症

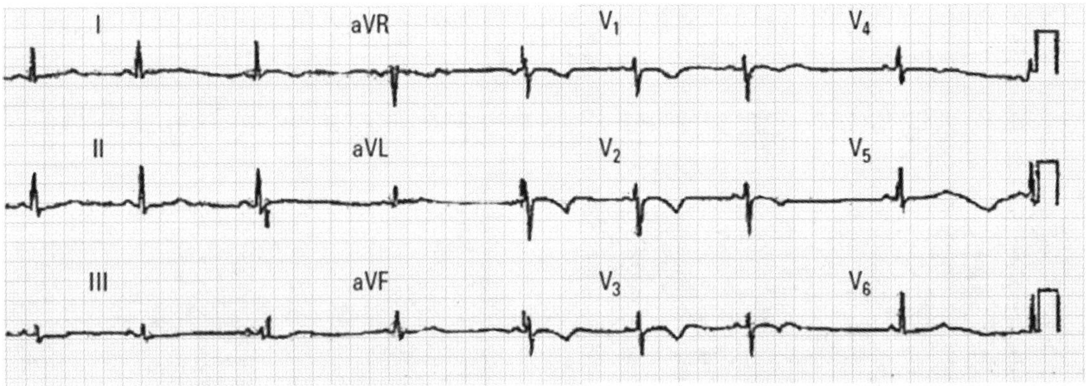

图 16.10 一位 18 岁患者反复出现持续性室速的心电图。窦性节律下可以看到清楚的 QT 间期延长（>500ms），V_1～V_3 导联 T 波倒置以及 V_4～V_6 导联 T 波低平。这份心电图可被误认为是健康人正常心电图的变异。然而，长 QT 间期，V_1～V_3 导联 T 波倒置以及 V_4～V_6 导联 T 波低平很让人怀疑是异常表现。这份心电图提示诊断为海绵样心肌病

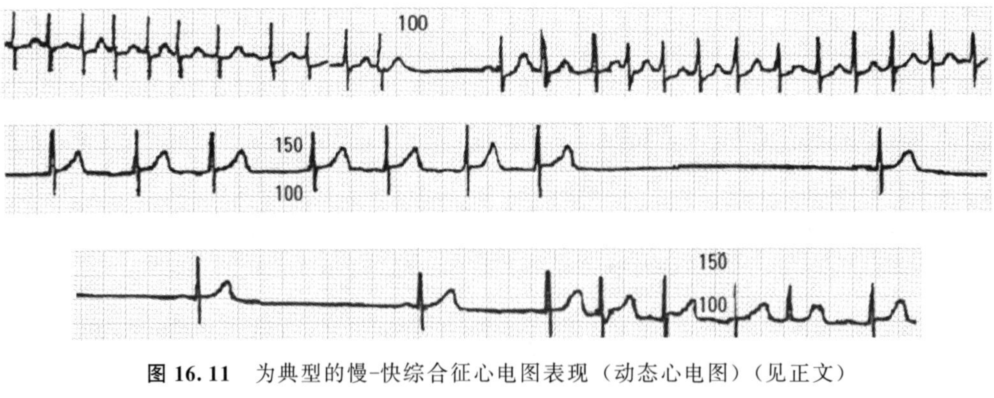

图 16.11 为典型的慢-快综合征心电图表现（动态心电图）（见正文）

状，也可以出现因严重的心动过缓导致的晕厥（**慢-快综合征**）。为防止显著心动过缓并对快速性心律失常进行恰当治疗，常常需要植入起搏器。

图 16.11 显示一份动态心电图记录到心动过速，同时可以看到明显的窦性停搏。

16.3.2. 三度房内传导阻滞

这类心电图常常见于心脏瓣膜疾病的晚期或者心肌病或缺血性心脏病患者，常伴有心力衰竭。

正如第 5 章所描述，**其诊断依据是：一个宽的 P 波（＞120ms）和（或）Ⅱ、Ⅲ、aVF 以及 V_1、V_2 导联 P 波形态。**这通常与左心房增大和频率很快的室上性心动过速（尤其是房扑）有关，为一个真正的心脏综合征（Bayés de Luna et al，1985；Conde and Baranchuck，2014）（图 16.12）。

16.3.3. 高度房室传导阻滞（第 13 章）

可以发生大量连续的 P 波被突然阻滞。

图 13.4C 显示了这类阻滞的一个典型例子，这种情况下需要紧急植入起搏器。

16.3.4. 预后不良的心室扩大心电图（第 6 章）

- 在右心室和左心室扩大时，高大 R 波和继发性 ST-T 改变的复极图形表明严重的晚期心室扩大。
- 右心室扩大时，如果 QRS 波型呈 rsR′（＜120ms）可能是预后不良的表现，孤立的完全性 RBBB（V_1 导联呈 rSR′，且 QRS 波时限＞120ms）同样预后不良。
- 房颤伴有另一种危险因素，如频发室

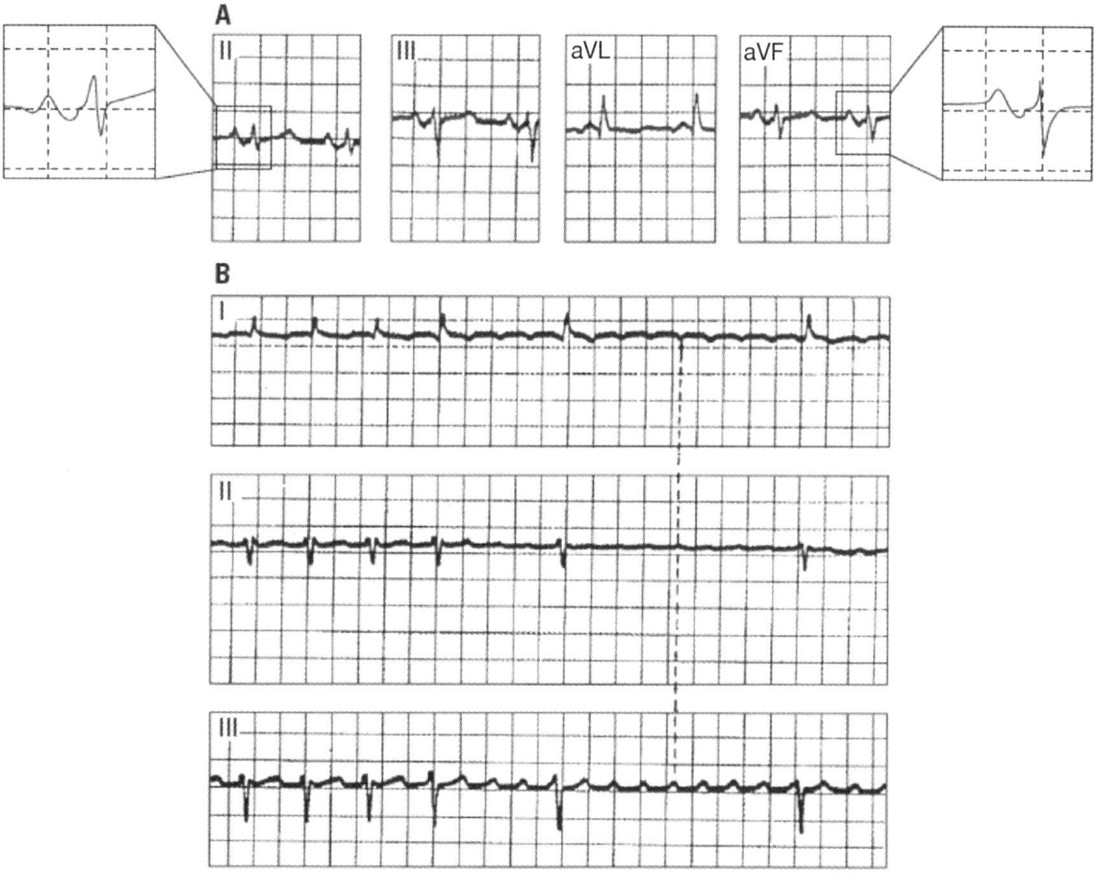

图 16.12　**A.** 伴有逆传的高度房内传导阻滞心电图（Ⅱ、Ⅲ、aVF 导联 P 波正负双相）。**B.** 相关的非典型房扑

性早搏。

16.3.5. 高危心室阻滞（第7章）

该组包括以下几种情况。

A. 完全性右束支传导阻滞合并突发呼吸困难（例如肺栓塞）或胸前导联ST段抬高的心绞痛（可能前降支近端闭塞或左主干完全闭塞），会导致非常严重的血流动力学不稳定状态，特别是后者。

B. RBBB与LBBB交替出现，或RBBB合并左前分支阻滞或RBBB合并左后分支阻滞交替出现（Rosenbaum-Elizari综合征）（图7.24）。这些情况下需要紧急植入起搏器。

C. 隐匿性阻滞。其特点是水平面电轴呈RBBB（V_1导联R波），同时QRS波额面电轴极度左偏，Ⅰ和aVL导联没有S波。这是由于双束支传导阻滞（RBBB+左前分支阻滞）合并重度左心室肥大。除极晚向量向前，指向左而不是右，所以，尽管在V_1导联有R波，但Ⅰ和aVL导联没有S波（图7.25B）。

D. 一般情况下，对于急性和慢性缺血性心脏疾病和心肌病伴有心力衰竭的患者，**出现束支传导阻滞，尤其是左束支传导阻滞，**是预后不良的标志。如果患者出现完全性左束支传导阻滞和ÂQRS左偏，aVR导联出现R波，说明右心室极度扩大（Van Bommel et al.，2011）（第7章）。

16.3.6. 高危预激综合征

快速房颤、短RR间期以及存在某种危险因素（应激试验出现稳定预激或电生理检查发现不应期很短）的患者都有室颤的风险（图8.11），必须进行旁路消融治疗。

16.3.7. 急性和慢性缺血性心脏疾病的高危心电图

A. 急性缺血性心脏疾病

- 高危ACS相关的心电图表现

（a）严重而广泛缺血的心电图：随着ST段的抬高，S波被推高上升，ST段总偏移幅度≥15mm（图9.8）。

（b）前降支近端或左主干完全闭塞导致的STEACS的心电图表现（图9.11A）。

（c）持久的ST段抬高（数天），这是心脏破裂的一个标志。

（d）左主干次全闭塞的心电图：NSTE-ACS表现为七个或更多导联ST段压低，而aVR导联ST段抬高≥1mm（图9.21）。

（e）频发室早、房颤或房室传导阻滞。

（f）存在混杂因素（劳损型左心室肥大、束支传导阻滞、植入心脏起搏器等）。

- **冠脉痉挛**伴ST段抬高像跨膜动作电位，室性心律失常和（或）ST/TQ电交替伴随心律失常。

B. 慢性缺血性心脏疾病

- 射血分数降低的患者发生频繁室早。
- 窦性心动过速。
- 持续ST段抬高，有必要排除室壁瘤（图9.45）。
- 室内传导阻滞。
- 有起搏器植入。
- 房颤。

在所有的临床背景下，在急性和慢性缺血性心脏疾病患者中应将这些心电图表现作为危险标志。在慢性期射血分数降低和电活动不稳定至关重要。在急性期，临床环境、血流动力学状况和生物标志物的评估都是非常重要的。

16.3.8. 低体温和其他伴有J波的心电图类型

16.3.8.1. 低体温特征性心电图改变包括（图16.13）

- 基线不规则。
- 心动过缓，有时无明显P波（未记录到窦性活动、窦室传导，或逸搏心律）。
- PR间期和QT间期延长。
- 出现明显的J波。

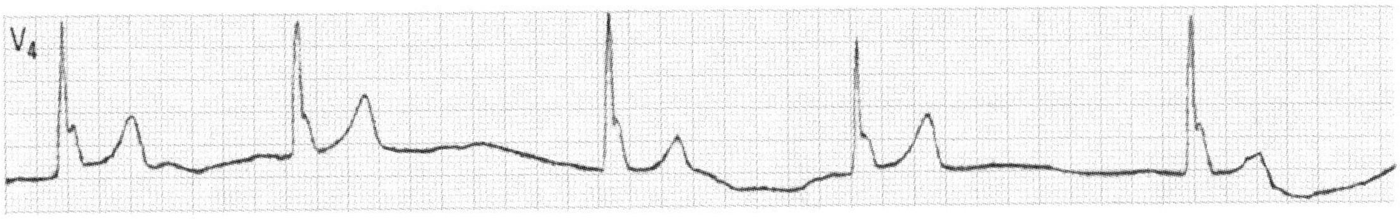

图 16.13　为典型低体温心电图。可见 J 波明显，基线不稳定，心率缓慢和 P 波不清晰（见正文）

● 严重心律失常的风险。

16.3.8.2. 早期复极（ER）

J 波明显或隐约出现在 QRS 波末端，特别是在 $V_3 \sim V_6$ 导联，有时也会出现在Ⅱ、Ⅲ、aVF、Ⅰ和 aVL 导联（图 16.14）。这种心电图通常是良性的，特别是下壁导联无这种心电图表现时。多见于运动员和迷走神经张力增高的情况下，并且常伴有 ST 段抬高（图 16.14A）。J 波的振幅是从 J 波的最高点开始，到 PR 间期的等电位线（图 16.14B），或者从隐约的 J 波的转折点处开始测量（Nakagama et al.，2014）。

如果 J 波振幅大于 2mm，那可能是危险的，特别是出现在下壁导联时，其后有水平/下降的 ST 段。这种恶性的早期复极类型是很罕见的（图 16.14B）。

最近，有人提出将所有涉及 J 波的演变图形，命名为**"J 波综合征"**（Antzelevitch and Yan，2010）。这些学者认为早期复极和 Brugada 综合征的电生理机制相似，而且 Brugada 综合征的 r′波就是 J 波。因此，他们将 Brugada 综合征归为 J 波综合征。目前对这种分类仍存有分歧。然而，的确在同一个患者偶尔也会同时存在 Brugada 综合征和 ER（Sarkozy et al.，2009），这是预后不良的一个标志。

16.3.9. 离子紊乱

离子紊乱特别是血钾浓度异常，它能导致心电图极其显著的改变，形成潜在的危险（Surawicz，1967）。血钾异常往往和其他离子紊乱同时存在（见 Bayés de Luna，2012a）。

临床上这些情况常见于使用某种药物如利尿剂后（低钾血症）和肾衰竭时（高钾血症）。

16.3.9.1. 高钾血症（图 16.15）

心电图图形随血钾水平逐渐改变。

A. T 波高尖，ST 段抬高。

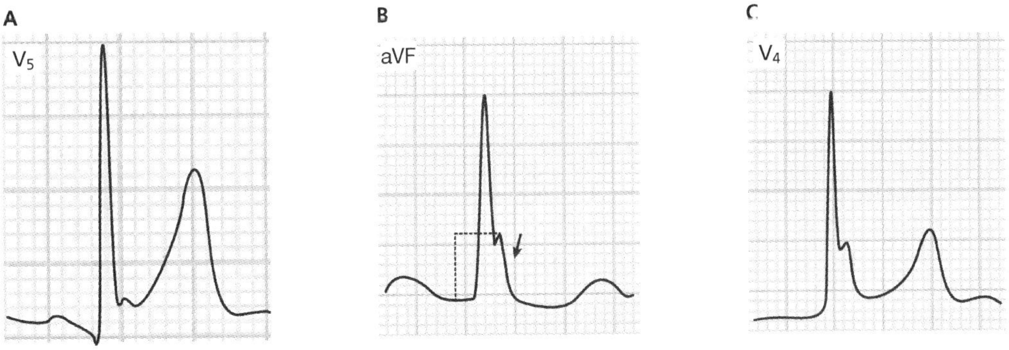

图 16.14　J 波心电图实例。**A** 和 **B.** 早期复极心电图。**A.** 早复极图形，在左胸导联记录到小的 J 波后紧接着 ST 段快速抬高。这是一例典型的良性早复极图形。**B.** 下壁有明显的 J 波（>0.2mV）伴 ST 段水平或下斜型压低，这种恶性的早复极是非常少见的（见正文）。**C.** 低体温的典型 J 波可以出现在许多导联（见图 16.13）。J 波高度测量应当从 PR 间期的基线水平到 J 波的尖峰（**B**），如果 J 波无明显尖峰，那么就测量到 J 波的转折点（见 16.3.8.2 部分）

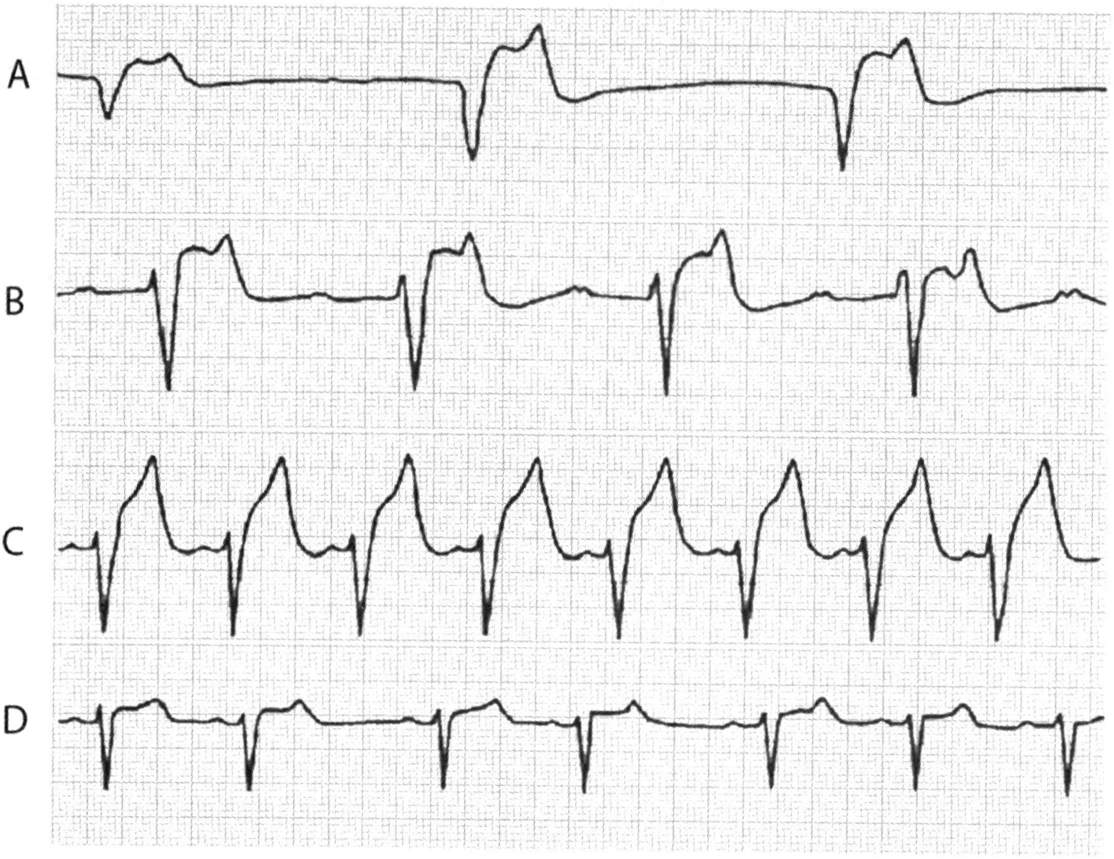

图 16.15 一位慢性肾功能不全合并典型高钾血症（9.2mmol/L）的 82 岁患者（**A**），诊断为严重肾衰竭和先兆晕厥。QRS 波明显增宽，P 波消失。这可能是室性逸搏心律，但也不能除外慢性窦性心律伴窦室传导的可能。因为这种传导障碍在高钾血症时会出现（Bellet and Jedlicka，1969）。从 **B** 到 **D**，经过透析疗法患者临床表现逐渐好转，心电图也逐步恢复正常。图 **D** 中患者的血钾水平是正常的

B. 晚期出现 QRS 波增宽，P 波消失。

C. 心率逐渐减慢（逸搏心律）。

图 16.15 是一例严重肾衰竭患者的心电图，随着血钾紊乱的纠正，心电图也恢复了正常。

16.3.9.2. 低钾血症（图 16.16）

心电图改变包括 ST 段压低，QT 间期延长，部分原因是由于 U 波混入到低平 T 波的末端。

16.3.10. 获得性长 QT 间期

获得性 QT 间期延长也是非常危险的，它可能引发严重的心律失常（致心律失常作用）。获得性长 QT 综合征的原因可能与离子和代谢失衡、中毒或某些药物应用有关。**当药物所致 QT 间期的延长值大于 60ms，或 QT 间期大于 500ms 时，有激发室速/室颤发生的风险。**

最常见延长 QT 间期的药物如下：

A. 抗心律失常药物，特别是奎尼丁类药物。

B. 抗生素，如红霉素。

C. 氟喹诺酮类药物。

D. 抗抑郁药：阿米替林、氟西汀等。

E. 抗组胺类药物：特非那定（退出市场）。

F. 消化系统用药：西沙比利（退出市场）。

然而，小剂量应用这些药物，很少引起严重后果。长期应用这些药物时监测 QT 间

期是有益的。见 www.qtdrugs.com。

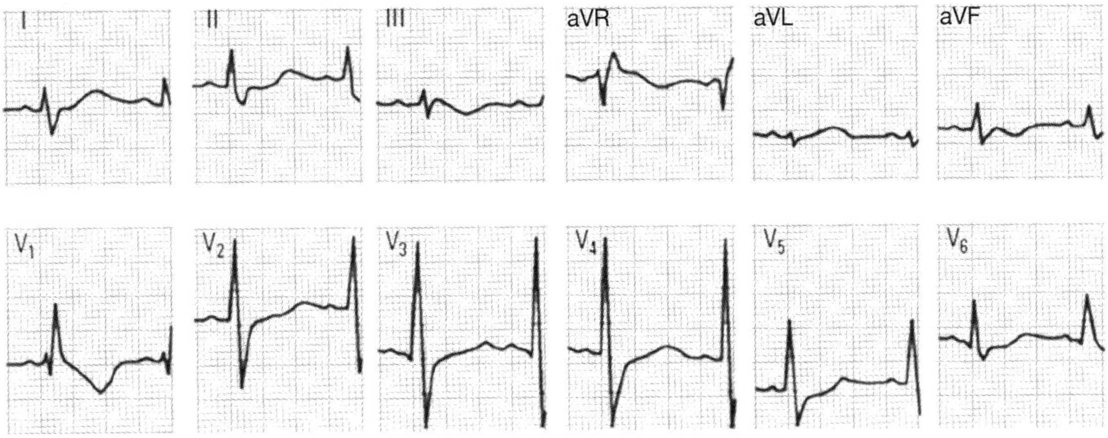

图 16.16　这是一位服用过量洋地黄和利尿剂的严重二尖瓣、主动脉瓣疾病患者。细胞外钾浓度为 2.3mmol/L。在许多导联特别是 V_2～V_4 导联可见 QT 间期延长，ST 段压低

16.3.11. 植入起搏器患者

虽然植入起搏器可能拯救很多生命，但由于电极植入了右心室（目前仍是最常用的部位），两个心室的收缩不再同步，长此以往可能会导致心力衰竭，特别是对那些有心脏疾病或者高龄患者。这就要求植入电极于左心室进行起搏治疗（再同步化治疗）（第 13 章）。

自测题

A. 先天性长 QT 综合征的典型心电图表现是什么？

B. 短 QT 综合征的典型心电图表现是什么？

C. 描述 Brugada 波的两种不同类型的心电图。

D. Ⅱ型 Brugada 波心电图的鉴别诊断。

E. 肥厚型心肌病的心电图特征。

F. 列出 ARVD 的心电图特征。

G. 列出非致密化心肌病的心电图特征。

H. 严重窦房结功能障碍与什么相关？

I. 哪些心律失常与三度房内传导阻滞有关？

J. 哪种心室扩大型心电图预后差？

K. 室内传导阻滞中哪种心电图预后差？

L. 预激综合征患者哪种心电图预后差？

M. 急性冠脉综合征患者出现哪种心电图预示着风险？

N. 慢性缺血性心脏疾病患者出现哪种心电图预示着风险？

O. 描述低体温患者典型的心电图。

P. 描述高血钾患者典型的心电图。

Q. 描述低血钾患者典型的心电图。

R. 哪些药物可以引起获得性长 QT 综合征？

第 17 章
心电图在其他心脏疾病和不同环境中的应用
ECG Recordings in Other Heart Diseases and Different Situations

第 9 章介绍了缺血性心脏疾病最重要的内容，第 15 章讨论心电图在心前区疼痛和其他症状的诊断中的重要角色，第 16 章讲述无症状患者不良预后的心电图类型。这包括遗传性心脏病的心电图和其他预后不良的心电图类型，其中一些心电图在本书其他部分已经描述。

本章将详细描述在其他心脏疾病和不同状态下一些常见的心电图异常，包括在全身性或神经退行性疾病（如淀粉样变性或神经肌肉病）患者中出现的各类心肌病。

17.1. 心脏瓣膜疾病

最常见的异常心电图如下：

17.1.1. 二尖瓣狭窄

A. 左心房肥大（LAE）的 P 波（图 5.2D）。

B. 房颤是疾病的发展过程中最常见的一种疾病。

C. 右心超负荷（肺动脉高压）导致的右心室肥大（RVE）（图 6.4A）。

D. 如果三尖瓣受累，可能会出现双心房肥大和（或）房颤（图 5.4）。

17.1.2. 二尖瓣关闭不全

A. 晚期，会出现左心房肥大和左室肥大的指征（第 5、6 章）。

B. 也可能发生房颤，但发生率低于二尖瓣狭窄。

C. 除左心室肥大，复极也可能受到影响，特别是二尖瓣脱垂患者的下壁导联。

17.1.3. 主动脉瓣病变

前面已提及，在严重狭窄、反流或二叶式主动脉瓣疾病晚期，心电图上通常可以看到 ST 段压低和 T 波呈非对称性倒置（继发性 ST-T 改变）（图 6.12A 和 B）。初始的病因不同，心电图形态可能会发生相应的变化（图 6.12C）。

当病变严重但不是持续存在时，即使超声心动图显示左心室增大，心电图表现也可能几乎是正常的。在 $V_5 \sim V_6$ 导联可以看见高振幅 R 波和明显的“q”波，水平的 ST 段后有一个高尖、对称的 T 波，有时其后还有倒置的 U 波。这种心电图经常见于严重主动脉瓣关闭不全，但持续时间不长的患者，之后会逐渐演变成左心室肥大伴继发性 ST-T 改变心电图（图 6.12B）。左心室增大晚期患者的心电图通常呈高电压（见第 6 章）。

单纯的主动脉瓣疾病通常不会伴有房颤。如果存在房颤，必须排除二尖瓣病变。同时，主动脉瓣狭窄伴钙化的晚期患者可能会出现房室传导阻滞。

17.2. 心肌炎

急性期可以出现以下异常情况（图

17.1)：

A. 窦性心动过速。

B. QRS波低电压。

C. 复极异常：T波低平或倒置，或ST段抬高（需与急性冠脉综合征鉴别）。

D. 心室内传导障碍和（或）房室传导阻滞。

E. 病理性Q波，通常是可逆的。

整个过程中，除了那些进展为心肌病的患者外，上述异常通常能很大程度恢复，也可能会遗留T波低平或一些室内传导障碍。

17.3. 心肌病

不同类型心肌病的心电图异常表现如下：

17.3.1. 基因诱导的心肌病（见第16章）

17.3.2. 扩张型心肌病（DC）

90%有心力衰竭的扩张型心肌病患者心电图是异常的。通常包括以下几点。

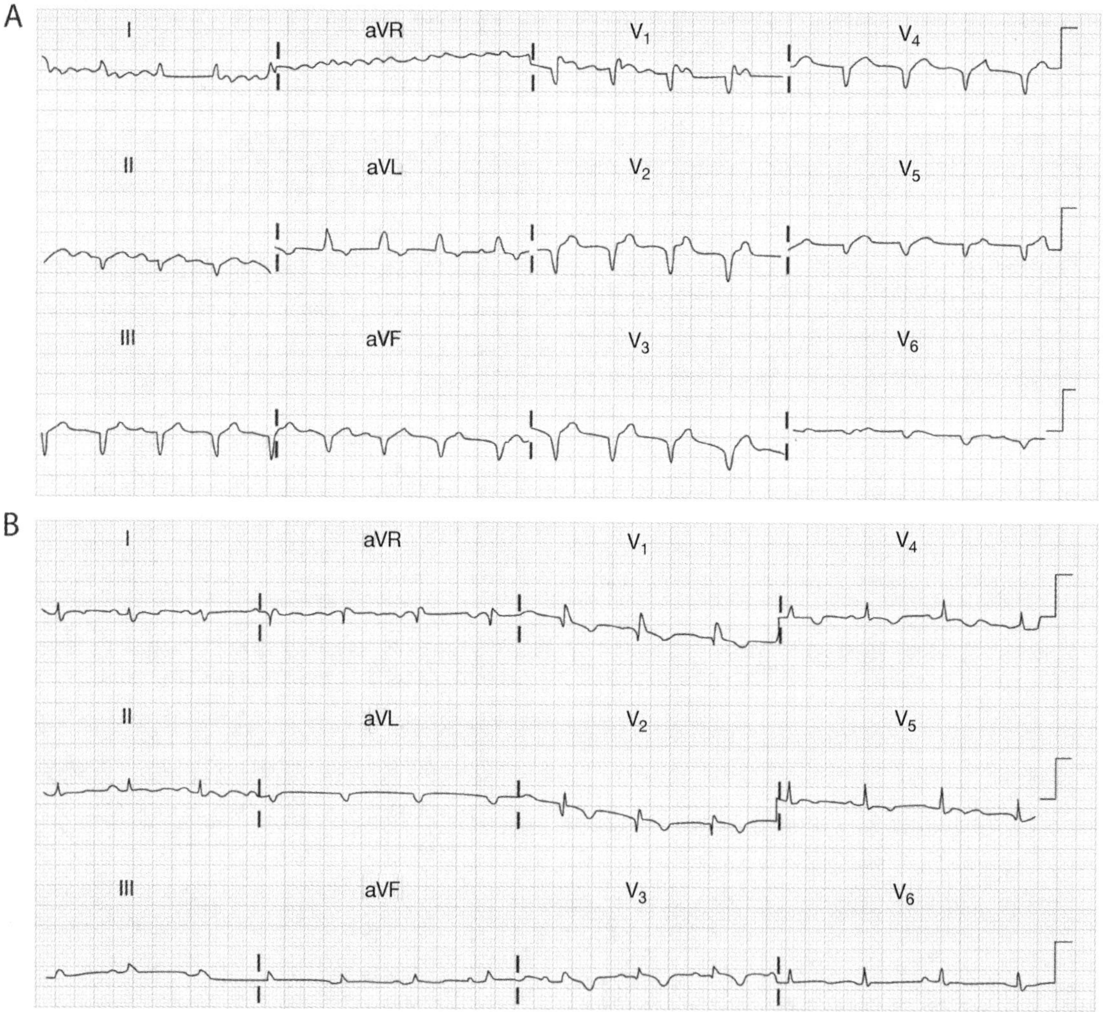

图17.1 **A.** 一位急性心肌炎患者，心电图显示低电压、右束支传导阻滞+左前分支阻滞和多导联存在坏死性Q波。急性期后（**B**），Q波和左前分支阻滞消失，在许多导联有轻度的普遍性T波倒置，低电压依然存在

A. 窦性心动过速或室上性心动过速。

B. 不同类型的室内传导阻滞。如果存在心力衰竭、左束支传导阻滞，且 QRS≥140ms 需要进行心室再同步化治疗。

C. 右心室肥大和（或）左心房肥大心电图。

D. 室性心律失常。

E. 缺血性心肌病患者发生左束支传导阻滞时，其 V_3 导联的 S 波比原发性扩张型心肌病电压要低，而且不太清楚（图 17.2）。

F. 左束支传导阻滞患者如果 aVR 导联 QRS 波终末为 R 波，预示右心室扩张（Van Bommel et al.，2011）（图 17.3）。

17.3.3. 限制型心肌病

包括两种类型：浸润型（如淀粉样变性或类肉瘤样病变等）（图 17.4）和非浸润型（如特发型或蓄积型）。

最常见的异常心电图：①非坏死性 Q 波；②P 波极度异常；③不同类型的室内传导阻滞；④复极不均一性；⑤经常有房颤。

17.3.4. 神经肌肉型心肌病

例如斯坦纳特（Steinert）病（萎缩性肌强直）、弗里德赖希（Friedreich）病（遗传性共济失调）、杜氏（Duchene）病等。心电图显示：①（心脏）扩大；②室内传导阻滞；③非坏死性 Q 波（图 17.5）；④V_1 导联出现 R 波，可能与右心室或室间隔肥大有关；⑤复极不均一性。

17.4. 心包疾病

17.4.1. 急性特发性心包炎

过去，有四种心电图来描述（Spodick，1982）（图 17.6）。

第一阶段：ST 段抬高，就像早期复极图形，并且演变为第二阶段。

第二阶段：ST 段回到等电位线上。

第三阶段：T 波倒置。

第四阶段：恢复正常心电图。

然而，由于抗炎药物的快速治疗，上述变化通常观察不到。

17.4.2. 合并大量积液的心包炎

窦性心动过速和 QRS 波极低电压最常见，有时伴有胸前导联 R 波电压递增不良。此外，出现心脏压塞时，可以看到 QRS 波电交替（图 14.2A）。

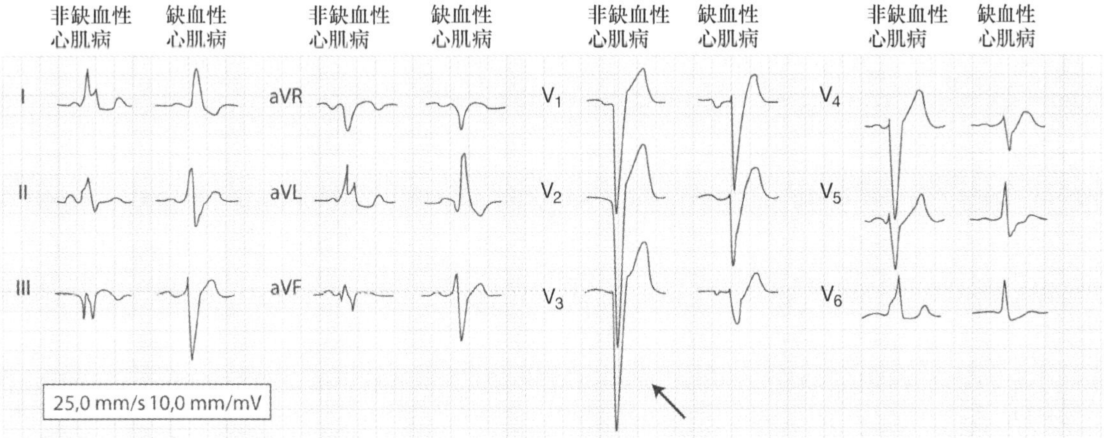

图 17.2　两名患者的心电图：一位是非缺血性心肌病（NIC），另一位患有缺血性心肌病（IC）。这两名患者 QRS 波宽度、左心室射血分数（LVEF）、左心室舒张末期内径（LVEDD）都相似。注意右胸导联，特别是 V_2 和 V_3 导联（箭头所示），可以看到与缺血性心肌病相比，非缺血性心肌病有明显的高电压

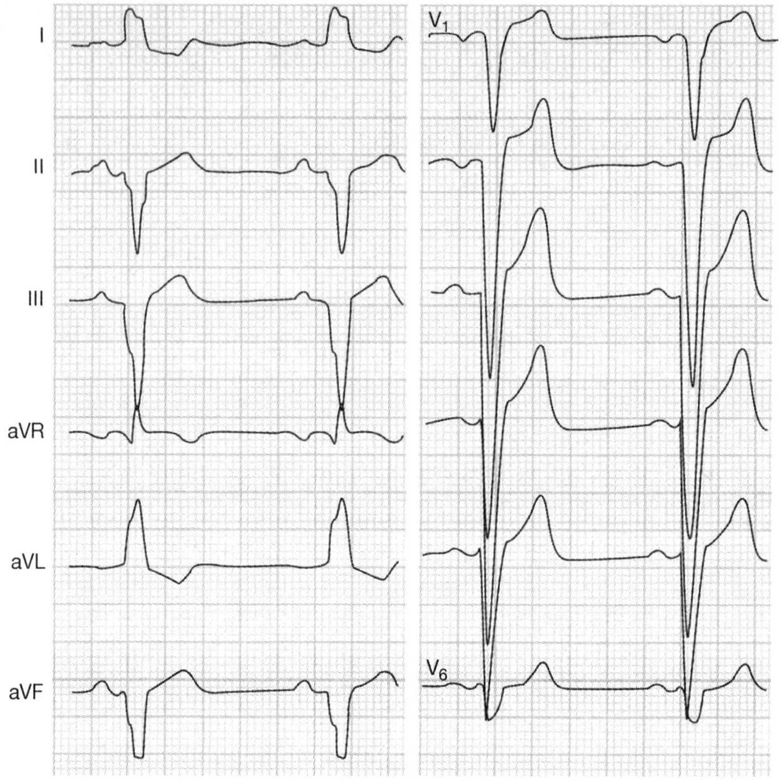

图 17.3 一例原发性扩张型心肌病患者的心电图，该患者左心室射血分数非常低，且伴有左束支传导阻滞。由于右心室巨型扩张，可在 aVR 导联看到终末高 R 波（获准改引自 Van Bommel，2011）

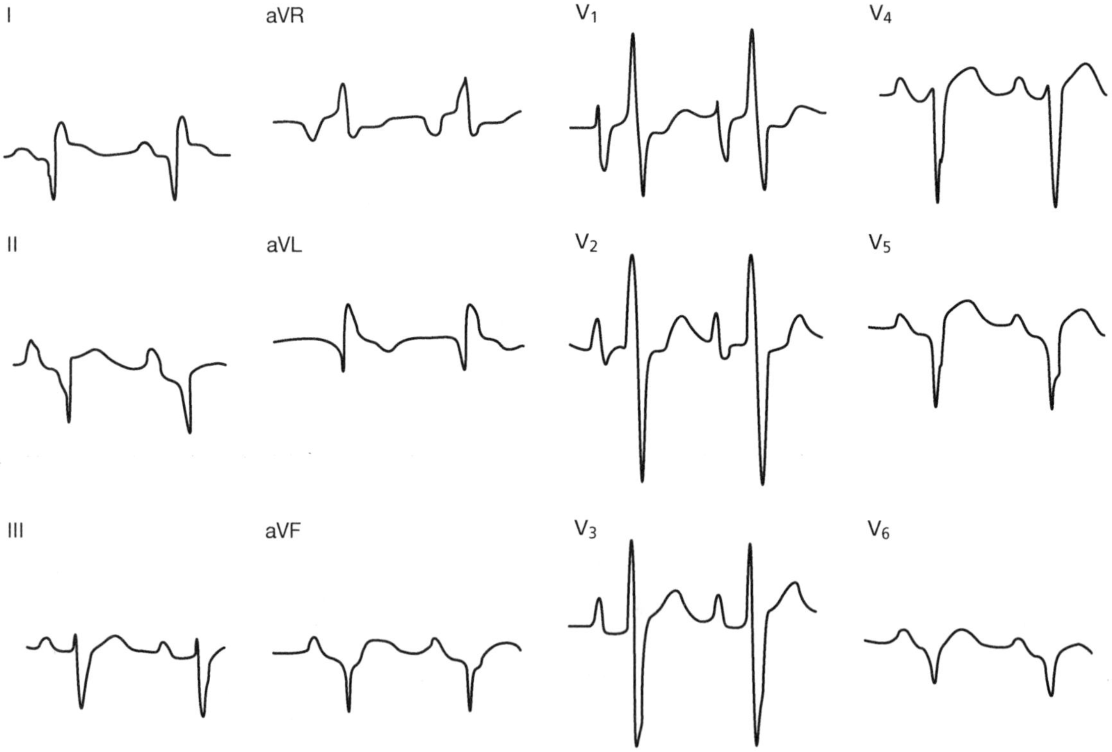

图 17.4 一位晚期限制型心肌病患者。注意侧壁导联异常的 QRS 波，像心肌坏死改变。双心房扩大而形成的特征性 P 波也是这类心肌病非常重要的心电图表现

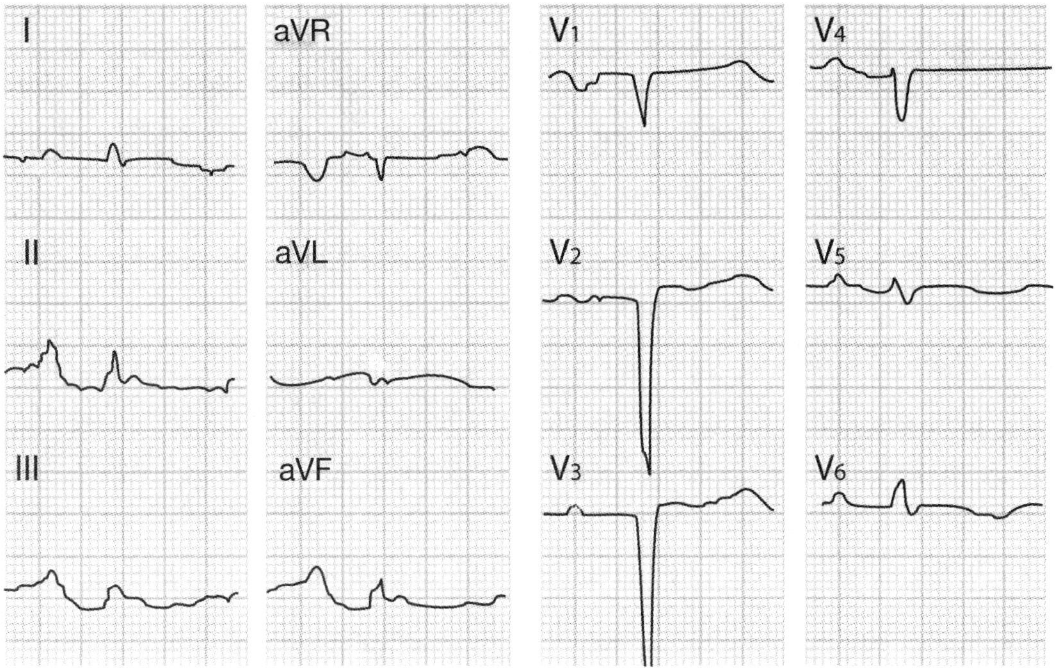

图 17.5　一位 56 岁心肌淀粉样变患者，可见病理性 Q 波、低电压和复极异常

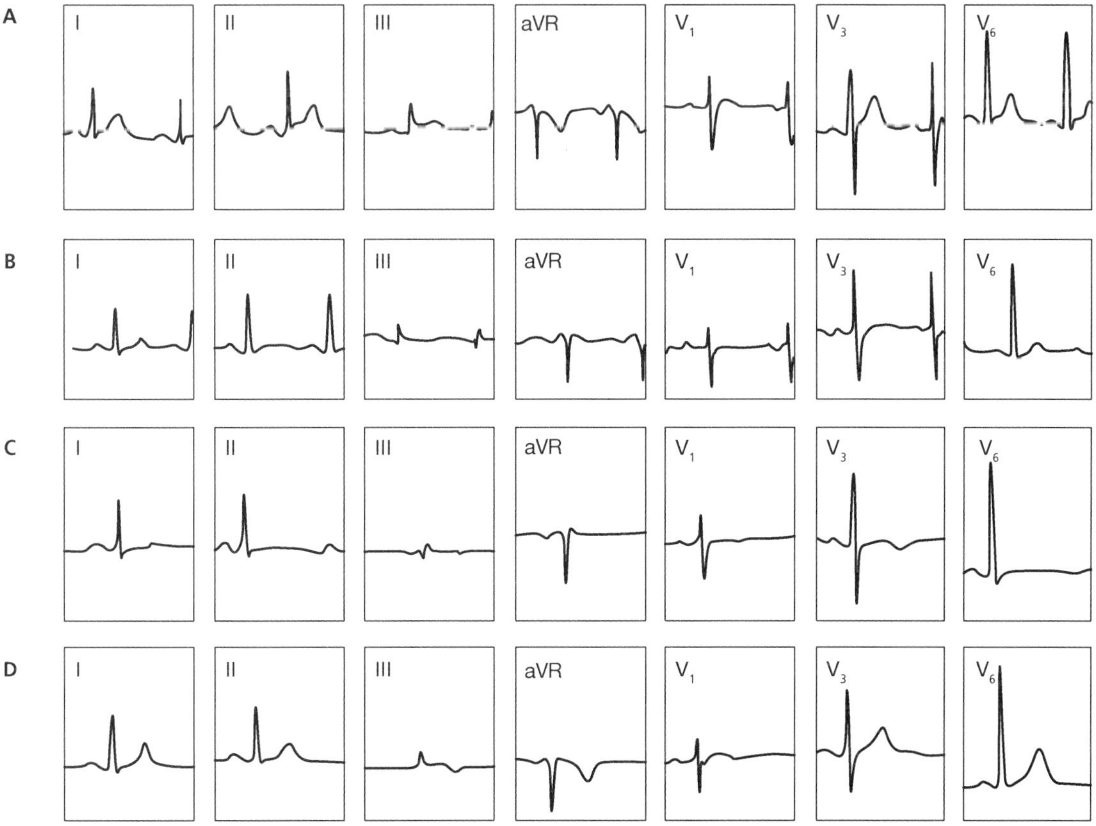

图 17.6　一位患有急性心包炎的 43 岁男性患者心电图的四个演变阶段。**A**、**B**、**C**、**D** 四份心电图分别于发病第 1、8、10 和 90 天时获取。**A.** ST 段弓背向下抬高于等电位线。**B.** T 波低平。**C.** T 波倒置。**D.** 恢复正常

17.5. 肺心病

右心室肥大的心电图变化可见于**慢性肺源性心脏病**（图 6.4C）和**急性肺源性心脏病**，包括肺栓塞（图 15.3 和图 15.4），第 6 章已经讲到。

17.6. 先天性心脏病

最常见的先天性心脏病的典型心电图改变如下。

17.6.1 房间隔缺损（ASD）（图 6.6）

A. 许多情况下，V_1 导联呈 rSR′型，类似于右心室肥大伴扩张的不完全性右束支传导阻滞。

B. 房间隔缺损较小，可能不出现 rSR′。

C. 成年人会出现房颤。

D. 原发孔房间隔缺损可见 ÂQRS 左偏。

17.6.2. 室间隔缺损（VSD）（图 17.7）

A. 小的室间隔缺损，心电图通常是正

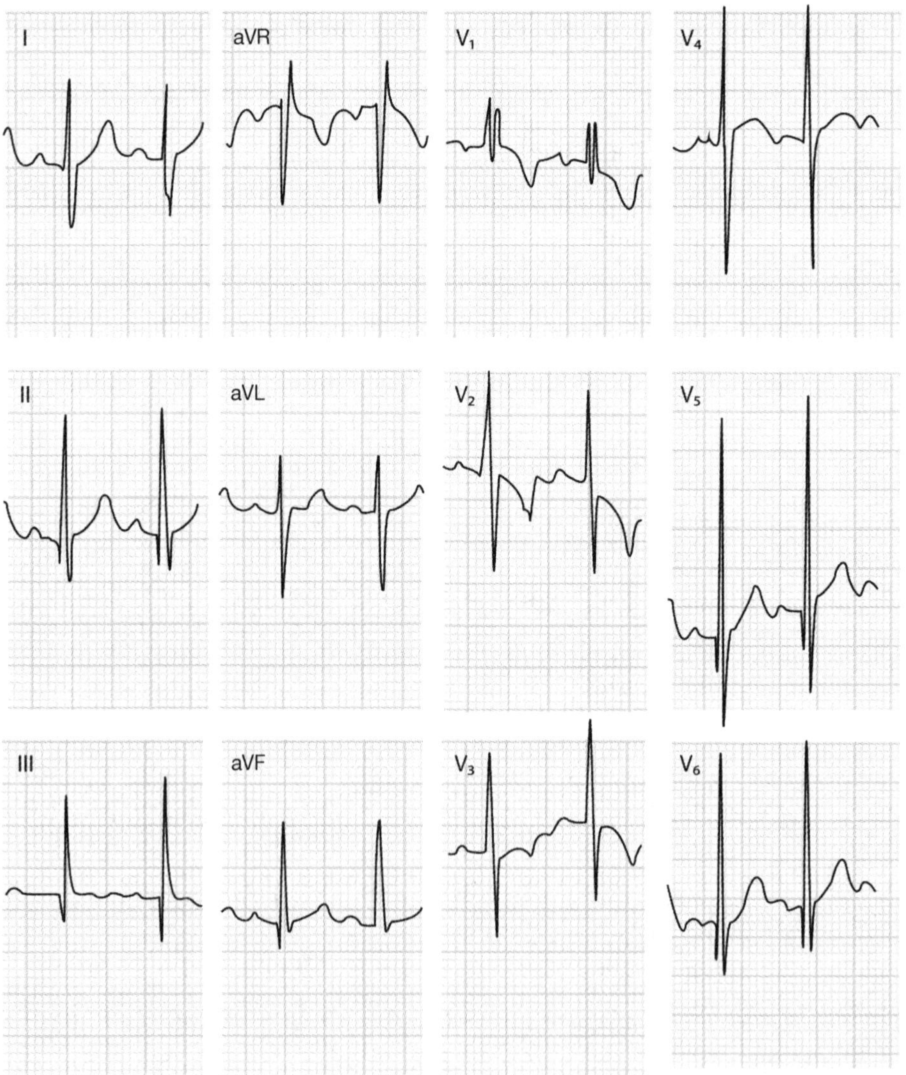

图 17.7 双心室肥大的心电图实例（见正文）。一位 8 岁的患者患有室间隔缺损（VSD）和肺动脉高压（Katz-Watchell 型）

常的。

B. 大的室间隔缺损可见到双心室肥大的现象，有时在中胸前导联出现 RS 波高电压（Katz-Wachtel 征）和 V_1 导联呈 rSr′型。

C. 重度肺动脉高压（艾森门格综合征），在 V_1 导联有高 R 波。

17.6.3. 三尖瓣狭窄（图 17.8）

A. ÂQRS 左偏。

B. 右心房肥大型 P 波。

17.6.4. Ebstein 畸形（图 17.9）

A. 不典型 RBBB。

B. P 波高电压。

C. 有时存在 delta 波（预激波）。

17.6.5. 瓣膜完整的肺动脉狭窄（图 6.5）

根据狭窄程度的不同，会出现不同程度的右心室扩大（RVE），有些时候在 V_1～V_2 导联可看到 R 波（图 5.4C）。

17.6.6. 法洛四联症（图 17.10）

常表现为右心室扩大图形，V_1 导联可见 R 波，而 V_2 导联呈 RS 波，通常随着肺动脉狭窄（但瓣膜完好）程度而不同。在不太严重的情况下，V_1 导联可记录到 RS 波和 T 波直立。

17.6.7. 主动脉狭窄/缩窄

心电图上左心室肥大（LVE）征象或多或少与本病的严重程度与演变有关（图 6.12A）。

17.6.8. 右位心映像

V_1 导联见 P 波负向，这也可能是有异位节律存在，或者左右手电极接反时出现（图 3.6）。

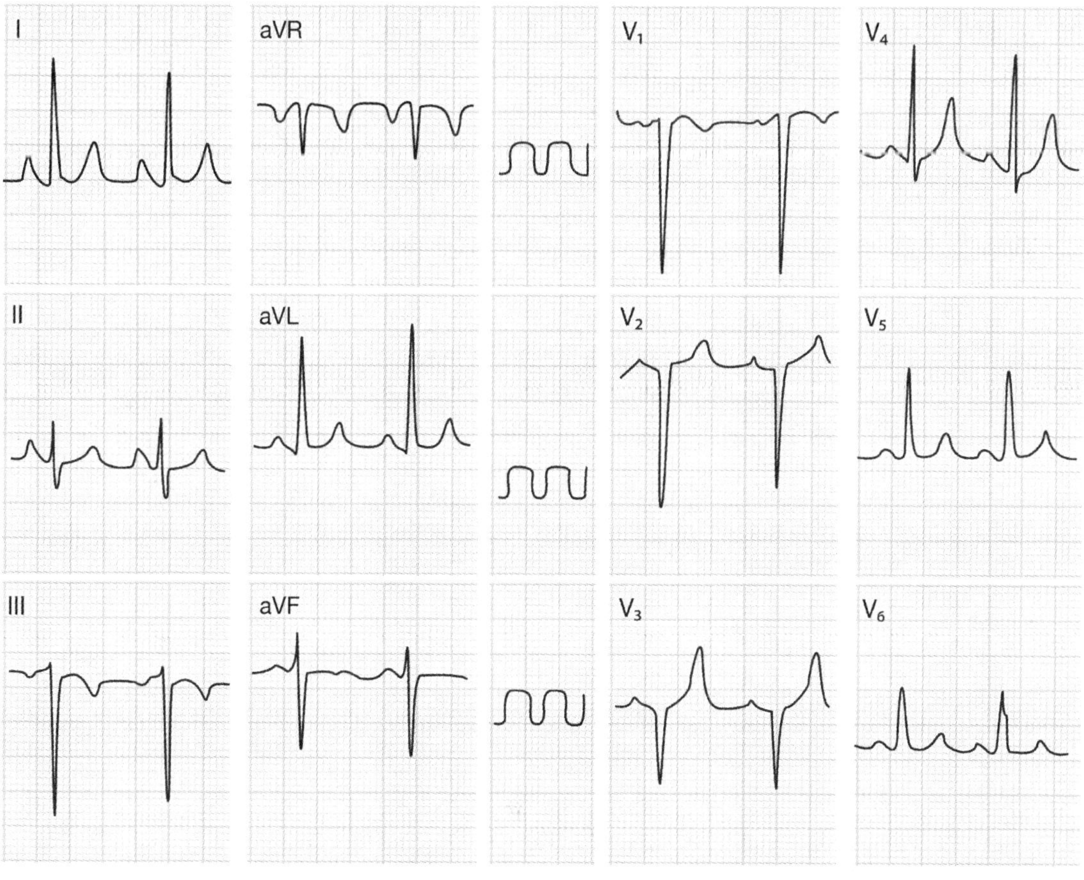

图 17.8　一例三尖瓣狭窄的典型心电图，可见 QRS 电轴极度左偏和右心房及左心室肥大

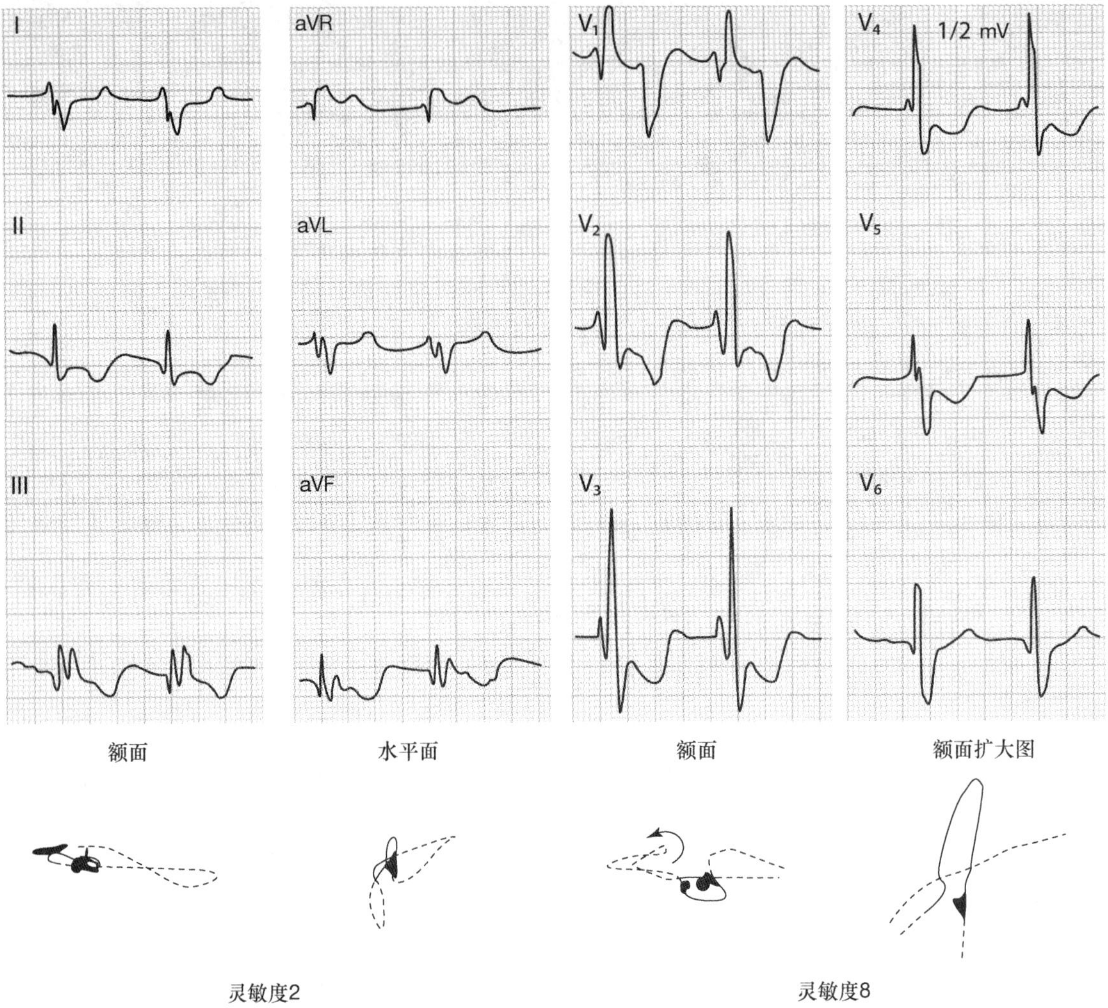

图 17.9　一例 Ebstein 畸形患儿的心电图和心电向量图。长 PR 间期，位于 T 波上的高电压 P 波（在 V_1 导联上 P 波呈正负双相，酷似 rS 形）；非典型的右束支传导阻滞图形

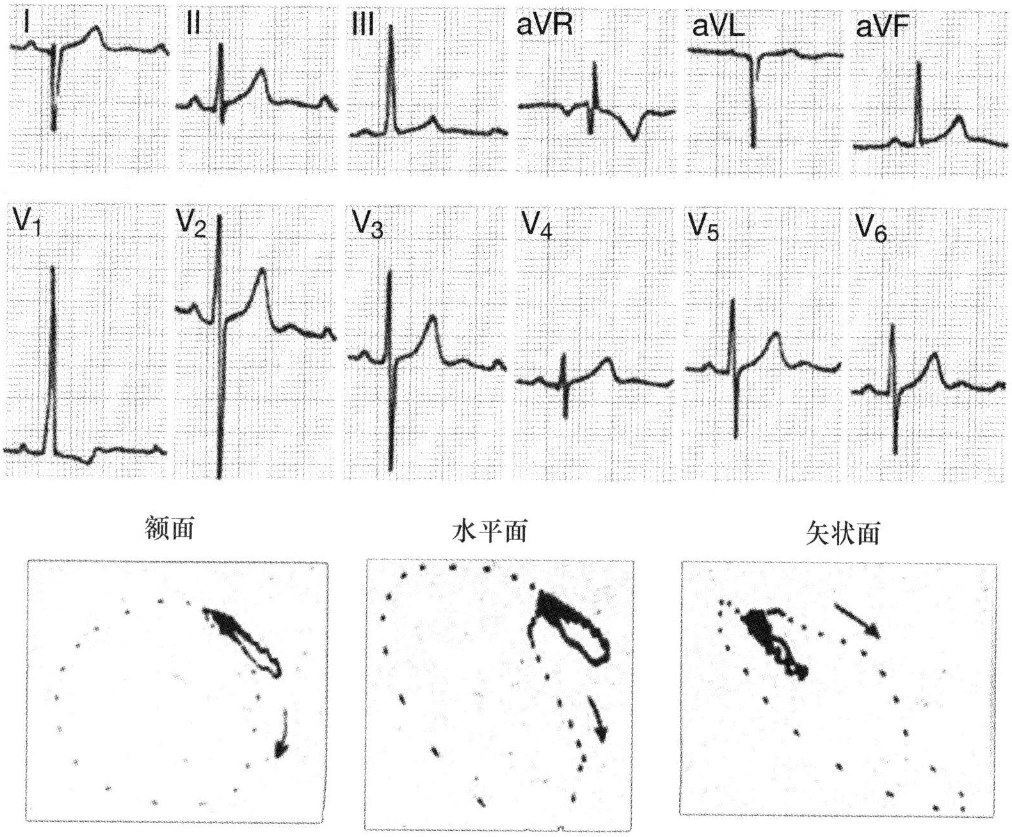

图 17.10　一例 3 岁典型的法洛四联症患者。心电图符合墨西哥学校命名的“右心室增大伴适应型收缩负荷增重”（V_1 导联有 R 波伴 T 波倒置和 V_2 导联 rS 形伴 T 波直立）。注意此例图中心电图与心电向量图的相关性

17.7. 高血压（AH）

通常，高血压的严重性和长时间发展与异常心电图之间有很大的联系。正如先前讨论的（图 6.12C），在一些晚期的病例中可见到左心室肥大及继发性 ST-T 改变的图形，这比超声心动图发现左心室肥大要晚一些。然而，心电图上出现明确的左心室肥大迹象时，其预后比超声心动图上仅出现左心室肥大要差，左心室肥大伴继发性 ST-T 改变的心电图通过治疗可逆转。

左心室肥大的心电图诊断标准和第 6 章所描述的是相似的，敏感性较高的诊断标准（≥80%）有以下几点。

A. $RV_6/RV_5>0.65$。

B. 12 导联上 QRS 波群电压总和＞120mm。

然而，在第 6 章（第 6.3.3 节）描述的其他标准特异性更高。

如前所述，左心室肥大，尤其与复极相关的特征，随着高血压的治疗都会得到改善。

更多的是，在轻/中度高血压的心电图，左心室增大征象多看不到或者不重要，仅表现为轻度的 ST-T 异常，但这些改变在正常人尤其是老年人中也可存在（在一些导联上继发的 ST 和对称的 T 波）（图 6.11 和第 4 章 4.7.1）。

17.8. 运动员

应该记住**下列心电图改变与体育锻炼相关，**而且会随着体力活动的减少而消失或减

轻，因此，它们不属于疾病。

A. 有时可见窦性心动过缓。

B. 休息或睡眠中可见一度房室传导阻滞或甚至文氏型二度房室传导阻滞。

C. V_1 导联呈 rSr′波。这需要和其他疾病时 V_1 导联的 r′波相鉴别，包括前面已描述的Ⅱ型 Brugada 波（图 16.5）。

D. 左侧胸前导联高 R 波。

E. 早复极图形（见第 4 章）。

F. 孤立的早搏。

相反，下面心电图为异常，包括：

A. 至少两个相邻导联出现 T 波倒置（图 17.11）。

B. ST 段压低。

C. 病理性 Q 波。

D. 异常 P 波。

E. 完全性左束支或右束支传导阻滞。

F. 排除 Brugada 综合征。

G. 排除短或长 QT 综合征。

H. 明显左心室肥大征象（伴继发性 ST-T 改变）。

I. 显著心律失常（例如在 12 导联同步心电图记录中有一次以上的室性早搏）。

这些心电图改变和体育训练无关，需要

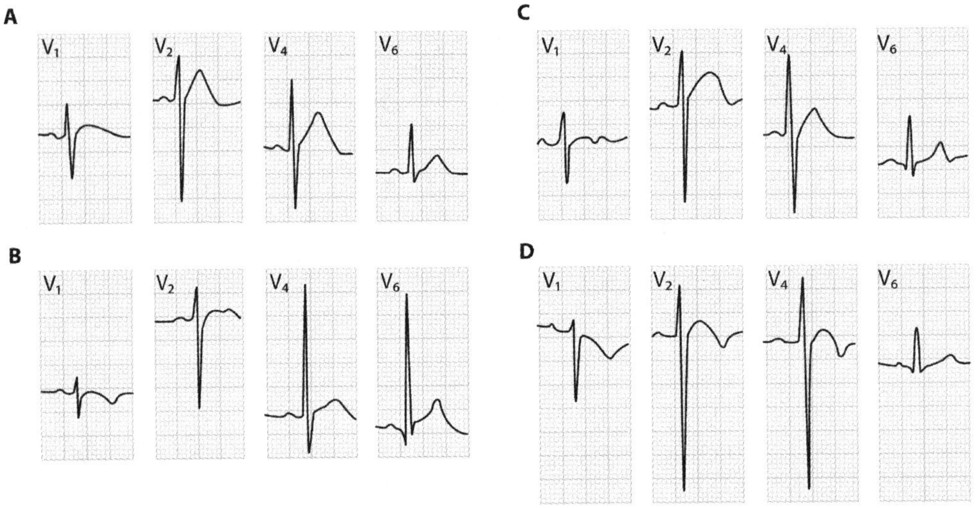

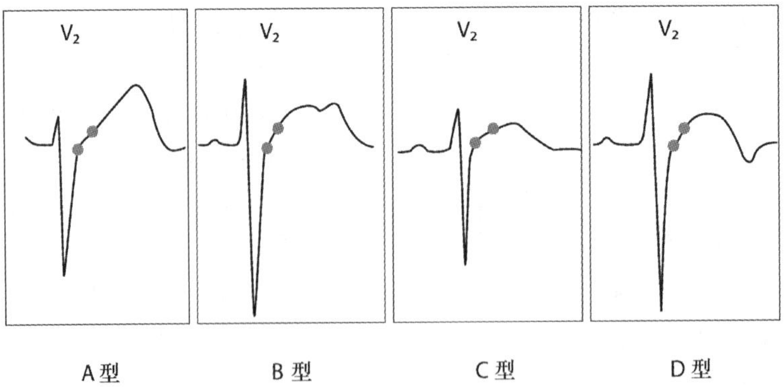

图 17.11　运动员不同类型的复极异常。这些通常是良性的，但有必要进行超声心动图检查以排除肥大性心肌病。通过 V_2 导联上两点（•）ST 段抬高位置（相距 80ms）测量 Corrado 指数。在运动员，J 点 ST 段抬高/80ms 后 ST 段抬高＜1 考虑为运动员心电图，J 点 ST 段抬高/80ms 后 ST 段抬高＞1，考虑为 Brugada 综合征（图 16.6 和第 16 章 16.2.3.2 部分）（彩图 17.11）

进一步评估。

17.9. 药物

许多药物（如胺碘酮、洋地黄）**能导致心电图异常，尤其是复极异常。**少数情况下，这些药物**会不均一地延长复极过程和 QT 间期，**有致心律失常风险，甚至引起心脏性猝死（见第 16 章及 Bayés de Luna，2012a）。

17.10 其他复极异常

如前面所述，酒精及葡萄糖的消耗及过度换气会导致复极异常（图 4.25）。

自测题

A. 列举心脏瓣膜疾病最具特征的心电图改变。

B. 列举心肌炎最具特征的心电图改变。

C. 列举扩张型心肌病最具特征的心电图改变。

D. 列举急性特发性心包炎最具特征的心电图改变。

E. 列举急性心包炎伴大量心包积液最具特征的心电图改变。

F. 列举急性和慢性肺源性心脏病最具特征的心电图改变。

G. 列举比较常见的先天性心脏病最具特征的心电图改变。

H. 高血压导致的最常见心电图特点是什么？

I. 阐述可能与锻炼相关但又不被认为是病理性的心电图改变。

J. 阐述可能由不同药物引起的心电图改变。

第 18 章
无明显心脏疾病的异常心电图和严重心脏疾病的正常心电图

Abnormal ECG Without Apparent Heart Disease and Normal ECG in Serious Heart Disease

在这本以介绍正常心电图基础以及心电图诊断为主要内容的专著的最后，我想以一篇较短的章节强调在心电图诊断中结合患者临床病情考虑的重要性作为结尾。对此，我们将叙述内科医生可能面对的两种情形：①患者没有相应心脏疾病的症状和体征时的异常心电图；②患者具有严重心脏疾病表现，但心电图表现正常（或大致正常）。

在这两种情形时，我们要认识到结合实际的重要性、结合患者临床表现是心电图正确判读的关键。

18.1. 无相关病史及体格检查正常的患者出现异常心电图

偶尔，没有任何症状（或预期并无心电图异常）的患者心电图会表现异常（束支传导阻滞图形、心腔肥大、缺血或坏死、各种类型的心律失常）。患者体格检查也正常。这种情况下，最重要的措施是依照以下步骤操作：

18.1.1. 不要相信心电图机的自动判断

所有的心电图都需要内科医师再次检查。

18.1.2. 确保心电图记录方式正确

很多情况下由于电极放置位置错误导致不完全 RBBB 图形（V_1 导联呈 rSr′）或其他心电图异常（第 3 章）。

18.1.3. 再次完善病史

特别强调必须注意患者未能正确判断或未加注意的症状，如：

A. 上腹部疼痛。根据 Framingham 研究，这可能是隐匿的膈面心肌梗死的表现。此研究中展示了心电图从第 1 年至次年的坏死性 Q 波的表现，这是源于未诊断出的心肌梗死，特别是在糖尿病患者。

B. 心律失常事件，特别是房颤（AF）、早搏和阵发性心动过速发作，这些可能是未能正确诊断和由于情绪性心悸（窦性），或患者未注意。对于这些患者，要明确情绪、饮酒或者催化剂等是否可以诱发心律失常发生十分重要。对无症状的心律失常，特别是频繁发作者，必须排除相关的心脏疾病。

C. 对呼吸困难的错误评估，这可能是由于心力衰竭或者肺栓塞所致，但被错误地认为是肥胖、年龄等所致。

D. 将晕厥或先兆晕厥错误评估为是由于低血压或者迷走神经反射所致的神经调节反应所致，事实上这也可能是某些极其严重状况的表现。我们必须询问患者是否具有猝死家族史以及可能的遗传性心脏疾病。我们必须认真测量 QT 间期，以及详细检查整个心电图记录，以排除Brugada综合征或者任何遗传性心肌病（见第17章）。

E. 通过全面体格检查完善“床边诊断”是必需的，这包括心脏和大血管的视诊、触诊和听诊。这将提供很多信息，例如存在心脏杂音，这有助于全面了解异常的发生原因。

F. 最后，使用第4章介绍的系统性诊断方法是必要的。

18.1.4. 心电图有异常时，我们必须仔细研究以下方面

A. 经典参数异常：PR间期和QT间期、ÂQRS等。

B. 无症状患者中出现坏死性Q波。

总之，要记住某些深Q波也可能是正常的。例如：Ⅲ导联深Q波就很类似于心肌梗死。然而，这些Q波是良性的，是因为心脏位置改变所致，特别是在横位心和心脏顺钟向转位时出现，患者深呼吸时Q波消失（图4.22）。

如同先前解释过的，**病理性Q波可能是由于隐匿性心肌梗死所致**。然而，既往没有缺血性心脏病患者的异常Q波，也可能是其他一些无症状疾病的表现，例如遗传性心肌病（肥厚型心肌病）、涉及心肌的系统性疾病（淀粉样病、结节病等）、既往心肌炎、神经肌肉疾病或限制型及肥大性心肌病（还没有到出现症状的时候）（第16、17章）。

C. 复极异常的表现。

在很多导联可见T波平坦/轻微倒置，可能是**既往有心包炎**的指征，只是当时心包炎未被发现或**未被诊断**。当然，这也可以是**缺血性心脏病的残留表现**。在这些情况下，一些特定的导联心电图通常有相应表现，以及T波可能更深倒置并出现镜像表现。

T波改变（平坦/轻微倒置）也可见于其他情形（图9.29），并偶见于饮酒、特定饮食及过度换气后（图4.25）。

ST段改变除缺血性心脏病外，也可能是由于其他多种原因所致（图9.20和图9.28）。在急性缺血性心脏病中，ST段改变通常与心绞痛发作相关，在急性期后也可以残留某些心电图表现（第9章）。

D. 符合LVE的电压标准。这在健康个体中也可出现，尤其是没有ST段异常的瘦体型青年，但他们没有解剖学上的LVH。然而，在一些患者中，特别是存在复极异常的患者，这可能是确实存在但未被发现的LVH的表现。

E. V_1导联呈高R波或者r′波。这可能是很多心脏疾病的表现，但也可见于正常变异（表6.1）。

F. 无症状患者存在高度束支传导阻滞。这需要深入探究，特别是患者相对年轻且有LBBB时，必须排除相应的心脏病，特别是某些原因引起的心肌病。然而，至少10%的LBBB以及大量的RBBB患者，仅仅是由于心室传导系统的特异性问题（Lenégre病和Lev综合征）所引起的唯一表现。尽管如此，仍需要牢记这些左/右束支传导阻滞是一种高风险的标志（第16章）。

G. 存在主动性心律失常（特别是PVCs）和（或）被动性心律失常［停搏和（或）阻滞］。

在所有情况下，都需要排除药物致心律失常的影响。必要时可行进一步检测，如动态心电图、运动试验以及超声心动图（影像学技术）。

18.2. 患者有严重的心血管疾病但心电图正常

尽管心电图对于心脏疾病的诊断非常重要，但是我们一定不要忘记即使在心脏性猝死前的即刻所记录的心电图也可能是正常或大致正常的。以下列出了最常见的（非详尽）的可伴有正常心电图表现的严重心血管

疾病。

18.2.1. 急性心脏病发作

一少部分 NSTEACS 患者心电图可表现为正常（见第 9 章 9.3.3.1.4 部分）。我们必须牢记在 STEACS 的超急性期，可能仅表现为高尖对称的 T 波，尤其在 V_1、V_2 导联（见 9 章 9.2.3.1.2 部分）。

18.2.2. 肺栓塞

灾难性的严重肺栓塞可能突然发作，尤其是在没有心肌病的卧床患者，以前的心电图可表现为正常。患者一般表现为窦性心动过速，以及其他心电图异常（图 15.3 和图 15.4），但在老年患者由于窦房结功能衰退，以前的基础心电图异常，可能不会出现窦性心动过速，这会使诊断比较困难。

18.2.3. 遗传性心脏病

心电图可能有轻微异常或者难以判断，此类疾病包括**离子通道病**（Brugada 综合征，长和短 QT 综合征）以及**遗传性心肌病**（如肥大型）（第 16 章）。

肥厚型心肌病中，心电图异常可能会比超声心动图更早出现，但 5%～10%患者心电图可表现为正常。同样也可发生在致心律失常性右心室发育不良（ARVD）中。

Brugada 综合征中，心电图可能会在某种诱发因素（如发热、药物）下突然由正常转变为Ⅰ或Ⅱ型图形。此外，在第 4 肋间心电图可能正常或大致正常，但在第 2 肋间心电图出现病理性意义改变。

长和短 QT 综合征的正常值界限需要行其他检查。

在有遗传性离子通道病或心肌病家族史的患者，在诊断心电图是否正常前要仔细分析和进行进一步检查。

18.2.4. 动脉瘤夹层或破裂

心电图可能正常或 V_5～V_6 导联显示左心室肥厚伴继发性 ST-T 改变图形，会与 V_1～V_2 导联 ST 段抬高的 ACS（镜像表现）相混淆（图 15.2）。在心电图正常的年轻人中，可出现主动脉瘤夹层或破裂，尤其是二叶式主动脉瓣患者。

18.2.5. 慢性缺血性患者伴或不伴陈旧性心肌梗死

很多患者，包括心肌梗死后或接受心脏旁路移植的患者，心电图是正常的或随时间恢复正常（图 9.42）。此外，极少数坏死性 Q 波因为二次梗死（图 9.43）或相应的束支传导阻滞而未被发现。

如果允许的话，运动试验以及动态心电图有助于明确复极异常或心律失常，使用超声心动图有助于测定心脏的收缩性和心室功能。在部分患者中冠脉造影或磁共振成像（图 9.43）也能解决问题。

18.2.6. 在某些瓣膜性或先天性心脏病中

虽然很严重但并未发展到晚期，心电图可能仍然正常或没有显著改变，甚至多年都是这样。

18.2.7. 其他心电图正常的心脏疾病

心力衰竭初期（特别是扩张型），以及心包炎、心肌病、心脏肿瘤等都能记录到正常的心电图。

心电图与患者临床情况相结合

由上所述，很明显心电图评估必须基于患者的临床情况。

因此，我们要强调的是心电图正常并不能保证心血管健康，而心电图异常也不一定就是心脏疾病的明确指征。

这些在心电图判定时必须时刻牢记。

自测题

A. 列出单纯心电图异常的评估流程。

B. 描述伴有异常 Q 波的无症状患者的评估流程。

C. 描述 ST-T 异常患者的评估流程。

D. 在健康个体中，左心室肥大的电压标准是否提高？

E. 列出 V_1 导联高 R 波的生理及病理性原因（表 6.1）。

F. 对无症状患者中出现的严重束支传导阻滞如何判定？

G. 列出心血管疾病，包括严重疾病患者，表现为正常心电图的 5 种严重情况。

H. 心电图判定的金标准是什么？

参考文献

Bibliography

Anttonen O, Junttila J, Maury F, et al. Differences in 12-lead ECG between symptomatic and asymptomatic subjects with short QT interval. Heart Rhythm 2009;6: 267.

Antzelevitch C, Yan GX. J wave syndromes. Heart Rhythm 2010;7:549.

Ashman R, Hull E. Essentials of Electrocardiography. The McMillan Co, New York, 1941.

Baranchuk A, Anselm DD. Brugada phenocopy: redefinition and updated classification. Am J Cardiol 2013;111:453.

Baranchuk A, Bayés de Luna A, Fiol M, et al. Differential diagnosis of ECG pattern with r′ in V_1. Ann Non Inv ECG, 2014 (submitted).

Bayés de Luna A. Clinical Arrhythmology. Wiley-Blackwell, Oxford, 2011.

Bayés de Luna A. Clinical Electrocardiography. A Textbook, 4th edn, Wiley-Blackwell, Oxford, 2012a.

Bayés de Luna A, Baranchuk A, Brugada J, et al. New ECG consensus document on Brugada syndrome. J Electrocardiol 2012b;45;437.

Bayés de Luna A, Carreras F, Cladellas M, et al. Holter ECG study of the electrocardiographic phenomena in Prinzmetal angina attacks with emphasis on the study of ventricular arrhythmias. J Electrocardiol 1985b;18:267.

Bayés de Luna A, Carrió I, Subirana T, et al. Electrophysiological mechanisms of the S_I S_{II} S_{III} electrocardiographic morphology. J Electrocardiol 1987;20:38.

Bayés de Luna A, Cino J, Goldwasser D, et al. New electrocardiograhic diagnostic criteria for the pathologic R waves in leads V1 and V2 of anatomically lateral myocardial infarction. Electrocardiology 2008a;41:413.

Bayés de Luna A, Cino J, Pujadas S, et al. Concordance of electrocardiographic patterns and healed myocardial infarction location detected by cardiovascular magnetic resonance. Am J Cardiol 2006b;97:443.

Bayés de Luna A, Cladellas M, Oter R, et al. Interatrial conduction block and paroxysmal arrhythmias. Eur Heart J 1988;9:1112.

Bayés de Luna A, Coumel P, Leclercq J. Ambulatory sudden cardiac death: mechanisms of production of fatal arrhythmia on the basis of data from 157 cases. Am Heart J 1989;117:151.

Bayés de Luna A, Fiol-Sala M. Electrocardiography in ischemic heart disease. Clinical and imaging correlations and prognostic implications. Blackwell-Futura, Oxford, 2008b.

Bayés de Luna A, Fort de Ribot R, Trilla E, et al. Electrocardiographic and vector cardiographic study of interatrial conduction disturbances with left atrial retrograde activation. J Electrocardiol 1985a;18:1.

Bayés de Luna A, Guindo J, Homs E, et al. Active versus passive, rhythm as explanation of bigeminal rhythm with similar P wave. Chest 1991;99;735.

Bayés de Luna A, Pérez Riera A, Baranchuck A, et al. ECG manifestation of the middle fibers/Leith septal fascicle block. A consensus paper. J Electrocardiol 2012d;45;455.

Bayés de Luna A, Platonov P, Cosio FG, et al. Interatrial blocks. A separate entity from left atrial enlargement: a consensus paper. J Electrocardiol 2012c;45:454.

Bayés de Luna A, Wagner G, Birnbaum Y, et al. A new terminology for left ventricular walls and location of myocardial infarcts that present Q wave based on the standard of cardiac magnetic resonance imaging. A statement for healthcare professionals from a committee appointed by the International Society for Holter and Noninvasive Electrocardiology. Circulation 2006a;114:1755.

ECGs for Beginners, First Edition. Antoni Bayés de Luna.

Bayés Genis A, Lopez L, Viñolas X, et al. Distinct LBBB pattern in ischemic and non-ischemic dilated CM. Eur J Heart Failure 2003;5:165.

Bellet S, Jedlicka J. Sinoventricular conduction and its relation to sinoatrial conduction. Am J Cardiol 1969;24:831.

Birnbaum Y, Bayés de Luna A, Fiol M, et al. Common pitfalls in the interpretation of ECGs from patients with acute coronary syndromes with narrow QRS:A consensus report. J Electrocardiol 2012;45:463.

Birnbaum Y, Sclarovsky S, Blum, et al. Prognostic significance of the initial electrocardiographic pattern in a first acute anterior wall myocardial infarction. Chest 1993;103;1681.

Breithardt G, Shanesa M, Borgraffe M, Hindricks G, Josephson M (eds). Cardiac mapping. Wiley-Blackwell, Oxford, 2012.

Brugada P, Brugada J. Right bundle branch block, persistent ST segment elevation and sudden cardiac death: a distinct clinical and electrocardiographic syndrome. A multicenter report. J Am Coll Cardiol 1992;20:1391–1396.

Brugada P, Brugada J, Mont L, et al. A new approach to the differential diagnosis of a regular tachycardia with a wide QRS complex. Circulation 1991;83:1649.

Burke A, Farb A, Malcom GT, et al. Coronary risk factors and plaque morphology in men with coronary disease who die suddenly. N Engl J Med 1997;336:1276.

Camm J, Saksena S. Electrophysiological disorders of the heart. Elsevier, Oxford, 2012.

Cerqueira MD, Weissman NJ, Disizian V. Standardized myocardial segmentation and nomenclature for tomographic imaging of the heart: a statement for healthcare professionals from the Cardiac Imaging Committee of the Council on Clinical cardiology of the American Heart Association. Circulation 2002;86;341.

Chevallier S, Forclaz A, Tenkorang J, et al. New electrocardiographic criteria for discriminating between Brugada types 2 and 3 patterns and incomplete right bundle block. J Am Coll Cardiol 2011;58:2290.

Chung EK. Aberrant atrial conduction. Br Heart J 1972;34:341.

Conde D, Baranchuk A. Interatrial block as anatomical-electrical substrate for supraventricular arrhythmias: Bayeś syndrome. Arch Cardiol Mex 2014;84:32.

Cooksey JD, Dunn M, Marrie E. Clinical Vectorcardiography and Electrocardiography. Year Book Medical Publishers, 1977.

Corrado D, Pelliccia A, Heibuchedl H, et al. Recommendations for interpretation of 12-lead electrocardiograms in the athlete. Eur Heart J 2010;31:243.

Coumel P, Fidelle F, Cloup M, et al. Les tachycardies reciproques a evolution prolongue cher l'enfant. Arch Mal Coeur 1974;67:23.

Das MK, Khan B, Jacob S, et al. Significance of a fragmented QRS complex versus a Q wave in patients with coronary artery disease. Circulation 2006;113: 2495.

Desserte F. La tachycardia ventriculaire a dues foyers opposes variables. Arch Mal Cocur 1966;59;263.

De Winter RJ, Verouden NJ, Wellens HJ, et al. A new ECG sign of proximal LAD occlusion. N Engl J Med 2008;359:2071.

Durrer D, Van Dam R, Freud G, et al. Total excitation of the isolated human heart. Circulation 1970;41;899.

Elizari M, Chiale P. The ECG features of complete and partial left anterior and left posterior hemiblocks. J Electrocardiol 2012;45;528.

Farré J, Ross D, Wiener I, et al. Reciprocal tachycardias using accessory pathways with long conduction times. Am J Cardiol 1979;44:1099.

Fiol M, Carrillo A, Cygankiewicz I, et al. A new electrocardiographic algorithm to locate the occlusion in left anterior descending coronary artery. Clin Cardiol 2009;32:E1.

Fiol M, Carrillo A, Rodríguez A, et al. Electrocardiographic changes of ST-elevation myocardial infarction in patients with complete occlusion of the Leith main trunk without collateral circulation: Differential diagnosis and clinical considerations. J Electrocardiol 2012;45;487.

Fiol-Sala M, Cygankiewicz I, Carrillo A, et al. Value of electrocardiographic algorithm based on 'ups and downs' of ST in assessment of a culprit artery in evolving inferior wall acute myocardial infarction. Am J Cardiol 2004;94:709.

Fish C, Knobel S. Electrocardiography of Clinical Arrhythmias. Futura, London, 2000.

Garcia Cosio F, Goicolea A, López-Gil M, et al. Atrial endocardial mapping in the rare form of atrial flutter. Am J Cardiol 1990;66;715.

Garcia Niebla J, Llontop-Garcia P, Valle-Rocero, et al. Technical mistakes during the acquisition of an ECG. ANE 2009;14:989.

Gerstch M. The ECG: A Two Step Approach for Diagnosis. Springer, New York, 2004.

Gettes L, Kligfield P. Should electrocardiogram criteria for the diagnosis of left bundle-branch block be revised? J Electrocardiol 2012;45:500.

Haïsaguerre M, Jaïs P, Shah DC, et al. Spontaneous initiation of atrial fibrillation by ectopic beats originating in the pulmonary veins. N Engl J Med 1998;339–659.

Hathaway WR, Peterson ED, Wagner GS, et al. Prognostic significande of the initial electrocardiogram in patients with acute myocardial infarction. GUSTO-I Investigators. Global Utilization of Streptokinase and t-PA for Occluded Coronary Arteries. JAMA 1998;279:387.

Investigators. Global Utilization of Streptokinase and t-PA for Occluded Coronary Arteries. JAMA 1998;279: 387.

Issa Z, Miller J, Zipes D. Clinical Arrhythmology and Electrophysiology. Wolters-Kluwer, Philadelphia, 2008.

Jain R, Dalal D, Daly A, et al. Electrocardiographic features of arrhythmogenic right ventricular dysplasia. Circulation 2009;12:477.

Josephson ME. Clinical Cardiac Electrophysiology. Wolters-Kluwer, Philadelphia, 2008.

Kosuge M, Ebene T, Hubi K, et al. An early and simple predictor of severe left main and/or three-vessel diseases in patients with non-ST segment elevation acute coronary syndrome. Am J Cardiol 2011;107:495.

Lown B, Wolf M. Approaches to sudden death from coronary heart disease. Circulation 1971;44:130.

Macfarlane PW, Lawrie TDV (eds) Comprehensive Electrocardiology. Pergamon Press, Oxford, 1989.

Macfarlane PW, Van Oosterom A, Pahlm O, Kligfield P, Janse M, Camm J (eds). Comprehensive Electrocardiology, 2nd edn. Springer-Verlag, London, 2011.

Marcus FI, McKenna WJ, Sherrill D, et al. Diagnosis of arrhythmogenic right ventricular cardiomyopathy/dysplasia. Proposed modification of the task force criteria. Circulation 2009;415:213.

Maron BJ. Contemporary insights and strategies for risk stratification and prevention of sudden death in hypertophic cardiomyopathy. Circulation 2010;121:445.

Maron BJ, Gottdiener JS, Epstein SE. Patterns and significance of distribution of left ventricular hypertrophy in hypertrophic cardiomyopathy. A wide angle, two dimensional echocardiographic study of 125 patients. Am J Cardiol 1981;48:418.

McKenna WJ, Behr ER. Hypertrophic cardiomyopathy: management, risk stratification and prevention of sudden death. Heart 2002;87:169.

Migliore F, Zorzi A, Perazzolo Marra M, et al. Myocardial edema underlies dynamic T wave inversion (Wellens' ECG pattern) in patients with reversible left ventricular dysfunction. Heart Rhythm 2011;8:1629.

Moe GM, Méndez C. Physiological basis of reciprocal rhythm. Prog Cardiovasc Dis 1966;8:561.

Moon JC, De Arenaza DP, Elkington AG, et al. The pathologic basis of Q-wave and non-Q-wave myocardial infarction: a cardiovascular magnetic resonance study. J Am Coll Cardiol 2004;44:554.

Moss A, Robinson J. Clinical features of idiopathic QT syndrome. Circulation 1992;85(suppl):1140.

Nakagama M, Tsunemitsu C, Kata S, et al. Effect of ECG filter on J-wave J. ECG 2014:47;7.

Nielsen JC. On behalf of DANPACE investigators. 2010 http://escardio.org/congresses/esc-2010/congress reports/page798.IDANPACE.aspx.

Nikus K, Pahlm O, Wagner G, et al. Electrocardiographic classification of acute coronary syndromes: a review by a committee of the International Society for Holter and Non-Invasive Electrocardiology. J Electrocardiol 2010;43:91.

Padalinam BJ, Manfrech JA, Steinberg JA, et al. Differentiating junctional tachycardia and AV node reentrant tachycardia based on response to atrial pacing. J Am Coll Cardiol 2008;52;1711.

Pava L, Perafán P, Badiel M, et al. R-wave peak time at DII: A new criterion for differentiating between wide complex QRS tachycardias. Heart Rhythm 2010;7:922.

Plas F. Guide du Cardiologie du Sport. Bailliere, Paris, 1976.

Pride YB, Tung P, Mohanavelu S, et al. TIMI Study Group. Angiographic and clinical outcomes among patients with acute coronary syndromes presenting with isolated anterior ST-segment depression: a TRITON-TIMI 38 (Trial to Assess Improvement in Therapeutic Outcomes by optimizing Platelet Inhibition With Prasugrel-Thrombolysis in Myocardial Infarction 38) substudy. JACC Cardiovasc Interv 2010;3:806.

Rosenbaum MB, Elizari M, Lazzari JO, et al. The mechanism of intermittent bundle branch block. Relationship to prolonged recovery, hipopolarization and spontaneous diastolic depolarization. Chest 1973;63:666.

Rosenbaum MB, Elizari MV, Lazzari JO. Los hemibloqueos. Editorial Paidos. Buenos Aires, 1968.

Rovai D, Di Bella G, Rossi G, et al. Q-wave prediction of myocardial infarct location, size and transmural extent at magnetic resonance imaging. Coron Art Dis 2007;18:381.

Sarkozy A, Cherchia G, Paparella G, et al. Inferior and lateral ECG repolarization abnormalities in Brugada syndrome. Circ Arrhythmic Electrophysiol 2009;2:154.

Schwartz PJ, Moss AJ, Vincent GM, Crampton RS. Diagnostic criteria for the long QT syndrome. An update. Circulation 1993;88:782.

Serra G, Baranchuk A, Bayés de Luna A, et al. New electrocardiographic criteria to differentiate the Type-2 Brugada pattern from electrocardiogram of healthy athletes with r'- wave in leads V1/V2. Europace, 2014. March 6.

Seurer G, Gursoy S, Frei B, et al. The differential diagnosis on the ECG between ventricular tachycardia and preexcited tachycardia. Clin Cardiol 1994;17:306.

Sgarbossa EB, Pinski SL, Barbagelata A, et al. Electrocardiographic diagnosis of evolving acute myocardial infarction in the presence of left bundle branch block. GUSTO-1 (Global Utilization of Streptokinase and Tissue Plasminogen Activator for Occluded Coronary Arteries) Investigators. N Engl J Med 1996;334:481.

Singer D, Ten Eick R. Aberrancy: electrophysiological aspects. Am J Cardiol 1971;28:381.

Sodi Pallares D, Bisteni A, Medrano G. Electrocardiografia y vectorcardiografia deductiva. La Prensa Médica Mexicana, 1967.

Spodick DH. Acute pericarditis; ECG changes. Primary Cardiol 1982;8:78.

Spodick DH, Ariyarajah V. Interatrial block: a prevalent, widely neglected and portentous abnormality. J Electrocardiol 2008;41:61.

Strauss DG, Selvester RH, Wagner GS. Defining left bundle branch block in the era of cardiac resynchronization therapy. Am J Cardiol 2011;107:927.

Subirana VT, Juan-Babot JO, Puig T, et al. Specific characteristics of sudden death in a Mediterranean Spanish population. Am J Cardiol 2011;107:622.

Surawicz B. Relationship between electrocardiogram and electrolytes. Am Heart J 1967;73:814.

Surawicz B, Knilans TK. Chou's Electrocardiography in Clinical Practice, 6th edn. WB Saunders Company, 2009.

Surawicz B, Uhley H, Brown R, et al. Task force I, Standarization of terminology and interpretation. Am J Cardiol 1978;41:130.

Thygessen K, Alpert J, Jaffe AS, et al. Third universal definition of myocardial infarction. Eur Heart J 2012;33: 2551.

Van Bommel R, Marsan N, Delgado V, et al. Value of the surface ECG in detecting right ventricular dilatation in the presence of left bundle branch block. Am J Cardiol 2011;107:736.

Van der Weg K, Bekkers S,Winkens B, et al. On behalf of MAST. The R in V1 in non-anterior wall infarction indicates lateral rather than posterior involvement. Results from ECG/MRI correlations. Eur Heart J 2009;30 (suppl);P2981K.

Vereckei A, Duray G, Szénasi G, et al. New algorithm using only lead a VR for differential diagnosis of wide QRS complex tachycardia. Heart Rhythm 2008;5:89.

Villafane J, Atalla F, Golob M et al. Longterm follow-up of a pediatric cohort of short QT syndromes. J Am Coll Cardiol 2013;61:1183.

Wagner BS. Marriott's Practical Electrocardiography, 10th edn. Lippincott Williams & Wilkins, 2001.

Wellens HJ. The value of the right precordial leads of the electrocardiogram. N Engl J Med 1999;340: 381.

Willems JL, Robles E, Bernard R, et al. Criteria for intraventricular conduction disturbances and preexcitation. WHO/WHF. J Am Coll Cardiol 1985;5:1261.

Zareba W. Cardiac resynchronization therapy: Forget QRS duration but do not forget QRS morphology. J Cardiol 2013;46;145.

Zareba W, Cygankiewicz I. Long QT syndrome and short QT syndrome. Prog Cardiovasc Dis 2008;51:264.

Zareba W, Moss AJ, Schwartz PJ, et al. Influence of genotype of long-QT syndrome Registry Research Group. N Engl J Med 1998;339:960.

索 引

Index

X

Y

Z

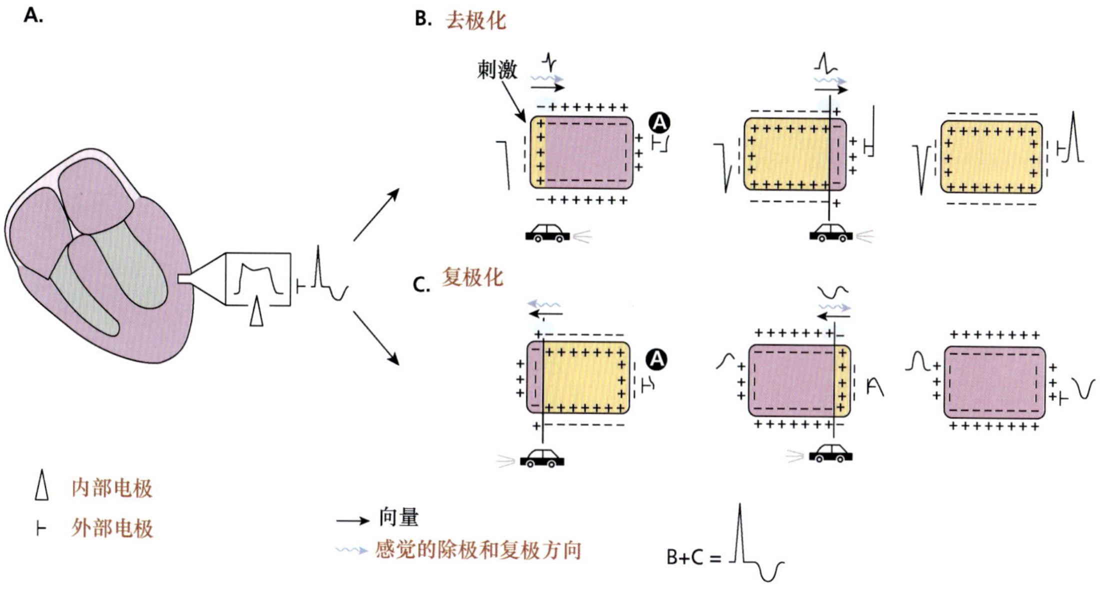

彩图 2.1 **A.** 一个位于心肌组织楔形切片的电极所记录的 TAP 波形与位于细胞内部的微电极所记录的 TAP 波形相同（图 1.6）。当一个电极位于细胞外侧时，则记录另外一种波形——“细胞电图”。**B** 与 **C** 示基于电偶理论，细胞电图的形成过程（**B** 为除极，**C** 为复极）

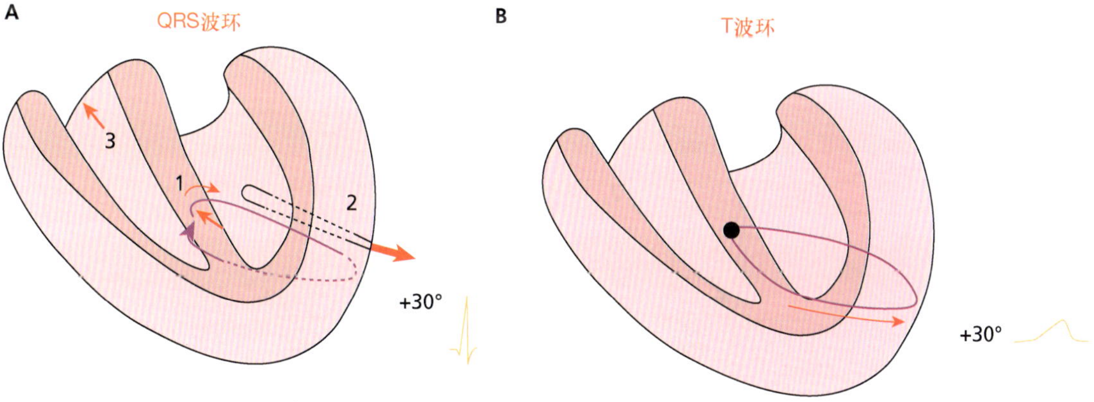

彩图 2.9 正常位置心脏的 QRS 环（**A**）以及 T 环（**B**）（见第 4 章）

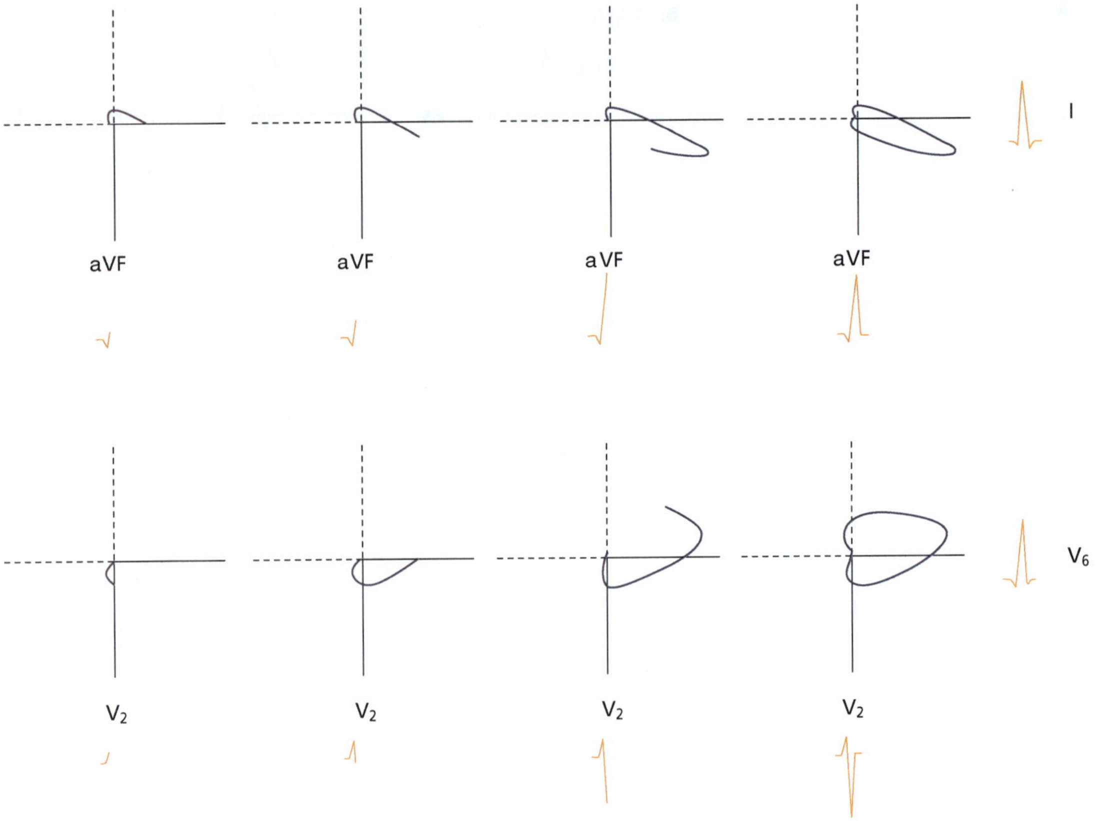

彩图 2.23　心电图环在 aVF、Ⅰ、V_2、V_6 导联上的表现

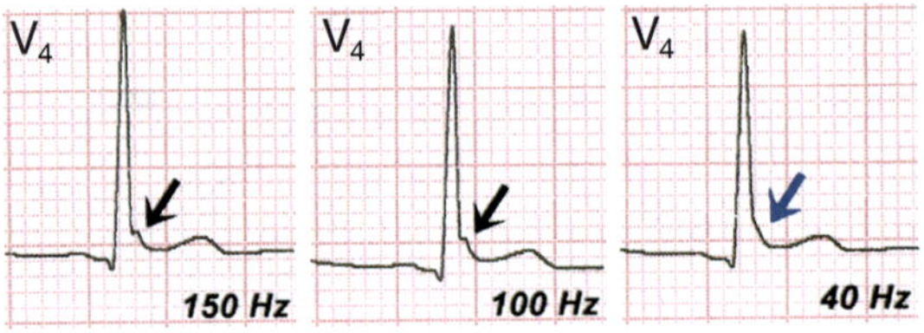

彩图 3.7　一例 40 岁早复极综合征患者心电图波形的改变。可以看出采用低通（40Hz）滤波后，典型 J 波消失不见

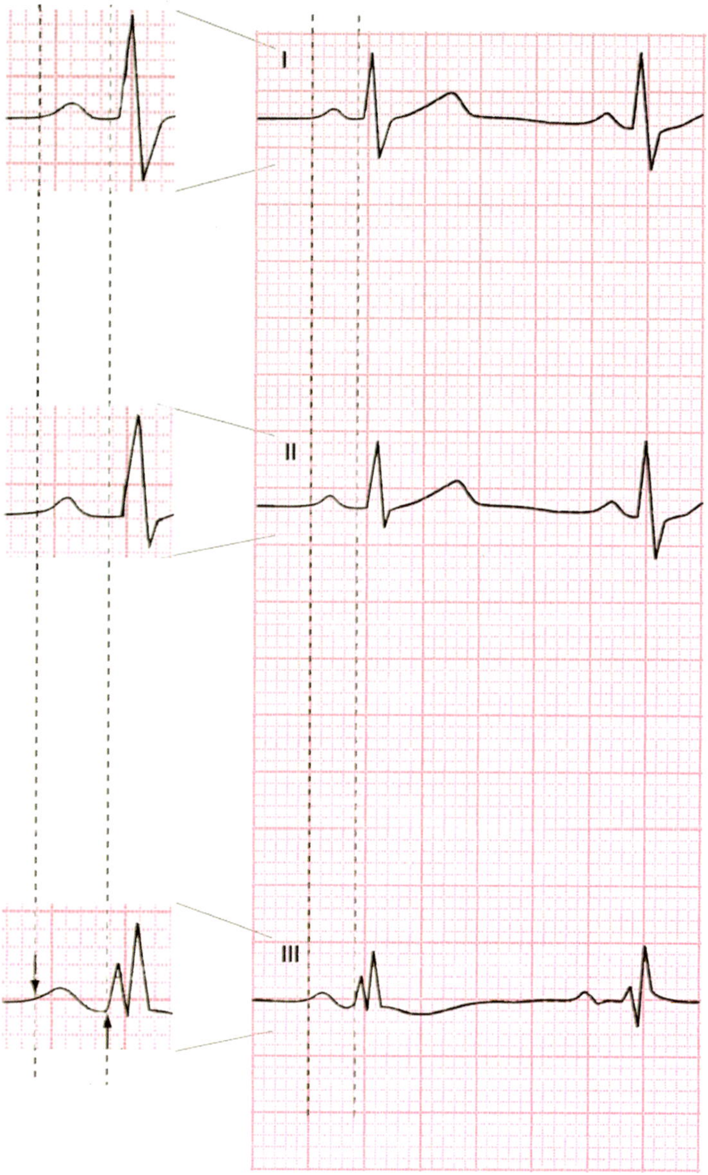

彩图 4.3 三个肢体导联测量 PR 间期。准确的 PR 间期是在任一导联中首次记录的 P 波和 QRS 波群之间的距离。本例（看实线）出现在Ⅲ导联而不是Ⅰ和Ⅱ导联

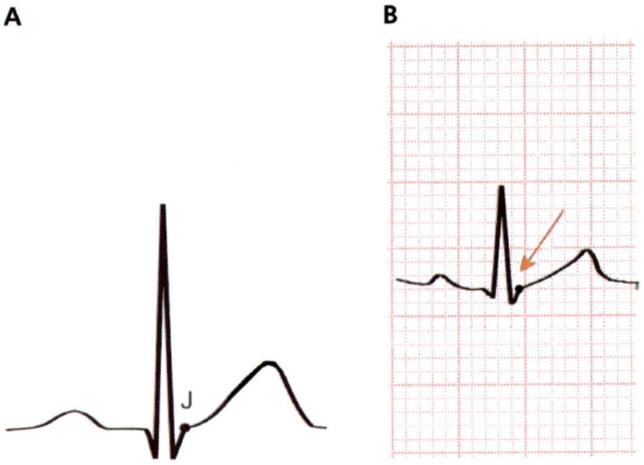

彩图 4.8 A. 显示 J 点位置；B. 心电图中 J 点（箭头）的轨迹

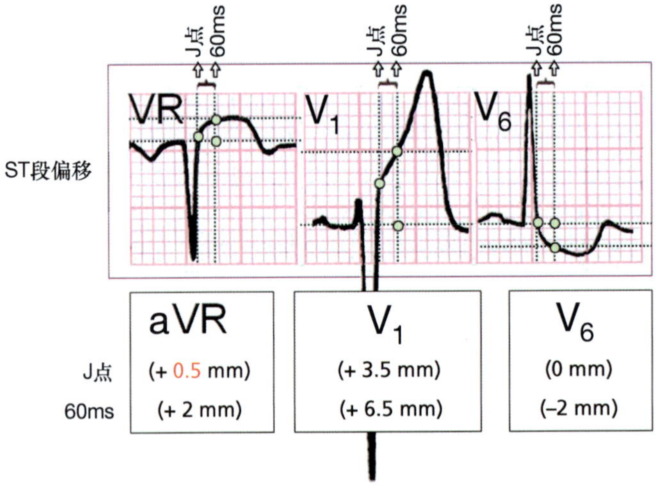

彩图 4.9 ST 段偏移的测量方法。依据 J 点和 J 点后 60ms 的测量结果

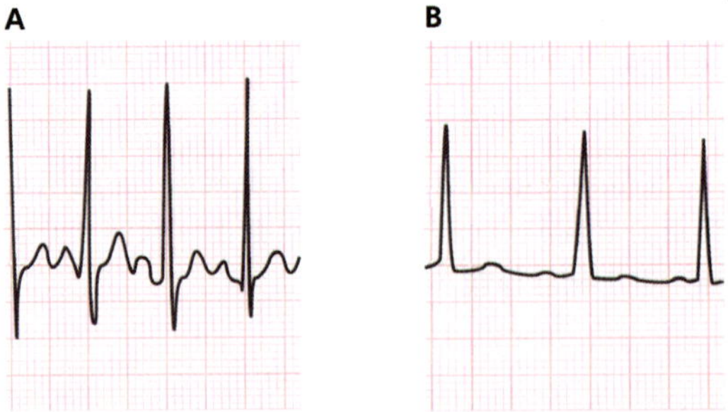

彩图 4.11 动态心电图记录在生理性应激（跳伞）条件下，**A.** 交感神经亢进期间的心率和 **B.** 服用β受体阻滞剂后的心率（来自 Holter 记录）

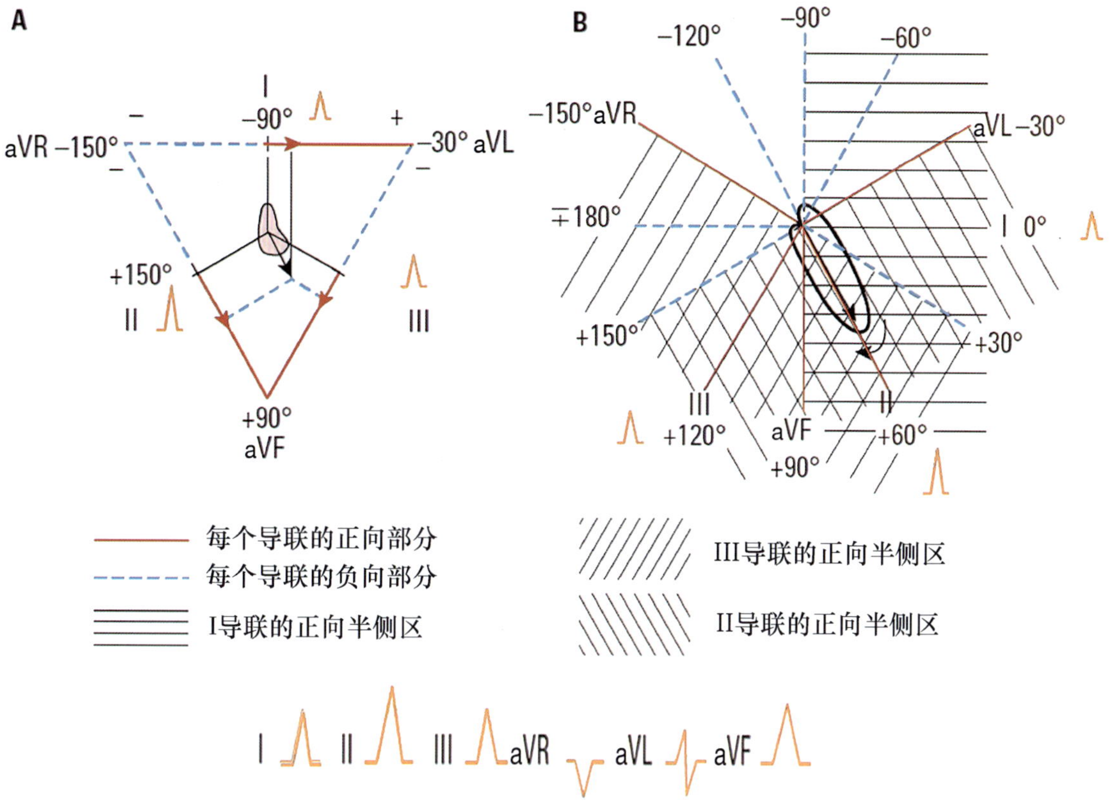

彩图 4.14 ÂQRS 电轴计算。当 ÂQRS 位于＋60°时，Ⅰ、Ⅱ和Ⅲ导联向量投影和这些导联正向和负向半侧区情况，QRS 波形态显示在 A 图

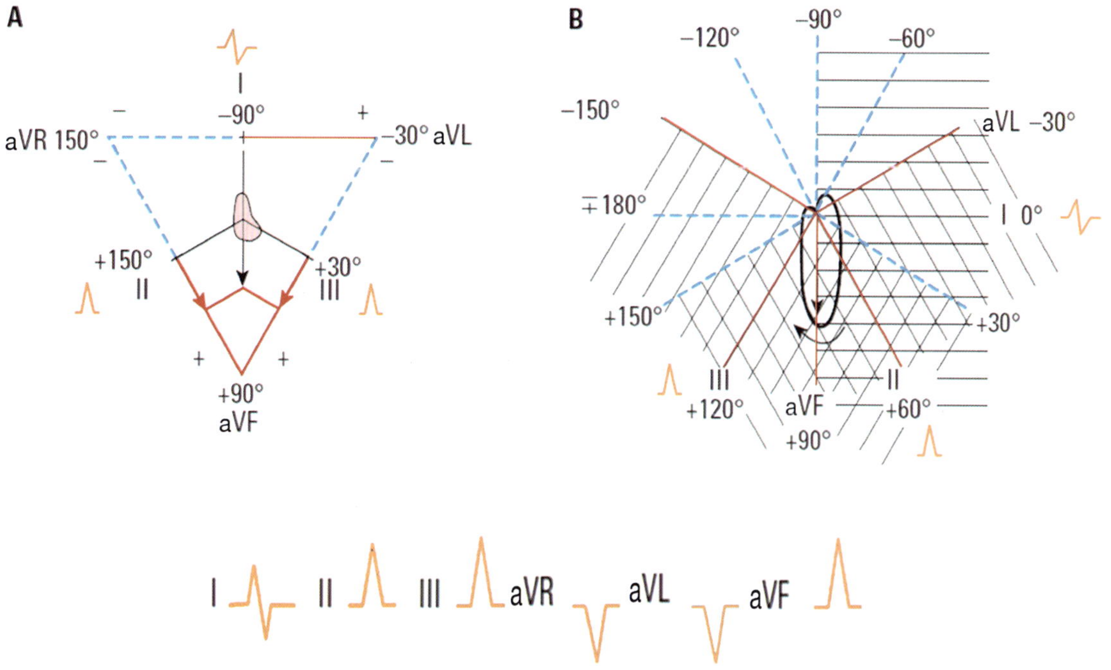

彩图 4.15 ÂQRS 位于＋90°，Ⅰ、Ⅱ和Ⅲ的 QRS 波形态

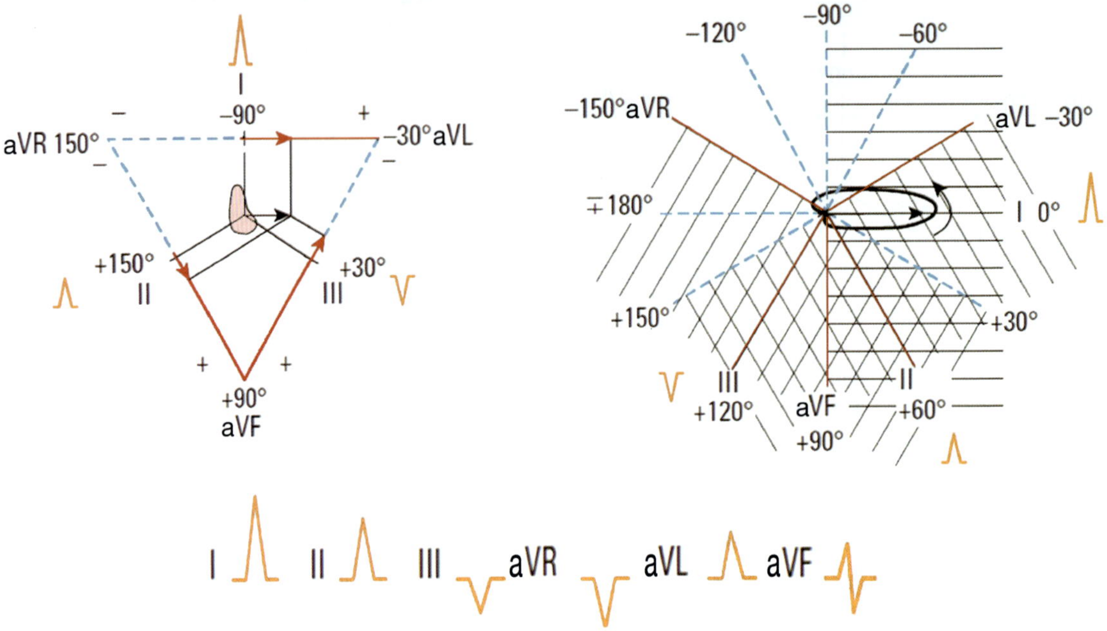

彩图 4.16 ÂQRS 位于 0°，Ⅰ、Ⅱ和Ⅲ的 QRS 波形态

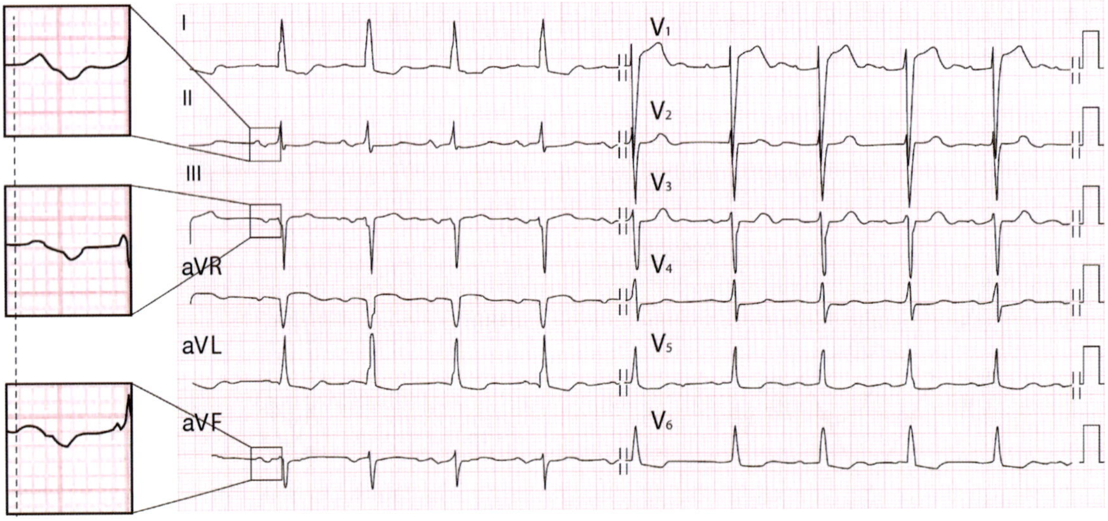

彩图 5.7 一个缺血性心肌病患者出现房内传导阻滞的典型心电图表现（Ⅱ、Ⅲ和 aVF 导联 P 波正负双相）。左边为放大的三个导联 P 波的形态

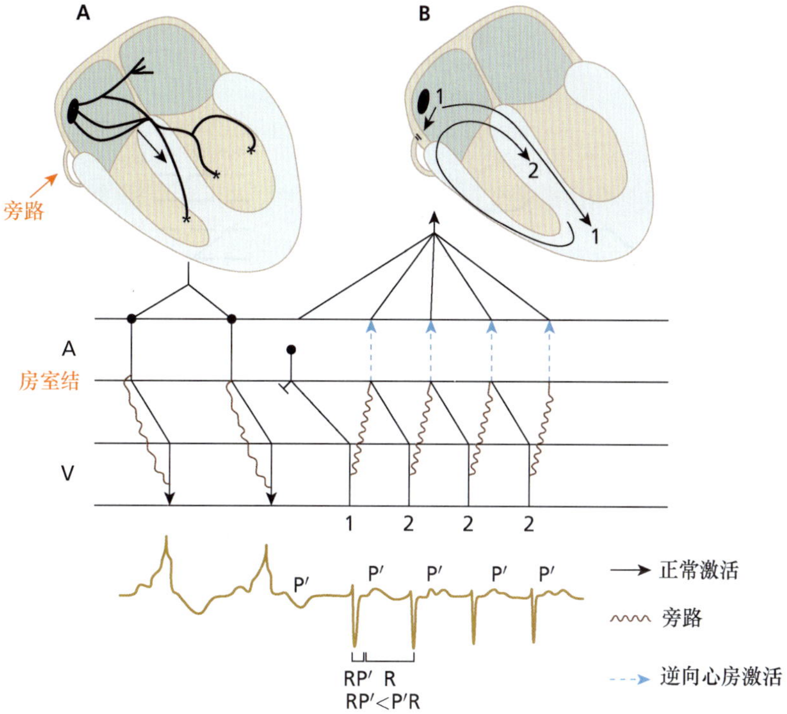

彩图 8.8 右侧房室旁路的心脏结构示意图，快于正常的房室结传导（短 PR 间期），提前激动部分心室，表现为异常的 QRS 波形态（δ 波）（A）。所有这些特征可以从初始两个 P-QRS 波中观察到。该 QRS 波是融合波，激动通过房室旁路（曲线部分）首先引起心室除极，然后通过正常的房室通路（直线部分）引起剩余部分除极。第 3 个 P 波是一个早搏（心房异位 P′波），正好遇到房室旁路不应期，因此，激动只能通过正常房室通路（房室结中的直线部分）传导，通常情况下它比正常 PR 间期要长，因为此时房室结正处于相对不应期，该刺激产生的是正常 QRS 波（1）。由于房室旁路已经脱离了不应期，然后激动通过旁路逆传至心房，在 QRS 波之后可见明显 P′波（RP′<P′R）。在折返环只存在于房室交界区的持续性折返性心动过速（JRT-E）患者中，P 波存在于 QRS 波中，并多见于 QRS 波终末，使 QRS 波形态发生改变（图 11.7）。此后激动重新折返，并通过正常房室通路传导至心室（2）。由于大折返环的存在，心动过速可持续存在。在此折返环中，激动通过房室旁路（曲线部分）逆传，通过正常房室通路（直线部分）前传。在伴有房室旁路（WPW）的持续性交界性心动过速，RP′间期小于 P′R 间期是其典型特征

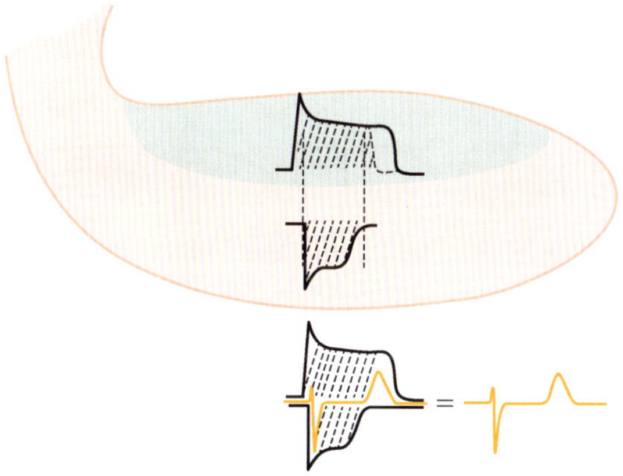

彩图 9.2 心内膜下心肌细胞跨膜动作电位之和延长，但其延长程度保持与心外膜下心肌细胞一致。心外膜下跨膜动作电位之和解释了为什么 ST 段仍保持在等电位线上，同时 T 波增宽增高、QT 间期稍延长

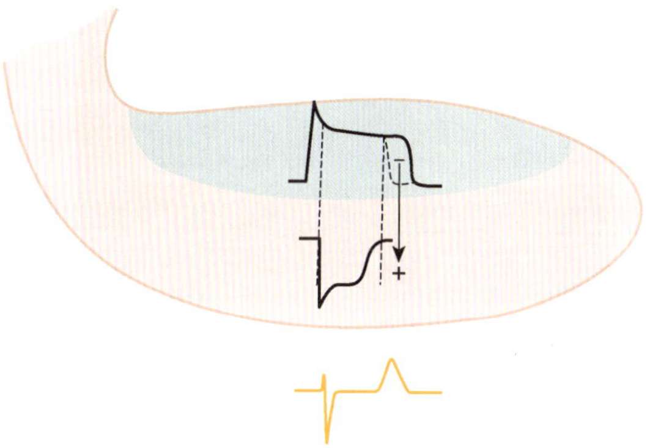

彩图 9.3 在复极第二部分形成的心内膜下缺血心肌心电向量，由带负电荷的心内膜（此处尚未复极）指向心外膜（此处已复极），这解释了 T 波增宽、增高的原因

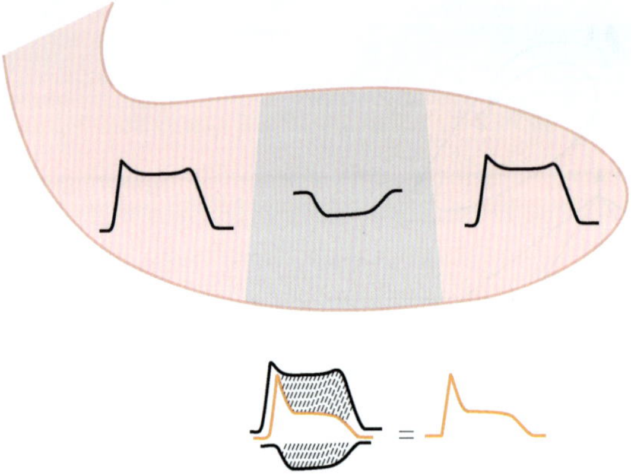

彩图 9.4 严重缺血引发的透壁损伤区域心肌动作电位表现为缓慢下降和倒置（Ashman 理论），缺血区域的跨膜动作电位和邻近组织跨膜动作电位之和解释了 ST 段抬高的心电图形态

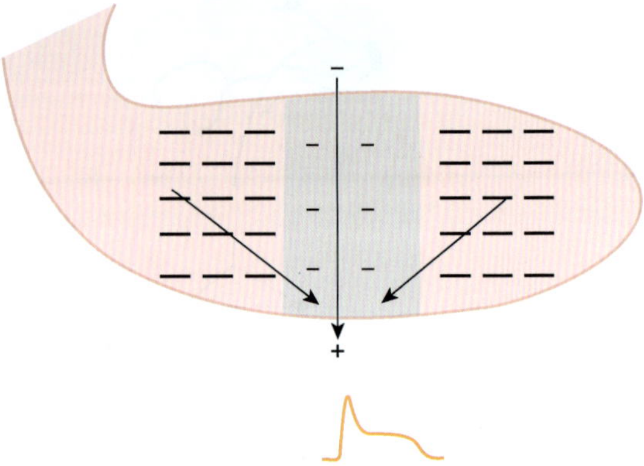

彩图 9.5 严重透壁缺血的心电向量（曾被称为心外膜下损伤心电向量）自心内膜下指向心外膜下，并在体表心电图记录为 ST 段抬高。这是由于透壁损伤区域带负电荷较周围心肌细胞少，因此相对带正电荷的结果

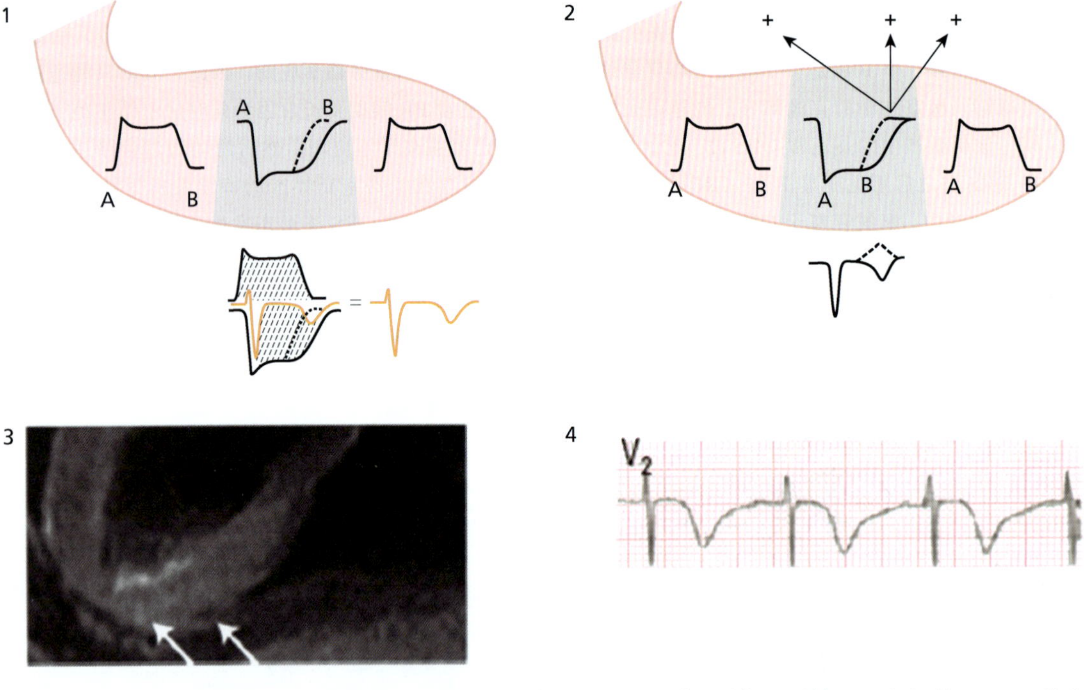

彩图 9.18 1 和 2. 深倒置 T 波的起源。1. 由于透壁缺血区 TAP 时程延长，而缺血区和相邻区 TAP 的总和较短，解释倒置 T 波的出现。2. 该解释源于缺血向量理论。3. 该病例为透壁缺血区（CMR）很快再通后形成深倒置 T 波（Migllore et al，2011），可见心肌透壁水肿。4. 该病例由于前降支短暂闭塞，在 V_2 导联形成深倒置 T 波（再灌注水肿性深倒 T 波）（图 9.18）

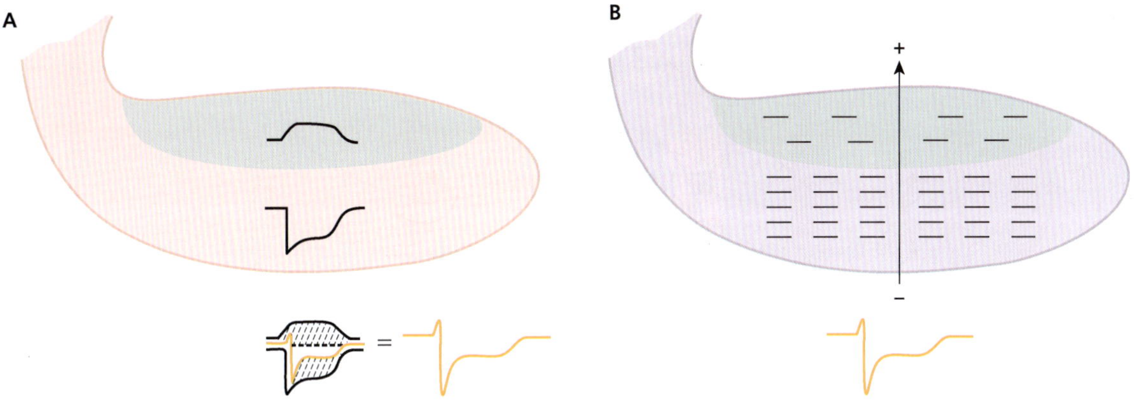

彩图 9.21 **A.** 心内膜下 TAP（较小区域的 TAP）和其余正常心肌 TAP 的总和解释了 ST 段压低。**B.** 与其余心肌相比，心内膜严重缺血区有较少的负电荷，则相对来说为正向量，由于这个原因，严重缺血区的向量指向心内膜，心电图记录下来后则表现为 QRS 波之后呈负向

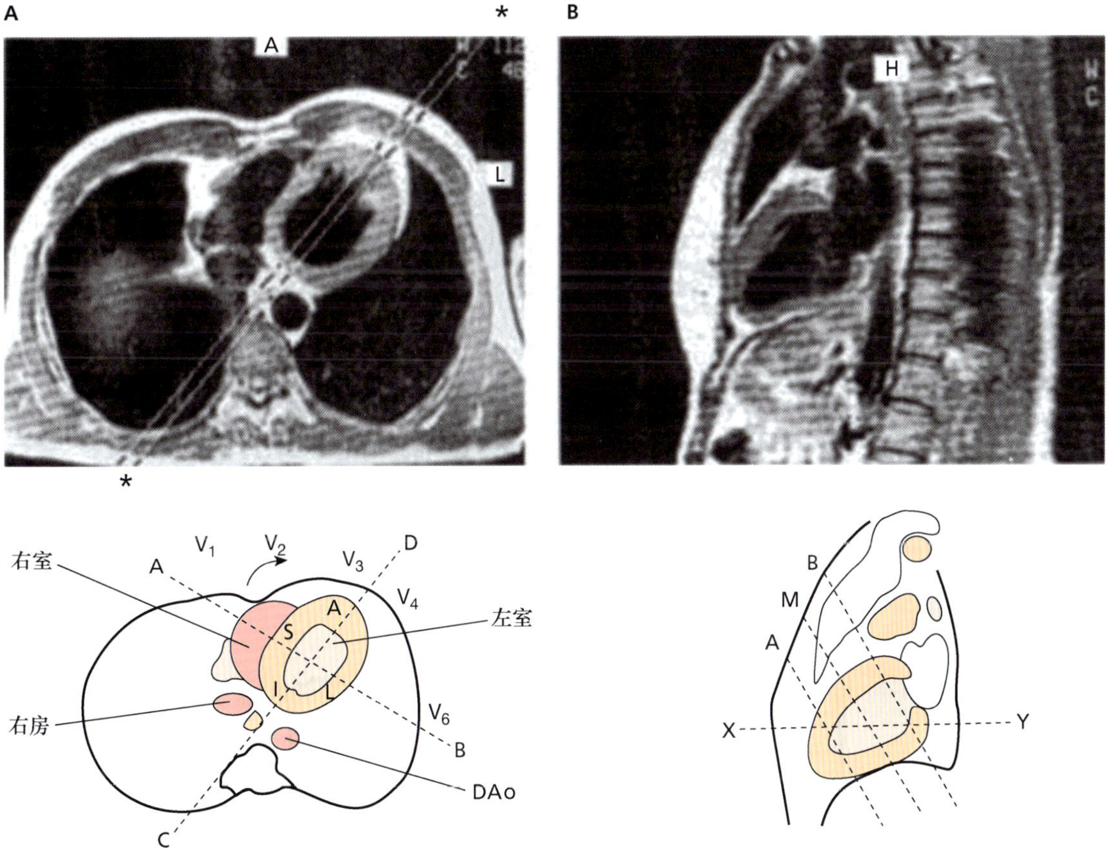

彩图 9.32 磁共振成像。**A** 图是矢状面的 XY 线水平（见右下图）的胸横截面。四个壁都能充分观察到：前（A），中隔（S），侧壁（L）和下壁（I），及在这个例子中向上弯曲的下间隔部分（Cerqueira 分类中的第 4 部分）。**B.** 图 **A** 中线（星号）的矢状面。B、M 和 A：基底部、中部和尖部。DAo＝降主动脉。在下壁基底部梗死例子中，R 波不是起源于 V_1 导联（后壁导联 Q 波镜像反应），因为基底部总是前 40ms 内除极，这时 QRS 波已经开始记录了。而且即使坏死向量（NV）能产生也是面向 V_3～V_4 导联，而不是 V_1 导联（参照 **A** 中星号和 **C**、**D** 线）

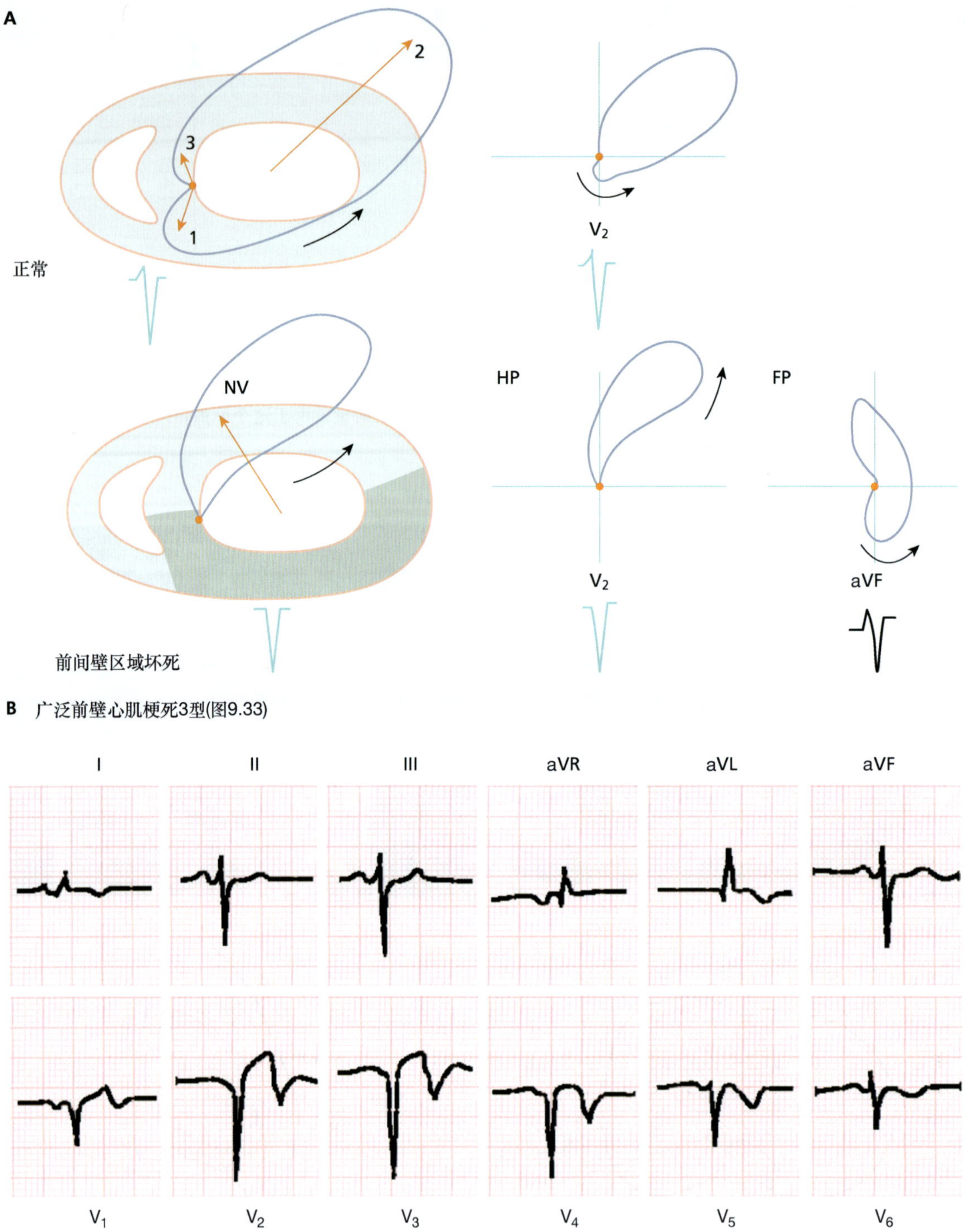

彩图 9.34 **A.** 正常激动和广泛前壁心肌梗死激动（在 V_2 和Ⅰ、aVL 导联的 Q 波）比较。在 FP 和 HP 中坏死向量（NV）的方向解释了心前区导联和Ⅰ、aVL 导联的形态。**B.** 这一区域坏死心电图举例。V_1～V_4 导联呈 QS 型，aVR、aVL 呈 qr 型

A

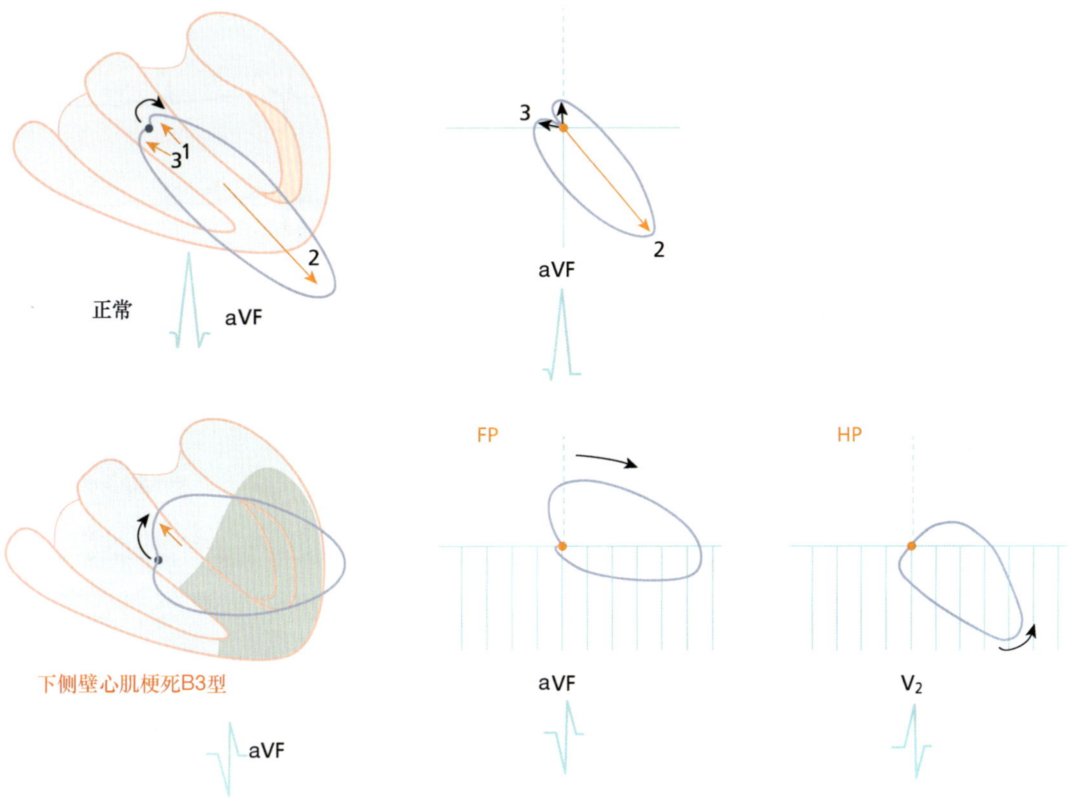

B

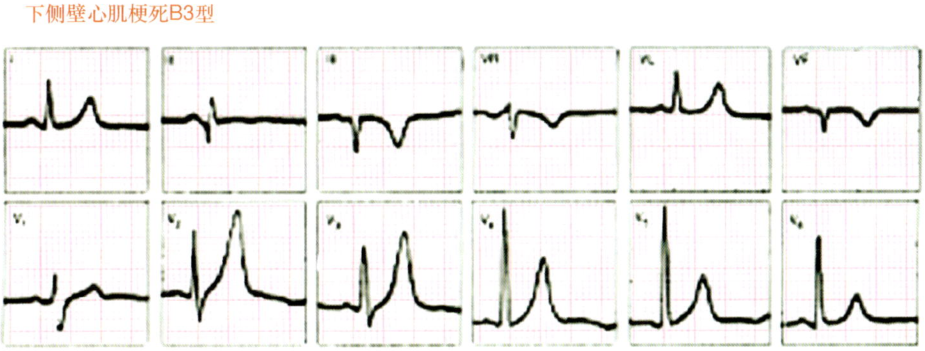

彩图 9.38　A. 正常激动和下侧壁梗死激动的比较（图 9.33 B3 型）。下壁梗死向量向上，在 FP 中环-半侧区域相关理论解释了下壁导联 Q 波出现。在 HP 中侧壁参与产生环的前部，也解释了 V_1 导联出现明显的 R 波。**B.** Ⅱ、Ⅲ、aVF 上有 Q 波，V_1 导联呈 RS 波，为下侧壁 Q 波梗死的例子（**B**3 型）

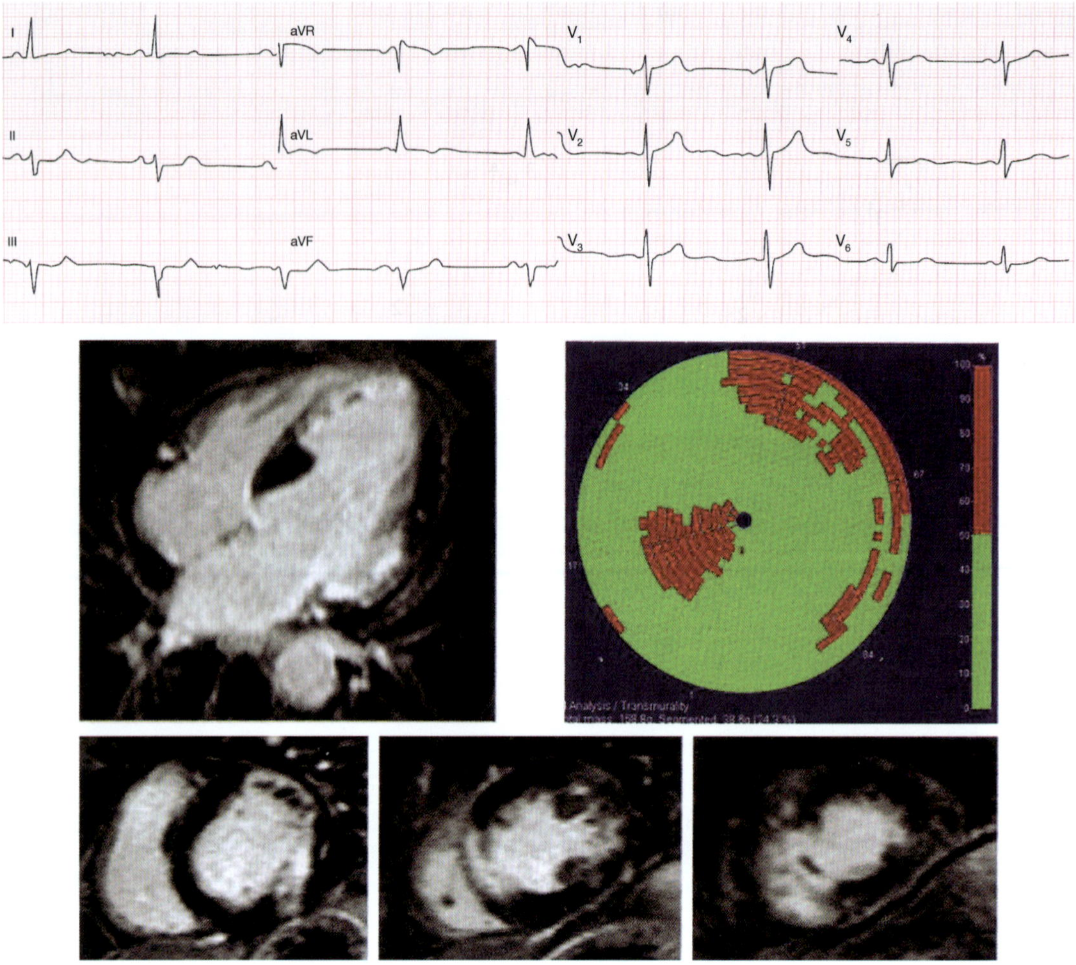

彩图 9.43 中间隔和侧壁梗死，用 MRI 的 CE-CMR 可清楚显现。实际上心电图图形是正常的，因为两个向量互相抵消了，看不见 Q 波

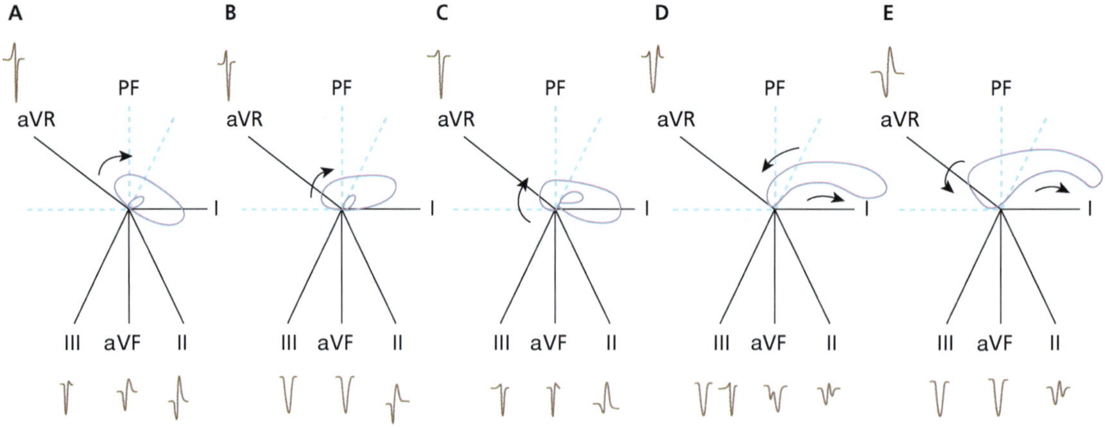

彩图 9.51 A～E. 不同下壁心肌梗死的心电向量环，其中 **D**、**E** 伴有左前分支阻滞。在 **D** 和 **E** 两个病例中，向量环终末部分在Ⅱ导联为负向，是由于左前分支阻滞使向量环产生特异旋转，从而在 aVR 导联出现终末‘r’波（**D 和 E**）。所以，在Ⅱ、Ⅲ、aVF 导联表现为 QS（或 qs）波，但没有终末‘r’波（虽然可见 qrs 波），在 aVR 导联出现终末‘r’波提示存在左前分支阻滞。在无左前分支阻滞时，即使整个心电向量环位于 X 轴之上（Ⅰ导联）（**B**），至少在Ⅱ导联也总会出现终末 r 波，有时较小，但绝对不会在 aVR 导联出现 r 波（**A～C**）

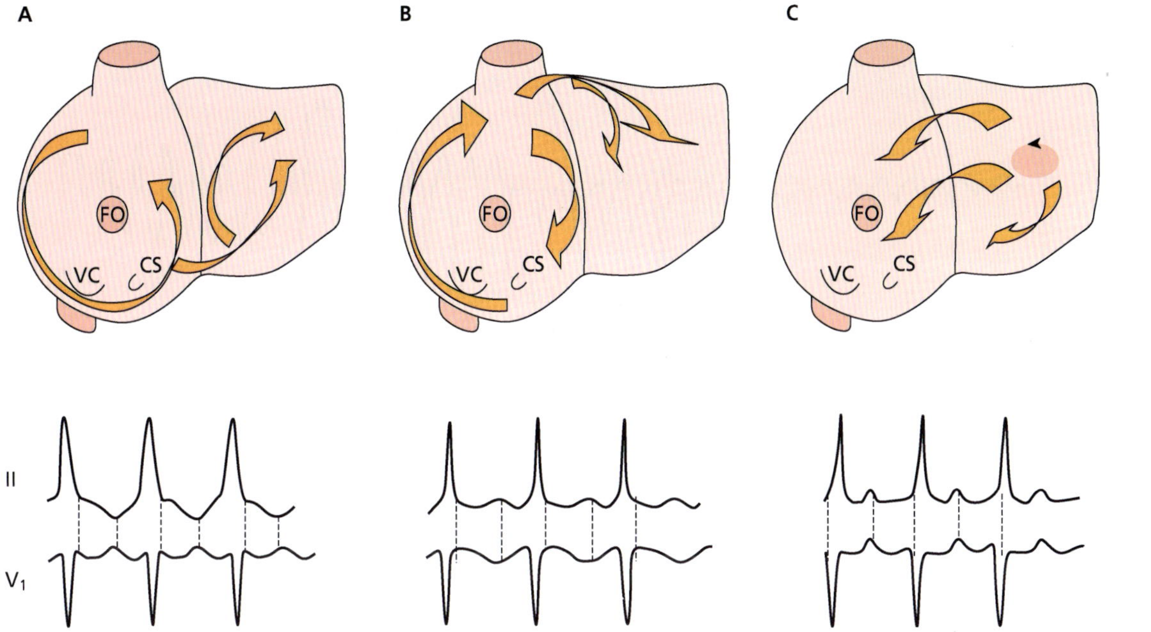

彩图 10.8 典型房扑呈逆时针传导环路示意图（**A**）；非典型（逆向）房扑呈顺时针传导环路示意图（**B**）；以及一例起源于左心房的非典型扑动（**C**）（见 10.8 部分）。FO：卵圆窝；VC：腔静脉；CS：冠状窦

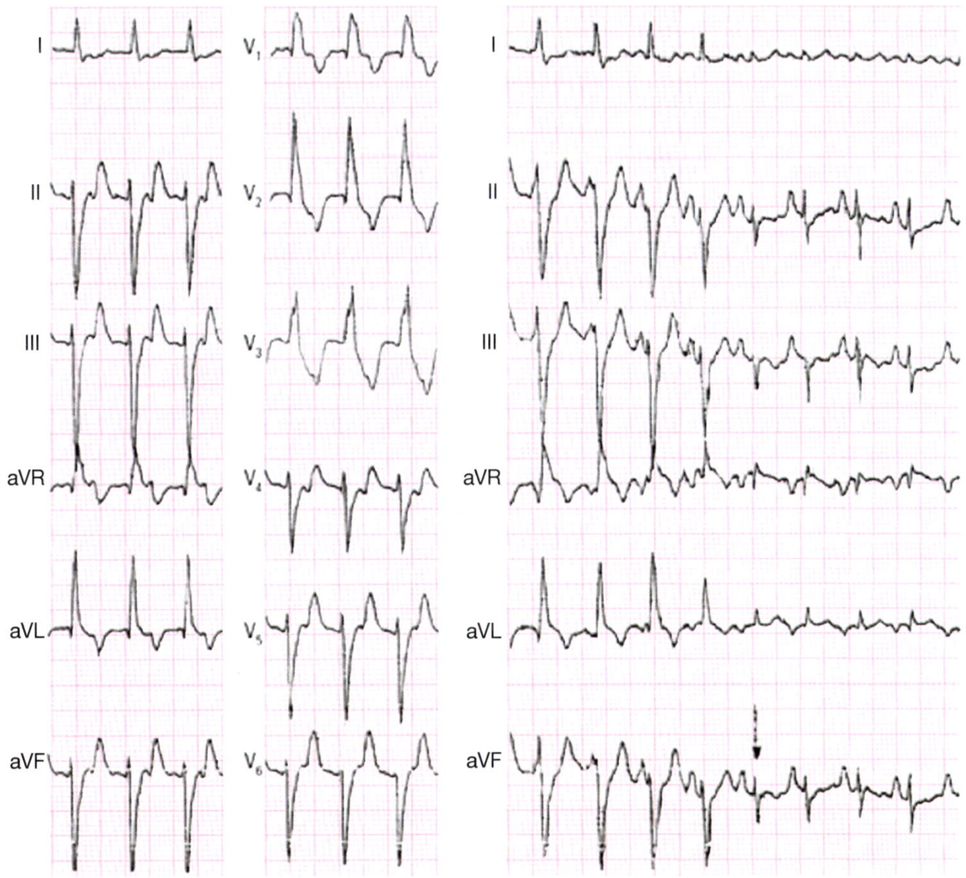

彩图 12.4 维拉帕米敏感性室速（VT）心电图。注意形态呈 RBBB＋左前分支阻滞，但是 V_1 导联呈 qR 型。右图显示运动时窦性心动过速（窦速）频率超过室速的过程

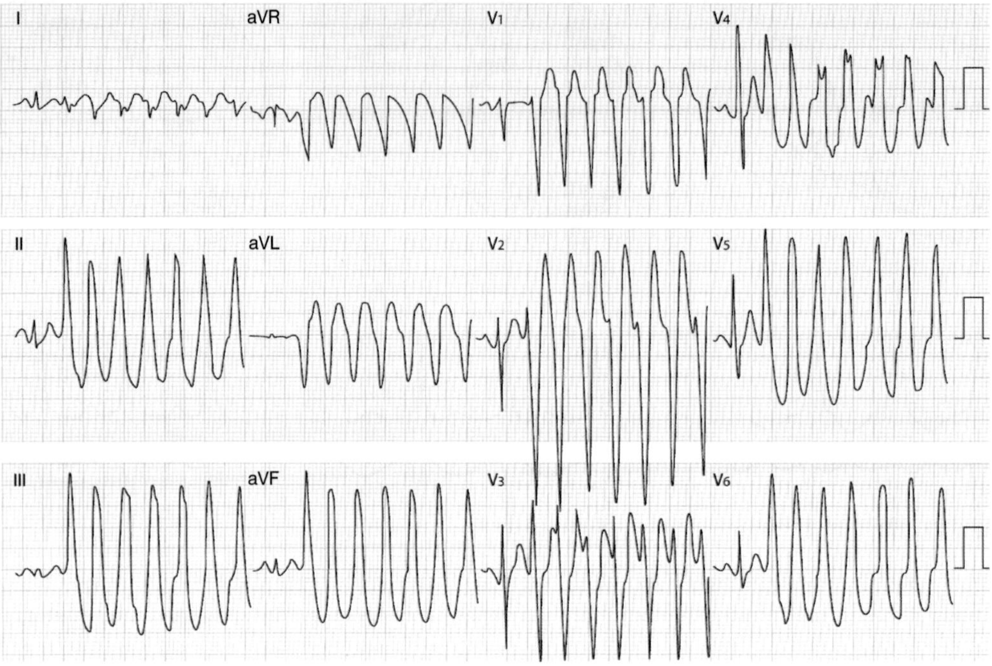

彩图 12.5 无器质性心脏病的患者，在运动试验中出现短阵室速，呈 LBBB 型，电轴右偏

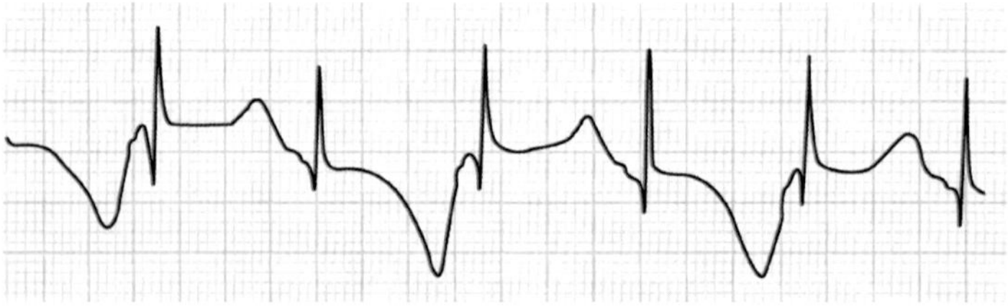

彩图 16.2 一例先天性长 QT 综合征患者的复极电交替

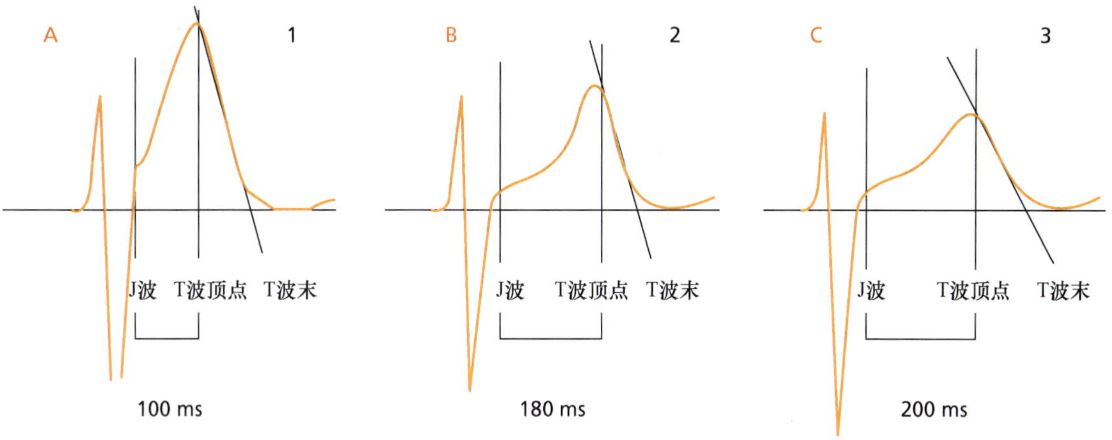

彩图 16.3 有症状的短 QT 综合征患者的 QT 图形（**A**），无症状的短 QT 综合征患者的 QT 图形（**B**），正常 QT 间期心电图（对照）（**C**）（见正文）（引自 Anttonen et al.，2009）

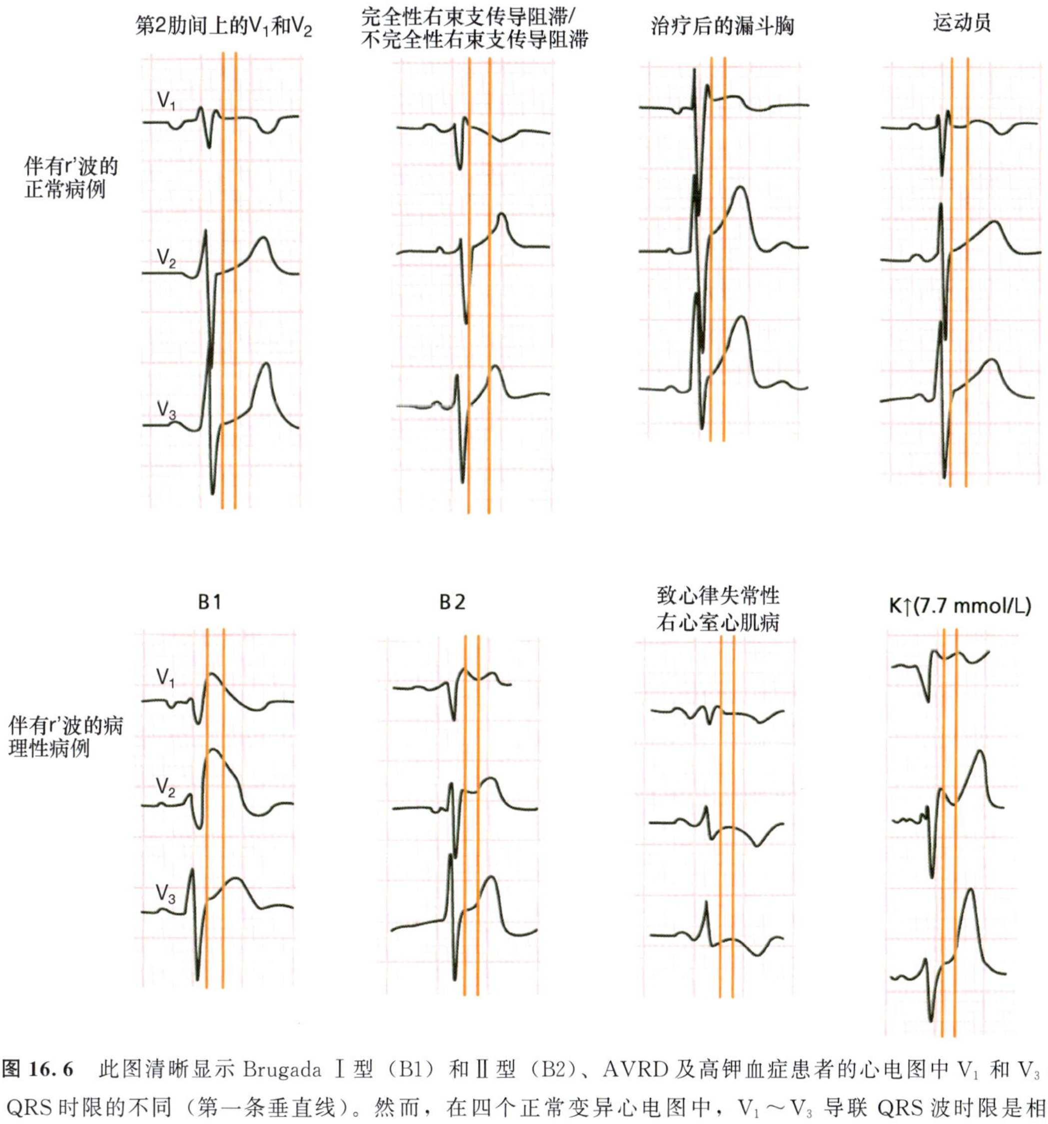

彩图 16.6 此图清晰显示 Brugada Ⅰ型（B1）和Ⅱ型（B2）、AVRD 及高钾血症患者的心电图中 V_1 和 V_3 导联 QRS 时限的不同（第一条垂直线）。然而，在四个正常变异心电图中，V_1～V_3 导联 QRS 波时限是相同的。第一条垂直线后 80ms 即第二条垂线，清晰显示 V_1～V_2 导联 BrugadaⅠ型和Ⅱ型心电图的 ST 段是下斜型抬高的（J 点处 ST 段抬高数值与 80ms 后 ST 段抬高数值比>1）（Corrado 指数），但是在正常变异心电图中至少 V_2 导联 ST 段是上斜型抬高的（比率<1）（见正文和图 17.10）。

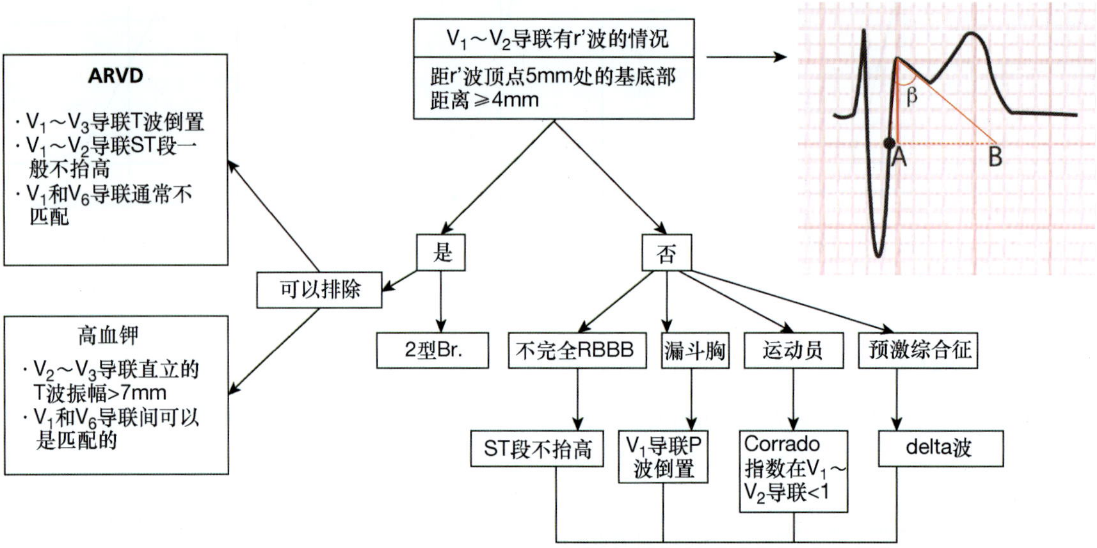

彩图 16.7 根据测量 V_1～V_2 导联 r′波三角底部的长度来进行鉴别诊断的流程图。如果 AB≥4mm，非常支持其为 Brugada Ⅱ型（见正文和 Baranchuk et al.，2014）

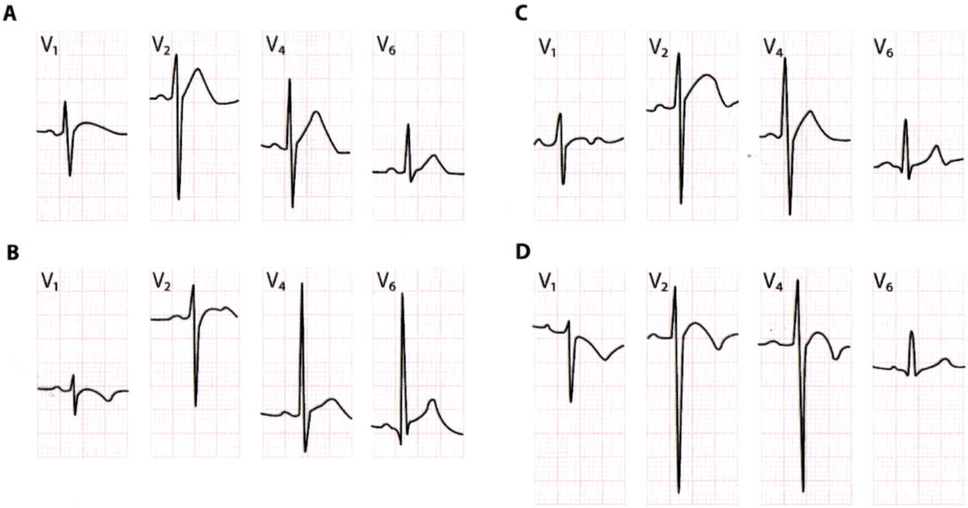

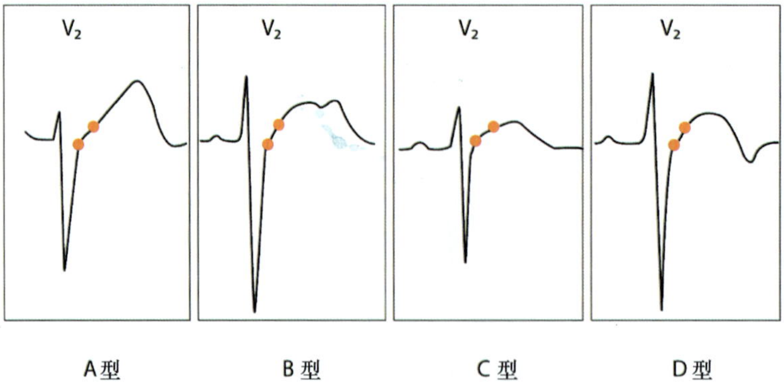

彩图 17.11 运动员不同类型的复极异常。这些通常是良性的，但有必要进行超声心动图检查以排除肥大性心肌病。通过 V_2 导联上两点（•）ST 段抬高位置（相距 80ms）测量 Corrado 指数。在运动员，J 点 ST 段抬高/80ms 后 ST 段抬高<1 考虑为运动员心电图，J 点 ST 段抬高/80ms 后 ST 段抬高>1，考虑为 Brugada 综合征（图 16.6 和第 16 章 16.2.3.2 部分）